Entwicklungspsychiatrie des Kindes

Aufbau und Zerfall der Persönlichkeit

Von

Dr. med. Josef Feldner

Konsiliararzt an der Heilpädagogischen Abteilung
der Universitäts-Kinderklinik in Wien

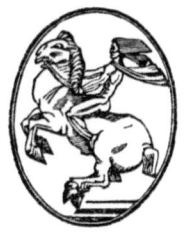

Wien
Springer-Verlag
1955

ISBN-13: 978-3-7091-7840-9   e-ISBN-13: 978-3-7091-7839-3
DOI: 10.1007/978-3-7091-7839-3

Vorwort

Wenn der Kinderheilkunde eine Sonderexistenz innerhalb der gesamten Medizin eingeräumt wird, dann muß mit ungleich größerer Berechtigung auch die Kinderpsychiatrie aus der allgemeinen Psychiatrie als Spezialgebiet herausgehoben werden. Denn in den unreifen Gangliensystemen des kindlichen Gehirnes gestalten krankhafte Veränderungen ganz andere Zustandsbilder als beim Erwachsenen. Es ist darum unstatthaft, die Psychiatrie der Erwachsenen kurzerhand in kindliche Dimensionen zu transponieren und das erhaltene Produkt „Kinderpsychiatrie" zu nennen.

Durch die bedenkenlose Übertragung der psychiatrischen Nomenklatur auf kindliche Verhaltensweisen erhält man keine Kinderpsychiatrie. Denn einerseits bieten die kindlichen Psychosen eine völlig andere Symptomatik als die Geisteskrankheiten der Erwachsenen und anderseits gibt es im kindlichen Seelenleben unter ganz *physiologischen* Bedingungen zahlreiche Äußerungsformen, wie z. B. Affektreaktionen, Sinnestäuschungen, Triebimpulse, die man in Analogie mit den gewohnten Symptomen psychotischer Erwachsener ohne Kenntnis kindlicher Verhaltensweisen leicht für Krankheiten halten und prognostisch irrig beurteilen könnte.

Das Hauptinteresse kinderpsychiatrischer Forschung beanspruchen aber nicht die manifesten Erkrankungen, sondern weit mehr die Frühformen und allerersten Anzeichen psychotischer, psychopathischer und krimineller Entwicklungsverläufe. Die Symptomatik der prämorbiden Persönlichkeit läßt sich aber aus der Erforschung der vollentwickelten Zustandsbilder nicht mehr ableiten, sondern bedarf einer eigenen kinderpsychiatrischen Untersuchungsmethodik. So ist es für die Symptomgestaltung von entscheidender Bedeutung in welcher Phase der Gehirnreifung ein anlagemäßig vorhandener Defekt erkennbar wird, oder in der ein krankhaftes Geschehen hereinbricht. Daher kann die Kinderpsychiatrie auf eine genetische Betrachtung des kindlichen Gehirnes und seiner Funktionen nicht verzichten. Dieser Notwendigkeit wurde in der Bezeichnung *Entwicklungspsychiatrie* Rechnung getragen.

War dieses Bedürfnis nach einer Entwicklungspsychiatrie des Kindes vielleicht auch die ursprüngliche Triebfeder zur Gestaltung dieses Buches, so hat sich im Laufe der Arbeit noch ein zweites Motiv eingeschaltet.

In allen Einzelgebieten der medizinischen Wissenschaft werden neben *krankhaften* Veränderungen auch die *physiologischen* Funktionen der Organe berücksichtigt und beide zueinander in Beziehung gebracht und durcheinander erklärt. Auch in der Neurologie ist diese fruchtbare Wechselbeziehung von Pathologie und Physiologie in der Forschungstechnik noch enthalten. Nur die Psychiatrie macht eine Ausnahme. Hier beschäftigt sich der Mediziner ausschließlich mit den pathologischen Äußerungsformen der Gehirnfunktion, während die normalen Verhaltensweisen, also die Psychologie, vollkommen abgesondert auf der philosophischen Fakultät in eigenem Institut erforscht wird. Pathologie und Physiologie der menschlichen Verhaltensweisen erscheinen also durch die Fakultätsschranke peinlich voneinander getrennt und erfahren keine gegenseitige Beziehungnahme, wie dies sonst bei allen Teilgebieten der Medizin der Fall ist. Das ist nun aber so widersinnig, als würde man z. B. die Leberkrankheiten wohl an der medizinischen Fakultät studieren, die Erforschung der physiologischen Leberfunktionen aber der naturhistorischen Lehrkanzel an der philosophischen Fakultät vorbehalten.

Es ist zwar unverkennbar, daß sich z. B. in der Testmethodik der Psychiater und in der Gehirnforschung der Psychologen in neuester Zeit Annäherungsversuche anbahnen, doch besteht noch eine starke Kluft zwischen den beiden Disziplinen; daher rechtfertigt sich das Bestreben, die Psychologie aus dem Bereich geisteswissenschaftlicher Forschung endgültig herauszulösen und in die naturgeschichtliche Betrachtung des Menschen einzubauen, wogegen sich die Psychiatrie bereit finden müßte, von den Ergebnissen psychologischer Forschung Kenntnis zu nehmen.

Die progressiv fortschreitende Entwicklung des menschlichen Geistes weist in die Richtung zunehmender Bewußtheit vom eigenen Sein, dem ein steigender Umfang des Umweltbereiches zunehmend erfaßbar wird. Als Wegspur und organischer Ausdruck für die dynamische Vortreibung dieser geistigen Funktionen ist die Gehirnrinde in ihrem entwicklungsgeschichtlich stetig wachsenden Aufbau anzusehen. Die Rindenbildung ist jedoch nicht als schichtweise Anlagerung peripheren Zellwachstums zu verstehen, sondern aus dem funktionellen Aufbauprinzip der Gehirnsubstanz erklärbar. Die geistige Funktion ist an kreisförmig gebahnte Erregungsvorgänge gebunden, nach Art des einfachen Reflexbogens. Geistiges Wachstum vollzieht sich in Erweiterung solcher Erregungskreise durch Einschaltung von Sekundärkreisen, durch Überschneidung mit anderen Kreisen und Kreissystemen zu immer komplizierteren und mannigfaltigst ineinander verwobenen Kreisfiguren, entsprechend den wachsenden Anforderungen der geistigen Leistung zur Bewältigung der im Chaos des Umweltgeschehens jeweils notwendigen und spezifisch angepaßten biologischen Aufgaben. Zur Vermeidung der ungezählten Kollisionsmöglichkeiten innerhalb des zerebralen Erregungsnetzes, zur Ausschaltung hemmender Impulse sowie auch zu deren gelegentlicher Einschaltung, zur quantifizierenden und qualifizierenden Dosierung der abzugebenden Erregungseinheiten ist ein hochkompliziertes Selbststeuerungssystem erforderlich, wie es technischer Erfindergeist in den subtilen Servo-Mechanismen der Robotermaschinen in verkleinertem Maßstab nachzuahmen versucht. Die im Dienst derartiger Aufgaben erfolgte Ausweitung der Funktionalkreise ist an die zahlenmäßige Zunahme von Ganglienzellen gebunden, die sich makroskopisch in einem vergrößerten Rindenvolumen ausdrückt, weshalb das Rindenwachstum, dieses sichtbare Reifezeichen, als Kortisierung bezeichnet wird. In der Rinde selbst aber sind keine selbständigen dominierenden Funktionszentren etwa als oberste Instanz wirksam, sondern es summieren sich in ihr gewissermaßen die periphersten Gipfel der weitesten, also differenziertesten und entwicklungsgeschichtlich jüngsten Funktionskreise.

Wenn man diese nach dem Gebiet ihrer weitesten Ausdehnung als *Kortikalkreise* bezeichnet, so ist ihnen damit der Rang der höchstentwickelten Funktionssysteme im Bereich des Gehirnes zuerkannt. Ein Ausfall derart hochorganisierter Strukturen muß notwendigerweise zu geistigen Störungen führen und wird *Dekortisierung* genannt. Bei solcher Störung ist es aber keineswegs erforderlich, daß der Kortikalkreis im Bereich der anatomischen Rinde geschädigt werde. Denn er verliert ja auch dann seine Funktionskraft, wenn er etwa am entgegengesetzten Pol seines Verlaufes, also in den allertiefsten und ältesten Schichten des Gehirnes verletzt würde. Zudem werden nicht nur die Kortikalkreise von Dekortisierung betroffen. Funktionskreise, deren gestaffelter Aufbau noch nicht bis an die Rindenzone heranreicht, sondern schon in tieferen Schichten seinen Abschluß gefunden hat, können durch krankhafte Prozesse ihren Überbau verlieren und dadurch von lenkenden Instanzen abgeschaltet werden. Auch dieser Verlust subkortikaler Steuerungen soll als Dekortisierung bezeichnet werden.

Wenn also von Dekortisierung gesprochen wird, so ist damit nicht gemeint, daß die Rinde des Gehirnes wie ein Deckel von einer Schachtel abgehoben werde, sondern, *daß ein kortikaler oder ein beliebig tiefer organisierter Funktionskreis ausfällt, wodurch die ihm unterstellten Funktionsgebiete ihre übergeordnete Lenkung verlieren. Von der anatomischen Lokalisation der Dekortisierung ist dann die jeweilige Form der geistigen Erkrankung abhängig.* Es ist verständlich, daß eine der Dekortisierung analoge Störung auch dann eintreten wird, wenn der maßgebliche Funktionskreis als Ausdruck einer Entwicklungshemmung, eines Infantilismus, überhaupt nicht ausgebildet worden ist.

In solcher Auffassung ist die Kortisierung und Dekortisierung die Hypothese, die unter Mitverwendung einiger neuer Begriffe und Auffassungen, die vielleicht von der Schulmeinung in manchen Punkten abweichen mögen, der Persönlichkeitsbetrachtung zugrunde gelegt werden soll.

In voller Einsicht in die allzu simplifizierende Grundkonzeption wurde die Hypothese von der Dekortisierung als Grundlage der geistigen Erkrankungen vertreten mit der vordringlichen Absicht, die durch solche Annahme herausgeforderte Diskussion an den Schauplatz gehirnphysiologischer Erkenntnisse zu bannen. Diese Haltung konnte gefahrlos eingenommen werden, solange es noch keine zureichende Kenntnis vom Wesen geistiger Erkrankungen gibt, und soweit den vorgebrachten Tatsachen keinerlei Gewalt angetan wird, so daß sie auch anderen Theorien zur Grundlage dienen können.

Es erschien notwendig, verschiedene Grundbegriffe über die menschlichen Beziehungen zur Umwelt darzustellen. Begriffe, wie Ich, Wahrnehmung, Vorstellung, Wille usw., haben durch die vielfache Verwendung in den verschiedensten psychologischen und philosophischen Nomenklaturen ihren Bedeutungsgehalt oft eingebüßt, so daß sie unter Verschleierung ihrer Problematik häufig als sprachliche Selbstverständlichkeiten hingenommen werden und schablonenmäßig Verwendung finden. Daher sollten sie in neue Beleuchtung gerückt werden, um eine Wiederbelebung zu erfahren.

Der erste Abschnitt des Buches beschäftigt sich in diesem Sinne mit psychologischen Begriffsbestimmungen. Um bei der Darstellung der menschlichen Umweltbeziehungen und ihrer entwicklungsgeschichtlichen Wandlung die naturgeschichtliche Linie festhalten zu können, wurde versucht, die abstrakten Begriffe der Schulpsychologie in die Terminologie gehirnphysiologischer Funktionen zu übersetzen. Dieser Versuch, die psychischen Funktionen in physiologische Vorgänge aufzulösen, wird manche befremden. Diese mögen die scheinbaren Materialisierungen seelischer Inhalte als Denkmodelle betrachten, die die beschriebenen Sachverhalte bildlich darstellen sollen.

Im zweiten Abschnitt werden ungefähr 60 Einzelfälle kindlicher Persönlichkeiten von abwegiger Wesensart einer psychologischen und psychiatrischen Analyse unterzogen. Sie stammen aus der Heilpädagogischen Abteilung der Wiener Universitäts-Kinderklinik.

An dieser Abteilung gelangen jährlich etwa 2000 Fälle zur ambulatorischen Untersuchung, aus denen jährlich gegen 300 Fälle zur mehrwöchigen Beobachtung auf einer eigenen Station aufgenommen werden. Die Zuweisung erfolgt durch Jugendamt, Jugendgericht, Arbeitsamt, durch Schulen oder Erziehungsanstalten, durch praktische Ärzte oder durch private Initiative.

In 32jähriger ärztlicher Tätigkeit an dieser Station und in ebensolanger Zeit schulärztlicher Arbeit an Pflicht-, Hilfs- und Mittelschulen konnte ein karteimäßig organisiertes Material von etwa 30.000 Fällen gesammelt werden. Die Reihung erfolgte nicht nur nach Namen und Diagnosen, sondern auch nach den allerverschiedensten zahllosen Symptomen körperlicher, geistiger und verhaltensmäßiger Art, nach den Verhältnissen des Milieus und der Erblichkeit, nach Berufen und nach Schicksalen. Zu jedem Symptom wird immer wieder ein kurzer, schlagwortartiger Auszug aus der Persönlichkeitsgeschichte beigefügt. Auf diese Weise erhält man die Vertreter jedes Symptoms in geschlossener Sammlung und vermag in kurzer Übersicht Korrelationen einzelner Symptome aufzudecken. Aus solcher Kartothek gelingt es auch, aus einzelnen charakteristischen Details der Persönlichkeit oder ihres Milieus einen Fall ausfindig zu machen, dessen Name entfallen ist. Die Gliederung der Kartothek erfolgte nach dem internationalen Dezimalklassifikationssystem.

Bei den derzeit noch ganz unzulänglichen Methoden, wesentliche Faktoren der Persönlichkeit zu erfassen und das Erfaßte mit sprachlichen Mitteln zu objektivieren, also ein Bild der Persönlichkeit verständlich zu zeichnen, ist es wohl unerläßlich, daß die wissenschaftliche Bearbeitung eines Lebenslaufes von ein und demselben Untersucher gemacht werde. Aufzeichnungen von Persönlichkeitsgeschichten aus fremder Hand ergeben so viele Fehlerquellen daß die Ergebnisse nur in sehr beschränktem Ausmaß verwertet werden können. Daraus ergibt sich die für eine Persönlichkeitserforschung unumgängliche Notwendigkeit einer jahrzehntelangen Arbeit. Auch ist mit gelegentlichen Vorladungen der Fälle an die Klinik mit deren halbamtlichem Charakter kein brauchbares Beobachtungsmaterial zu gewinnen. Man muß da unter weitgehender Einschaltung der eigenen Person tiefer in den sozialen Kreis seiner Objekte eindringen, ihre Wohnung aufsuchen, Gatten, Verwandte, Bekannte, Freunde, Vorgesetzte kennenlernen, sie in verschiedenen Situationen zu erleben trachten, soweit es eben möglich ist, im Theater, bei Unterhaltungen, auf Ausflügen und Reisen, in der Haft und in schwierigen Lebenslagen, wie Berufswahl, Eheschließung oder Scheidung. Es ist selbstverständlich, daß man nur eine beschränkte Anzahl von Menschen in so intensiver Weise kennenlernen kann. Aber eben diese so gründlich erfaßten Fälle ergeben die große Ausbeute, die zur wissenschaftlichen Bearbeitung herangezogen werden kann.

Die jahrzehntelange Beobachtung und Verfolgung der Fälle erlaubte es, das Hauptgewicht auf die Gestaltung der einzelnen Lebensläufe zu legen, um das Schicksal nicht nur der Persönlichkeiten, sondern auch das der einzelnen Symptome zu erfahren und so zu gesetzmäßigen Zusammenhängen innerhalb der Persönlichkeitsstruktur zu gelangen. Nur eine solche Methodik gewährt die Aussicht, über Bedeutung und Gewichtigkeit kindlicher Symptome Klarheit zu gewinnen und zu einer Entwicklungsprognostik befähigt zu werden.

Im Verlaufe der Fallanalysen entrollten sich zahlreiche Probleme allgemein weltanschaulicher Art mit Ausblicken auf die kulturellen Ziele der Menschheit sowohl als auch mit Rückblicken auf ihre archaischen Wurzeln. Fragestellungen über Religion, Kunst, Wissenschaft, Ethik, Sexualität ergaben sich zwangsläufig. Wo auf solche hingewiesen wurde, geschah es in der Tendenz, die gehirnphysiologischen Repräsentanzen der kulturellen Funktionen in den Persönlichkeitsstrukturen aufzudecken, mit dem Versuch, sie unter das Licht naturgeschichtlicher Betrachtung zu stellen und in die Ordnung der allgemeinen Lebensgesetzlichkeit zu bringen.

Die Gliederung des Materials erfolgte wohl auf Grundlage der psychiatrischen Systematik, doch ist der Versuch gemacht worden, die psychiatrischen

Zustandsbilder ebensowohl als auch die normalpsychologischen Verhaltensweisen aus dem bisherigen Erkenntnisgut der Gehirnphysiologie zu erklären. In streng naturwissenschaftlicher Observanz, unbeirrt auf dem Boden sachlicher Beobachtung, wurden alle obskuren und unklaren Gedankengänge der „Tiefenpsychologie" ausgeschaltet.

Das Ziel der hier vertretenen Forschungsrichtung ist die Schaffung einer Grundlage, auf der sich die lebensfremde Schulpsychologie und die seelenfremde Schulpsychiatrie unter dem einheitlichen Gesichtspunkt der *Gehirnfunktion* zu gemeinsamer wissenschaftlicher Arbeit vereinen könnten.

Zum Schlusse danke ich meinem Sohn Dr. Hans Feldner-Bustin für seine langjährige Mitarbeit und für viele wertvolle Anregungen.

Wien, im Februar 1955.

Josef Feldner

Inhaltsverzeichnis

Seite

I. Die Umweltbeziehung 1

   1. Wahrnehmen und Vorstellen 3

   2. Homothymie 5
     a) Der archaische Mensch 5
     b) Das Kind 7

   3. Dichothymie 10
     a) Die Kortisierung 14
     b) Das Reothym (Persönlichkeitsschema, Ich) 16
        Zusammenfassung.. 21
     c) Die Dekortisierung 21
     d) Kortisierung — Dekortisierung 23

II. Die biologischen Grundlagen des Infantilismus (Genostase) 24
     Zusammenfassung 30

III. Die zerebralen Symptome 31

   1. Die Großhirnrinde.. 31

   2. Das Stammhirn 32
     a) Das extrapyramidal-motorische System (Striopallidäres System) ... 32
       α) Das pallidäre System 33
       β) Das striäre System 33
     b) Der Thalamus (Sehhügel) 34
     c) Der Hypothalamus (Zwischenhirn) 36
   3. Das vegetative System 38

IV. Degenerationszeichen 39

V. Die Formen der Dekortisierung 41

   1. Die Neurose (Striopallidäre Dekortisierung) 41
     Zwang und freier Wille 52
     Der neurotische Charakter 68
     Die Angst.. 72
       Zusammenfassung 83

   2. Die Hysterie 85
     Erscheinungsformen der Hysterie 85
     Biologische Bewertung der Hysterie 87
     Berechtigung des Begriffes „Hysterie".................. 88
     Fall-Beispiele 90
       Zusammenfassung 95
     „Hysterische Anfälle" 110
     Simulation 112
     Funktionell — organisch................................ 118
     Dämmerzustände.. 143
       Zusammenfassung 146
     Hysterie und bedingte Reflexe 149

   3. Die Epilepsie und der epileptische Charakter 153

   4. Die Schizophrenie 162

Seite

5. Schwachsinn und Sonderbegabung (Intellektuelle Dekortisierung) 175
    a) Der Schwachsinn... 175
    b) Die Sonderbegabungen 186

6. Die Kriminalität.. 189

7. Dienzephale Dekortisierung.................................. 215
    a) Organsymptome.. 215
    b) Innersekretorische Störungen 216
    c) Die heterosexuellen Typen 217

8. Die senile Dekortisierung 219

Schlußbetrachtungen 221

Literaturverzeichnis 225

Sachverzeichnis... 226
    (Zugleich Erklärung der Fachausdrücke)

I. Die Umweltbeziehung

Der Mensch, in seinem gegenwärtigen phylogenetischen Reifungszustand, erfährt in sich eine *Zweiheit*, durch die er sein eigenes Sein, einschließlich aller seiner Veränderungen, von allem übrigen Sein, wieder einschließlich dessen Veränderungen, scharf abgrenzt. Er nennt sein eigenes Sein „Ich" und die Ursache dessen Veränderungen „Seele" und er nennt das übrige Sein „Umwelt" und die Ursache ihrer Veränderungen „Kraft".

Die Tatsache des Innewerdens dieser scheinbaren Zweiheit und die sich in ihr selbst vollziehende Dynamik von Spannung und Ausgleich wirkender Kräfte sind Grundlage und Voraussetzung aller Psychologie.

Die sich dem Menschen auf derzeitiger Entwicklungshöhe offenbarende Umweltbeziehung ist dadurch gekennzeichnet:

1. daß im „Ich" die Vorgänge der Objektwelt eine Art Wiederholung, Darstellung, Spiegelung und symbolhafte Fixierung durch die Sprache erfahren *(Wahrnehmung)*,

2. daß diese spiegelnden Wahrnehmungsfunktionen *Gefühle* erzeugen, d. h. mit inhaltsspezifischen Sensationen im Bereiche der Lust-Unlustwerte verbunden sind. Dadurch wird eine die dinglichen Abbild-Vorgänge begleitende Gefühlsströmung unterhalten.

Wahrnehmungen und zugeordnete Gefühle sind elementare Kennzeichen des Psychischen: *Weltspiegelung* mit Zuordnung von spezifischen Gefühlssensationen.

Die geschilderte Grundstruktur des Psychischen erfährt dann durch eine besondere Funktion eine höchst bedeutsame Ausgestaltung: durch die Welt der *Vorstellungen*. Es erweist sich, daß die Weltspiegelung kein passiver, *nur* von den Objekten abhängiger Vorgang, also keineswegs ein bloß physikalischer Spiegelprozeß ist, sondern daß an der Spiegelwirkung ein sehr aktives und produktives Verhalten des Subjektes mittätig ist. Es kann sich dieser aktive Anteil der wahrnehmenden Spiegelung vollkommen von seinem Gegenstand ablösen und ganz selbständig und unabhängig von der Gegenwart eines Objektes das Spiegelbild eines auch längst entschwundenen Gegenstandes erzeugen. Ein solches, der Wahrnehmung ähnliches, aber objektloses Spiegelbild nennt man *Vorstellung*. In dieser Gestalt des Vorstellens sind sämtliche wahrnehmbaren Objekte darstellbar und können auch in dieser Form beliebig häufige Wiederholung erfahren, deren Tatsache sich begrifflich in den Worten *Gedächtnis* und *Erinnerung* ausdrückt.

Die gesamte Erscheinungswelt kann im Projektionsfeld der Vorstellungen abgebildet werden. So entsteht neben dem Welt*geschehen* ein Welt*bild*. Dieses ist aber nicht streng gesetzmäßig nach Raum und Zeit gefügt wie der Ablauf der wirklichen Welt, sondern wiederholt „vorstellend" die bereits vollzogenen Spiegelbildsituationen, d. h. die bereits vollzogenen Wahrnehmungen, unabhängig von Raum und Zeit. Es kann also ein Gegenstand, der außerhalb des gegenwärtigen Gesichtsfeldes liegt, als Vorstellung erlebt werden, und es kann ein Vorgang, der zu seinem tatsächlichen Ablauf viele Jahre gebraucht hat, in wenigen Sekunden vorgestellt werden. Es können die Wahrnehmungsresiduen aber auch in allen möglichen Variationen und Kombinationen zu scheinbar neuen Gebilden (in vorstellender Phantasie) gestaltet werden.

Das Spiel der Vorstellungen würfelt sich teils zufallsartig wie die Bilder im Kaleidoskop, teils erfolgt es wie gelenkt durch eine gestaltende Kraft, ähnlich jener, die auch die Wirklichkeit formt und ihr den Charakter der gesetzmäßigen Notwendigkeit, der *Kausalität*, gibt. Also auch die Wirklichkeits*lenkung* erfährt ihre spiegelbildliche Wiederholung in der *Vorstellungs*lenkung und wird hier als *Logik* bezeichnet. Die Logik, d. h. der Denkvorgang, wird als ich-hafte Willensfunktion empfunden. Somit rückt das Prinzip der Naturgesetzlichkeit als spiegelbildliche Wiederholung in die Initiative des Subjekts. Diese Tatsache der Naturzugehörigkeit verleiht dem Denkinstrument naturgesetzliche Bedeutung und gibt dem Menschen die Gewähr, durch sein Denken an die Weltleitung angeschlossen zu sein, verbürgt ihm daher auch Wert und Bedeutung seiner Denkergebnisse.

Die geschilderten Funktionen des Vorstellens und Denkens, die das primitive Seelenleben des Wahrnehmens und Fühlens ergänzend ausgestalten, erscheinen uns als Vorzug des Menschen innerhalb der gesamten Erscheinungswelt und als gegenwärtiges Produkt eines im Fortschreiten befindlichen *Entwicklungsvorganges*.

Erst im Laufe großer Zeiträume hat sich jene Parallelgestaltung der Wirklichkeit vollzogen, in der wir Menschen, ausgestattet mit der schöpferischen Gabe des Denkens, im Reiche der Vorstellungen gestaltend am Werke sind.

Obwohl das entwicklungsmäßige Geschehen in einem allmählich fortschreitenden Wachstum erfolgt, sollen doch, innerhalb dieser Stetigkeit, zwei Etappen aus dem Entwicklungsfluß herausgegriffen und einer künstlichen Abgrenzung unterworfen werden.

Die erste Etappe ist die der primitiven Funktionen: des *Wahrnehmens* und *Fühlens*. Hier besteht noch kein wesentlicher Unterschied zum tierischen Leben. Der *aktive* und *passive* Anteil der spiegelbildhaften Wahrnehmungsfunktion sind noch nicht voneinander geschieden. Objekt und Subjekt konfluieren in *einer* einheitlichen Funktion gefühlbehafteten Wahrnehmens. Das Subjekt scheint mit der Wirklichkeit zu einem einheitlichen Ganzen verschmolzen. Dieser primitive Zustand, in dem noch kein vorstellendes und denkendes Ich der übrigen Welt gegenübergestellt ist, in dem also die Seele (Thymos) noch eine Einheit mit der Welt der Objekte zu bilden scheint, soll als *Homothymie* bezeichnet werden. In diesem homothymen Zustand lebt das Kind.

Der zweite Entwicklungsabschnitt kennzeichnet sich durch die Entwicklung jener Parallelgestaltung der *Vorstellungswelt*, die durch ein denkendes und wollendes „Ich" geleitet ist. Hier ist ein Trennungsstrich zwischen Objekt und Subjekt, hier steht ein Wissendes einem Seienden gegenüber, hier hebt sich die menschliche „Seele" vom tierischen Instinkt kontrastierend ab. Dieser in die Entwicklungsgeschichte des Menschen eingreifende Vorgang der Zweiteilung soll als *Dichothymie* bezeichnet werden.

Die Entwicklung vom homothymen zum dichothymen Zustand erfolgte im Laufe unübersehbarer Zeiträume, wiederholt sich aber in abgekürzter Form nach bekanntem biogenetischem Gesetz auch innerhalb des individuellen Lebens. Der Mensch macht also innerhalb seines Lebens eine Entwicklung von der Homothymie zur Dichothymie durch. Das Leben des Kindes ist homothym und dissoziiert sich im Laufe der Entwicklung in den Zustand der Dichothymie. Diese entwicklungsgeschichtliche Theorie soll zur Grundlage der psychologischen und psychopathologischen Persönlichkeitsbetrachtung gemacht werden.

Ganz analog dieser Entwicklung gestaltet sich auch das Organ der seelischen Funktionen, das *Gehirn*. Im Gebiete des Tierreiches und auch im Bereich der menschlichen Rassen läßt sich eine progrediente Zunahme der Gehirnmasse feststellen. Es liegt nahe, diese Zunahme der Masse mit der Differenzierung der Funktionen in Zusammenhang zu bringen. Die Massenzunahme erfolgt hauptsächlich im Gebiete des Großhirnes, also des Rindenbereiches, während die zentralen Ganglienmassen, das Stammhirn, nahezu unverändert bleiben. Es drängt sich die Annahme auf, daß die seelische Entwicklung zur Dichothymie ihren organischen Ausdruck in der Bildung der Gehirnrinde (Kortex) findet. Es sei daher, in etwas grobgriffiger Scheidung, die homothyme Seelenfunktion in das Stammhirn, die dichothyme aber in die Rinde verlegt und der Prozeß vom homothymen in den dichothymen Zustand als *Rindung (Kortisierung)* benannt. Die Art der seelischen Entwicklung eines Menschen ist abhängig von der Art der Kortisierung. Die Kortisierung kann infolge irgend einer Stockung im Entwicklungsablauf unterbleiben oder unzulänglich erfolgen, es kann aber auch eine bereits erfolgte Kortisierung durch einen destruierenden Prozeß wieder vernichtet werden (Dekortisierung).

1. Wahrnehmen und Vorstellen

Die funktionelle Einheit des Gehirns ist die Ganglienzelle. Diese ist ein Element von sehr komplizierter Struktur, die durch Reize in Erregung versetzt werden kann und auch befähigt ist, diese Erregung endliche Male zu wiederholen. Sie ist daher sowohl Empfangs- als auch Sendeorgan. Die Ganglienzellen können durch Objekte der Umwelt erregt werden, können sich aber auch gegenseitig auf Resonanzgrundlage zur Schwingung bringen.

Jeder psychische Vorgang ist an die Erregung von Ganglienzellen gebunden und ohne solche gar nicht denkbar. Ebenso ist alle Materie an Schwingungen von Atomen gebunden und ohne diese nicht denkbar.

Die Welt der Ganglienzellen und die Welt der Materie sind zwei verschiedenartige Schwingungssysteme, die miteinander in Wechselwirkung stehen.

Eine optische Wahrnehmung besteht darin, daß von einem Objekt der Außenwelt elektromagnetische Quanten die Netzhaut des Auges treffen und daselbst eine Erregung lichtempfindlicher Zellen erzeugen. Diese Erregung in der Netzhaut ist eine punktweise Übersetzung des realen Objekts in das retinale Ausdrucksvermögen mit allen Feinheiten der im Objekt bestehenden Relationen. Diese den Objektrelationen entsprechende Anordnung der Netzhauterregungen soll mit *Sinnesmuster* bezeichnet werden. So vollzieht sich auch in der Selenzelle die Umsetzung des auffallenden Lichtes in elektrische Wellen in derart punktweiser Übereinstimmung mit der Lichtquelle, daß mit ihrer Hilfe das Fernsehen möglich gemacht wurde. Die Netzhauterregungen werden durch die Sehnerven über verschiedene Schaltstellen an die Sehrinde des Gehirns geleitet, woselbst sie hier befindliche Ganglienzellen in Erregung versetzen, wiederum mit allen Relationen des Netzhautbildes und des reizgebenden Objekts. Dieser ganze hier beschriebene Vorgang wird als *Wahrnehmung* erlebt. Das Objekt der Außenwelt ist durch den Wahrnehmungsvorgang über ein Sinnesorgan (Auge) in die Erregungssprache der Ganglienzellen übersetzt worden. Dieses zerebrale Sprachbild, das alle Relationen des Objekts zur Darstellung bringt, soll *Zellmuster* genannt werden. Wurde ein Zellmuster durch ein Objekt der Außenwelt einmal erzeugt, dann behalten die beteiligten Ganglienzellen des Gehirns eine Strukturveränderung, welche sie befähigt, immer wieder dieses Zellmuster zu erzeugen. Sie erhalten durch die erstmalige Wahrnehmung eine spezifische Abstimmung. Sie sind nunmehr im *Gedächtnis* vorhanden und können erinnert werden.

Der Strukturmannigfaltigkeit eines Objektes entspricht eine ebensolche Mannigfaltigkeit im zerebralen Erregungsgeschehen. Alle Qualitäten und Quantitäten eines Objektes werden mit allen Abstufungen in die Erregungssprache der Ganglienzellen übersetzt. Ähnlich wie in einem Notenbild alle Tondifferenzen eines Musikstückes eingezeichnet sind, finden sich auch im erregten Ganglienkomplex alle Einzelheiten des Objektes in Erregungen umgesetzt. Ebensowenig wie man die den Tonschwankungen einer Melodie entsprechenden Einprägungen einer Grammophonplatte mit dem Musikstück selbst identifizieren kann, ebenso sinnlos ist es zu sagen, die Erregung der Ganglienzellen sei mit der Wahrnehmung identisch. Erst die *Wirkung* der Ganglienzellenerregung, ihre Konsonanz mit den Erregungen des Netzhautmusters in Kohärenz mit dem realen Objekt ergibt das gestaltliche Phänomen der Wahrnehmung.

Wird ein durch die Wahrnehmung erzeugtes Zellmuster erinnernd ohne Anwesenheit eines Objektes erzeugt, so entsteht, entsprechend der früheren Annahme, eine *Vorstellung*.

Das Zerebralmuster besitzt in sich die gleichen Relationen wie die entsprechende Objektkonstellation in der Außenwelt. Doch sind es lediglich Relationen von Erregungen, nicht aber Relationen von Gestalten.

Ist in einer Person die Erregungsaktion einer Vorstellung (Zerebralmuster) von gleicher Intensität wie die der Wahrnehmung, so daß *auch* ein lebhaftes Sinnesmuster (sei dies nun in der Netzhaut selbst oder in zentralwärts gelagerten Schaltstellen) entsteht, dann kann die Unterscheidungsmöglichkeit für Vorstellung und Wirklichkeit fehlen. Die Vorstellung wird in wirklichkeitstreuer Form erzeugt und kann auch für Wirklichkeit gehalten werden. Eine derartige Intensität des Vorstellens ist dem Kindesalter eigen und wird *Eidetik* genannt. Es kann also das Zerebralmuster bei Vorstellung und Wahrnehmung in gleicher Stärke erzeugt werden. Der Unterschied ist nur, daß bei der Wahrnehmung die „Objektmelodie" (das Schwingungskorrelat des Realobjekts) in die subjektive Gestaltung einschwingt. Dadurch erst entsteht das Evidenzgefühl der Wirklichkeit. In der Geisteskrankheit kann dieses verloren gehen und es entstehen Halluzinationen — Erzeugnisse von Zellmustern —, die für die Wirklichkeit gehalten werden, weil in rückläufiger Erregung besonders deutliche Sinnesmuster gestaltet werden.

Bei der Erinnerung hat der Erregungsstrom seine Richtung geändert: er beginnt jetzt nicht mehr im Objekt, sondern in den durch die Erstwahrnehmung abgestimmten Ganglienzellen im Zerebralmuster, wobei an Stelle des Objekts jene fiktive Nachbildung erzeugt wird, die nunmehr als *Vorstellung* den Platz des Originalobjektes einnimmt.

Die Vorstellung erfüllt ursprünglich eine biologische Funktion. Sie dient in Fällen biologischer Unsicherheit als Leitlinie zweckvollen Verhaltens. Sie kann sich aus dringlichen vitalen Bedürfnissen gestalten, z. B. kann sie im Hungerzustand unter der Reizwirkung der Mangelstoffe das benötigte

Nahrungsmittel fiktiv *vor* die Person *stellen,* gewissermaßen als Fahndungs-
instrument zur Auffindung des identischen Realobjektes.

Die im Prozeß der Vorstellung vollzogene „Umkehr der Umweltrelation"
steht hier im physiologischen Dienst der Selbsterhaltung. Es wird später die
Hypothese aufgestellt werden, daß solche „Umkehr der Umweltrelation" in
pathologischer Steigerung ein Grundmechanismus der Psychosenbildung ist.

2. Homothymie

a) Der archaische Mensch

In seiner homothymen Relation zur Umwelt durchläuft das menschliche
Kind, in entwicklungsgeschichtlicher Repetition, die phylogenetische Phase
des archaischen Menschen. Homothym, d. h. seelisch verschmolzen, war die
ursprünglichste Beziehung des Lebendigen zur Umwelt, das war schon im
Reiche der Einzeller die amöbenhafte protoplasmatische Einschließung eines
Objektes mit dessen totaler Auflösung in der Masse eines Zellsubjektes.

Homothym ist auch noch das Leben des urzeitlichen Menschen.

Da gab es noch kein *Ich,* das aus dem Erleben herausgehoben und der
Welt gegenübergestellt war. *Ich* und die Welt durchdrangen sich gegenseitig
in seelisch-materieller Verschmolzenheit.

Im Zustand der Homothymie lebte der Mensch im Gefühl raum-zeitli-
cher Unbegrenztheit. Die Erlebnisse konnten noch nicht festgehalten werden, also auch keine erinnernde Wiederbelebung erfahren. Augenblick reihte
sich an Augenblick. Es war eine grenzenlose Ewigkeit; weder Geburt noch
Tod gelangten in ein Bewußtsein. Nichts fügte die einzelnen Erlebnisquerschnitte zu einer Bewußtheit zusammen. In jener archaischen *Homothymie*
waren Wahrnehmungen, Vorstellungen und später auch deren sprachliche
Symbole noch keine voneinander getrennten Erlebnissituationen. Ein Wort
galt soviel wie das zugeordnete Objekt. Daher konnte der Primitive durch
ein ausgesprochenes Wort seinen Feind vermeintlich töten, ein Unheil ab-
wehren. Diese verbale Kraft des homothymen Menschen hat sich bis auf
unsere Zeit im Akt des Fluchens erhalten. Auch durch Schrift- und Bilder-
zeichen glaubte der Primitive die Wirklichkeit verändernd beeinflussen zu
können. Er war überzeugt, einen Gegner dadurch verletzt zu haben, daß er
sein graphisches Symbol zerstörte. Ein Verstorbener konnte durch Anruf
wieder ins Leben geholt werden, so kraftvoll und wirklichkeitserfüllt empfand der Urmensch seine psychischen Gestaltungen, so bildhaft war seine
Vorstellungskraft, so unbeschränkt die vermeintliche *Allmacht seiner Gedanken.*

Aber auch die Kraft, die, von den *Dingen* ausgehend, auf den Menschen
wirkte, kam zu verstärkter Empfindung. Im Erlebnis der Homothymie wurde
die Wirklichkeit so stark empfunden, daß man wirkende Wesen in ihren
Objekten verspürte, ausgestattet mit Kräften, die den Menschen beeinflussen konnten. Man sah in animistischer Weltbetrachtung Dämonen in allen
Dingen, die in das Wesen des Menschen verändernd eingreifen, ihm nützen
oder schaden konnten, denen man daher mit Furcht und Ehrfurcht begeg-
nete. Steine, Figuren, Stoffe, Pflanzen besaßen Zauberwirkung, wurden ge-
mieden oder verehrt.

Die Wechselwirkung zwischen *gedanklicher Allmacht* und *Dämonie der
Objekte* beherrschte in jener archaischen Zeit die Realitätsbeziehung des

Menschen. Aus der Dynamik dieses Wechselspiels entwickelte sich ein primitives Weltwissen. Der Mensch wurde durch die aktive Vitalkraft seiner Persönlichkeit getrieben und durch die Macht der Dinge gelenkt. Durch solche Führung fand er immer das Richtige. Wurden die Lebensbedingungen schlecht, so trieb es ihn fort, und die Kraft der Umwelt wies ihm günstiges Gebiet. Der Mensch von heute muß im gleichen Fall seine Wahl aus dem Studium von Nachschlagewerken treffen. Sein Instinkt ist erloschen und der Verstand ersetzt ihn. Der Mensch von damals konnte sich in einer Krankheit gesund „denken". Der Kulturmensch appelliert an das Kollektivwissen und geht zum Arzt, der dieses verkörpert. Alles, was einst in homothymer Weltverbundenheit sich von selbst fand, muß vom Kulturmenschen durch den Verstand gesucht werden. „Mütterberatung, Berufs-, Erziehungs-, Eheberatung" sind Begriffe, die den Instinktverlust unserer Zeit deutlichst kennzeichnen. Die wissenschaftliche Hygiene beantwortet Fragen, die in einem Zeitalter natürlicher Instinkte nie gestellt werden konnten: was, wann und wieviel man essen soll, wie lange der Schlaf dauern soll, etc.

Der Primitive wußte, ohne zu lernen. Er kannte eine Geographie und eine Astronomie, er verstand die Kunst, zu heilen, vermochte die Wirkung seiner Körperkraft durch Herstellung von Werkzeugen zu steigern, erfaßte das Wesen der verschiedenen Stoffe und deren materielle Eignung für die Bearbeitung. All das waren die Ergebnisse eines homothymen Weltgefühles, keine Erzeugnisse des Verstandes oder des Willens. Das war die Dämmerung, aus der sich in ganz allmählicher Aufhellung die Wege in die Richtung der Wissenschaft, Technik, Kunst und der gesamten Kultur Bahn gebrochen haben.

Die Wechselwirkung: *Gedankenallmacht — Dämonie der Objekte* hat in ihrer Fortentwicklung eine begriffliche Wandlung erfahren. Es führt ein kontinuierlicher Entwicklungsweg von der Dämonengewalt der Objekte, die auf den Menschen einwirkte, bis zu dem psychologischen Begriff „*Reiz*", der die verändernde Wirkung der Dinge auf die lebendige Substanz bezeichnet, und ein ähnlicher Weg führt von der magischen Kraft, womit der urzeitliche Mensch allmächtig auf die Außenwelt einwirkte, bis zum psychologischen Begriff der „*Reaktion*". Die von der Urzeit bis jetzt vollzogene Wandlung der Realitätsbeziehung des Menschen läßt sich also durch die Entwicklung des Begriffspaares *Gedankenallmacht — Dämonie der Objekte* in das Begriffspaar *Reiz — Reaktion* kennzeichnen.

Reste des ursprünglichen Dämonenglaubens haben sich in den verschiedensten Formen des *Aberglaubens* erhalten (Talisman). Reste der archaischen Persönlichkeitsmagie entdecken wir in den Erscheinungen der *Suggestion*, die noch jetzt vielfach als geheimnisvolle Kraftentfaltung des menschlichen Gedankens aufgefaßt wird. An Stelle des urzeitlichen „Tabu", das bei den Naturvölkern die menschliche Handlungsweise in geheimnisvoller Art aus höherer Instanz leitet, tritt nun das Gesetz des Staates und der Erziehung, welches durch Verbote die mittlerweile aufgerichtete Distanz zwischen Ich und Wirklichkeit betont und verdeutlicht. Im Erlebnis der *Religion* bleibt der ursprüngliche Zusammenhang alles Seins trotz aller Entwicklung und Differenzierung gewahrt. So hat sich in allmählichem Aufbau aus dem archaischen Weltbild die Kultur herausentwickelt und der Mensch steht nun der Natur mit seinem Verstande gegenüber, der in kausaler und kategorialer Denkarbeit sich selbst wissend und im Schöpfergefühl der Selbstherrlichkeit die gleiche Welt wissend erlebt, wie seinerzeit der Primitive in seiner homothymen, naturverwobenen Art. Aus dem unmittelbaren Weltwissen und

Weltgefühl hat sich der Verstand herausgesondert als ein Teil jenes Ganzen, das auch heute noch über und in allem wirksam ist, teilweise in der illusionären Verkleidung des *„freien Willens"*, teilweise in jener unerklärbaren Urform, die auch heute noch die Gebiete der Kunst, Wissenschaft, Technik und Religion unter dem Begriffe der *Intuition* leitet.

Vermutlich wird auch diese, bisher noch geheimnisvolle Kraftquelle in weiterer Entwicklung von der Bewußtwerdung erfaßt werden und auch als Erlebnis eines „freien Willens" einst ihre Wirkung entfalten.

b) Das Kind

Homothym wie der Urmensch lebt auch das Kind in seiner psychischen Verschmolzenheit mit den Dingen seiner Umwelt, immer noch im Stil der einzellerhaften Lebensform. Es hat noch kein *Ich*, das aus dem Erleben herausgehoben und der Welt gegenübergestellt wird. Das Kind sieht, hört und greift, aber es weiß nicht, *daß* es sieht, hört und greift. Es sieht auch anders als der reife Mensch. Wahrnehmung und Vorstellung sind, ganz wie beim archaischen Menschen, noch nicht unterscheidbar; das Kind erlebt infolge seiner eidetischen Anlage die Vorstellungen wie Wirklichkeiten. Es weiß nie sicher, ob es eine Begebenheit nur vorgestellt, ob sie ihm erzählt wurde oder ob sie ein wirkliches Erlebnis war. Aus dieser kindlichen Eidetik entstehen die dem Kindesalter eigenen, phantastischen Umgestaltungen der Wirklichkeit. Das Kind kann sich seine Umwelt je nach seinen triebhaften Bedürfnissen eidetisch erzeugen. Der Begriff der Wirklichkeit ist also noch nicht entwickelt. Es besteht noch kein erlebnismäßiger Kontrast zwischen der objektgebundenen und der objektlosen Gestaltbildung, zwischen Wahrnehmung und Vorstellung. Phantasie und Märchen kennzeichnen diese Phase der Kindheit. Die etwa noch nicht zugängliche Realität wird unter dem triebhaften Druck der Bedürfnisse durch psychische Gestaltung eidetisch ersetzt.

Ein Zehnjähriger wünscht sich zu Weihnachten einen Pullover. Er bekommt statt dessen ein Hemd mit Krawatte. Er ist nun schwer enttäuscht, obwohl das Geschenk wertvoller ist als das Gewünschte. Die Weihnachtsstimmung war zum Ärger der Erwachsenen verdorben. Man war über die Undankbarkeit des Kindes verstimmt. Nach sechs Jahren hat sich der nun Sechzehnjährige an die damalige Weihnachtsfeier und an die Bescherung sehr genau erinnert und wußte viele Details anzugeben. Jedoch auf die Frage, was für ein Geschenk er bekommen habe, gab er ganz prompt zur Antwort: „Einen Pullover." Dieser Bub war sehr stark eidetisch. Er hat sich daher seinen Wunsch bereits lange vor der Realisierung selbst in seiner Phantasie erfüllt, war also in seinen Vorstellungen bereits im Besitze des gewünschten Pullovers. Der Widerspruch der realen mit der eidetisch vollzogenen Erfüllung hat in ihm die Verstimmung erzeugt. Er wurde als unzufrieden, unbescheiden, unverschämt beurteilt und diese Eigenschaften wurden seinem Charakter schwer angelastet. In Wirklichkeit hatte er eben die größere Freude an seinem eidetischen Produkt und daher ist ihm auch seine eidetisch durchgeführte Selbstbeschenkung in stärkerer Erinnerung geblieben als das damalige reale Geschenk mitsamt der Verstimmung.

Ohne Kenntnis eidetischer Vorgänge konnte man hier zu fehlerhafter Charakterbeurteilung kommen.

Die Eidetik, die bildhafte Deutlichkeit der kindlichen Vorstellungen, läßt sich objektiv wohl schwer nachweisen, da es ja kein Mittel gibt, den Deutlichkeitsgrad einer fremden Vorstellung exakt zu messen. Auch die zum Nachweis herangezogenen Nachbilder sind keine objektive Methode und gestatten wohl auch keinen zwingenden Schluß auf vorhandene Eidetik. Man kann jedoch die Deutlichkeit der Vorstellungen aus Art und Inhalt der sprachlichen Funktion erraten sowie auch gegebenenfalls bei festgestellter Verwechslung einer Vorstellung mit einem Erlebnis erschließen. Erwachsene, die sich ihre eidetische Begabung erhalten haben, können gelegentlich über ihre eidetische Begabung introspektiv Aufschlüsse geben, die man dann zur kindlichen Eidetik in Analogie bringen kann.

Durch solche Erkenntnismittel hat sich ergeben, daß die Eidetik für das Kindesalter wohl kennzeichnend ist, daß sie aber auch unter besonderen Umständen bei Erwachsenen in verschiedenem Ausmaß erhalten bleiben kann. Es ist naheliegend, solches Vorkommen als Zeichen von *Infantilismus* aufzufassen. Höchste Grade von Eidetik finden sich bei *Geisteskranken* in deren Halluzinationen, wobei sich die Vorstellung derart plastisch gestaltet, daß sie für Wirklichkeit gehalten wird. Ähnliches gilt von den Erzeugnissen des *Traumlebens*. Man wird auch leicht begreifen, daß die eidetische Anlage zur *künstlerischen* Begabung Beziehung hat. Wenn sich die Fähigkeit starker Vorstellungen mit der Fähigkeit, diese Vorstellungen in darstellende Motorik bildnerisch oder sprachlich umzusetzen, zusammenfindet, ist die physiologische Voraussetzung einer künstlerischen Leistung gegeben.

Die Eidetik ist eine derart bestimmende und aufschlußreiche Modalität der Umweltbeziehung, daß ihr bei der Persönlichkeitsanalyse eine wesentliche Bedeutung zufallen muß.

Neben der *Intensität* der Ganglienerregung, also der bildhaften Deutlichkeit der Vorstellungen, muß auch die *Masse* der während des psychischen Aktes schwingenden Ganglienapparate in Betracht gezogen werden. Es können dabei sämtliche schwingungsfähigen Elemente in Tätigkeit gebracht werden oder aber nur ein kleiner Teil derselben. Es kann also zum Beispiel nur der zentral-optische Apparat schwingen, dann wird eben nur eine optische Gestalt erlebt. Wenn jedoch auch andere Gebiete, Körpermotorik, Sprachmotorik, affektive Elemente an der Schwingung beteiligt sind, dann wird jenes optische Bild von motorischen, sprachlichen und gefühlsmäßigen Gestaltungen begleitet sein. Eine derartige *Universalbeteiligung der Person am Erlebnis* ist die kindliche Form der Umweltbeziehung. Das Kind ist an der Objektgestaltung mit seiner *Totalität* beteiligt, es geht im Objekt und auch in der Vorstellung vollkommen auf.

In dieser *Universalbeteiligung* der Person an der Objekterfassung vollzieht sich jener früher dargestellte Einverleibungsvorgang, jene seelisch-kosmische Totalität der Homothymie.

Die Totalbeteiligung der Person am Erlebnis ist leicht an dem Gehaben der Kinder erkennbar. Schon bei den Spielen: das Kind *ist* eine Eisenbahn, es fährt und schnauft. Es *ist* ein Hund, es springt und bellt. Also vollkommene Homothymie und Identifizierung. Keine Ich-Distanz, keine Kritik, ganz ähnlich wie der archaische Mensch. Laute werden gut imitiert, Sprachen werden leicht, ohne Verstand erlernt, fremde Affekte lösen die eigenen aus. Ein Kind in einer Gruppe weint und alle weinen ohne Kenntnis des Grundes mit. Bezeichnend ist auch die starke Mimik, die plastische Wortformung. Zeitlupenartig modellieren die noch aufgeworfenen Lippen die Worte, als wären diese eine formbare Masse. Dazu die aufgerissenen Augen, welche alles Optische geradezu auftrinken. Drastische Gesten begleiten die lautmalerische und interjektionsreiche Sprache. Der ganze Körper beteiligt sich am Ausdruck, man spürt förmlich, wie die Totalität der Person in der Darstellung des Objektes aufgeht. Man spürt auch, wie die Worte nicht als fertige Schablone verwendet werden, sondern jeweils unter dem Druck des momentanen Erlebens neu entstehen. Durch eine solche „*naszierende*" Sprache bekommt die kindliche Rede ihre köstliche und erfrischende Originalität, ihre schöpferische Ursprünglichkeit.

Ein vierjähriges Kind ruft ganz erstaunt, als es erstmalig eine sich am Boden ringelnde Blindschleiche sieht: „Schau, ein Strick läuft davon." Eine solche Darstellung ist nur einem Kinde möglich, das den bekannten Eindruck eines Strickes und des Davonlaufens in vorurteilslose Verbindung bringen kann. Erhält sich ein Mensch eine derartige homothyme Betrachtungsweise über das Kindesalter hinaus, so besitzt er durch diese infantile Struktur künstlerische Gestaltungskraft. Das „künstlerische Sehen" ist das unbefangene homothyme Sehen der Kindheit.

In ähnlicher Weise konnte ein dreijähriges Mädchen beim erstmaligen Anblick eines Schmetterlings ausrufen: „Eine Masche ist weggeflogen."

Restsymptome der Totalbeteiligung sind die *Synaesthesien*, das sind Empfindungsgemeinschaften, Verschmelzungen verschiedener Sinnesgebiete, wenn also zum Beispiel ein Ton einem Farbwert zuempfunden wird (Farbhören); oder wenn den Wochentagen oder den Zahlen verschiedene Farben assoziiert sind. Viele künstlerische Begabungen beruhen auf der Fähigkeit des Synaesthesierens, die eben nur in einem homothymen Zustand möglich ist. Daß man mehrere Sinne gleichzeitig und in einem Akt an ein Objekt heranbringen kann, ist nur bei fehlender Isolierung der einzelnen Sinnesorgane möglich, wo es also noch eine homogene, homothyme Gesamtseele gibt. Darauf beruht auch die *Symbolbildung*, ein wesentlicher und häufiger Mechanismus künstlerischen Schaffens. Er besteht darin, daß *verschiedene* sensorische Projektionsfelder für die Darstellung *einer* Empfindung verwendet werden. Viele derartige Symbole, einst wohl originelle Schöpfungen aus homothymer Verfassung, sind als gebrauchsfertige Phrasen in den Sprachschatz eingegangen (ein nagender Schmerz, die brennende Liebe, ein schreiendes Unrecht, der blasse Neid). Es haben sich hier mehrere Zerebralmuster zu einer neuen Figur kombiniert.

Der Traum, ein durch den Schlaf hervorgerufener vorübergehender Zustand der Homothymie, ist reich an Symboldarstellungen. In der surrealen Kunst erreicht die Darstellung synaesthetischer Empfindungen ihren grotesken Höhepunkt. Auch in den Produkten von Geisteskranken werden reichlich Symbole gebildet. Traum, Kunst und Geisteskrankheit sind Zustände stärkerer Homothymie, bei denen die einzelnen Sinnesfelder nicht genügend scharf voneinander abgegrenzt sind, so daß der seelische Gestaltungsakt aus Vermischungen von Zellmustern vollzogen wird.

Neben Eidetik und Universalbeteiligung der Person ist noch eine dritte Eigentümlichkeit des wahrnehmenden Apparates hervorzuheben: es kann die *Totalität der Umgebung* auf das Gehirn einwirken oder es wird nur ein Ausschnitt der exponierten Umwelt erfaßt, während der übrige Teil abgeblendet ist. Die Erfassung der Totalität der Umgebung ist ebenfalls Eigenart des kindlichen Erlebens: ein Sechsjähriger fällt dadurch auf, daß er erstaunlich viel findet, auf der Straße die verborgensten Dinge entdeckt und von seinen Spaziergängen kaum je ohne irgendeinen Fund heimkommt. Wenn man bei diesem Kinde die besonders starke Eidetik festgestellt hat, wird man in seinen Entdeckungen keinen Zufall sehen. Seine Person ergießt sich mit solcher Gründlichkeit in die Totalität seiner räumlichen Umgebung, daß ihm eben nichts entgehen kann.

Ein ganz idiotisches Kind war imstande, aus einer sehr großen Zahl von Grammophonplatten, ohne lesen zu können, die gewünschte herauszufinden, so daß man an einen sechsten Sinn glauben könnte, da es nicht möglich war, irgendwelche Erkennungszeichen festzustellen. Dieses Kind konnte eben in den für einen Erwachsenen gleichartig wirkenden Platten auf Grund seiner universalen Totalerfassung derartige Differenzen wahrnehmen, daß ihm eine deutliche Unterscheidung möglich war. Stark homothyme Schulkinder (es sind häufig Schwachsinnige) erlernen das Lesen oft früher durch die komplexe Erfassung ganzer Laut- und Wortgruppen, bevor sie den synthetischen Schleifakt des buchstabierenden Lesens beherrschen. Man kann da entdecken, daß ein Kind, das eine ganze Seite seines Lesebuches scheinbar flott herunterlesen kann, nicht einmal fähig ist, zwei Laute zusammenzuziehen.

Ein Kind kommt in einen Raum. Die Vielfältigkeit der Objekte fängt es ein, es sieht alles mit weitgehender Vollständigkeit. Die Möbel mit allen Details, die Tapete, die Bilder, die Personen. Die Gegebenheit wird in ihrer Totalität erfaßt. Ein Erwachsener, der den gleichen Raum betritt, wird vielleicht nur durch ein einzelnes Ding beschlagnahmt. Auf dieses lenkt er seine ganze Aufmerksamkeit, alles andere sieht er nicht, nur dieses *eine* Objekt wird wahrgenommen, erfährt eine Gestaltung.

Das kindliche Gehirn ist der Gesamtheit der Umwelt ausgeliefert. Es besitzt noch nicht die Fähigkeit selektiver Ausschaltung. Erst später entwickelt sich die Möglichkeit, aus dem großen Gesichtsfeld wahrnehmbarer Objekte ein einzelnes scheinwerferartig herauszuheben und in das scharfe Licht der *Aufmerksamkeit* zu stellen, während alle übrigen Objekte im Dunkel bleiben, keine volle Wirkungskraft auf die Ganglienzellen haben.

Das kindliche Seelenleben ist also durch folgende Eigenschaften ausgezeichnet:

1. Seine Vorstellungen sind wirklichkeitsnahe, von bildhafter Deutlichkeit, *eidetisch*, daher von realen Erlebnissen schwer zu unterscheiden.

2. Das Kind erfaßt das Objekt unter *Universalbeteiligung* seiner Person; bei jedem Erlebnis schwingt die Gesamtheit seiner Ganglienapparate mit.

3. Das Kind erfaßt jeweils die *Totalität* der exponierten Umwelt ohne jede Selektion.

Das Kind erfaßt die Totalität der Umwelt mit der Totalität seiner Person in eidetischer Gestaltung. Das Kind ist homothym.

3. Dichothymie

Um das Wesen der als Folge der kindlichen Fortentwicklung einsetzenden Dichothymie klarzumachen, sollen ein Erwachsener und ein Kind vor ein ganz gleiches Milieu gestellt sein.

Der Erlebnisquerschnitt des Kindes ist erfüllt mit den Wahrnehmungen der vorhandenen Objekte, die alle mit der gleichen Deutlichkeit zur Darstellung kommen. Es werden in den Erlebnisquerschnitt wohl auch Vorstellungen eingeflochten sein, welche sich jedoch infolge ihrer ebenso eidetischen Leuchtkraft im Gesamtbilde der Wahrnehmungen nicht abheben werden. Das Kind erfaßt die Totalität seiner Umwelt. Die Gesamtenergie verbraucht sich an den Wahrnehmungsvollzügen. Dieser einer Umweltverschmolzenheit vergleichbare Zustand totaler Umweltkohärenz wurde als *Homothymie* bezeichnet.

Der Erlebnisquerschnitt des Erwachsenen im selben Milieu sieht anders aus. Seine an den Objekten erzeugten Wahrnehmungsfiguren sind einander nicht mehr gleichwertig. Durch verschiedenartige Bindungen an thymische

Sensationen anläßlich früherer Erlebnisse variiert die Leuchtkraft der einzelnen Wahrnehmungen, so daß im Wettstreit der verschiedenen Intensitäten schließlich *eine* Wahrnehmung dominiert und den Erlebnisquerschnitt beherrscht. Sie erscheint dadurch in den Lichtkegel der Aufmerksamkeit gerückt. Dieser Vorgang, in die Erregungsdynamik übersetzt, will besagen, daß es *einem* Objekt gelungen ist, das ihm entsprechende Zerebralmuster in verstärkte Erregung zu bringen. Diese Fähigkeit, die *Aufmerksamkeit* auf Grund thymogener Zuflüsse entsprechend zu verteilen, entspricht einer höheren Gehirnorganisation, die mit der Gehirnrindenbildung in Beziehung steht.

Das durch die Aufmerksamkeit aus der Umwelt hervorgehobene Objekt hat durch seine gesteigerte Leuchtkraft die übrigen Objekte verdunkelt, so daß diese nur in schattenhaften Umrissen zur Darstellung kommen. Das so isoliert erregte Zerebralmuster hat in weiterer Folge seine Erregung auf andere Zellmuster ausgedehnt und sie je nach ihren Resonanzverhältnissen zur Mitschwingung gebracht. Dieses erweiterte Zellmuster entwirft in den Erlebnisquerschnitt Vorstellungskomplexe, die das eine, durch die Aufmerksamkeit fixierte Objekt an Stelle der verdunkelten Realobjekte umrahmen. Durch Weitergleiten der Erregungswelle (auf Grund von Resonanzverhältnissen zwischen den einzelnen Zellmustern) entstehen immer neue Vorstellungen (Assoziationen), so daß nun der Erlebnisprozeß in diesem Querschnitt auf eine neue Ebene gehoben erscheint. Der Erlebnisquerschnitt hat zum größten Teil die Welt der Wahrnehmungen (der Objekte) verlassen und das Reich der Vorstellungen betreten. An einem Beispiel soll dieser Vorgang noch klargemacht werden.

Ein Erwachsener, der zugleich mit einem Kind einen Raum betritt, erfaßt denselben nicht in seiner Totalität, wie das bei dem Kind der Fall ist. Er wird etwa nur durch die auf dem Tisch stehende Vase beschlagnahmt. Auf sie lenkt er seine Aufmerksamkeit. Alle anderen Objekte verblassen daneben. Scheinwerferartig hebt die Aufmerksamkeit ein Objekt aus der Totalität umweltlicher Erscheinungsmannigfaltigkeit in ein helleres Licht. Nur dieses eine Objekt wird wahrgenommen, alles übrige im Raum scheint erloschen. Die Vase ist aus dem Zusammenhang ihrer realen Umgebung gerissen. Aber es schließen sich nun um diese optisch gestaltete, um diese wahrgenommene Vase verschiedene Rahmenvorstellungen. Sie wird als Altwiener Porzellan erkannt, ihr Wert wird bemessen, es tauchen Erinnerungen ähnlicher Vasen auf, es entsteht der Wunsch, sie zu besitzen. So bekommt die Vase eine neue Umgebung, gestaltet aus dem Reich der Vorstellungen, sie bekommt einen *Rahmen*.

Das Kind hingegen hat die Vase, eingefügt und fest verankert in die Masse des Erlebnisquerschnittes, wahrnehmend als Teil im Komplex einer kohärenten Ganzheit zur Darstellung gebracht. Sie war als selbständige Gestalt noch nicht isolierbar.

Der Erwachsene hat nur die aus dem realen Zusammenhang gerissene, isolierte Gestalt der Vase wahrgenommen, er hat sie aus dem Gefüge der realen Totalität gelöst und alles übrige beiseite gelassen. Aber diese isolierte Gestalt begann sofort eine neue Umgebung zu entwickeln, eine Umgebung aus umrahmenden Vorstellungen. An Stelle der realen Umgebung baut sich in jenem zwiestrebigen Prozeß der *Dichothymie* eine Parallelwelt aus Vorstellungen auf.

Im homothymen Zustand waren die Vorstellungen (soweit überhaupt vorhanden) noch von solcher Leuchtkraft und eidetischer Plastik, daß sie von realen Wahrnehmungen kaum unterscheidbar waren. Die Vorstellungen wurden noch in die Struktur der objektiven Wahrnehmungswelt eingebaut, bildeten noch keine zusammenhängende, von der Realität abgelöste exklusive Schichte, keine Parallelwelt, in der Geist und Wille frei gestaltend (unabhängig von Raum und Zeit) herrschen konnten.

Nunmehr, im Prozeß der Dichothymie, werden die Vorstellungen blasser und durch einen besonderen Erlebniston von der Wirklichkeit erkennbar getrennt. Es entsteht der begriffliche Gegensatz: *wirklich — unwirklich.*

Wird ein Objekt in der geschilderten Art aus dem realen Zusammenhang wahrnehmend herausgehoben, dann entstehen an seinen „Wundrändern" wuchernd die Vorstellungen. Aber diese Vorstellungen gruppieren sich nicht wahllos um die Objektwahrnehmung, sondern auf Grund von schwingungsdynamischer Zusammengehörigkeit. Es werden durch das Wahrnehmungsobjekt nur solche Ganglienzellen, nur solche Zellmuster zur Aktivierung von Vorstellungen angeregt, welche auf Grund einer strukturellen Affinität, d. h. durch das Vorhandensein identischer Elemente, für die betreffenden Schwingungen empfangsbereit sind.

Es werden also nur Vorstellungen mit gemeinsamen Schwingungselementen gebildet. Diese Schwingungsgleichheit ist Ausdruck und Ursache ihrer Zusammengehörigkeit. Es bildet sich also am Rande jeder Wahrnehmung ein Rahmen von Vorstellungen auf Grund schwingungsphysikalisch verwandter Strukturen. Es entstehen somit jene Verbindungen, welche die Psychologie als *Assoziationen* bezeichnet.

Die hier geschilderte Wahrnehmungsform, bei der auf Grund einer elektiven Aufmerksamkeit aus der Totalität der Objektwelt ein einzelnes Objekt ins Scheinwerferlicht gerückt ist, während sich an den Rändern seines Wahrnehmungsbildes Randvorstellungen angliedern, ist die *dichothyme* Erlebnisform des Erwachsenen. Nun ist nicht mehr die Totalität der Umwelt in Kohärenz mit dem Subjekt, sondern nur der durch die Aufmerksamkeit hervorgehobene Teil. Es ist auch nicht mehr die *Totalität der Person* am Kohärenzakt mit der Umwelt beteiligt (wie beim homothymen Umwelterlebnis des Kindes), denn der größte Teil der Person ist zur Erzeugung von Vorstellungen herangezogen worden. Schließlich hat auch die Eidetik an Leuchtkraft und Plastik verloren. Es sind somit die Kardinalsymptome des homothymen Zustandes: Totalerfassung der Umwelt, Totalbeteiligung der Person und Eidetik im Zustande der Dichothymie, verlorengegangen.

Der Erlebnisquerschnitt im homothymen Zustand war im wesentlichen durch die Objekte der realen Außenwelt bestimmt. Im dichothymen Zustand dagegen baut sich neben der realen Umweltbeziehung noch die Welt der Vorstellungen auf, jener rein subjektiven Gestaltungen, durch die sich nun die Erscheinungsgesamtheit in Subjekt und Objekt auseinanderteilt.

Die Welt der Vorstellungen ist durch ein mächtiges Massiv von Ganglienzellen repräsentiert. Diese Ganglienzellen sind entsprechend früheren Erlebnissen in spezifischer Weise aufeinander abgestimmt, in *Zellmuster* geordnet. Diese Zellmuster entstehen nur bei Erregung auf Grund schwingungsdynamischer Resonanzverhältnisse, im Zustande der Latenz besitzen sie keinerlei dynamische Kraft. Die Summe aller zu Vorstellungen erregbaren Zellkomplexe ist die *Virtualperson*, zum Unterschied von der Aktualperson, mit der die Summe aller in einem gegebenen Augenblick in Erregung befindlichen Zellkomplexe bezeichnet werden soll. Zu der *Aktualperson* gehören nicht nur alle bewußten intellektuellen und affektiven Zustände, sondern auch die vegetativen Steuerungen und motorischen Regulierungen der Stammganglien, die in einem Erlebnisquerschnitt in Erregung sind. Die Virtualperson als Inbegriff aller personalen Möglichkeiten ist gleichbedeutend mit dem *Unbewußten*, dem Nicht-Bewußten. Dieses ist das stumme Gebiet der Person, das solange in Ruhe verharrt, als kein Erregungsstrom vorhanden ist, der die Zellmuster zeichnet. Hält man Eisenspäne auf einem Blatt Papier über einen Elektromagneten, so werden sich diese in die durch die Kraftlinien des Magneten bestimmten Figuren ordnen. Diese Ordnung löst sich sofort auf, wenn der Strom ausgeschaltet ist. In diesem Beispiel vertreten die Atome des Magneten, die sich beim Einschalten des Stromes in ein bestimmtes System (Muster) ordnen, die Strukturelemente der Ganglienzellen, die bei Erregung auf Grund dynamischer Resonanzverhältnisse zusammenschwingen (Zellmuster). Genau so wie das Kraftfeld des Magneten in der Figur der Eisenspäne sichtbar wird, so wird das erregte Zellmuster an der erzeugten Vorstellung erkennbar.

Die Einprägungen auf einem Tonband haben nichts von der Wirkung einer Melodie, sie sind weder Wohlklang noch Mißton. Und doch enthalten sie alle Relationen der Melodie genauestens aufgezeichnet. Erst die Umsetzung der Einprägungen mit ihren Relationen in die Schwingungen einer Membran kann die Melodie gestalten.

Im Zustande der Latenz ist weder im Magnet eine Kraftlinienfigur, im Tonband eine Melodie, noch in der Ganglienmasse eines Zellmusters (also im Gehirn) eine Vorstellung enthalten; erst wenn der Strom eingeschaltet wurde, entsteht die Kraftlinienfigur, die Melodie, und bei Erregung der Ganglienzellen eines Zellmusters eine Vorstellung. Vor der Erregung war die Vorstellung nicht vorhanden; vorhanden waren nur die Bausteine der Vorstellung, die sich im Moment der Erregung zu einer Gestalt, zur Vorstellung zusammengeschlossen haben.

Jenseits der Erregungsfiguren (Vorstellungen und Wahrnehmungen) gibt es nur *Gehirnphysiologie*. „Verdrängte" und „unbewußte" psychische Vorgänge sind rein verbale Konstruktionen ohne biologische Sinnbezogenheit. Wer unbewußt-psychische Komplexe zur Voraussetzung nimmt, baut auf Luft und kommt zu Fehlschlüssen, wäre sein System auch in sich logisch durchkonstruiert. Dagegen gibt es natürlich genügend unbewußte *Vorgänge* im Organismus, zum Beispiel die vegetativen Lebensprozesse. Hier handelt es sich aber um Zellmuster, deren Erregung keine Wahrnehmungen oder Vorstellungen, sondern chemische oder physikalische Prozesse erzeugt, die also in das Gebiet der Physiologie und nicht in das Gebiet der Psychologie gehören.

Wohl kann zum Beispiel der Vorgang der Schweißsekretion bewußt werden. Man kann die ausgetretenen Schweißperlen sehen, man kann sie betasten, man kann sie als Wahrnehmung seinem „Ich" zuordnen, somit bewußt machen, doch ist der vegetative Prozeß der Schweißabsonderung keineswegs ein psychischer Vorgang. Nur die Wahrnehmung des vegetativen Geschehens ist ein psychischer Vorgang. Die Abgrenzung dieser Bereiche ist schwierig und auch eine Frage der Begriffsbestimmungen.

Hier sollen nur solche Vorgänge als psychisch bezeichnet werden, deren zerebrales Zellmuster bei Erregung eine Wahrnehmung oder eine Vorstellung zur Folge hat. Willensregungen, Triebe und Gefühle sind, soweit sie nicht auf Wahrnehmungen oder Vorstellungen bezogen sind, keine psychischen Funktionen.

a) Die Kortisierung

Als materieller Niederschlag und organische Grundlage der phylogenetischen Entwicklung des Menschen aus dem Zustand der Homothymie zur Dichothymie hat sich über das ursprüngliche *Stammhirn* (Subkortex), dieses schalenförmig überdeckend, die *Gehirnrinde* (Kortex) entwickelt.

Das *Stammhirn* reguliert die Funktionen des homothymen Menschen. Es ist das Organ der unmittelbaren Umweltbeziehungen, der Empfindungen, Gefühle, Triebe, Instinkte und Reflexe, der vegetativen Prozesse, der unbewußten Motorik, der Trophik aller Organe einschließlich der Steuerung aller Chemismen und des hormonalen Systems.

Die *Gehirnrinde* ist, beiläufig gesagt, das Organ des Wissens und Denkens, der Assoziationen, der Kritik, des freien Willens und des Wissens um sich selbst, also aller jener Funktionen, durch die sich der Mensch vor allen anderen Lebewesen auszeichnet.

Rinde und Stammhirn sind demnach die organischen Entsprechungen für den Gegensatz: bewußt — triebhaft (dichothym — homothym).

Die Überlagerung des Stammhirns durch die Gehirnrinde wird *Kortisierung* genannt. Sie ist Produkt und Ausdruck der Dichothymie als Ergebnis einer langen Entwicklung, die noch im Fortschreiten begriffen ist.

Durch die erstmalige Einschaltung einer Rindenzelle in den Stromkreis einer Stammhirnfunktion hat diese letztere ihre Selbständigkeit verloren und ist von der Rinde abhängig geworden. Diese Abhängigkeit äußert sich psychologisch darin, daß nun die Stammhirnfunktion bewußtseinsfähig wird oder in den Dienst neuer Ziele gestellt wird. Sie kann fortan auch von der Rinde aus eingeleitet, also *gewollt*, programmatisch vorgestellt, aber auch gehemmt werden.

So wie in der Homothymie die Umwelt für das Stammhirn als Objekt existiert, so ist jetzt, im Zustand der Dichothymie, die Stammhirnfunktion selbst Objekt für die Rinde. In dieser Einschaltung des Stammhirns in die Rindenfunktion liegt die eigentümliche Selbstspiegelung der Person im Erlebnis des Selbstbewußtseins begründet. Es hat sich in einer Art Persönlichkeitsverdoppelung ein Zuschauer in der Person gebildet. Man *weiß* nicht nur, sondern man weiß auch, *daß* man weiß.

Es entspricht der organischen Natur des Rindenaufbaues, daß die Rinde nicht wie eine verbindungslose Kappe über das Stammhirn gezogen ist, sondern daß Stammhirnzellen mit Rindenzellen in leitender Verbindung stehen, daß also die Rindenzellen durch ihre Nervenfortsätze mit Stammhirnzellen in Kontakt sind.

Die Summe sämtlicher Kontaktstellen (Synapsen) repräsentiert den Vollzug der jeweils erfolgten Dichothymie und garantiert die Synergie der beiden Gehirnanteile. Rinde und Stammhirn sind wie durch ein Gelenk miteinander verbunden. Dieses Kontaktsystem zwischen Rinden- und Stammhirn steht im Zentrum der Persönlichkeit und nimmt im Bereich der psychischen Funktionen eine Schlüsselstellung ein und soll, entsprechend seiner Funktion, Rinde und Stammhirn zu verbinden, als *Kortothym* bezeichnet werden. Das Kortothym ist als jüngstes Produkt der zerebralen Entwicklungsgeschichte eine Stelle erhöhter Empfindlichkeit gegen schädigende Einwirkungen. Hier ist der Ort, an dem die toxischen Stoffe infektiöser Prozesse zunächst zerstörend angreifen und den Erfolg der Kortisierung wieder zunichte machen können. Das Kortothym ist auch der physiologische Bezirk, von dem es abhängt, ob der kortisierende Anschluß entwicklungsgemäß erfolgt, ob er verzögert eintritt oder ganz ausbleibt, womit die Person in einem Zustand der Homothymie zurückgehalten würde.

Die Kortisierung ist ein fortschreitender Prozeß, der zunehmend die vegetativen Stammhirnfunktionen in ihrer Selbständigkeit beschränkt und höheren Aufgaben unterstellt.

Vom Gesichtspunkt der Reizleitung betrachtet, bedeutet die Rinde eine Belastung und Erschwerung der subkortikalen Reflexautomatik. Die Physiologie hat die Hemmungsfunktion der Rinde durch die experimentelle Feststellung bewiesen, daß beim künstlich entrindeten Tier alle Reaktionen auf Körperreize viel prompter erfolgen und daß die Reizschwelle im rindenlosen Zustand bedeutend niedriger ist als im normalen.

Auch die toxische Ausschaltung der Rindenfunktion im Alkoholrausch zeigt die Tätigkeit des Stammhirns, von allen kortikalen Hemmungen befreit, in den verschiedensten Exzessen der Stimmung, der Motorik und der Triebe. Auch damit ist der hemmende Einfluß der Gehirnrinde bewiesen.

Es wirft sich das Problem auf, wieso man denn von einer Höherentwicklung sprechen kann, wenn die wichtigsten Lebensprozesse erschwert und belastet werden, wenn die Promptheit der Umweltreaktionen leidet und wenn die Instinktsicherheit verloren geht; wenn der Mensch durch die Kortisierung in allen jenen Situationen unsicher und ratlos wird, die vom Tier in zweckmäßigster Anpassung reibungslos beherrscht werden.

Da drängt sich der Vergleich mit den Stromverhältnissen auf dem Gebiet der Elektrizität auf. Wird in einen Stromkreis irgendein Gerät eingeschaltet, ein Motor oder eine Lampe, so entsteht wohl ein erheblicher Leitungswiderstand, doch erzeugt der durch die Apparatur des eingeschalteten Gerätes geführte Strom eine differenzierte Leistung auf Kosten der elementaren Entladungsenergie. So verwenden auch die eingeschalteten Kortikalapparate die Kraft der vitalen Stammhirnreflexe für höher organisierte Funktionen.

Die Kortikalentwicklung steigert also keineswegs die Vitalfunktionen, erhöht nicht im geringsten die biologische Anpassung an die Umwelt, im Gegenteil, diese homothyme Umweltbeziehung wird gelockert und es tritt jene ganz neue Einstellung eines sich selbst wissenden Subjektes zu einer distanzierten Umweltmannigfaltigkeit ein, die als Dichothymie bezeichnet wurde.

Im Zustand der Dichothymie gestalten sich aus den zerebralen Erregungen ganz neue, vom Wesen biologischer Vollzüge abweichende Formen. Diese wurden als Spiegelungen des Weltgeschehens charakterisiert und unter die Begriffe des bewußten Wahrnehmens und Vorstellens subsumiert. Diese Spiegelung zieht in zunehmender Ausgestaltung immer weitere Kreise. Ausgehend von der allernächsten Umgebung des Subjektes einschließlich seiner selbst, werden immer neue Bereiche der Umwelt spiegelnd erfaßt, von Wohnung zu Haus und Stadt, zu Land und Erdball bis ins Universum und auch in umgekehrter Richtung bis in den Mikrokosmos der atomaren Schwingungen. Dann auf anderer Linie: vom eigenen Selbst zum Selbst des Anderen, zur Familie, zum Volk, zur Gesellschaft und zur Menschheit. Ferner auch: das Ich von jetzt, von gestern bis zur Kindheit und Geburt; auch in die andere Dimension entwerfen sich in weiterer Gestaltung die Spiegelbilder von morgen und von weiterer Zukunft bis zum Tod und über den hinaus. Das Schicksal nicht nur seines eigenen Ich, sondern auch das der anderen, der Kleinen und Großen und auch der Völker entwirft sich im Spiegel der zerebralen Gestaltung, wird festgehalten im Gedächtnis und verewigt in Schrift und Bild und weitergegeben durch die Generationen. Es entstehen

Geschichte und Geographie, Kunst und Religion, alles ausgehend vom räumlichen Punkt und vom zeitlichen Augenblick, sich ausweitend ins Totale. Die Beziehung von Ich zu Ich, vom Ich zu Materie und von Materie zu Materie werden im Spiegelbild ihrer zerebralen Gestaltung Psychologie und Physik. Wie sich das Licht ein Auge gestaltet, so formt das Universum das Organ seiner eigenen Darstellung.

Der Mensch ist nicht imstande, aus seinem kleinen Gesichtswinkel zu beurteilen, ob es sein letzter Sinn ist, vom Universum in einem rätselhaften Akt der Natur erschaffen, nun selbst wieder in spiegelhafter Reflexion, rückschwingend gleichsam im Pendelschlag der Naturgesetze dieses ihn zeugende Universum aus sich heraus schöpferisch zu gestalten und in seiner Totalität zu erleben. Das vermag der Mensch wohl nicht zu entscheiden, doch kann er einen Ausschnitt aus einem Entwicklungsprozeß erkennen, der in dieser Richtung deutbar ist. Dieser Entwicklungsprozeß findet seinen materiellen Ausdruck in der progredienten Ausbildung der Gehirnrinde, in der Kortisierung, durch welche in analoger Progression immer weitere Gebiete des Universums zur Darstellung gelangen.

Die begriffliche Zusammenfassung aller Leistungen des kortisierten Gehirns, die sich um das Problem der Welterfassung einschließlich aller intersubjektiven und interobjektiven Beziehungen mit ihren zahllosen Überschneidungen ordnen, ist die *Kultur*. Somit kann das kortisierte Gehirn als das Organ der Kultur bezeichnet werden.

Da die Bestreitung der kulturellen Funktionen mit den von den vegetativen Vitalprozessen abgezogenen Energien geschieht, kann der bildliche Vergleich der Rindenfunktion mit einem elektrischen Widerstand in einem Stromkreis mit Berechtigung vertreten werden. Es kann auch die Behauptung aufgestellt werden, daß die Kultur ihre Wurzeln im Triebleben habe. Hingegen ist die Auffassung der Kultur als Sublimierung der Sexualität, wie sie von der Psychoanalyse gelehrt wird, viel zu eng und zumindest mißverständlich.

b) Das Reothym (Persönlichkeitsschema, Ich)

Der Erfolg der dichothymen Entwicklung ist die Auflösung der homothymen Umweltkohärenz in eine Welt der Wirklichkeiten und in eine Welt der Vorstellungen, eine Scheidung in Subjekt und Objekt. Dieser Prozeß hat sich als Ausdruck der progressiven Kortisierung entwickelt. Durch den Eingriff der Rindenfunktionen in das subkortikale Geschehen wurden die Lebensprozesse selbst zum Objekt einer übergeordneten Wahrnehmung. Die Wahrnehmung selbst wurde wahrgenommen. Das zerebrale Spiegelbild der Welt erfuhr eine neue Spiegelung.

Ein zweiter Stromkreis wurde in das System der primären Reflexbogen eingeschaltet und die Summe der Kontaktstellen wurde als Kortothym bezeichnet. In diesem Kortothym kann also die organische Verbindungsstelle von Kortikal- und Tiefenperson angenommen werden.

Doch ist mit dieser kortothymalen Dichothymie noch nicht jener höchste Bewußtseinszustand unserer Entwicklungsstufe erreicht, welcher durch den Begriff „Ich" ausgedrückt ist. Erst mit der *Ich-Entwicklung* ist die vollkommene Gegenüberstellung von Subjekt und Umwelt ins Bewußtsein getreten. Erst durch die Ich-Funktion werden die Erlebnisse des Subjektes der eigenen Person zugeordnet und als ich-haft erkannt.

Die bereits abgelaufenen Erlebnisse eines Menschen bleiben auf Grund schwingungsphysikalischer Verwandtschaft in gegenseitigem Abstimmungskontakt, können sich also durch Resonanz gegenseitig zur Vorstellung erwecken. Diese Affinität verwandter Strukturen im Ganglienzellengebiet ist die Grundlage der *Assoziationen*. Der Anblick des Wassers wird die Sensation des Nassen, den Eindruck des Fließens, das Gefühl des Erfrischenden, die Vorstellung des Schwimmens, je nach dem Inhalt des persönlichen Virtualinventars erzeugen.

Wie auf einer Landkarte die Orte gleicher Temperatur durch Linien verbunden werden, die man Isothermen nennt, und Orte gleichen Luftdruckes, deren Verbindungslinien Isobaren heißen, ebenso könnte man an einer Gehirnskizze Linien einzeichnen, welche Elemente gleicher Abstimmung miteinander verbinden. Wollte man alle zerebralen Schwingungsverhältnisse einzeichnen, so ergäbe das ein Bild netzartig ineinander verwobener, in ihrer Verstricktheit und vielseitigen Durchflochtenheit wirr verknäuelter Figuren, deren einzelne Gestalten in der graphischen Darstellung gar nicht mehr entwirrbar wären. Im Zustand der Erregung aber stellen sich die einzelnen Figuren infolge spezifischer Abstimmung ihrer Elemente in klaren Formen dar, wie an den erzeugten Vorstellungen und Gedanken erkennbar ist. Die Summe der jeweils an einem psychischen Akt beteiligten Zellen wurde als Zerebralmuster bezeichnet. Jeder Vorstellung entspricht ein bestimmtes Zellmuster, das je nach Erfahrung im Laufe der Entwicklung erweitert werden kann. Könnte man im Kartogramm einer Gehirnskizze sämtliche Zellmuster eines Menschen herauslesen, also alle Assoziationsbereitschaften zur Darstellung bringen, so wüßte man, welche Geistes- und Charakteranlagen dieser Mensch besitzt, welche Erlebnisse er gehabt hat, welche Gedanken ihn bewegen, welches Wissen er beherrscht und welche Absichten er hat.

Ein Zellmuster würde sich aus dem Figurengewirr mit besonderer Deutlichkeit herausheben: es ist jenes, welches in seinem Erregungszustand den eigenen Körper darstellt. Wie jedes andere Objekt wird selbstverständlich auch der eigene Körper in jenen Bereichen, die den Sinnesorganen zugänglich sind, zur Wahrnehmung kommen und entsprechende zerebrale Abstimmungsstrukturen (Zellmuster) hinterlassen. Da der eigene Körper naturgemäß bei jedem Erlebnis zugegen ist, wird er mehr oder minder vollständig, manchmal vielleicht nur in kaum merklichen Anteilen im Randgebiet jedes Erlebnisses als Wahrnehmungselement auftreten. In jedem neuen Erlebnis schwingen die körperlichen Residuen aus dem Vergangenen mit, so daß sich die zerebrale Gestaltung des Körpers immer mehr vervollständigt. Da der Körper zufolge seiner Allgegenwart in allen Erlebnisrandgebieten schwingungsmäßig erscheint, ist er das einzige Gemeinsame in dem mannigfaltigen Wechsel der Erlebnisse. Die erregungsmäßige Selbstdarstellung wird also in allen einander folgenden Erlebnisquerschnitten in Aktion sein, daher als eine *nie abreißende Dauererregung* im Verlaufe der Lebensvorgänge wirksam sein. Die Wahrnehmung des eigenen Körpers und deren zerebrale Repräsentanz wird *Körperschema* genannt. In diesem ist der Körper nicht nur in seiner morphologischen Beschaffenheit, sondern auch mit allen funktionellen Vorgängen, vegetativen Prozessen und gefühlsmäßigen Zuständlichkeiten vertreten. Für diese Tatsache ist die Sensation des „Phantomgliedes" sehr aufschlußreich: ein Beinamputierter spürt noch monatelang nach der Operation das abgetragene Glied, meint noch im Besitz desselben zu sein, bezieht vermeintliche Körpersensationen aus ihm, kann sogar Schmerzen aus einer ehemaligen Erfrierung an diesem Bein mit ge-

nauer Lokalisation an der fiktiven Gliedmaße verspüren. Das Bein war eben
im Körperschema vertreten und das entsprechende Zellmuster hat das reprä-
sentierte Organ überdauert. Hier zeigt sich deutlich, wie sehr der Mensch
ausschließlich von den Erregungen seiner Ganglienapparate abhängig ist.
Das Zellmuster vermag ein fehlendes Objekt vorzutäuschen. Zunehmend baut
sich das Körperschema mehr und mehr aus. Alle Elemente, die aus der eigenen Persönlichkeit kommen, schwingen in das Zellmuster des Körperschemas
ein und bereichern es. Schließlich wird nicht nur der Körper mit allen seinen
Gegebenheiten, sondern auch das Milieu, Heimat, Familie, Besitz, Beruf, das
Gefühlsleben, die Willensrichtungen und ethischen Stellungnahmen ins
Körperschema aufgenommen. Durch das Auftauchen des Körperschemas in
jedem Erlebnisquerschnitt wird es zu einer psychischen Dauergestalt, welche eine *Kontinuität* der erlebenden Persönlichkeit herstellt. So wird es möglich, daß ein Willensentschluß oder ein Affekt nach seinem Entstehen nicht
abreißt, sondern gebunden an die Kontinuität des Körperschemas durch eine
längere Reihe von Querschnitten seine Wirksamkeit behält, daß ein Vor-
haben von heute fortlaufend dynamisch weiterwirkt, um erst in späterer
Zeit realisiert zu werden. So wird es auch möglich, daß zu Begriffen geformte Grundsätze mit dem Strom des Lebens mitgeführt werden, am
Rande aller Querschnitte auftauchen und die Handlungsweisen richtung-
gebend beeinflussen. Damit erhält der Mensch ein wirksames Korrektiv seiner Handlungsweisen als Grundlage seines moralischen Verhaltens. Diese
Kontinuität bewirkt auch, daß eine Person alle ihre Handlungen und ihre
Erlebnisse sich selbst zuordnet. Wir haben somit in der Kontinuität des
Körperschemas in seiner erweiterten Form die Repräsentanz jenes Gefühls-
komplexes zu erkennen, welchen wir mit „Ich" bezeichnen.

*Das Ich ist ein assoziatives Gefüge (Zellmusterkomplex) von Erregungen
jener Ganglienapparate, die an der Wahrnehmung der eigenen Persönlichkeit, ihrer Gefühle und ihrer Gedanken beteiligt sind.*

Mit der Entwicklung dieses Ich-Organes ist erst die bewußte Gegenüberstellung von Subjekt und Objekt vollzogen. Weil dieses Organ die *Realität*
mit dem *Thymos* verbindet, also der Träger der *bewußten* Umweltbeziehungen ist, soll es *Reothym* genannt werden. Wenn sich der Begriff des Reothyms mit dem Ich-Begriff auch weitgehend deckt, so soll doch an der neu-
gebildeten Bezeichnung festgehalten werden, zunächst, um seiner wichtigen
Funktion, der Herstellung einer Beziehung des Wirklichen zum Subjektiven,
Ausdruck zu geben, und dann auch, um den philosophisch stark belasteten
Ich-Begriff durch einen Funktionsbegriff zu ersetzen, der die Möglichkeit
einer gehirnlokalisatorischen Vorstellung offen läßt und daher einer naturwissenschaftlichen Betrachtungsweise angepaßter und für die Bezeichnung
pathologischer Veränderungen einer terminologischen Abwandlung zugängli-
cher ist. Es läßt sich zum Beispiel von einer reothymalen Schwäche, von einem
Aussetzen, einer Entwicklungshemmung des Reothyms, auch von pathologischen Einschlüssen in seine Struktur leichter sprechen, als von ähnlichen
Veränderungen des Abstraktum „Ich".

Das Reothym wächst mit jedem neuen Erlebnis, das sich kristallartig dem
bereits vorhandenen Zellmuster anlagert. Es taucht am Rande aller Lebens-
querschnitte mehr oder minder vollständig auf und gewinnt zunehmend Einfluß auf die Handlungsweise des Menschen. Es repräsentiert das individuelle Format der Persönlichkeit. Das Reothym nimmt während des ganzen
Lebens immer neue Elemente aus den immer neuen Querschnitten einer
immer neuen Gegenwart auf und wächst derart wie ein lebender Organis-

mus. Es hat als solcher auch eine Phase des Aufbaues, der Reife und des Verfalles.

Der qualitativen und quantitativen Ausgestaltung des Reothyms kommt für die Psychologie und Pathologie der Persönlichkeit größte Bedeutung zu.

Gelangt aus thymogenen Reizzuständen, aus gefühlsmäßigen Automatismen, aus abnormen Spontanerregungen im Bereiche des Thalamus zum Beispiel immer wieder die Vorstellung „ich bin krank" oder „ich werde verfolgt" als Zellmuster zu erlebnismäßiger Darstellung im Bereiche des Körperschemas, dann wird das, wenn auch ganz unberechtigte und unbegründete, Gefühl des Krankseins oder des Verfolgtwerdens in die reothymale Struktur eingehen und einen Persönlichkeitsbestandteil von absoluter Wirklichkeitsevidenz bilden, der durch kein logisches Argument zu widerlegen sein wird. Derartige vernunftwidrige thymogene Persönlichkeitseinschlüsse ergeben dann das psychiatrische Bild der Hypochondrie oder Paranoia (Krankheits- bzw. Verfolgungswahn). Das Reothym ist also imstande, durch Aufnahme fehlerhafter Elemente ein fehlerhaftes Weltbild zu erzeugen. Ganz ähnlich wie beim Phantomglied ein Zerebralmuster imstande ist, das nicht vorhandene Organ mit Wirklichkeitsevidenz zum Erlebnis zu bringen, genau so kann das Zellmuster des Verfolgtseins das Verfolgungsgefühl zum Wirklichkeitserlebnis gestalten, das jedem logischen Korrekturversuch Widerstand leistet.

Das Reothym kann innerhalb der Persönlichkeit an Umfang und Intensität verlieren, es kann zeitweise ausgeschaltet oder eingeengt sein und dementsprechend ein sehr wechselvolles Bild der Persönlichkeit entwerfen.

Beim Einschlafen kann man erleben, wie ein eben noch festgehaltener Gedanke, eine Vorstellung, oder auch eine Wahrnehmung ruckartig in ein Netz traumhafter Assoziationen hineinfällt, plötzlich aus der Welt der Realitäten gerissen wird und wie sofort von dem Rand des eben noch bewußten Gebildes aus traumhaft weitergesponnen wird. Reißt man sich aus dem Schlaf, kann man oft noch rückläufig diesen Vorgang erinnernd feststellen. In ganz ähnlicher Weise fällt beim Einsetzen der dichothymen Spaltung eine Objektgestalt — hier allmählich — aus der Ebene der Wahrnehmungen in die Schichte der Vorstellungen, wird sofort von deren assoziativen Kraft erfaßt und zu mehr oder weniger klaren Denkprodukten weitergesponnen. Aus diesen sehr analogen Vorgängen des Vorstellens und des Träumens erkennt man den zweischichtigen Aufbau der Persönlichkeit. Diese Erkenntnis erfordert notwendigerweise die Annahme eines *Organes*, dessen Funktion darin besteht, diese Schichten zusammenzuhalten und fallweise einen Schichtenwechsel zu ermöglichen. Eine solche Funktion wird man unschwer dem Reothym zumuten können. Durch seine Intensitätsschwankungen kommen die verschiedenen Helligkeitsgrade des Bewußtseins zustande, die höchste Klarheit des Denkens, alle Grade herabgesetzter Bewußtheit, die Phantasie, die Tagträumerei, der Dämmerzustand, der Traum, die Geisteskrankheit.

Ein Beispiel von zeitweiser reothymer Einengung ist der Schlaf. In der Geisteskrankheit ist das Reothym dauernd verändert oder ausgeschaltet.

Vermöge seiner vielseitigen und die ganze Persönlichkeit durchgreifenden Funktionen hat das Reothym wohl nicht die massierte Form eines Gehirnzentrums, wie etwa eine motorische Region oder das Sprachzentrum, sondern besitzt notwendigerweise eine Struktur, welche die Gehirnmasse netzartig infiltriert, um nach allen Teilen des Gehirnes Verbindung zu haben. Es ist das umfangreichste Zerebralmuster, das skelettartig die Vielheit aller

übrigen Zellmuster zur Einheit verbindet, eine kettenartige Erregungs-
bereitschaft, die ähnlich einer Blitzfigur im Ich-Erlebnis zum Aufleuchten
kommt.

In ein mathematisches Bild übertragen, kann man sich das Reothym als
Größe vorstellen, die als gemeinsamer Faktor aus einer algebraischen Formel herausgehoben und vor die Klammer gesetzt wurde und durch diese funk-
tionale Stellung alle in der Klammer befindlichen Glieder in bestimmtem
Sinne beeinflußt.

Man kann die Ichbildung auch als einen Vorgang der Abstraktion auffassen. Vermutlich kommen alle Begriffe nach dem Muster der Reothymbildung zustande. Die häufigsten Elementarbestandteile der Erlebnisse, die
immer wieder in gleicher Weise vorkommen, sind die verschiedenen Sinneseindrücke, zum Beispiel die Farben. In ähnlicher Weise wie alle Selbstheitsmerk-
male der Erlebniskette im Reothym zusammengefaßt erscheinen, wird auch das
Farbmerkmal (zum Beispiel rot) aller je gesehenen Rotgegenstände auf Grund
der Resonanzgesetze durch ein gemeinsames Zellmuster zusammengehalten.
Bei Erregung dieses Zellmusters wird dann eine wechselnde Zahl von Zellmustern als Vorstellung erscheinen, die alle das Merkmal „rot" tragen.
Die erregungsmäßige Zusammenfassung eines einzelnen Elementes (Rot)
emanzipiert sich aus der Erlebnismannigfaltigkeit und wird selbständig, erscheint losgelöst von ihren erscheinungsmäßigen Zusammenhängen. So wird
das „Rot" unabhängig von aller Gestaltung und Gegenständlichkeit als ab-
strakter Begriff erlebt. Es hebt sich der Begriff „Rot" aus den realen Er-
scheinungskomplexen heraus und erscheint wie ein aus der Rechnung gehobener Faktor vor dem Klammerausdruck. (In der Klammer stehen die Be-
griffsbildner: Kirsche, Blut, Feuer etc.)

Mit dieser bildlichen Darstellung soll die Möglichkeit gestreift werden,
die Bildung von Begriffen und Abstraktionen erregungsphysiologisch darzustellen. In diesem Sinne ist *Abstraktion* die Zusammenfassung der identischen Elemente verschiedener Wahrnehmungen zu einem neuen Zellmuster.

Von der Art der reothymalen Funktion innerhalb der Lebensvorgänge
hängt der Grad von deren Bewußtheit ab. Dort wo die subjektive Aktivität
(die kortikale Initiative) mit dem Reothym in Verbindung tritt, kommt das
Erlebnis des freien Willens zustande. Ähnlich wie wir krankhafte Einschlüsse, etwa der Verfolgtheit, ins Reothym als Wahnbilder kennen lern-
ten, die zu einer Verfälschung des Weltbildes führen, so führt die reothymale Bewußtheit der eigenen Antriebe zur „wahnhaften" Illusion eines
freien Willens.

Es wird nicht im leisesten daran gedacht, durch die hier ausgearbeitete
Hilfsvorstellung des Reothyms neue seelische Zusammenhänge aufgedeckt
zu haben. Es scheint jedoch nützlich, die vielen schon bekannten Relationen
im Bereich des Seelischen an einem *Denkmodell* festzuhalten, um mit seiner
Hilfe die psychologischen und pathologischen Verhältnisse im Rahmen der
menschlichen Persönlichkeit anschaulicher darstellen zu können. Der Begriff
„Reothym" soll für die Zwecke naturgeschichtlicher Betrachtungsweise den
philosophischen Ichbegriff ersetzen. Reothym bezeichnet ein zerebrales Zellmuster, welches die einzelnen Erlebnisse wie die Perlen auf einer Schnur
zusammenfaßt und sie der erlebenden Persönlichkeit zuordnet. Das Reothym
stellt die Verbindung aller Erlebnisquerschnitte zur zusammengefaßten Einheit einer sich selbst wissenden Person her und bestreitet somit sämtliche
Funktionen, die wir mit dem Begriff „*Ich*" bezeichnen.

Zusammenfassung

Der Erwachsene erlebt sich selbst, herausgehoben aus der Weltgesamtheit, als stünde er dieser Welt gegenüber. Er sieht die Welt, weiß sie, erkennt sie. Diese und andere Erlebnismöglichkeiten haben die Gegenüberstellung von *Ich* und *Umwelt* zur Voraussetzung.

Diese Zweiteilung (Dichothymie) im menschlichen Erlebnisvollzug war nicht immer vorhanden. Sie ist ein Entwicklungsprodukt sowohl in der Stammesgeschichte (phylogenetisch) wie auch im Ablauf des Einzellebens (ontogenetisch). Der Primitive ebenso wie das Kind kennt diese Dichothymie noch nicht. Beide sind noch im Weltprozeß eingeschmolzen. Sie haben die eigene Person noch nicht aus der Gesamtheit ausgesondert und noch nicht als gestaltlich-funktionelle Einheit erlebt. Diese Umweltverschmolzenheit ist die Lebensform des Primitiven und auch des Kindes (Homothymie).

Homothymie und Dichothymie sind keine sprachlichen Bilder, keine Symbole oder Analogien. Sie sind Bezeichnungen für naturgeschichtliche Prozesse, für gehirnphysiologische Zustände.

Parallel zu dem psychologischen Vorgang der Ichentwicklung gruppiert sich innerhalb des Gehirnes ein Komplex von Ganglienzellen, die untereinander zu einer Erregungsgemeinschaft verbunden sind. Das Darstellungsprodukt dieser neuen Erregungseinheit (Zellmuster) ist der eigene Körper mit allen seinen Funktionen und mit seinem Milieu (Reothym). Die Erregung dieses Zellmusters ergibt das psychologische Ich. Durch die elektive Ichgestaltung entsteht eine Abgrenzung gegenüber der Gesamtheit der übrigen Gehirnzellen (virtuelles Gebiet). Diese zerebrale Abgrenzung entspricht im Erleben der Distanz von Ich und Umwelt.

Die Dichothymie ist also ein differenzierter Entwicklungsprozeß, welcher zur intrapsychischen Distanz zwischen Ich und Umwelt geführt hat. Es ist mit großer Wahrscheinlichkeit anzunehmen, daß die fortschreitende Entwicklung der Gehirnrinde (Kortisierung) mit diesem Differenzierungsprozeß, also mit der Dichothymie, in engstem Zusammenhang steht.

Die genetische Betrachtungsweise des Gehirns unter dem Gesichtspunkt der Kortisierung soll der Auffassung geistiger Störungen und persönlicher Abartungen zugrunde gelegt werden.

c) Die Dekortisierung

Die hohe Verletzlichkeit des Gehirns im Gebiete des Kortothyms wurde schon erwähnt und die Gefahren hervorgehoben, die sich daraus für die geistige Unversehrtheit ergeben. Schon kleine Defekte im zerebralen Zellverband können schwere Funktionsausfälle zur Folge haben. Gerade die Zellen der phylogenetisch jüngsten Schicht sind besonders empfindlich und fallen besonders leicht der Zerstörung durch bakterielle Erreger zum Opfer. Es kommt daher leicht vor, daß gerade der entwicklungsgeschichtlich jüngste Neuerwerb wieder verloren geht. Durch solche *Dekortisierung* rückt dann der Mensch ganz oder teilweise wieder auf die frühere Stufe der Homothymie zurück. Er ist dadurch freilich nicht ein vitaler umweltverbundener Naturmensch geworden; denn durch die Kortisierung hat die Stammhirnfunktion ihre Selbständigkeit für immer verloren, sie ist dann nur mehr in Verbindung mit der Rinde funktionsfähig und bei Ausfall derselben nur mehr ein Fragment.

Durch Dekortisierung ist ein Großteil der geistigen, seelischen und nervösen Abweichungen erklärbar, außerdem aber auch viele andere Organerkrankungen, insoferne diese Organe ihre zerebral-trophische Steuerung verloren haben.

Die Art des zustande gekommenen Krankheitsbildes hängt nur von der Lokalisation und Ausbreitung des von der Dekortisierung ergriffenen Gebietes ab, hingegen ist die Art der Schädigung von untergeordneter Bedeutung.

Es ist also nicht von Belang, ob eine arteriosklerotische Zellveränderung, ob Bakterien, ein Virus oder ein Giftstoff den Ausfall einer Gehirnpartie verursacht haben. Schizophrenie, Hysterie, Neurose, Psychopathie und Schwachsinn unterscheiden sich voneinander nicht durch die Ursache, sondern durch die Lokalisation der Störung. Sie sind als mehr oder weniger *partielle Dekortisierungen* aufzufassen. Auch Gifte können, wie erwähnt, vorübergehend einen Zustand der Dekortisierung erzeugen. Das beweist der sehr eindrucksvolle Bericht eines Patienten über die Wirkung eines orientalischen Rauschgiftes:

„Plötzlich beginnen die Gegenstände der Umgebung in unheimlicher Weise deutlicher und von vorher nie gekannter Leuchtkraft zu sein. Die Rundung einer Tischplatte, und zwar die ‚Runde an sich‘ hatte eine derart komische Wirkung, daß qualende Lachkrämpfe ausgelöst wurden. Als ich den Blick abwandte, um mich von diesem komischen Eindruck zu erholen, blieb er an der Ecke eines anderen Tisches haften. Nun wiederholte sich das Gleiche. War es früher das Runde, so war es jetzt das Eckige, das den komischen Eindruck verursachte, so daß sich die Lachkrämpfe erneut einstellten. Dabei fehlte die Empfindung des eigenen Körpers. Die Eigenartigkeit der eigenen Person kam nicht zum Bewußtsein. In einer späteren Phase der Giftwirkung konnte der Körper in jedweder Lage lange Zeit verharren, ohne zu ermüden . . .“

Das Gift hatte hier in deutlicher Weise das Reothym ausgeschaltet. Die Kritik war ausgelöscht, die Selbstwahrnehmung der eigenen Person war großenteils aufgehoben, die Objekte bekamen eine Deutlichkeit wie Ersterlebnisse in der Kinderzeit. Die alltäglichen Formen werden komisch empfunden und belacht, wie von einem Urmenschen, der zum ersten Mal mit kulturellen Einrichtungen in Berührung kommt. Die verstärkte Deutlichkeit der Objekteindrücke weist in die Richtung der kindlichen Homothymie mit ihrer starken Eidetik. Homothym ist vor allem das identifikatorische Erlebnis der Rundung und das der Eckform. Die Gesamtpsyche beteiligt sich in ihrer Totalität an der Gestaltung des Runden, sich mit diesem identifizierend, sich diesem einverleibend und selbst so rund werdend. Nie sonst kann die Person so nahe an das Runde heran, nie das Runde so deutlich erleben. Dieser sturzartig energetische Abfall aus dem Zustand der kortisierten Person in das homothyme Formerlebnis der Rundung erzeugt das Erlebnis des Komischen. Die Blickwanderung vom Runden zum Eckigen erfolgt im dekortisierten Zustand in einem innerpsychischen Tempo, das ein Lachen erzeugt, ganz ähnlich wie das Geschwindigkeitserlebnis auf einer Rutschbahn.

Durch das Rauschgift ist vorübergehend der Erwerb der Kortisierung verlorengegangen und ein Zustand der Homothymie wiederhergestellt worden. Dieser Erfolg ist offenbar das instinktmäßig gesuchte Ziel der Süchtigen. Bei Geisteskrankheiten und Schwachsinnsformen finden sich vielfach anklingende Symptome, die sich ebenfalls durch Auslöschen der im Reothym verkörperten Ichperson und Trennung des Rindenhirns vom Stammhirn, hervorgerufen durch Gehirnschädigungen, erklären lassen; auch besonders starke Affekterregungen sind imstande, die reothyme Funktion auszuschalten und einen enthemmten Zustand homothymer Triebhaftigkeit auszulösen (man ist „außer sich" im Zorneffekt).

Die Dekortisierung ist eine Eigentümlichkeit des Menschen. Bei Tieren kommen Geisteskrankheiten und Schwachsinnsformen kaum vor. Das liegt daran, daß die noch wenig entwickelte Rinde bei Zerstörungen noch keine stärkeren Ausfallserscheinungen zur Folge hat.

Die wesentlichsten psychischen Erscheinungen der Kortisierung sind, wie schon erwähnt, die Bildung des Reothyms mit dem Ich- und Wirklichkeitserlebnis. Die Dekortisierung muß daher eine Veränderung im Ich- und Wirklichkeitserlebnis zur Folge haben. Derartige Störungen sind aber die allerwesentlichsten Erscheinungen geistiger Erkrankungen, und eben diese Abänderungen des Ich- und Wirklichkeitsgefühles zwingen geradezu, eine zentrale Stelle für deren Lokalisation anzunehmen. Es fordert also schon die Klinik der Geistesstörungen die Annahme eines zentralen Organes (Reothym), das für die Funktion des Ichgefühls und der Wirklichkeitserkennung verantwortlich ist. Eine an diesem Organ einsetzende Zerstörung wird die Person selbstverständlich am schwersten treffen.

Ähnliche Erscheinungen wie durch Dekortisierung werden dort auftreten, wo infolge einer Entwicklungshemmung die Kortisierung in unzureichendem Ausmaß erfolgt ist *(Infantilismus)*.

d) Kortisierung — Dekortisierung

Diese Terminologie verleitet zu einer grobanatomischen Auslegung, die geeignet ist, die Vorstellungen über den wirklichen Sachverhalt in allzu primitiver Auffassung sinnzerstörend zu vergewaltigen.

Weder ist mit dem Produkt der „Kortisierung" der das ganze Hirn einfassende Rindenzug der grauen Substanz gemeint, noch unter „Dekortisierung" die aus den physiologischen Experimenten unter der gleichen Bezeichnung bekannte Abtragung der gesamten Großhirnrinde zum Zwecke der Freilegung der Stammganglien.

Der Reifungsprozeß innerhalb des Gehirnes ist so zu verstehen, daß eine Ganglienzelle oder deren mehrere von einem höher organisierten Neuron überlagert werden. Durch fortgesetzte Überlagerungen werden immer mehr Einzelzellen und Zellgruppen zu höheren Einheiten zusammengefaßt. Durch eine derart progressive Zusammenfassung der Zellen und Zellgruppen zu immer höheren Einheiten bilden sich in hierarchischer Abstufung die verschiedenen Schichten regulationsfähiger Zentren, deren derzeit höchste, weil entwicklungsgeschichtlich jüngste, die makroskopisch sichtbare Gehirnrinde ist. Von diesem Organ (Kortex) ist die Bezeichnung für den beschriebenen Reifungsprozeß abgeleitet, durch den die jeweils niederen Zentren ihre Selbständigkeit zugunsten einer kollektiven Leistung verlieren und unter die Abhängigkeit höherer Instanzen gelangen.

Unter „Kortisierung" soll also lediglich die durch Neuronenüberlagerung erfolgende Höherorganisation zerebraler Einheiten verstanden werden, unter „Dekortisierung" hingegen deren Verlust oder das Ausbleiben einer solchen Entwicklung. In dieser Auffassung können sowohl eine ganz kleine Zellgruppe isoliert für sich allein oder auch beliebig große Areale der Gehirnsubstanz eine Dekortisierung erfahren. So könnte zum Beispiel innerhalb einer voll ausgereiften Persönlichkeit ein kleiner Bezirk im strio-pallidären Gebiet seine Kortisierung verloren haben und das Symptom des Tics erzeugen, oder es könnte eine kindliche Masturbation dadurch ihre Erklärung finden, daß sich im Zwischenhirn über dem Zellmuster der sexuellen Reizentwicklung kein beherrschendes Neuronensystem aufgebaut hat.

Mit der Bezeichnung „Dekortisierung" ist also nicht ein Ausfall im Gebiet der Rinde im engeren Sinn der anatomischen Bedeutung gemeint, sondern ganz allgemein der Fortfall irgend eines übergeordneten Systems, womit die betroffene Funktion auf eine tiefere Entwicklungsstufe zurückgeworfen wird.

II. Die biologischen Grundlagen des Infantilismus (Genostase)

An Kindern, welche im Anschluß an eine *Enzephalitis* (Gehirnentzündung) Erziehungsschwierigkeiten und Wesensänderungen bieten, kann sehr
häufig ein wohl wechselvolles, jedoch in gewissen Grundmerkmalen kon-
stantes Syndrom körperlicher Auffälligkeiten beobachtet werden, so daß man
einen kausalen Zusammenhang zwischen den physiognomischen Symptomen
und der überstandenen Krankheit anzunehmen geneigt ist.

Ein besonders häufiges Erscheinungsbild eines derart gestörten Kindes
sei kurz geschildert:

Im derb gebauten Gesicht ist der Mittelteil stark vorgetrieben. Der Ober-
kiefer ist mächtig verdickt und greift in weitem Bogen über den zu kleinen Unterkiefer, kommt mit diesem nicht zum Zahnschluß. Die Zähne sind
plump und grob emailliert, neigen zur Karies der mit grünem Zahnstein
bedeckten Zahnhälse und fallen bald aus. Die fleischig verdickte Oberlippe
entblößt beim Lachen und Sprechen die gorillaähnliche Zahnfront und das
wulstig verdickte Zahnfleisch. Beim Sprechen entwickelt sich vermehrter
Speichel, der die Mundöffnung in Fäden überspannt. Auf der meist kleinen,
im Rücken gesattelten Nase sitzt eine Brille für die bestehende Weitsichtigkeit. Das Gesicht scheint von oben nach unten gepreßt unter dem Druck
einer balkanartig vorgebauten Steilstirn, manchmal aber auch übergehend in
eine nach rückwärts fliehende Stirne, die sich verlaufend in einen mikro-
zephalen Hirnschädel verliert. Die Augen schielen oder bieten jenen eigenartigen Ausdruck, der als „enzephalitischer" oder auch als „epileptischer"
Blick bekannt ist. Er entsteht dadurch, daß der Augapfel nach oben gedreht
ist, so daß die Iris in ihrem oberen Segment oft bis zur Pupille durch das
meist verdickte Oberlid abgeschnitten ist, während der untere Pol der Iris
frei sichtbar im Augenweiß schwimmt. Die Struktur der Iris ist verschmiert,
wodurch der verträumt-verlorene und verdämmerte Ausdruck noch verstärkt
wird. Es drängt sich der triviale, aber treffende Vergleich mit dem Blick
eines abgestochenen Kalbes auf. Aber dieser fast erstorbene Blick kann blitzartig, oft während des Gespräches, wechseln: Die Iris rückt dann schlagartig
aus ihrer lethargischen Verschiebung in die Mitte der nun weit geöffneten
Lidspalte, und der Augenstern erhält einen strahlenden Glanz, der das normale Leuchten des Auges weit übertrifft. Besonders dann tritt solche überraschende Illumination auf, wenn eben ein kleiner Bosheitsakt gelungen ist.

Das körperliche Auftreten, die Haltung und die Bewegungen lassen sofort
erkennen, daß hier das geordnete Zusammenspiel der Muskeln durch den
Ausfall der zentralen Lenkung nicht in jener Koordination erfolgt, die für
die Harmonie des Gehabens und für die praktischen Geschicklichkeitsleistun-
gen erforderlich ist. Sämtliche Gelenke sind stark überstreckbar, die aus-
gestreckten Finger zittern, die Handschrift ist formlos.

Es finden sich zahlreiche Störungen der verschiedenen inkretorischen
Drüsen; mit besonderer Regelmäßigkeit eine Unterentwicklung der Keim-

drüsen. Im raschen Wechsel der Gesichtsfarbe zeigt sich die starke Labilität des vegetativen Systems.

Überraschend ist folgende Beobachtung: Man findet das Syndrom einerseits bei zahlreichen Hilfsschülern in sehr ausgeprägter Form, und zwar besonders bei solchen, deren Debilität mit auffallenden psychopathischen Zügen kombiniert ist. Dieses gleiche Syndrom trifft man aber anderseits auch bei Mittelschülern an, und erstaunlicherweise gerade bei manchen unter den Besten. Das sind nun wiederum auch ganz spezielle Formen von Vorzugsschülern, welche nicht als harmonisierte Plusvarianten zu bezeichnen sind, sondern die auch, ähnlich wie die gleichermaßen stigmatisierten Hilfsschüler, psychopathische Erscheinungen bieten. Es ist dies jener sehr bekannte, unbeholfene, kontaktschwierige, meist bebrillte, inkretorisch dysplastische Vorzugsschülertypus, dessen augezeichnetes Zeugnis lediglich durch die schlechte Turnnote verunstaltet ist und der auf manchen Gebieten ganz weit den Durchschnitt überragende Leistungen hervorbringt.

Was haben nun diese Extremformen menschlicher Varianten (der Schwachsinnige und der Hochbegabte) gemeinsam, das sich in dem enzephalitischen Syndrom dieser beiden somatisch manifestiert? Dabei ist festzustellen, daß solchen Zuständen keineswegs eine enzephalitische Erkrankung vorausgegangen sein muß. Dieses in seiner jeweiligen Ausprägung und Zusammensetzung in weiten Grenzen schwankende enzephalitische Syndrom erscheint überhaupt sehr oft als Begleiterscheinung allerverschiedenster Psychopathien, ohne vorhergehende zerebrale Erkrankung, wobei man ja natürlich nie ausschließen kann, daß eine solche Erkrankung vielleicht in allerleichtester Ausprägung der Beobachtung entgangen war, oder daß sie schon im Embryonalleben stattgefunden hat. Außerdem muß man aber oft feststellen, daß bei eindeutig beobachteten Fällen einer enzephalitischen Erkrankung das enzephalitische Syndrom schon *vor* der Erkrankung bestanden hat, also nicht deren Folgezustand sein konnte. Da Andeutungen des Syndroms schon in den allerersten Entwicklungsphasen sichtbar werden, wird man zu der Auffassung gedrängt, daß es sich um eine angeborene Merkmalgruppe handeln müsse, die zu den später sich entwickelnden Psychopathien besondere Beziehungen habe und auch einen disponierenden Faktor für die Erwerbung zerebraler Erkrankungen enthalten müßte. Die einzelnen Symptome des Syndroms sind keineswegs in ihrer Gesamtheit in jedem Fall einer enzephalitischen Störung oder einer Psychopathie zu finden, manche von ihnen können fehlen und manche andere können neu auftreten. Diese stammen zum Teil aus jener Fülle körperlicher Abartungen, die Lombroso an Kriminellen gefunden und als Degenerationszeichen zusammengefaßt hat. Dazu gehören: Fehlen, Überzähligkeit, Verwachsungen, Spaltbildungen der verschiedensten Organe, Störungen der Pigmentbildung und Behaarungsverteilung, Proportionsverschiebungen in verschiedenen Skelettanteilen, Hoch-, Klein- und Fettwuchs, Magersucht usw.

Das enzephalitische Syndrom kann also das eine Mal eine überstandene Enzephalitis anzeigen, das andere Mal aber als disponierender Faktor dieser Erkrankung vorausgehen. Aber auch anscheinend psychisch Gesunde können das Syndrom bieten, wobei man aber wohl annehmen muß, daß auch diese irgend einen Defekt im latenten Zustand beherbergen, wie dies an solchen Eltern deutlich wird, die als Träger des Syndroms vollkommen gesund sind, während ihr in gleicher Weise stigmatisiertes Kind schwer psychopathisch ist. Diese aufschlußreiche Beziehung findet auch Mauz, der bei gesunden

Verwandten von Epileptikern die gleichen körperlichen Symptome wie bei den manifest Erkrankten selbst entdeckt hat und deshalb diesen ganzen Formenkreis als kombinierte Defektkonstitution bezeichnet, der er ungefähr die gleichen Symptome zuschreibt, die Lombroso als Degenerationsmerkmale bezeichnet und die auch im enzephalitischen Syndrom enthalten sind.

Auf der Suche nach der Gemeinsamkeit aller durch die geschilderten Symptome gekennzeichneten Zustände konnte es der vergleichenden Beobachtung nicht verborgen bleiben, daß es der *Mangel* an *biologischer Reifung* ist, der enzephalitisch erkrankte und nichterkrankte Syndromträger wie auch die geschilderten Extremvarianten in Hilfs- und Mittelschule sowie auch alle anderen psychopathischen Persönlichkeiten an der Erreichung ihres ontogenetischen Entwicklungszieles hindert. Man findet in den meisten Fällen nicht nur eine beträchtliche Unterentwicklung der Keimdrüse, sondern man vermißt auch die formativen Wirkungen ihrer hormonalen Funktionen.

Zu solchem Ergebnis sind fast alle psychologischen und biologischen Forschungsrichtungen gelangt. Alle fanden eine infantile Persönlichkeitsprägung als Kernsymptom aller psychischen Normabweichungen. Auch Freud hat diese Tatsache nicht übersehen, nur hat er den vorgefundenen Infantilismus psychodynamisch als Fluchtreaktion vor einem Konflikt, als Regression, ein Zurückkehren in die kindliche Entwicklungsphase gedeutet und die körperlichen Symptome einer primär vorhandenen Entwicklungshemmung außer Betracht gelassen.

Wenn nun also mit einiger Sicherheit angenommen werden darf, daß alle Psychopathien aus einer infantilen Persönlichkeit entstehen und wenn bei den meisten Psychopathien das enzephalitische Syndrom zu finden ist, so ist man wohl berechtigt, dieses Syndrom als Kennzeichen einer infantilen Persönlichkeit zu betrachten.

Es erscheinen so alle möglichen Formen psychopathischer Persönlichkeiten, Schwachsinnige und Geniale, Künstler und Kriminelle, Epileptiker, Neurotiker und Geisteskranke als spezielle Abwandlungen infantiler Persönlichkeiten. Mit dieser Feststellung ist die Theorie auf jenen toten Punkt angelangt, an dem eine Fülle von Erscheinungsformen auf eine einheitliche Ursache zurückgeführt wird. Das passiert häufig in der wissenschaftlichen Forschung. Man glaubt eine Lösung gefunden zu haben und steht vor neuen Fragen. Das Problem kehrt sich um: Aus den Verschiedenheiten hat man die Gleichheit gefunden, nun soll man aus der Gleichheit die Verschiedenheiten erklären. So ging es Berze mit seiner „psychischen Aktivität", so Freud mit seinem „infantilen Sexualtrauma", so Adler mit seinem „Minderwertigkeitskomplex" und so geht es auch scheinbar mit dem Infantilismus. Es gibt eine Unzahl von Möglichkeiten infantilistischer Hemmungsbildungen. Jede dieser verleiht der Persönlichkeit ein besonderes Antlitz. Es ließe sich eine Variationsreihe von schwersten Defektzuständen bis zu den höchsten Formen menschlicher Kulturträger aufstellen und alle hätten irgendwo ihr infantilistisches Stigma. Dieses „irgendwo" ist dabei das Entscheidende. Wer Persönlichkeitsforschung betreiben will, muß es sich daher zur Aufgabe machen, die infantilistischen Teile der Persönlichkeit zu *lokalisieren*. Nur mit solcher Lokalisierung ist eine brauchbare Diagnostik zu gewinnen. Doch soll hier die offene Frage nach den Determinanten der Psychopathieformen und der speziellen Lokalisation der einzelnen Teil-Infantilismen vorläufig beiseitegestellt und einer Behandlung im speziellen Teil vorbehalten werden.

Als Ursache für den so weit verbreiteten Infantilismus bietet sich zunächst die sehr naheliegende Hypothese an, es sei in der Entwicklung psychopathischer Persönlichkeiten sehr frühzeitig ein biologischer Prozeß hereingebrochen, der den Lauf der Ontogenese unterbrochen und die Ausreifung in die vorgesehene Endform verhindert habe.

Diese Blockierung des Reifungsvorganges sei *Genostase* genannt, da es sich ja hiebei um eine Stase, ein Stehenbleiben in der Entwicklung (Genetik), handelt. Der Begriff einer Entwicklungshemmung ist der Biologie nicht fremd. B o l k e bezeichnet die *Retardation* als das wesentlichste Moment bei der Entwicklung des Menschen aus dem Zustand der Primaten. So ist der Zahnwechsel beim Schimpansen schon mit drei Jahren vollendet, während er beim Menschen erst im 16. Lebensjahr abgeschlossen ist. Das Gorillaweibchen ist mit fünf Jahren geschlechtsreif, während seine Eierstockentwicklung bis zum 3. Lebensjahr mit dem Menschen gleichen Schritt hält. Dann aber tritt beim Menschen eine Entwicklungspause bis zum 11. Lebensjahr ein, wonach sich erst die Reifung weiter fortsetzt. Der Gesichtsschädel des Menschen steht im Reifezustand anatomisch auf der Entwicklungsstufe eines neugeborenen Schimpansen. Andere Organe des Menschen entsprechen embryonalen Stadien der Affen, weshalb B o l k e die Retardation auch als *Fötalisation* bezeichnet hat.

Die Retardierung ist keineswegs ein Rückschritt in der Entwicklung, sie ist die Ursache oder zumindest die Begleiterscheinung der großartigsten Revolution im Werdegang der Menschheit und leitet die Entfaltung jener geistigen Welt ein, die Mensch und Tier abgründig voneinander trennt. Explosionsartig hat sich in vorgeschichtlicher Zeit die Gesamtmasse des menschlichen Gehirns verdoppelt, wie D u b o i s festgestellt hat, und später noch einmal zur Eiszeit hat sich diese Verdopplung wiederholt und ein Milliardenarsenal von Neuronen geschaffen, die alle bereitlagen, in Jahrtausende langer Entfaltung die Wendung zur Kultur zu vollziehen. Die Verdopplung ist also keine Folge der Anpassung, sondern geht dieser voraus. Der Neandertaler beherbergte schon diesen reichen Neuronenschatz, konnte aber noch nicht über ihn verfügen. Die Entwicklung erfolgte sprunghaft, die Entfaltung währte lange. Die Entfaltung aber konnte nur unter Verzicht auf die planmäßige Ausreifung verschiedener Persönlichkeitsanteile erfolgen, die in den Symptomen der Retardierung und Verjugendlichung in Erscheinung tritt. Die Retardation schafft durch die Pause in der sexuellen Entwicklung die dem Menschen eigentümliche, lange Kinder- und Jugendzeit, in der durch den Lernprozeß aus den noch unbenützten Neuronen jene Strukturen erzeugt werden, die das in den Vorgenerationen geschaffene Kulturgut übernehmen und weiterbilden können (V e r s l u y s).

L o r e n z findet auch bei Tieren Zeichen morphologischer und verhaltensmäßiger Verjugendlichung und führt diese auf die Domestikation zurück. Haustiere zeigen oft Körperbildungen und Verhaltensweisen, die den vorübergehenden Jugendstadien der betreffenden Wildform entsprechen, zum Beispiel Kurzhaarigkeit, Hängeohren, Kurzschnauzigkeit wie beim Mopsgesicht.

Die Retardation scheint also mit der Gefangenschaft, Domestikation, Gesellschaftsbildung in Zusammenhang zu stehen. Das sind Zustände, in denen durch Befürsorgung, kollektive Zusammenarbeit und Arbeitsteilung ein Großteil der biologischen Lasten abgenommen wird, wo Aggressions- und Defensivakte, beschwerliche Nahrungssuche, listiger Beutefang und gefahrvoller Kampf um das Sexualobjekt überflüssig geworden sind. Zunehmend

mit der Ausschaltung dieser Funktionen verkümmern auch die ihnen entsprechenden Areale (Zellmuster) im Gehirn, und die freiwerdende Energie
schafft unter dem Einfluß der neuen Lebensformen und unter dem Erziehungsdruck der Elterngeneration neue Ausdrucksgestalten unter Entwicklung und
Entfaltung neuer Zellmuster aus dem durch die zweimalige Verdopplung
angesammelten Neuronenmaterial.

Das gehirnphysiologische Korrelat dieser Umwandlung instinkthafter
Funktionen in kulturelle Leistungen kennzeichnet sich in der stetigen Ab-
nahme der Kerne im Zwischenhirn (Grünthal) bei gleichzeitiger Zunahme
der Großhirnanteile auf dem Weg vom Primaten zum Menschen. In diesem
bedeutsamen Übergang ist durch die sprunghafte Verdopplung der Neuronen-
zahl jene luxuriöse Ganglienmasse geschaffen worden, aus der durch die
biologisch freigewordenen Entwicklungskräfte neue Zellmuster geformt wurden, die in allmählichem Aufbau die Kulturproduktion ermöglicht haben.
Die von den überflüssig gewordenen Funktionen des Instinktbereiches abgezogenen Vitalkräfte wurden also an die im Großhirn ihrer Entfaltung har-
renden, durch Verdopplung enorm angereicherten Neuronenmasse herangebracht, um diese im Sinn der Kulturentwicklung zu gliedern und zu differenzieren.

Dieser Prozeß einer steigenden Zunahme der Großhirnfunktionen und
-masse und ihrer progressiven Herrschaft über das Stammhirn und seine
Instinktleistungen wurde von Dubois als *Kephalisation*, von Economo als
Zerebration bezeichnet. Man kann hiefür auch den Ausdruck *Kortisierung*
gebrauchen.

Die Kortisierung hat die Entwicklung jener Symptome zur Folge, die an
Rückschrittlichkeit und Verjugendlichung erinnern und die den Begriff der
Retardation gefordert haben. In der Ontogenese wiederholt sich, dem biogenetischen Grundgesetz folgend, die phylogenetische Retardierung und soll
hier als *Genostase* bezeichnet werden.

Nicht immer gelingt es dem genostatischen Prozeß, die Erregungsenergien
der ausgeschalteten Instinktfunktionen restlos in Großhirnfunktionen umzusetzen. Oft bleiben die zerebralen Zellmuster der unbrauchbar gewordenen
Instinktfunktionen erhalten und werden weiterhin vom Erregungsstrom gespeist. Sie funktionieren weiter, obwohl ihnen keine entsprechende Realsituation mehr gegenübersteht. So kommt es zu sinnlosen Abläufen, zu Leer-
läufen, zu Automatismen, entweder in Form von isolierten Muskelbewe-
gungen (Tics) oder komplexeren Verhaltensweisen, auch zur Entfaltung sinnloser Affekte wie Angst oder Aggression oder auch zu anderen triebhaften
Entladungen. Derartige Spontanerregungen zerebraler Zellmuster, welche
einst als angeborene Reaktionsmechanismen auf spezifische Umweltreize
sinnvoll waren, sind nun durch die kulturelle Umweltverschiebung zwecklos
geworden. Sie sind die gehirnphysiologischen Korrelate der *neurotischen
Symptome*.

In der Richtung der Neurotisierung greift der genostatische Prozeß oft
tief ins Gefüge der Persönlichkeit, so daß weite Gebiete derselben verselbständigt im Leerlauf erregt werden und unverständliche Gehabensweisen
verursachen, bis schließlich in maximaler Steigerung dieses Vorganges auch
die Zellmuster der höchsten Sinnesorgane zum Leerlauf gedrängt, unabhängig
von Umweltreizen die Fiktionen von Realobjekten in Form der verschiedensten Halluzinationen erzeugen. Damit hat sich ein Prozeß vollzogen, den
man als *Umkehr* der *Umweltrelation* bezeichnen kann, die als die gehirn-

dynamische Grundlage der Psychosen anzusehen ist. Das Gehirn erzeugt in dieser Umkehr seine Welt nicht mehr in Form der Wahrnehmung, von außen nach innen, sondern in entgegengesetzter Richtung, von innen nach außen, indem die primär und spontan ohne Umweltreiz erregten Zellmuster ein Weltbild in den Projektionsraum der Vorstellungen entwerfen.

Das Mißlingen der Genostase hat nicht nur die eben beschriebene neurotische und psychotische Umkehr der Psychodynamik zur Folge, sondern bringt auch durch die übersteigerte Retardierung der Zwischenhirngebiete

1. pathologische Formen der *Verjugendlichung* hervor und führt

2. leicht zur *Insuffizienz* der im Zwischenhirn lokalisierten vegetativen Regulierungen.

Die pathologische *Verjugendlichung* zeigt sich nicht nur in der infantilen Persönlichkeitsgestaltung, sondern auch in dem Mangel an *sexueller Differenzierung*. Offenbar überwiegt bei infantiler Anlage durch Fortfall eines Hemmungsfaktors das gegengeschlechtliche Hormon und es entwickeln sich maskulinisierte Mädchen und effeminierte Knaben. Die maskulinen Mädchen zeigen schon frühzeitig vermehrte Aggression, abstrahierende Intelligenz und ausgeprägte Interessenrichtungen. Ihre Infantilität zeigt sich oft in frühkindlicher Sexualität und protrahiertem Bettnässen. In der Pubertätszeit entwickelt sich häufig ein hysterischer Charakter. In ihrem späteren Geschlechtsleben erweisen sie sich als frigid. In analoger Weise zeigt der feminine Knabe Mangel an Willensinitiative, Fehlen von Bubeninteressen und Neigung zu mädchenhafter Beschäftigung. Auch bei ihm kommt infantile Sexualität vor und ein oft über die Pubertät hinaus persistierendes Bettnässen. Infolge mangelhafter Triebstärke bleibt die affektive Bindung an die Eltern zu lange erhalten und es kommt schwer zur Gattenwahl.

Diese Inversionstypen finden sich bei der überwiegenden Zahl psychopathischer Persönlichkeitstypen und fast regelmäßig bei den Psychosen.

Die *Insuffizienz* der zwischenhirngesteuerten vegetativen Regulierungen zeigt sich in Form der verschiedensten Affektsteigerungen und -schwankungen auf Grund von Entladungsstörungen bioelektrischer Potentiale. Den höchsten Grad erreichen solche Störungen im epileptischen Anfall, der nach den Untersuchungen von Selbach als Notstandsreaktion gegen maximale lebensbedrohende Entladungen in vagotropen System aufzufassen ist. Durch die Krampfarbeit des Anfalls erfolgt die lebensrettende Kippreaktion in die sympathikotrope Phase.

Kretschmer nimmt für die Entstehung der Neurosen wohl auch eine biologische Retardierung an. Doch betrachtet er diese als eine Entwicklungsschädigung teils durch die Erbmasse, teils durch fötale oder frühkindliche Noxen, also als einen Krankheitsprozeß. Die Genostase aber bedeutet einen biogenetischen Faktor, der vor allem *positive* Wirkungen entfaltet und nur in seiner unvollständigen Auswirkung zu pathologischen Erzeugnissen führt. Der grandiose Aufbau der Kultur durch die genostatische Aktivierung unerweckter Neurone kann durch die genostatischen Fehlprodukte in seiner Bedeutung nicht gemindert werden. Austastende und mißglückte Vorversuche schmälern nicht den Wert eines Kunstwerkes, und die krankhaften Nebenprodukte der Genostase (Psychopathien) können nicht deren eigentliche biologische Bedeutung verschleiern. Allerdings muß festgestellt werden, daß Gehirnerkrankungen wohl imstande sind, auch normale Kortisierungen wieder zu zerstören und dann ähnliche Zustandsbilder zu erzeugen wie die Fehlprodukte der Genostase. Doch muß für solche Erkrankungen eine disponierende Infantilität, also eine leicht mißglückte Genostase, angenommen werden.

Kretschmer nimmt Teilretardierungen an, wobei einzelne Persönlichkeitsradikale in der Entwicklung zurückbleiben, andere wiederum vorauseilen. Dadurch kommt es zu Mißverhältnissen im Triebleben, die Innenkonflikte erzeugen und zu Neurosen führen. Wenn Kretschmer diese Innenkonflikte bei der Neurosegestaltung auch für wichtiger hält als die Außenkoflikte, so ist seine Auffassung von der Neurose doch nicht frei von Psychodynamik, doch aber wiederum durch seine biologische Grundeinstellung weit entfernt von den Denkrichtungen der Psychoanalyse und verwandter psychodynamischer Theorien, welche auschließlich aus den Erlebnissen, unter Anwendung einer Scheinlogik und Pseudokausalität, das Seelenbild des Menschen konstruieren und seine Verzerrungen erklären wollen. Sie mögen als Hilfshypothesen für psychotherapeutische Beeinflussungsversuche an kritikarmen Patienten brauchbare Dienste leisten, doch für eine wissenschaftliche Diskussion bieten sie mit ihren unbeweisbaren Voraussetzungen keinen Angriffspunkt.

Eine wissenschaftliche Psychologie kann ausschließlich auf der auch von der Rohracher-Schule vertretenen Annahme betrieben werden, daß jedem psychischen Erleben ein Erregungsgeschehen in den Ganglienzellen zugrunde liegen muß.

Zusammenfassung

Die phylogenetische Retardation im Verlauf der Menschwerdung mit ihren Symptomen der Verjugendlichung findet ihre ontogenetische Wiederholung im Prozeß der *Genostase*. Die gehirnphysiologische Folgeerscheinung ist die progressive Kortisierung auf Grund zweimaliger Neuronenverdoppelung, die Zunahme der Gehirnmasse und -funktion mit ihren Verstandesleistungen auf Kosten des Stammhirns und seiner Instinktabläufe. Verstand und Instinkt treten in ein vikariierendes Verhältnis. *Psychopathien sind Fehlleistungen der Genostase.* Dabei bleiben Zellmuster biologisch überflüssig gewordener Verhaltensweisen weiter in Funktion und erzeugen im Leerlauf neurotische Symptome. So kommt es zur *Umkehr der Umweltrelationen* bis zu deren totaler Steigerung in der Psychose. In Grenzfällen werden unter besonderen Umständen, aber doch auch unter der Dynamik mißlungener Genostase, geistige Höchstleistungen hervorgebracht. In allen psychopathischen Zustandsbildern erscheint das Retardationssyndrom phylogenetischer Verjugendlichung im *abnormen Ausmaß vorgetrieben*. Es ist im Rahmen eines konstitutionellen Infantilismus an jener Merkmalgruppe erkennbar, die früher als *enzephalitisches Syndrom* aufgefaßt wurde. Hier sei noch angefügt, daß die spezielle Form der sich jeweils aus genostatischer Störung entwickelnden Psychopathie wahrscheinlich durch hormonelle Einflüsse gestaltet wird. Weder die Entstehung der Psychopathien noch deren spezielle hormonelle und lokalisatorische Determination sind somit aus Erlebnis- oder Milieufaktoren erklärbar. Psychopathien sind die Folge mißlungener Genostase, welche selbst jedoch in ihrer normalen Entfaltung ihren biologischen Sinn im geistigen Aufstieg der Menschheit besitzt. Sie ist also einerseits letzte Ursache geistiger Höchstleistung, andererseits führt sie zum geistigen Zerfall, stellt somit die Brücke her zwischen den verwandten Gegensätzlichkeiten: Genie und Irrsinn, und stellt den Menschen an die Wegscheide zwischen Aufbau und Zerfall der Persönlichkeit.

III. Die zerebralen Symptome

Die neurologische Forschung hat in den letzten Dezennien viele Entdeckungen gemacht, so daß Verhaltensweisen, die man früher als „psychisch" bezeichnet hat, jetzt ganz bestimmten Gehirnveränderungen zugeordnet werden können. Die Entstehung ticartiger Muskelzuckungen wurde früher, aber auch noch heute, vielfach als psychisch bedingt aufgefaßt, aus Erlebniswirkungen erklärt, also einem „neurotischen Mechanismus" gleichgesetzt. Das Auftreten solcher Tics im Anschluß an eine enzephalitische Erkrankung hat die *organische* Natur derselben aufgedeckt. Die Charakterveränderungen nach der gleichen Erkrankung haben ebenso zu einer geänderten Auffassung der psychischen Reaktionsweisen geführt. Elektrische Reizversuche an den verschiedensten Gehirnpartien, wie sie Hess durchgeführt hat, haben gezeigt, daß man auf dem Wege künstlicher Reizungen der Gehirnzentren Lachen und Weinen, Schlaf, Hunger, Aggression und Flucht willkürlich am Tier erzeugen kann.

Wenn auch der Weg zu einer vollkommenen Lokalisation psychischer Reaktionen noch sehr weit ist, so scheint es doch an der Zeit, sich zur Beschreibung psychischer Verhaltensweisen so weit als möglich einer neurologischen Terminologie zu bedienen. Für ein erfolgreiches Fortschreiten in der Richtung naturwissenschaftlicher Charakterforschung ist die Verwendung einer einheitlichen gehirnphysiologisch begründeten Terminologie unerläßlich.

Es sollen daher die gehirnanatomischen und -physiologischen Verhältnisse, soweit sie für das Verständnis der in dieser Arbeit verwendeten Terminologie erforderlich sind, in Kürze und ohne Anspruch auf Vollständigkeit und Exaktheit skizziert werden.

Die vorhergehenden Abschnitte haben die phylo- und ontogenetische Dichothymie und Kortisierung beschrieben, durch welche sich das rein tierhafte Leben zum bewußten Geistesleben entwickelt hat. Die Dichothymie wurde mit der entwicklungsgeschichtlichen Ausbildung der Gehirnrinde in korrelativen Zusammenhang gebracht durch die Annahme, daß sich parallel zur Bewußtwerdung der menschlichen Person das Rindenhirn als Sitz höchster Funktionen des Geistes beherrschend über das Stammhirn als Sitz der Reflexe und Triebe ausgebreitet hat.

Das Stammhirn hat jedoch durch diese Überlagerung seine Selbständigkeit ganz und gar nicht verloren. Wenn auch die Großhirntätigkeit vielfach hemmend, fördernd oder regelnd in das Stammhirngeschehen eingreift, so hat doch die letzte Initiative aller Verhaltensweisen, selbst der höchsten Denkprozesse, ihre Wurzeln in den Tiefenschichten des Gehirns, dem eigenen Bewußtsein allerdings nicht erkennbar. Das sind jene Schichten, in denen, über die individuellen Lebensgestaltungen hinaus, Sicherungen zum Schutz der höheren biologischen Interessen angelegt sind. Wenn ein Herrscher auch scheinbar unumschränkte Macht entfaltet, so ist sein Handeln und auch seine Existenz doch letzten Endes von den Bedürfnissen des Volkes bestimmt.

1. Die Großhirnrinde

Die Gehirnrinde ist in der funktionellen Bedeutung ihrer einzelnen Anteile relativ gut bekannt. Man kennt verschiedene „Rindenfelder". Man weiß, daß die motorischen und die sensiblen Zentren in den Zentralwindungen liegen, daß sich die Sehsphäre in den Hinterlappen befindet, daß in den Schläfen-

lappen die Hörsphäre und in der linken Gehirnhälfte die Sprachzentren lokalisiert sind. Man weiß, daß bei Veränderungen im Stirnhirn Stimmung und
Antrieb gestört sind, so daß es dann zu Antriebsarmut, Witzelsucht, Per-
severation, Nachahmungssucht kommt.

2. Das Stammhirn

Das Stammhirn gliedert sich in mehrere Abschnitte, die durch Funktion
und Lage eng miteinander verbunden sind. Es sind Anhäufungen von
Ganglienzellen, also grauer Substanz, von denen zum Verständnis der in
dieser Arbeit verwendeten Terminologie drei angeführt werden.

a) Das *extrapyramidal-motorische* System. Es ist ein Regulationszentrum
für die unwillkürliche Motorik. Seine Aufgabe ist an zwei Kerngruppen gebunden:

α) das *pallidäre System,*
β) das *striäre System.*
Beide zusammen werden als striopallidäres System zusammengefaßt.

b) Der *Thalamus.* Er ist Sammelpunkt aller aus der Umwelt einströmenden Reize und ist in die Gefühlsbildung eingeschaltet.

c) Der *Hypothalamus.* Von hier aus werden die unwillkürlichen Funktionen der Körperorgane und alle vegetativen Prozesse einschließlich der
Wachstumsvorgänge gesteuert.

Sämtliche Anteile des Stammhirns sind durch Hirnbahnen untereinander
und mit der Rinde durch ein großes Funktionssystem verbunden, so daß die
Grundlage für jede mögliche gegenseitige Beeinflussung der eingeschalteten
Zentren gegeben ist. Dadurch ist verständlich, daß an jedem psychischen Geschehen sämtliche Stammhirnanteile beteiligt sein können.

Unter diesen ist das striopallidäre System vorwiegend an der Gestaltung
der Motorik, der Thalamus an der Lenkung der Empfindung und an der Bildung der Gefühle, der Hypothalamus an der Regelung der vegetativen Vorgänge beteiligt.

Die Rinde leistet aus ihrer höchsten Organisationsstufe unübersehbare
Arbeit. Sie hemmt und fördert die Stammhirnfunktionen je nach Bedarf
und stellt unter Benützung ihres umfangreichen Assoziationssystems die
zweckmäßigen Planungen zur Beherrschung der Umwelt her.

a) Das extrapyramidal-motorische System (Striopallidäres System)

Das striopallidäre System beherrscht nicht nur die unwillkürliche Motorik,
sondern greift auch in den Ablauf der Willkürbewegungen gestaltend ein.

Damit eine Willkürbewegung ausgeführt werde, muß zunächst ein Impuls
von der Rinde ausgehen. Es genügt aber nicht, die an der Bewegung beteiligten Muskeln einfach mit Impuls zu beschicken. Eine komplizierte Bewegung, zum Beispiel die Fingermotorik eines Geigenspielers erfordert ein genau
abgewogenes Maß an Spannung (Tonus) für jeden einzelnen der vielen beteiligten Muskeln, ein exaktes und harmonisches Zusammenspiel derselben
(Koordination), ein präzises, gut ausbalanciertes Wechselspiel zwischen den
antagonistischen Beugern und Streckern. Es ist zur Erzielung der geplan-
ten Bewegung auch nötig, nach mechanischen Bedürfnissen gewisse andere
Bewegungsapparate in fester Stellung zu fixieren. Zur Erhaltung des sta-
tischen Gleichgewichtes müssen in wiederum anderen Muskelgebieten Aus-

gleichsbewegungen erzeugt werden (Armpendeln beim Gehen). Auch überflüssige Mitbewegungen (Synkinesen) müssen im Interesse der Leistungs-
differenzierung und optimalen Ökonomie unterdrückt werden. Das Erlernen
einer motorischen Fertigkeit, zum Beispiel des Schwimmens, beruht zum
größten Teil darauf, daß durch immer weitgehendere Ausschaltung unnötiger
Bewegungen das Maximum an Leistung bei einem Minimum an Energie-
aufwand erreicht werde.

Alle diese komplizierten Modifizierungen und Differenzierungen eines
kortikal eingeleiteten Bewegungsentwurfes obliegen dem striopallidären
System, das in dieser Arbeit noch Hilfe von Seiten des Kleinhirns (Tonusverteilung) sowie von anderen Systemen erhält.

α) Das pallidäre System

Worin die Funktion des pallidären Systems besteht, zeigt sich am ein-
drucksvollsten an den Ausfallsformen nach Erkrankung mit *Encephalitis
lethargica* (sogenannte Kopfgrippe) in dem Symptomenbild des *Parkinsonismus*. Es ist ein Zustand fast vollkommener körperlicher Versteifung, der
einem jungen Menschen in kürzester Zeit das Gepräge eines Greises verleiht. Der Körper ist im Rücken gebeugt und zittert in allen Gliedern. Mit
seinem steifen und kleinschrittigen Gang gleicht er einer mechanisch auf-
gezogenen Puppe. Die Muskeln sind bretthart, die Bewegungen sind spärlich
(Hypokinese), verlieren Weichheit und Rundung, sind eckig und verlangsamt.
Die Spannung der gesamten Muskulatur ist gesteigert *(Hypertonie)*. Die
Pendelbewegungen der Arme beim Gehen fallen aus. Die Mimik ist masken-
haft erstarrt. Die Sprechstimme ist leise, fast unverständlich, oft mit wei-
nerlichem Ton. Der Sprechablauf ist verlangsamt und abgehackt. Der Motorik fehlt die Spontaneität. Trotz erhaltener Sensibilität werden nicht einmal die zweckmäßigen reflektorischen Abwehrbewegungen eingeleitet. Eine
kitzelnde Fliege wird von der Haut nicht weggejagt. Die Antriebsarmut erstreckt sich auch auf psychische Leistungen.

Der wächserne Glanz des Gesichtes (Salbengesicht) beruht auf vermehrter Talgabsonderung. Diese sowie die gesteigerte Speichelsekretion, die Umkehr des Schlafrhythmus und zahlreiche trophische Störungen stammen aus
Veränderungen im Hypothalamus.

Das Wesen des Ausfalles der pallidären Motorik besteht in *Hypertonie*
und *Hypokinese*.

β) Das striäre System

Das striäre System steht in engster Funktionsgemeinschaft mit dem
pallidären System. Seine Bedeutung läßt sich auch wiederum am deutlichsten an Krankheitszuständen erkennen, in denen das striäre Gebiet zerstört
ist. Da entstehen, vom Willen völlig unbeherrschbar, ganz wilde, ausfahrende, zwecklose Bewegungen in allen Arten und Stärken: Die *Myoklonien*
sind einfache blitzartige Muskelzuckungen. Als *Tics* bezeichnet man lokale
Muskelkrämpfe der Zungen-, Schlund-, Speiseröhren-, Stimmritzen-, Hals-,
Nacken-, Schultermuskulatur etc. Die stärkste Steigerung erfährt die unwillkürliche striäre Bewegung im Krankheitsbild der *Chorea* (Veitstanz).

Der Spannungszustand der Muskeln ist bei den striären Störungen herabgesetzt *(Hypotonie)*. Die verschiedenen Formen des striären Bewegungs-
überschusses *(Hyperkinesen)* vollziehen sich in motorischen Gestalten, die

scheinbar einen Ausdruckscharakter tragen (Schwimm-, Kletter-, Flatter-, Flucht-, Umklammerungsbewegungen) und wurden deshalb auch vielfach als phylogenetisch alte (atavistische) Rückschläge gedeutet. Eher könnten wohl die bei striären Störungen vorkommende abnorme Greifbeweglichkeit der Füße und Spreizfähigkeit der Zehen sowie die spontane Beweglichkeit der Ohrmuscheln in diesem Sinne aufgefaßt werden.

Bei der außerordentlichen Kompliziertheit der gegenseitigen Beeinflussung ist es nicht immer zu entscheiden, welcher Anteil einer Bewegung oder Bewegungsstörung dem Pallidum und welcher dem Striatum zukommt. Man faßt daher oft die beiden Stammganglien zu einer Einheit zusammen und spricht von strio-pallidären Funktionen. Besteht ein Bewegungsüberschuß (Hyperkinese) und eine Reaktionsbeschleunigung, wird der Ausdruck „striär", bei Bewegungsarmut (Hypokinese) und Reaktionsverlangsamung der Ausdruck „pallidär" vorgezogen.

Die geschilderten Ausfallserscheinungen bei striären Störungen lassen wohl keinen Zweifel darüber, daß dem Striatum normalerweise eine hemmende Wirkung zugesprochen werden muß. Aber mit der Bremswirkung ist die Funktion des Striatums nicht erschöpft. Denn es zeigt sich, daß die durch Striatumfortfall entfesselte Motorik des Pallidums vollkommen amorph — vielleicht mit Ausnahme der „Atavismen" — abläuft. Es muß daher dem Striatum neben der bremsenden auch eine modifizierende Wirkung zukommen. Enthemmung und Auflösung der motorischen Gestalten sind also wesentliche Kennzeichen des „striären Syndroms".

Die Beziehung des Striatums zum Pallidum könnte man analogisierend als „Rindung" bezeichnen. Was für das Stammhirn die Großhirnrinde, das ist für das Pallidum das Striatum. Die vom Pallidum kommenden Impulse werden durch das Striatum gehemmt, selektiv gefiltert und modifiziert. Als Kennzeichen der striären Motorik kann man *Hyperkinese* und *Hypotonie* betrachten.

Die Bewegungsmechanik erfährt noch eine weitere Komplizierung durch die Einschaltung regulierender Systeme. Unter diesen seien zwei besonders herausgehoben:

1. Das *tektoretikuläre* System, welches die Tonusverteilung regelt, also den Muskeln und ihren Gegenspielern ein ausgewogenes Maß an Tonus erteilt und die Betätigung überflüssiger Muskelgebiete ausschaltet.

2. Das *Kleinhirn*, welches die richtige Koordination einer Bewegung auch bei geänderter Körperhaltung in Gang hält, überhaupt die Statik überwacht, die Gleichgewichtsverhältnisse des Körpers regelt und die Tonusverteilung kontrolliert.

b) Der Thalamus (Sehhügel)

Der Thalamus ist die erste Stelle im Gehirn, in der die von der Umwelt einlangenden Reize zusammenlaufen. Wie in einem Brennpunkt sammeln sich hier die von allen Teilen der Körperperipherie einströmenden sensiblen und sensorischen Erregungen, die in den perzeptorischen Organen im Zusammentreffen der Sinneszellen mit den Objektreizen erzeugt werden. Als Kollektor dieser in Massen anfallenden Energiequanten ist der Thalamus Knotenpunkt der gesamten Körpersensibilität und Organsensorik und besorgt die Verteilung der erhaltenen Erregungen an die übrigen Stammganglien und an die Rinde. Er wird dadurch zum unmittelbarsten Verbindungsorgan zwischen Subjekt und Umwelt. Durch die Verarbeitung der tha-

lamisch zugeführten Reize in den verschiedenen Sinnesfeldern und Assozia-
tionsgebieten der Rinde werden diese den entsprechenden Objekten zugeordnet, bekommen also ihr Lokalzeichen. Man weiß jetzt, wo die wahrgenommenen Objekte im Außenraum sind.

Durch die aus dem Hypothalamus (S. 36) eintreffenden Erregungen,
welche die vegetativen Symptome gestalten, bekommen die Objektwahrneh-
mungen ihre ganz spezifische, gefühlsmäßige Tönung. Hypothalamische Zuflüsse in den zahlreichsten und allerfeinsten Schattierungen werden vom
Thalamus auch an die striopallidären Zentren der unwillkürlichen Motorik
geleitet. Dadurch erst erhält die Mimik ihre entsprechende Ausdrucksquali-
tät. Dadurch erhalten auch alle übrigen Bewegungen die persönliche Note,
die Individualität. Gesten, Handschrift, Gesang, zeichnerische und sprachliche Darstellung erhalten ihren Stil. Die für die Wesenheit eines Menschen
so kennzeichnende Gangart in den verschiedensten Formen ihres Ablaufs ist
durch thalamische Modellierung gestaltet: der wiegende, hüpfende, schleichende, trippelnde, tänzelnde, elegante, elastische, selbstbewußte, schwer-
fällige Gang usw.

Alle diese feinst differenzierten Impulse, welche die Mechanik sämtlicher Bewegungen modulieren müssen, um die endgültige, einer Melodie vergleichbare Gestalt einer motorischen Ausdrucksform zu erzielen, fließen aus
thalamischen Quellen. Daher ist die Funktion des Thalamus als Schaltestelle
im Aktionskreis der subkortikalen Ganglien so bedeutungsvoll. Denn es werden durch die thalamischen Modifizierungen der Motorik jene menschlichen
Ausdrucksformen erzeugt, aus denen wir Anhaltspunkte für den Charakter
der Persönlichkeit zu gewinnen suchen.

Entsprechend seiner exponierten Lage als Grenzorgan gegen die Außenwelt ist der Thalamus auch zuständig für die affektive Färbung der Umweltbeziehung, für die Gestaltung der Fühlungnahme zu Mitmensch und Ding.
Kontakt und Distanz finden hier ihre gefühlsmäßige Ausgestaltung. Takt,
Einfühlung und alle anderen zwischenmenschlichen Beziehungen haben hier
ihre Wurzel.

Die funktionelle Bedeutung des Thalamus wird auch aus krankhaften Veränderungen desselben ersichtlich. Durch solche kann die Reizschwelle für
Lust und Schmerzwerte herabgesetzt oder erhöht werden. Kaltes Wasser
kann schmerzhafte Sensationen hervorrufen, das Gefühl für Hunger und
Durst kann verlorengehen, ein akustischer Reiz kann qualvoll empfunden
werden, die Fähigkeit, Musik zu empfinden, kann veröden (Amusie). Bei
anderen Störungen können die mimischen Ausdrucksformen ihre spezifische
Gefühlsqualität einbüßen, so daß scheinbar inadäquate Gefühle entstehen,
indem zum Beispiel bei traurigem Anlaß gelacht wird.

Die neuere „Psychochirurgie" bringt schwerste Schmerzzustände durch
Läsionen im mittleren Thalamusabschnitt zum Verschwinden, wobei der
Schmerz wohl wahrgenommen, aber durch Verlust der affektiven Tönung
nicht unangenehm empfunden wird, also nicht nach Beseitigung drängt. Aus
diesem Operationserfolg wird die Funktion des Thalamus eindrucksvoll beleuchtet.

Aus den geschilderten Funktionen des Thalamus wird es verständlich, daß
er bei der Entstehung der Gefühle eine zentrale Stellung einnimmt. Diese
Auffassung verleitet aber zur irrigen Vorstellung eines engumgrenzten loka-
lisierbaren Ganglienzentrums, in dem die Gefühle etwa ganz unabhängig von
der Gesamtperson erzeugt würden. Gefühle sind nicht isolierte und abgrenzbare Leistungen des Gehirns, wie eine Bewegung, eine Vorstellung oder

Wahrnehmung. Gefühle sind zerebrale Zustände, welche die Gesamtpersönlichkeit durchdringen und durchgreifend abändern, so daß ihr Wahrnehmen,
ihr Vorstellen, Denken und Wollen im Sinne des jeweiligen Gefühles ausschlaggebend beeinflußt wird. Das hat zur Folge, daß nicht nur die eigene
Person in ihrer Selbstwahrnehmung, sondern die gesamte Umwelt in ver-
änderter Weise erlebt wird. Eine solche Beeinflussung der totalen Gehirnstruktur kann man sich kaum anders erklären, als daß diese von zirkulieren-
den Stoffen oder von Erregungsimpulsen getroffen werde. Einem Rauschzustand vergleichbar kann sich die Persönlichkeit unter Gefühlseindruck schlagartig wandeln, wobei sich ein völlig geändertes Weltbild mit völlig geänderten
Trieb- und Willensrichtungen entwirft.

Diese Beeinflussung der Trieb- und Willensrichtung läßt auf eine biolo-
gisch-finale Deutung der Gefühle schließen. Ihr Sinn ist wohl zweifellos der,
die Person zu den jeweils biologisch erforderlichen Verhaltensweisen zu lenken. Solche Steuerung kann sinngemäß nicht allein von der Person, sondern
muß wohl ebensosehr auch durch die besonderen Erregungskonstellationen
der Umwelt veranlaßt werden. Keineswegs auch sind es lediglich die subjektiven Sensationen der Lust-Unlustreihe, welche die zweckmäßigen Verhaltensweisen des Lebewesens erwirken.

Die Beobachtungen an Tieren, besonders an Insekten, zeigen deutlich, wie
deren Verhaltensweisen in ganz erstaunlicher Weise oft auf große Entfernungen hin durch die Wirkung der Umwelt nach Art einer Chemotaxis gelenkt werden.

Beim Menschen kann es nicht anders sein. Jede aus biologischer Notwendigkeit herzustellende Umweltbeziehung erzeugt vorbereitend eine Stimmung
im Individuum auf Grund einer besonderen Affinität (Taxis) des Lebendigen zum Objekt. Solche Stimmung gestaltet sich aus Erregungen in Bereichen des Gehirns, in die jedoch auch Erregungen aus dem zur Reaktion bestimmten Objekt einschwingen. Dermaßen entsteht in Konsonanz der kolli-
dierenden Erregungen ein personales Kraftfeld, durch welches der Mensch
an den Ort des biologisch erstrebten Objektes gravitiert wird, wobei gleichzeitig die effektorischen Mechanismen zum Vollzug der biologischen Leistung in Gang gebracht werden.

Dieses Kraftfeld, das den Menschen nach Art einer Fernlenkung in die
Bahn biologischer Gesetze zwingt, ganz so wie das Gravitationsfeld der Erde
den fallenden Stein, ist die materielle Grundlage für das Erlebnis der *Stimmungen*, die, soweit sie sprachliche Formulierung erlangt haben, als *Gefühle*,
und soweit sie bereits die effektorische Umsetzung zum Vollzug des biologisch intendierten Aktes eingeleitet haben, als *Triebe* bezeichnet werden.

c) Der Hypothalamus (Zwischenhirn)

In diesem tiefsten, schon an der Gehirnbasis gelegenen Gangliengebiet
sind die entwicklungsgeschichtlich ältesten Funktionen vertreten. Hier findet der materielle Körper, also der Angriffspunkt und das Darstellungsgebiet
der Lebensfunktionen den Antrieb für seine Gestaltung, die Regulation für
seine Erhaltung und die Sicherung für seine Fortpflanzung. Die Architektur seines Aufbaues, der Chemismus für Stoffwechsel und Atmung und die
Triebdynamik der Sexualität sind hier potentiell angelegt, finden von hier
aus Planung und Steuerung.

Im Hypothalamus werden alle vegetativen Prozesse geregelt: die Schweißsekretion, die Blutzirkulation, die Pigmentbildung, die Assimilation und

Dissimilaton (unter Vermittlung des Sympathikus und Parasympathikus). die Lenkung der inkretorischen Drüsentätigkeit, die Regelung der Ionenkonzentration und des Wasserhaushaltes, die Mobilisierung der Kohlehydrate. Der gesamte Chemismus des Stoffwechsels, die Erhaltung des kalorischen Gleichgewichtes und der Körpertemperatur, die Anforderung der Energiezufuhren und die Beseitigung der Schlacken, die Einspielung des Schlafrhythmus, das Wachstum und die Pflege der Organe (Trophik) sowie die Antriebsdynamik zur Fortpflanzung erfährt im Hypothalamus die den gesamten Komplex der biologischen Notwendigkeiten ermessende Planung.

Diese Vielseitigkeit der Funktionen macht es verständlich, daß von Pathologen und Klinikern dem Hypothalamus zunehmendes Interesse geschenkt wird. Immer mehr werden Erkrankungen der Körperorgane auf Störungen der zentralen Steuerung im Gehirn zurückgeführt. Viele Ernährungsstörungen (Fett- und Magersucht), Verzögerung oder Beschleunigung der Sexualentwicklung (Infantilismus und Pubertas praecox), Diabetes insipidus und mellitus werden mit zunehmender Sicherheit in das hypothalamische Gebiet lokalisiert. Man kennt die Entstehung des Magengeschwürs und gewisser Lebererkrankungen sowie zahlreicher Hautaffektionen und allergischer Prozesse als Ausdruck zerebraler Störungen. Vielleicht werden in Zukunft auch Rachitis und viele andere Konstitutionskrankheiten eine zerebrale Erklärung finden.

Wie bei allen Gehirngebieten, so zeigt sich auch beim Hypothalamus die funktionelle Bedeutung am deutlichsten bei seinen krankhaften Veränderungen und Ausfällen.

Folgende Symptome können in das Gebiet der hypothalamischen Störungen einbezogen werden:

1. *Vasomotorische Störungen:* Akrozyanose, Dermographismus, Erröten. Gefäßverengungen und -erweiterungen, Herzarrhythmien, Störungen der Wärmeregulation.

2. *Sekretorische Störungen:* Schweiße, Speichelfluß, Tränensekretion. Talgabsonderung (Salbengesicht bei Parkinsonismus).

3. *Innersekretorische Störungen:* Früh- und Spätentwicklung, heterosexuelle Prägung (maskuline Frauen und feminine Männer), Unter- und Überfunktion der Schilddrüse, Akromegalie, Riesen- und Zwergwuchs, Diabetes usw.

4. *Trophische Störungen:* Die verschiedensten Hautstörungen, abnorme Fettverteilung, Störungen im Knochenaufbau (Rachitis, Kieferhypertrophie, Schädelverbildungen und andere Proportionsstörungen im Bereiche des Skelettes, Abnormitäten der Behaarung (Hypertrichose) und der Pigmentbildung usw.

5. *Störungen der Entschlackungs- und Fortpflanzungsfunktionen:* Einnässen, Einkoten, Kleinkind-Masturbation.

Hess hat durch elektrische Reizung verschiedener Stellen im Bereich des Hypothalamus bei Katzen Nieß- und Brechbewegungen, Reiben der Nase mit der Pfote und andere Reflexbewegungen auslösen können. Auch komplexere Bewegungssynergien ließen sich durch elektrische Reizung erzeugen: die Katze beginnt zu pfauchen, sträubt das Fell, bauscht den Schwanz, ihre Pupillen erweitern sich, sie geht in Angriffsstellung und ergreift schließlich bei weiterer Fortsetzung der Reizung die Flucht. Durch solche Versuche ist der experimentelle Beweis erbracht, daß auch komplizierte und anscheinend zweckmäßige Verhaltensweisen nicht unbedingt von einem Reiz der Außenwelt ausgelöst werden müssen, sondern daß es auch gelingt, solche

reflexartige Verhaltensweisen durch künstliche Reizung des Hypothalamus,
vom Zentrum her, einzuleiten. Es gelingt also, die Stromrichtung eines Er-
regungsreizes umzukehren und eine Spontanreaktion zu erzeugen, die man
unter physiologischen Reizverhältnissen als Willenshandlung zu bezeichnen
pflegt.

Durch Verödung gewisser Stellen im Hypothalamus wurde die Tempera-
turregelung gestört, die Oxydationsprozesse herabgesetzt, der Reinlichkeits-
sinn ging verloren, Blutbild und Blutzuckerspiegel wurden beeinflußt wie
durch eine Krankheit. Die zentrale Auslösbarkeit psychischer Reaktionsweisen erklärt viele Symptome, die als Folgen enzephalitischer Gehirnveränderungen auftreten und für das Zustandekommen sogenannter „neurotischer" Zustandsbilder höchst aufschlußreich sind. Durch ihre Ausdrucks-
gestalt verleiten sie, hinter der erzeugten Geste, die ja ein leerer Ablauf ist,
einen „psychischen" Inhalt zu vermuten. Auf diesem Irrtum beruht das
ganze Luftgebäude der Tiefenpsychologie.

Der Hypothalamus wird sowohl von der Großhirnrinde als auch vom Stammhirn beeinflußt. Immer mehr setzt sich die Ansicht durch, daß durch die Stirn-
hirn-Thalamusverbindung die Einstellung gewisser Lebensfunktionen auf
die sozialbedingten Forderungen erfolgt. So wird das Schlafbedürfnis mit
dem Eindruck der Dunkelheit (welche die Arbeit erschwert), das Hunger-
gefühl mit bestimmten Tageszeiten assoziativ gekoppelt. Überhaupt soll das
Zustandekommen aller bedingten Reflexe an die Stirnhirnthalamusverbin-
dung gebunden sein. Da der Erziehungsprozeß im wesentlichen aus der Herstellung bedingter Reflexe aufgebaut wird, hätte eine solche gehirnphysiologische Grundlage der bedingten Reflexe größte pädagogische Bedeutung.

3. Das vegetative System

Das Rückenmark mit den vielen aus ihm entspringenden Nerven, die vorwiegend die Handlungs- und Bewegungsmotorik zu betätigen haben, ist für
die Persönlichkeitsbildung von untergeordneter Bedeutung. Dagegen spielt
das „vegetative Nervensystem", das Eingeweide und Gefäßsystem versorgt,
stark und ausschlaggebend in das Verhalten der Persönlichkeit hinein. Es
ist entsprechend seinen antagonistischen Funktionen bipolar angelegt:

1. das sympathische Nervensystem,
2. das parasympathische Nervensystem.

Das sympathische Nervensystem steht im Dienste der Wachheit und Leistung. Dadurch wird es zum Instrument der Selbsterhaltung. Für diese Aufgabe beteiligt es sich leitend und gestaltend an der Physiologie der Affekte,
die ja vielfach Gefahrensignale darstellen und Notfallsreaktionen mobilisieren. Angst und Zorn sind solche Affekte, die als Selbstschutz zu Flucht- oder
Aggressionsreaktionen führen. Dabei kommt es als Ausdruck der Sympathikus-
reizung zu einer Adrenalinausschüttung aus der ihm unterstellten Nebenniere.

Das parasympathische System wirkt durch das Acetylcholin, einen dem
Adrenalin entgegenwirkenden Körper in entsprechend antagonistischer Tendenz. Es fördert Wiederherstellung verbrauchter Energie, Schlaf, Ruhe.
In seiner Beeinflussung der Sexualfunktionen betreut es die Erhaltung
der Art.

Diese beiden Systeme sind aber in ihrer Funktion nicht alternativ voneinander getrennt, sondern stehen in engster Wechselwirkung wie auch in Verbindung mit dem Stammhirn und dem endokrinen Apparat.

Die Wechselwirkung zeigt Selbach am epileptischen Anfall, bei dem es nach einem maximalen Absinken des Erregungstonus in das parasympathische System zu einem lebensrettenden Umkippen in die sympathische Phase kommt, was sich im Krampfanfall äußert. Assimilatorische und dissimilatorische Prozesse stehen derart durch die Vermittlung des vegetativen Systems in regulierender Wechselwirkung. Nach solchem „Regelkreis" vollziehen sich viele Systemregulationen im Organismus. Während in einem System die Energie kontinuierlich dem Hungerzustand entgegen absinkt, wird synchron im anderen System die Energie in Richtung der Sättigung aufgeladen. In solcher Form werden alle Lebensvorgänge von zentralen Gehirnstellen aus unter Einsatz des vegetativen Systems reguliert. Schon mit Beginn der Erregung im Hungersystem steigt gleichzeitig und sofort die Erregung im zugehörigen Sättigungssystem kontinuierlich anwachsend, bis bei maximaler Hungerentwicklung (Parasympathikustonus) kipp- oder anfallsartig die Sättigungsreaktion (Sympathikustonus) einsetzt. „Hunger" und „Sättigung" bezieht sich ganz allgemein auf alle zerebralen Bedürfnis- und Befriedigungssituationen.

Hunger und Sättigung, Schlaf- und Wachzustand, Trauer und Freude finden nach dem Prinzip des „Regelkreises" ihr energetisches Gleichgewicht und ihre biologisch notwendige Balance.

IV. Degenerationszeichen

Es gibt viele körperliche Symptome, die von der Norm abweichen und die sich auch sehr häufig bei abnormen Menschentypen vorfinden. Zum Teil sind sie bereits bestimmten Gehirnsystemen hypothetisch zugeordnet worden (Kieferhypertrophie, Hypertrichose, Schädelverbildungen), zum größten Teil aber sind sie in ihrer Entstehung und Bedeutung unbekannt. Manchmal sind es entwicklungsgeschichtliche Hemmungsbildungen (Spaltbildung an den verschiedensten Organen, überzählige oder verlagerte Organe). Andere „Degenerationszeichen" lassen sich als entwicklungsgeschichtliche Rückschläge (Atavismen) auffassen. Lombroso hat derartige Zeichen an großem Menschenmaterial in Irrenhäusern und Gefängnissen untersucht und sie wohl irrigerweise als kennzeichnend für den „geborenen Verbrecher" gehalten. Vielfach findet man eine Häufung von Degenerationszeichen bei postenzephalitischen Zuständen. Dabei bleibt es offen, ob die Symptome aus den durch die Enzephalitis gesetzten Gehirnveränderungen zu erklären seien, die durch abnorme trophische Impulse körperliche Mißgestaltungen erzeugen, oder aber ob ein primär degenerativer Körper für die Etablierung einer Enzephalitis besonders disponiert war.

Auch die Brechungsfehler der Augen (Kurz- und Weitsichtigkeit, Astigmatismus, Schielen) haben enge Beziehungen zu zerebralen Störungen. Die vielseitige Beziehung der Linkshändigen zu den verschiedensten Persönlichkeitsstörungen sind unverkennbar, aber in ihren Einzelheiten noch sehr wenig geklärt. (Hemisphärendominanz, Künstler, heterosexuelle Typen, zerebral Gestörte, Epileptiker, Zwillinge, Debile.)

Den Degenerationszeichen kommt keineswegs eine besondere pathognostische Bedeutung zu, schon gar nicht, wenn sie vereinzelt auftreten. Doch muß festgestellt werden, daß sie sich in starker Häufung bei Menschen finden, die in irgendeiner Weise von der Norm abweichen. Diese Abweichung kann jedoch nach ganz verschiedenen Richtungen erfolgen. Das läßt sich an zwei sehr extremen, weit auseinanderliegenden Typen sehr verblüffend zeigen:

Man findet unter Hilfsschülern sehr viel „zerebral Stigmatisierte", die derartige Degenerationszeichen bieten. Ganz ähnlich finden sich solche aber auch gehäuft bei Mittelschülern. Völlig überrascht ist man aber, wenn man diese „Zerebralen" der beiden extremen Schultypen miteinander vergleicht. Da zeigt sich, daß es unter den Hilfsschülern die ganz schlechten sind, die meist schon einen Hauch der Psychose tragen. In den Mittelschulen hingegen sind die Allerbesten häufig die Träger der gehäuften Degenerationszeichen. Aber auch hier muß betont werden, daß es jene „Vorzugsschüler" sind, die auch in manchen Erscheinungsformen an die Psychose grenzen. Man denke hier an jene wohlbekannte Form des Vorzugsschülers, die in ihrem Gehaben sofort auffällt: der bewegungsarme, katatone (pallidäre) Typus, der steifbeinig mit nicht pendelnden Armen daherstelzt, täppisch und ungeschickt, bebrillt wegen starker Kurzsichtigkeit, schon äußerlich meist ein Objekt des allgemeinen Spottes. Nur die Turnnote verunstaltet sein glänzendes Zeugnis. Dabei weigert er sich aus Ehrgeiz und Pflichtgefühl, die angebotene Befreiung vom Turnunterricht anzunehmen. Die Sprache erinnert in ihrer läppisch übertriebenen Betonung in dem sonst monotonen verlangsamten Ablauf an den näselnden „Graf-Bobby"-Jargon. Dabei besteht oft vollständige Unempfindlichkeit gegen die Auslachenden oder aber ein ganz wilder Affektausbruch mit ganz undosierter Abwehr, wobei nicht selten unglücklicherweise ein größeres Unheil angestellt wird, eben weil die Fähigkeit zur katathymen Tuchfühlung mit dem Partner fehlt, durch die das geschickte Ineinanderspiel von Aggression und Abwehr bei Normalen jene fast tänzerische Grazie und Weichheit erhält, die eine stärkere Verletzung selbst in heftigstem Kampf ausschließt. Bis in die höchsten Altersstufen erhält sich eine kindliche Angst vor Kleintieren. Auch kindliche Gehabensweisen sind nicht zum Verschwinden zu bringen. Manche gehen mit dem Teddybären schlafen oder beißen Polsterzipfel oder müssen eine Kugel in der Hand halten, um einschlafen zu können. Es gibt unter den Vorzugsschülern die verschiedensten Typen: Fettbrüstige mit Genitalhypoplasie, Totalinfantile, Hoch- und Kleinwuchs, Choreatisch-neurasthenisch-Zappelige, Tickranke, Avital-apathische, panoptikale Formen mit „Neandertaler"physiognomien, Kieferverbildungen und verworfenem Gebiß.

Es sind meist Zeichen subkortikal gestörter Motorik mit allerhand Automatismen, affektiver Unangepaßtheit, trophischinkretorischen Symptomen, kombiniert mit verschiedenen Degenerationszeichen, vorhanden.

Den gleichen Symptomenkomplex kann man aber auch bei Hilfsschülern der oben bezeichneten Art antreffen. Es liegt also offenbar bei beiden sozial so differenten Zustandsbildern eine gemeinsame zerebrale Störung vor, nur daß beim Hilfsschüler die Intelligenzstörung im Symptomenbild vorherrscht. Beiden gemeinsam ist aber die Instinktstörung. Die ist es auch, welche beim Vorzugsschüler den normalen Widerstand gegen ein aufgezwungenes Wissen beseitigt und den Boden bereitet, auf dem, ohne durch affektive Gegenströmung behindert zu werden, jeder beliebige Schulstoff wahllos aufgelastet werden kann. Allen den vielen, so heterogenen Anforderungen des Mittelschullehrplanes auf den so differenten Interessengebieten gleichmäßig gut zu entsprechen, ist bei einer Instinktstörung in hohem Maß erleichtert, wobei die eigene Triebhaftigkeit und Spontaneität reduziert ist und befehlsautomatisch jede Aufgabe ohne kritische oder affektive Abwehr erfüllt wird.

Es muß hier sofort einschränkend betont werden, daß es neben solchermaßen „gestörten" Vorzugsschülern selbstverständlich eine große Zahl „echter" Vorzugsschüler mit echter Begabung, mit gesunder Vitalität und hochwertigen, in der Realität verwertbaren Leistungen gibt. Nur an den Zeugnissen sind die beiden Typen nicht voneinander zu unterscheiden, wenn man vielleicht von der Turnnote absieht.

Ganz ähnlich wie bei Schwachsinnigen kommen auch bei den „pathologischen" Vorzugsschülern Angstzustände vor, wie beispielsweise eine der Gymnasiastenwürde wenig angepaßte Angst vor kleinen Hunden oder vor dem Krampus.

Mit der hier angeführten Tatsache, daß bei geistig Defekten dieselbe Symptomatologie aufgefunden werden kann wie bei der geistigen Auslese, soll die Wertigkeit der zerebralen Symptomatologie in die rechte Beleuchtung gerückt werden. Es soll hier auch auf das viel umstrittene Problem „Genie und Irrsinn" hingewiesen werden, dessen divergente Erscheinungsformen in der zerebralen Symptomatologie häufig einen gemeinsamen Berührungspunkt besitzen (vgl. *Genostase*, S. 24).

V. Die Formen der Dekortisierung

1. Die Neurose (Striopallidäre Dekortisierung)

Die Motorik des menschlichen Körpers erfolgt mit einer staunenswerten Präzision. Tausende von einzelnen Muskelfasern sind in ungezählten Kombinationen zu einer endlosen Fülle von Bewegungsformen befähigt, die, den jeweils erforderlichen Zweckhandlungen sinnvoll angepaßt, vom Gehirn aus dirigiert werden. Man muß sich wundern, daß hier kein Irrtum vorkommt, daß nicht oft falsche Bewegungen erzeugt werden oder manchmal Bewegungen zu unrechter Zeit erfolgen. Tatsächlich passieren solche Funktionsfehler. Aber nur bei organischen Leitungsstörungen in der Gehirnsubstanz geschieht es, daß eine Muskelgruppe ohne biologische Notwendigkeit in Erregung versetzt wird. Dies ist der Fall als Folge der *Genostase* (S. 24) oder auch als Folge der enzephalitischen Stammganglienveränderungen wie nach der sogenannten Kopfgrippe. Da werden oft bremsende oder steuernde Zuflüsse des Striopallidums von einem Bewegungszentrum abgeschnitten. Dadurch entstehen Bewegungen verschiedenen Umfangs, die keinen biologischen Sinn besitzen. Es werden zum Beispiel die Augäpfel wie automatisch nach oben gerollt, als wollte der Mensch den Blick sehnsüchtig zum Himmel richten. Oft geraten die Augenlider auf ähnliche Weise in ein unmotiviertes Blinzeln. In anderen Fällen wird die halbseitige Gesichtsmuskulatur in blitzartige Zuckungen versetzt. Derartige Verselbständigungen einzelner Muskelgruppen werden Tics genannt. Diese Tics können auch in Bewegungsgestalten erfolgen, die normalerweise als sinnvolle Reflexe in Verwendung stehen. So das Augenblinzeln, das Rümpfen der Nase, Schnüffeln, Räuspern, Kopfschütteln, Abwehrgesten usw. Auch das meist als Unart gewertete Beißen der Fingernägel, das Fingerlutschen, das Zernagen der Bettdecke sind automatisierte, der sinnvollen Gesamtlenkung entzogene Bewegungskomplexe, also Tics. Wenn solche Tics die Bewegungsfiguren psychischer Ausdrucksformen annehmen, so können im menschlichen Verkehr Mißverständnisse entstehen, indem zum Beispiel ein Kopfschütteln irrtümlich als Verneinung, ein tieartiges Herabziehen der Mundwinkel als Ausdruck des Ekels, ein Zwinkern der Augen als Zeichen geheimer Vereinbarung verstanden werden.

Diese *Deutbarkeit* mancher Ticformen hat der Psychoanalyse Anlaß gegeben, hinter der „*striären*" Ticgrimasse tatsächlich einen psychischen Inhalt anzunehmen. Da aber ein adäquater Inhalt nicht aufzufinden war, griff man zur Konstruktion von „Verdrängung", „Unterbewußtsein" und „Symbol". Man erkärte, ein erstmaliges Erlebnis sei wegen Unschicklichkeit verdrängt worden und entlade nun seinen Affektwert in die Bewegungsform des Tic. Der Tic sei also ein Symptom und Symbol des vom eigenen Bewußtsein verurteilten Erlebnisses. Damit war die psychoanalytische Theorie der *Neurose* aufgestellt. Der Tic wurde als neurotisches Symptom aufgefaßt, entstanden durch Verdrängung. Wenn es dem Psychoanalytiker gelänge, mit seinen Methoden der „Traumdeutung" und der „freien Assoziationen" das „verdrängte" Erlebnis zu erraten, es zu Bewußtsein zu bringen und den „verdrängten" Affekt mit dem zugehörigen Erlebnis in Verbindung zu bringen, so trete, nach Meinung der Psychoanalytiker, die Heilung vom Symptom ein.

Der kräftigste Einwand gegen diese Theorie ist zunächst — abgesehen von der Erfolglosigkeit der Therapie — die oft gleichsinnige Vererbung von Tics und dann die Entstehung von Tics nach organischen Erkrankungen des Stammhirns (Encephalitis lethargica). Durch die Psychoanalyse wird in ein ganz einfaches Symptom einer organischen Leitungsstörung ein hochkompliziertes Problem eingedeutet und dadurch eine psychodynamische Genese der Neurose konstruiert. Mit dieser Auffassung suchte man alle kulturellen und psychologischen Fragen, angefangen von den Gebräuchen des archaischen, bis zum künstlerischen Einfall des genialen Menschen unter Einschluß von Mythologie und Religion zu lösen.

Im Gegensatz zu diesen psychologisierenden Deutungen wird hier die Auffassung von einer *organischen* Entstehung der neurotischen Symptome vertreten. Der „Tic" als einfache, aber instruktive Form einer „neurotischen" Störung entsteht durch eine lokalisierte Zellschädigung in den Gebieten der unwillkürlichen Motorik, und zwar entweder durch Reizung des Funktionszentrums oder durch Ausfall der Hemmfunktion (Dekortisierung) oder aber durch den biologischen Prozeß der Genostase (S. 24).

Das Schicksal der Tics ist verschieden. Vielfach verschwinden sie wieder, wenn Reparationsvorgänge das dekortisierte Zentrum mit übergeordneten Neuronen unter Verwendung von bedingten Reflexen wieder in Verbindung bringen oder wenn die Energiezufuhr zum Funktionszentrum des Tics sistiert. Es gibt auch gewohnheitsmäßig erworbene Tics, die dadurch entstehen, daß ein Bewegungszentrum durch übermäßige Beanspruchung zur Autonomie gelang oder daß es nach Art eines bedingten Reflexes mit anderen Gehirnprozessen assoziativ gekoppelt und gleichzeitig mit diesen zur Auslösung gebracht wird. Immer muß man aber für ihr Entstehen wohl eine gewisse Lockerung im Kortisierungssystem annehmen. Derartige gewohnheitsmäßige Tics verschwinden am ehesten. Es gibt auch ganz leichte Formen von Tics, die belanglos sind, als eine sehr häufige Erscheinung bei nervös-reizbaren Menschen und vielleicht auch als normales Ermüdungs- und Erschöpfungszeichen.

Nach epidemischer Enzephalitis kommt es manchmal zu schweren, quälenden Schluck-, Atem- und Blickkrämpfen. Es liegt nahe, das nervöse Asthma als Tic der Bronchialmuskulatur aufzufassen. Bei der Chorea (Veitstanz) sind die durch einen infektiös-toxischen Prozeß der Stammganglien entstandenen Tics so umfangreich, daß man sie als generalisierten Tic auffassen kann.

Es folgen einige Fälle, welche die organische Entstehung der neurotischen Symptome beweisen sollen:

Fall 1. Ein neunjähriger Bub erkrankt nach einer Enzephalitis unter Verschlechterung seines disziplinären Gesamtverhaltens an einer Summe der allerverschiedensten Tics in Gestalt von Reflexmechanismen, wie Schnüffeln, Spucken, Hüpfen, Schneuzen, Schreien, Klopfen etc., so daß man seinen Zustand als Universaltic bezeichnen könnte. Nach Rückbildung aller dieser Tics wurde der Knabe in späterer Zeit kriminell und in der Gegend gefürchtet.

Die kriminelle Persönlichkeitswandlung nach Encephalitis lethargica wird in späteren Fällen besprochen. Hier interessieren zunächst nur die Tics. Ein einzelner, innerhalb einer sonst ungestörten Persönlichkeit auftretender Tic würde wohl in der gebräuchlichen Diagnostik als „neurotischer Tic" angesprochen werden, womit man seine *„funktionelle"* Natur zum Ausdruck bringen möchte. Im Bilde dieser enzephalitischen Krankheit aber wird wohl niemand an der *organischen* Entstehung dieser Tics zweifeln.

Man kann erwarten, daß auf solcher Basis der organischen Isolierung subkortikaler Zentren (Dekortisierung) auch andere beliebige Teilfunktionen von der Gesamtperson abgetrennt und zu pathologischer Selbständigkeit gelangen können. Diese Erwartung erfüllt sich in reichlichstem Maße. Prinzipiell kann jeder Funktionskomplex der Rindenführung entzogen und aus der Geschlossenheit des zerebralen Leitungsnetzes ausgeschaltet werden, somit die Form eines *automatischen Ablaufes* annehmen. Derartige isolierte Ausschaltungen sollen als *partielle Dekortisierung* bezeichnet werden, womit der teilweise Verlust der entwicklungsgeschichtlich erworbenen Rindenverbindung oder aber die Folgeerscheinung eines genostatischen Reifungsmangels gemeint ist.

Die Spontanheilung von Tics ist keineswegs ein Grund zur Annahme einer „psychogenen" Entstehung, einer „funktionellen" Natur der Störung.

Wie bei jeder krankhaften Veränderung gibt es auch im Bereiche des Gehirns biologische Tendenzen der Selbstheilung.

Fall 2. Ein zwölfjähriges Mädchen, das infolge einer Geburtsschädigung als vollidiotisch bezeichnet werden muß, ist physiognomisch in keiner Weise stigmatisiert, hat ein schön modelliertes, vielleicht allzu feines Kindergesicht, dessen mimische Ausdruckslosigkeit aber die vollkommene seelische Leere anzeigt. Es fehlt jedes Interesse an irgendeiner Leistung, sie ist in ständiger Bewegung und drängt immer fort. Die Motorik besteht in stereotypem Schlenkern der Arme und Beine, in rhythmischen Beugebewegungen des Oberkörpers nach Art der „Salaamkrämpfe". Sie erkennt niemanden, nicht einmal die eigene Mutter. Es besteht nicht die geringste Tendenz einer spielerischen Behandlung der Objekte. Aus dieser trostlosen Leere und Öde ragt nur *ein* Interesse heraus: wo sie einen behaarten Kopf sieht, da fährt sie mit Besessenheit hinein, zerrt an den Haaren und entwickelt dabei eine Treff- und Greifsicherheit und ein Tempo, wie das keinem anderen Objekt gegenüber möglich ist. Diese ist fast die einzige affektbetonte Objektbeziehung, die sich aus der schweren Gehirnzerstörung gerettet hat. Selbst die Mechanismen der selbständigen Nahrungsaufnahme sind zugrunde gegangen, so daß das Kind gefüttert werden muß.

Hier wird wohl kaum jemand hinter diesem Automatismus, der nur die äußere Form einer Willenshandlung trägt, ein seelisches Erlebnis vermuten, etwa die Kundgebung eines unbewußt verdrängten Wunsches.

Dieser Fall eines im Bilde schwerer Hirnzerstörung überlebenden Tics komplizierterer Natur mit der Struktur einer Willenshandlung wurde gewählt, weil ein solcher auch bei sehr differenzierten Persönlichkeiten gerade in der gleichen Form vorkommen und dort leicht Anlaß geben kann, als Symptom inneren Erlebens gedeutet zu werden.

Von solcher Art ist der nun folgende Fall:

Fall 3. Achtjähriger Bub, sehr schwer erziehbar, verträgt nicht den geringsten Widerspruch. Schon durch Banalitäten, welche seine Gewohnheiten stören, wird ein Tobsuchtsanfall ausgelöst. Weicht man bei der Erzählung eines Märchens, das er bereits kennt, nur in einer Kleinigkeit von der Originalfassung ab, so kann dadurch ein Zornanfall entfacht werden oder aber er besteht eindringlich auf Richtigstellung. Wo dieser Bub nun einen Frauenkopf sieht, zerrt er an dessen Haaren in sichtlicher Erregung, wie besessen von unwiderstehlicher Macht und unvermittelt wie in einem Anfall. Die Intelligenz ist gut, doch ist er in der zweiten Gymnasialklasse noch derart ungeschickt, daß er keine Masche binden kann und nicht imstande ist, das Zeichenblatt in den Block einzuspannen. Dagegen besitzt er ganz hervorragende Kenntnisse in Geographie und Naturwissenschaft. Er geht mit professoraler Geste auf und ab und produziert sein Wissen, das den Schulstoff weit überschreitet. Als Siebzehnjähriger kann er über jedes erkenntniskritische Thema debattieren; hat aber als Oktavaner noch eine Schrift wie ein Volksschüler und ist nicht fähig, die allereinfachsten Turnübungen auszuführen. Nur mit Rücksicht auf seine Spezialbegabungen wurden ihm bei der Matura seine Defekte nachgesehen. Körperlich ist er ein großer, massiger Mensch mit Fettbauch und Fettbrust und ganz weichen, weiblichen, überstreckbaren Pfötchenhänden, denen man die Apraxie (Ungeschicklichkeit) anmerkt. Das Gesicht ist groß, mit infantilistischer Morphologie, rundwangig in guten Farben mit dunklen Kugelaugen und blumig-blühenden Lippen. Die Gesamterscheinung erinnert an einen ins Überdimensionale vergrößerten Säugling. Seine Mimik ist geziert, grimassierend, sein Gang verschraubt und affektiert, aber schwerfällig. So trägt das Gehaben Anklänge an das bizarre Wesen der Schizophrenen. Im Gespräch fühlt man sich als Publikum vor einem Vortragenden. Es fehlt der persönliche Kontakt.

Hier sollte nur das Symptom des ticartigen Haarreißens in Parallele zum vorhergehenden Fall gesetzt werden, da in dieser doch reichhaltigst ausgestatteten Persönlichkeit eine psychische Deutung des zwanghaften Tics verlockend erscheinen mag, während in Wirklichkeit die gleiche subkortikale Automatik besteht wie bei dem vorbeschriebenen Idioten. Diese Automatik steht auch auf gleicher Stufe wie der konstitutionelle Infantilismus, der sich wohl daraus erklärt, daß die trophischen Zentren der Hormonsteuerung ebenso wie die motorischen der Koordination und Tonusverteilung von dem kortisierenden Prozeß der Reifung ausgeschlossen blieben. Sowohl der „neurotische" Tic als auch die motorische Unreife und der konstitutionelle Infantilismus sind gleichgeordnete Symptome einer *partiellen Dekortisierung* bzw. einer die gleichen Gebiete betreffenden genostatischen Entwicklungshemmung. Die Intelligenz blieb im weiteren Verlauf so gut, daß er Jus studieren konnte. Doch blieb er immer ein Sonderling mit auffälligen Eigenheiten.

Fall 4. Ein achtjähriger Bub besucht die erste Klasse einer Landschule. Schon äußerlich ist er als schwachsinnig gekennzeichnet, der Schädel ist deformiert und eiförmig in die Länge gezogen, aus dem Mund rinnt der Speichel, die Augen schielen, die Sprache ist lallend, die Haltung gebeugt und verspannt, es bestehen stereotyp wackelnde Bewegungen des Körpers und eine eckige, ausfahrende, unkoordinierte Motorik. Dieser Bub hat als auffälligste Eigenschaft die Gewohnheit, alles zu zählen. Er zählt die Knöpfe der Kleidung vielmals am Tag, zählt immer wieder das Geschirr auf der Stellage, er zählt seine Finger und zählt auch die Striche, die er mit dem Finger in die Luft zeichnet. Trotz aller Gegenmaßnahmen läßt sich dieser *Zählzwang* nicht unterdrücken. In der Schule beteiligt er sich nicht am Unterricht, singt drein, geht vom Platz, hält sich nicht an die Disziplin, spricht oft in die Stille der Schulstunde ein ganz unpassendes Wort zum Gelächter der Klasse. Oft sieht man, daß er sichtlich bemüht ist, unter Qualen die Längenunterschiede seiner Finger auszugleichen und unter der Unmöglichkeit einer Gleichrichtung offensichtlich leidet.

Wieder ereignen sich in diesem Fall aus der Kontinuität des Erlebens herausfallend Spontanproduktionen, wie sie als Tic bezeichnet wurden (Bewegungsstereotypien, Lautwerden von Gedanken). In ähnlicher Automatik entrollt sich hier, ticartig, der Zählmechanismus, der gesondert angemerkt wird, weil er im Rahmen einer sonst nicht wesentlich gestörten Person als *Zwangssymptom* bezeichnet zu werden pflegt, da ja gegen diesen Zwang alle Bestrebungen des Willens und alle Einwände des Verstandes versagen. Die Zählfunktion, durch die der Mensch in die Vielheit der Dinge Ordnung und System bringt, hat im Lauf der Entwicklung gewissermaßen ein eigenes Organ, ein zerebrales Zentrum geschaffen, das den Zählmechanismus zweckvoll an die Dinge heranbringt. Wenn sich dieses Organ im Gefüge der Person lockert und der Gesamtregulierung entzogen wird, wenn es in der Hierarchie der Gehirnzentren seine Abhängigkeit verliert und herrschaftslos geworden ist, wenn der Zählmechanismus gleichsam ungebremst in sinnloser Automatik abläuft, ohne Rücksicht auf seine Notwendigkeit, ohne Auswahl der Objekte, wenn also der Mensch beginnt, die Fenster der Zinshäuser zu zählen oder die Pflastersteine der Straße oder auch die Finger seiner Hand, und nicht imstande ist, aufzuhören, immer wieder von neuem zählt, innerlich gedrängt und getrieben, selbst nicht mehr fähig, das herrenlose Organ zum Stillstand zu bringen, dann liegt ein Symptom jenes Zustandes vor, der in der psychiatrischen Diagnostik als Zwangsneurose bezeichnet wird. Man kann diesen wahnhaften Zähler nicht mehr verstehen, wenn er auch, abgesehen von seinen Zählanfällen, ein annähernd normaler Mensch zu sein scheint. Was also im Bereich einer idiotischen Person vorkommt, kann auch in ganz gleich automatisierter Mechanik bei höchst organisierter Persönlichkeit auftreten und bietet hier, kontrastierend zu dem sonst hohen geistigen Niveau, das Bild der Zwangsneurose. Man ist daher geneigt, auch in solchen Fällen die analoge Entstehung einer partiellen Dekortisierung jeder „psychischen" Deutung vorzuziehen.

Fall 5. Ein sechsjähriger Bub aus gutem Mittelstand war mit drei Jahren an Diphtherie erkrankt und anschließend daran im Wesen völlig verändert. Er ist ein sehr hübscher Bub, Gesicht und Körper sind von edlem Schnitt und Bau, sämtliche Gelenke sind hochgradig überstreckbar, ein feingliedriger Aristokratentypus. Seit der erwähnten Erkrankung sind sämtliche Umweltinteressen versiegt. Der Körper ist in ständiger Bewegung, drängt mit Gewalt von jeder Inanspruchnahme fort. Gegen jede Aufgabe besteht stärkster Widerstand, nicht einmal für Sekunden ist seine Aufmerksamkeit zu fesseln. Immer treibt es ihn in den stereotypen Rhythmus seines Bewegungsdranges. Dieser besteht in veitstanzartigen Schleuderbewegungen der Arme und Beine und in monotonen Hantierungen mit allen Gegenständen, die sich irgendwie schütteln lassen, wie Bausteine, Knöpfe, Wasser. Seine schüttelnde Tätigkeit, die er mit Leidenschaft und unnachahmlichem Tempo betreibt, steigert er bis in eine Ekstase, begleitet sie mit tanzendem Hüpfen und summt dazu monotone Melodien. Wirkliche Freude zeigt er nur an der Zerstörung. Wenn er mit seinen Bausteinen in ganz hastiger Eile etwas aufgebaut hat, kann er den Augenblick schon nicht erwarten, in dem er das Aufgebaute wieder zerstört. Baut man ihm etwas vor, so wartet er schon schmunzelnd in sichtlich sadistischer Freude, bis der Bau eine entsprechende Höhe erreicht hat, um dann in blitzartiger Schnelligkeit alles zusammenzuwerfen. Er baut mit solcher Hast und die Zerstörung folgt so unmittelbar der Vollendung und in solcher Affektlage, daß man gar keinen Zweifel hegen kann, das Aufbauen habe nur den Sinn der Zerstörung. In seinen Zerstörungsakten zeigt sich deutlich der Affekt der Bosheit und Schadenfreude, aber in die Mimik mischt sich

so viel Liebenswürdigkeit und primitive Freude, daß man seine oft sehr unangenehmen Zerstörungen doch mit Wohlwollen aufnimmt. In der Art der Zerstörung
liegt so viel Raffinement und affenartige Behendigkeit, daß man nicht imstande ist,
seinen Handlungen vorzubeugen. Nachdem er eben auf dem Tisch einen erbauten
Turm umgeworfen hat und man dadurch nur eine Sekunde Aufmerksamkeit verliert,
ist er in dieser Sekunde schon in die Küche geeilt und hat den vorbereiteten Kuchen-
teig in den Kübel geworfen; während man sich aber darüber entsetzt, fliegt schon
ein Polster durchs offene Fenster auf die Straße. Alles das erfolgt mit der präzisen
Regie eines artistischen Varietéaktes. Zu seinen Plötzlichkeiten gehört auch, daß er
ganz blitzartig, im Vorbeigehen, irgendeinen Straßenstand abräumt; man kann ihm
da in seiner Flinkheit unmöglich zuvorkommen.

Die Sprache ist hastig sprudelnd, agrammatisch, im Telegrammstil und stam-
melnd, der Wortschatz ist dürftig. Er lernt durch häufige Wiederholungsversuche
wohl die geläufigsten Dinge sprachlich zu bezeichnen, doch erfolgen die Bezeichnungen nicht immer verläßlich und stimmen erst nach mehreren Fehlleistungen. Die
meisten seiner Sprachleistungen werden nicht verstandesmäßig erfaßt, sondern
erfolgen lediglich auf Grund der akustischen Merkfähigkeit, wobei ein vorgesagter
Anfangsbuchstabe ganze Wortreihen zur Auslösung bringen kann. Dagegen ist das
Sprachverständnis sehr gut, so daß er fast jeden nicht allzu komplizierten Auftrag
versteht. Allerdings stellt er der Ausführung mit seinen negativistischen Affekt entgegen. Spontan verwendet er die Sprache nur zur Bekanntgabe seiner Wünsche.
Mitteilungen, Staunen, Fragen kennt er nicht. Er verlangt zum Beispiel eine Lieblings-
speise, den Baukasten, das Grammophon oder einen kalten Umschlag. Solche Wünsche
wiederholt er stereotyp so lange, bis sie erfüllt werden. Besonders schlecht ist die
Form- und Bildauffassung. Tierbezeichnungen in seinem Bilderbuch trifft er nach
jahrelanger Übung noch nicht verläßlich. Die Buchstaben A und O malt er der Vor-
lage nach und wiederholt sie dann automatisch unzähligemale, ist aber nicht imstande,
sie nach Diktat auseinanderzuhalten. Er ist unfähig, vorgezeigte Bewegungen wie
etwa einen Faustschluß nachzumachen. Es dauert mehrere Wochen, ehe es gelingt,
ihm die Geste des Winkens beizubringen, und dann macht er sie ganz hölzern, seelenlos, automatenhaft. Für Schmerzen ist er ganz unempfindlich. Er verlangt oft mit
schelmischer Freude eine Ohrfeige, besonders wenn er etwas angestellt hat, worauf
erfahrungsgemäß eine Ohrfeige folgt. Dies gehört zu seinem ausgeprägten Ordnungszwang, der wie Pedanterie aussieht. Ist ein Gast zum Fortgehen bereit, im Vorzimmer noch eine Zeit mit Abschiednehmen beschäftigt, so drängt er ihn handgreif-
lich zur Tür hinaus, denn mit der Straßenkleidung gehört er eben nicht in die Wohnung. Er duldet keine offene Tür oder Schublade. Dabei spürt er mit einer ganz
eigenartigen Sensibilität eine offene Tür oder Lade bis ins dritte Zimmer und läuft
dann mitten aus der jeweiligen Beschäftigung wie gejagt durch die Räume, um die
Lade zu schließen. Offenbar hört er mit seiner eidetisch hypervigilen Akustik, wenn
Tür oder Lade offengelassen wurden. Seine Hauptbeschäftigung neben der Zerstörung ist das „Ordnungmachen". Wo ein Gegenstand einmal gelegen ist, dort muß
er für alle Zeiten bleiben und wird immer wieder dorthin gebracht, wenn ihn jemand
an eine andere Stelle, oft auch nur zentimeterbreit davon entfernt, hingelegt hat.
Sosehr er sich über den bei einer Person hervorgerufenen Zorn freut, wobei er
freudestrahlend sein Opfer umtänzelt, sosehr kann er den Kummer und die Sorge
seiner Mutter am Ausdruck erfassen und ist oft ganz deprimiert, wenn er den auch
sehr unterdrückten Kummer der Mutter spürt. Auf Musik, die er gerne hat, wird er
melancholisch und beginnt zu weinen. Besonders beim Lied vom „Tannenbaum" beginnt er immer laut zu heulen, fast wie ein Hund. Dieses Lied vertritt aber auch
oft das Weinen bei irgendeinem traurigen Anlaß. Dann beginnt er, statt richtig zu
weinen, dieses Lied in jammervollsten Tönen zu singen. Gelegentlich kommen plötzliche Impulse von Zärtlichkeit, aber auch von Exhibitionismus vor.

Mit 30 Jahren ist er über zwei Meter groß geworden. Die Bewegungen sind immer
noch tänzelnd und zappelnd. Man sieht ihn häufig in seiner Lieblingspose, vor einem
Schrank mit Silbergeschirr von einem Bein auf das andere wippend, dabei mit den
Armen rhythmisch fuchtelnd und monoton psalmierend wie ein Priester vor dem
Altar. Er hat sich in seinen Gewohnheiten kaum verändert. Immer noch baut er mit

Bausteinen, um zu zerstören. Er besitzt einen beschränkten Schatz von stereotypen Phrasen, die er ganz sinnlos anwendet. In einem Delikatessenladen beugt er sich in seiner übermäßigen Länge über die dichte Kundenreihe hinweg ganz zum Verkäufer hin und erklärt ganz laut: „Mir tut der Bauch weh." Er kann mit absoluter Präzision, wie schon als Sechsjähriger, aus einer großen Menge von Grammophonplatten die gewünschte heraussuchen. Ebenso kommt er häufig mit den Antworten zuvor, noch ehe man die Frage gestellt hat. In seinem Affektleben ist er sehr auf seine Mutter eingestellt, wie auch die Mutter auf den Sohn. Man kann sich keine festere Bindung zwischen Sohn und Mutter denken und auch keine größere Angst einer Mutter um den Verlust eines Sohnes wie hier.

Dieser Fall einer tiefstehenden, vorwiegend „striären" Idiotie ist gekennzeichnet durch einen Bewegungsüberschuß, eine *Hyperkinese*. In den Begriff Hyperkinese ist auch jener Zustand eingeschlossen, der als *erethisch* bekannt ist und die erregten Schwachsinnsformen bezeichnet.

Die vielen stereotypen Bewegungen, ihr rhythmischer Ablauf, ihr gesteigertes Tempo, ihre artistische Koordination (wenn auch nur auf ganz beschränktem Gebiet) und die hastige Sprache sind Teilsymptome des schon bekannten *striären* Symptomenkomplexes. Er ist auf eine organische Verbindungsstörung zwischen Striatum und Rinde zurückzuführen, wobei in Erinnerung gebracht wird, daß im Stammhirn das Striatum eine ähnliche Rolle spielt wie im Gesamthirn die Rinde. Das Striatum wirkt hemmend auf das Pallidum, ebenso wie die Rinde auf das Stammhirn. Die striären Symptome sind Enthemmungssymptome, Zeichen der striopallidären Dekortisierung. Hauptsymptom ist die Hyperkinese. In Verbindung mit dieser besteht eine Hypotonie, d. i. die Schlaffheit und Überstreckbarkeit der Gelenke.

Im Gegensatz zu den Hyperkinesen bietet der Fall auch Symptome der Bewegungsverarmung, der *Beharrung*, der *Katatonie*. Zu diesem katatonen Zustandsbild gehört nicht nur die Beharrung in der Ruhe, sondern ebenso auch die Beharrung in der Bewegung, damit sind die rhythmischen Wiederholungen gleicher Bewegungsfolgen gemeint, also die Stereotypien.

Beharrung in der Ruhe, also *Katatonie im engeren Sinn*, zeigt sich hier in dem hartnäckigen Bestreben, alle Gegenstände in immer der gleichen Lage und Ordnung zu belassen und Störungen dieser Gleichheit mit zwanghaftem Drang zu beheben, also jene Eigenschaft, die man charakterologisch als Ordnungssinn und in der übertriebenen Steigerung als Pedanterie bezeichnet. Zu den Stereotypien gehört hier die Neigung zur oftmaligen Wiederholung von Worten und Sätzen, von Schriftzeichen sowie von gleichartigen Bewegungsabläufen. Die Stereotypien sind der Katatonie verwandt, sie erstreben die Wiederholung des Gleichen, den Rhythmus. Rhythmus und Beharrung sind Ureigenschaften der lebendigen Substanz. Sie sind Symptome eines noch stammhirngesteuerten Lebens, das die gesetzmäßige Monotonie noch nicht durch die Kortisierung verloren hat. Durch die Kortisierung wird der Mensch im Konflikt mit den Forderungen des zivilisierten Lebens aus seiner vegetativen Ablaufmechanik herausgerissen und verliert die kosmische Homothymie. Die gesellschaftlichen Forderungen provozieren zerebrale Funktionen, deren Schwingungen in die vitalen Prozesse eingreifen und den Eigenrhythmus zerstören. Je tiefer also die biogenetische Entwicklungsstufe liegt, desto mehr befindet sich das Leben noch im Zustand katatoner Beharrung oder stereotyper Rhythmik. In das Charakterbild des schon kortisierten Menschen projiziert, erscheint der katatone pulsierende Pendelschlag des Lebens in den Symptomen der Pedanterien und Gewohnheiten. Im kortikal gestörten Menschen können solche Gewohnheiten den Charakter des Zeremoniells erhalten wie im vorliegenden Fall in dem fast liturgischen Gehaben vor dem Silberschrank.

Es erscheint begreiflich, wenn die Psychoanalyse in solchem Gebaren, das rein äußerlich an religiöse Gebräuche und urzeitliche Rituale erinnert, eine „Regression" der Persönlichkeit auf eine primitive Stufe erblickt. Tatsächlich erfolgen solche Handlungen ja auch durch Reduktion des Gehirns auf archaische Zentren, ergeben daher eine Karikatur prähistorischen Gehabens und können in symbolisierender Analogie als phylogenetischer Rückschlag interpretiert werden. Aber dieser Rückschlag erfolgt doch wohl nicht als Ausdruck einer *psychischen* Umschaltung, als Flucht vor einer unerwünschten und unerlaubten Realität, nicht als Produkt der Verdrängung „peinlicher Sexualaffekte", sondern ganz einfach und primitiv aus genostatischer Reifungshemmung oder aus dem Abbau der zerebralen Oberschicht, aus einer krankhaften Zerstörung der Gehirnrinde, welche die nun verstümmelten Mechanismen des Stammhirns freilegt. Wenn bei solchen zeremoniellen Symptomen auch die Deutung der Psychoanalyse absolut zu verwerfen ist, so kann man doch die Feststellung einer Analogie mit urzeitlichen Gebräuchen noch verstehen. Völlig unverständlich wird aber der psychoanalytische Gedankengang, wenn er die Ordnungsliebe und den pedantischen Charakter gemeinsam mit Sparsamkeit und Geiz vom „analen Charakter" ableitet. Die kindliche Lust an der Stuhlentleerung wandle sich durch „Sublimierung" in die Lust zur Malerei und Bildhauerei. Gelinge diese Sublimierung nicht, dann entstehe die „Reaktionsbildung", der „anale Charakter", also Sparsamkeit, Ordnungssinn, Pedanterie. Dieser psychoanalytischen Deutung gegenüber versagt jede einfühlende Psychologie und Logik, man steht ihr ebenso ratlos gegenüber wie dem Wahngebilde eines Schizophrenen. Der Ordnungssinn dieses Idioten erklärt sich ganz unproblematisch als Gehabenszwang einer dekortisierten Persönlichkeit, als katatones Symptom, welches Ausdruck eines automatisch-seelenlos ablaufenden Lebens ist. Diesem Ordnungssinn fehlt die Kortisierung und daher auch die zweckhafte Realitätsgebundenheit. Er ist aus diesem Grunde auch kein charakterlicher Vorzug, sondern ein automatischer, von jeder Willensbestimmung und von jeder Objektbeziehung freier Mechanismus. Erst durch eine Rindenverbindung und die adäquaten thalamischen Zuflüsse würde er in Beziehung zur Persönlichkeit und zur Realität gebracht werden und sinnvolle Bedeutung erhalten. Ähnlich zu beurteilen ist auch die ordnende Funktion des Zählens in Fall 4, welche durch den Verlust der Rindenbildung die sinnvolle Objektbeziehung eingebüßt hat und daher als Zwangsneurose in Erscheinung tritt.

Im Bilde einer schwachsinnigen oder geisteskranken Persönlichkeit verliert sich ein derartiger Ordnungs- oder Zählzwang in der Fülle der übrigen Sinn- und Zwecklosigkeiten. Tritt der Zwang aber isoliert im Gefüge einer sonst geordneten und weitgehend kortisierten Person auf, dann erst entsteht die Kontrastwirkung des sinnwidrigen Gehabens im Verhältnis zur Gesamtperson und ergibt das Bild der bekannten Zwangsneurose. Diese entsteht also dann, wenn eine Person auf einem bestimmten Teilgebiet dekortisiert ist, entweder weil sie an dieser Stelle eine krankhafte Störung der Kortisierung erlitten hat oder weil hier die Kortisierung durch genostatische Hemmungswirkung nicht vollkommen erfolgen konnte. An dieser dekortisierten Stelle drängen sich dann Stammhirnfunktionen vor, die vom Willen nicht beherrscht werden und das Leben sehr empfindlich stören können. Ein derartiger Einbruch striärer Funktionen in eine kortisierte Persönlichkeit ergibt das Bild der Zwangsneurose. Es ist einzusehen, daß entsprechend der

Topographie der Störung alle möglichen Inhalte als „neurotische" Symptome vorkommen können. Die Störung kann so gering sein, daß gelegentlich nur ein einzelnes Wort zwangsweise, d. h. gegen den eigenen Willen, ausgestoßen wird. Dann ist eben — in bildlicher Ausdrucksweise — nur eine Masche im kortikalen Gewebe aufgegangen, die eine Lücke verursacht hat, durch welche sich ein kleines Symptom durchgezwängt hat. Der Zwangsneurotiker ist für seine Symptome ebensowenig verantwortlich und kann sie ebensowenig beherrschen wie dieser Idiot seine Pedanterien und Stereotypien. Beide stehen bezüglich des einzelnen Symptoms auf gleicher Stufe. Man kann daher die Neurose ebensogut eine partielle Idiotie wie die Idiotie eine universelle Neurose nennen. Nur die Größe der dekortisierten Fläche bestimmt den Unterschied.

Es wurden hier die katatonen und stereotypen Bewegungsformen als pallidäre Symptome beschrieben und in ihnen Analogien zu phylogenetisch alten Lebensäußerungen vermutet. Viel mehr gilt das für gewisse Bewegungsarten, die sich an dem geschilderten Fall beobachten ließen und die an Kletterfunktionen der Affen und an Flatterbewegungen großer Vögel erinnern, also mit einiger Wahrscheinlichkeit als atavistische Rückschläge betrachtet werden können. In solchen, dem Willensbereich entzogenen Bewegungsautomatismen aber soll nach der hier vertretenen Auffassung nichts anderes als die Äußerung der von der Gehirnrinde getrennten Stammhirnfunktionen gesehen werden. Nur diese striopallidären Automatismen, nicht aber „psychische" Erlebnisse gestalten den Inhalt der „Neurose". Sie erscheinen *dann* als „neurotische" Symptome, wenn sie — bildhaft gesprochen — durch die Lücken der geschädigten Rinde durchbrechen.

Zum Bilde der striopallidären Störung gehören auch die explosionsartigen Durchbrüche des katatonen Zustandes der Ruhe in Form der verschiedensten Impulsakte. Es fehlen hier die fließenden Übergänge im zerebralen Geschehen. Da gibt es Stauungen und abrupte Unterbrechungen, auch massive Entladungen, die katastrophale Formen annehmen können. In der Psychiatrie ist dieser Gegensatz von Ruhe und Erregung in den diagnostischen Begriffen: „katatoner Stupor" und „katatone Erregung" festgehalten und findet seine Erklärung in der genostatischen Insuffizienz der dienzephalen Regulierung (S. 29).

Innerhalb der hier sehr hochgradigen motorischen Störung ist die mangelnde Koordinationsfähigkeit für die alltäglichen Hantierungen besonders auffällig. Er ist nicht imstande, eine vorgezeigte Handbewegung (Faustschluß) nachzumachen. Solche *Apraxie* besteht jedoch nur, wenn eine bestimmte Leistung von ihm verlangt wird, wenn der Erregungsablauf also über die Rinde geleitet werden soll. Die gleiche Handlung, die über Auftrag nicht durchgeführt werden kann, erfolgt hier manchmal in promptester und geschicktester Weise, wenn sie spontan, also aus eigenen Affekt- oder Triebbedürfnissen (thymogen), eingeleitet wird. Dieses Mißverhältnis zwischen Spontanleistung und Reaktionsleistung wird später (bei Fall 29, S. 123) als Spontanprävalenz bezeichnet werden und ist Symptom einer Leitungsstörung zwischen Rinde und Stamm. Die Apraxie muß als Stirnhirnsymptom angesehen werden.

Ein Rückblick auf die geschilderte Gesamtpersönlichkeit läßt es nicht zweifelhaft erscheinen, daß hier auch das Gefühlsleben schwer verändert ist. Man wird daher annehmen müssen, daß auch der *Thalamus* als Gefühlszentrum an der zerebralen Störung wesentlich beteiligt sein muß. Zu den thalamischen Ausfallserscheinungen gehört die starke Herabsetzung der Schmerzempfindlichkeit, aber auch die Neigung, traurige Stimmungen paradoxerweise durch Gesang auszudrücken. Man kann diese Vermischung von Weinen und Singen auch als Synästhesie auffassen. Es ist ihm wohl möglich, seine traurige Stimmung in den normalen Weg des Weinens zu leiten, doch steht ihm auch der etwas ungewöhnliche Weg in das Lied zur Verfügung. Man mag sich hier eine mangelhafte Isolierung jener Bahnen vorstellen, welche den beiden Reaktionsmöglichkeiten zugeordnet sind. Eine derart mangelhafte Isolierung der expressiven Funktionen erinnert an die Totalität des psychischen Geschehens in der homothymen Phase. Es ist verständlich, daß solcher Isolierungsmangel zu einer *Ambivalenz* der Reaktionsart führt, daß also ein Reiz von der ihm adäquaten Reaktionsbahn auf eine Nachbarbahn *abspringen*[1] kann. Solche Abspringfunktion ist grundlegend für das Verständnis mancher „neurotischer" Mechanismen. Dieser Mensch singt bei einem traurigen Anlaß nicht etwa, weil er das traurige Erlebnis verdrängt und im Lied eine symbolhafte Ersatzbildung erzeugt. So würde der Psychoanalytiker folgern und den Schluß ziehen, das Lied sei ein neurotisches Symptom an Stelle einer verdrängten Trauer. Tatsächlich entsteht das Lied jedoch in der Weise, daß bei einer dekortisierten Persönlichkeit infolge mangelhafter Isolierung der Expressivbahnen der Reiz der Trauer auf ein inadäquates Reaktionssystem überspringt.

An dieser Stelle sei eingefügt, daß manche Formen von nächtlichem Bettnässen in einem unverkennbaren Zusammenhang mit den Sexualfunktionen zu stehen scheinen. Aber dies wiederum nicht im Sinne der psychoanalytischen Auslegung als Verdrängungserscheinung, sondern in der gleichen Art, wie eben beschrieben, als Abspringfunktion, wobei sexuelle Impulse aus dem Stammhirn oder aus dem Rückenmark infolge eines Isolierungsmangels in die Bahn der Harnfunktion abgleiten und zur Harnentleerung führen.

Neben abnormen thalamischen Reaktionsweisen kommt es bei diesem Schwachsinnigen erstaunlicherweise auch zu besonders differenzierter Feinfühligkeit, mit der er den Schmerz der Mutter einfühlend wahrzunehmen vermag. Hierher gehören auch die telepathieartigen Sensibilisierungen seiner Reaktionsmechanismen, mit Hilfe derer er zu Leistungen befähigt ist, die das normale Maß weit übersteigen. Solches findet sich auch bei domestizierten Tieren (Hunden), welche mit ihren akortikalen Instrumenten erstaunliche Wahrnehmungen machen können.

Zum Schlusse sei noch auf den Riesenwuchs hingewiesen, der sich auch in das Bild der Dekortisierung einordnen muß. Man kann einen Hemmungsfortfall im Gebiet des Hypothalamus annehmen, wodurch die Hypophyse (Wachstumsdrüse) vielleicht zu vermehrter Tätigkeit angeregt wird. Ähnliche trophische Störungen findet man oft bei Dekortisierten, die meist als primäre innersekretorische Drüsenstörungen aufgefaßt werden, weil man zu wenig die zerebralen Begleitsymptome mitberücksichtigt, die einen Schluß auf eine Dekortisierung gestatten würden.

Dieser hier beschriebene Fall einer striopallidär-thalamischen Idiotie mit trophischer Störung (Riesenwuchs) soll in der Vielfalt seiner dekortisierten Mechanismen als Anschauungsmodell neurotischer Symptome die organische Entstehung der Neurosen stützen und als Beweis gegen die psychologisierende Deutung derselben betrachtet werden.

Als Ursache der Störung muß eine im Anschluß an die Diphtherie im dritten Lebensjahr aufgetretene Enzephalitis angenommen werden. Doch dürfte eine zerebrale Disposition die Schädigung begünstigt haben.

---

[1] Vgl. Lorenz, K.: Übersprungfunktion.

Fall 6. Ein achtjähriger Bub kommt wegen seines besonders starken Eigensinns sowie wegen seiner schweren Angstzustände an die Klinik. Er ist infolge einer sehr schweren Zangengeburt rechtsseitig leicht gelähmt, lernt sehr gut in der Schule, schreibt linkshändig. Auf der Klinik zeigt er sich einzelgeherisch, abgeschlossen, sehr empfindlich und reizbar, hat Angst vor allem möglichen, vor dem Geräusch der Klosettspülung, vor kleinen Hunden, wird leicht weinerlich. Auffallend sind seine stereotypen Spiele mit der Eisenbahn. Mit neun Jahren treten pseudologische Phantasien auf. Unter anderem erzählt er, daß er einen Bruder in Amerika habe und selbst mit einem Schiff auf dem Meer gefahren sei. Demgegenüber ist seine sonst ganz besondere Aufrichtigkeit hervorzuheben. Es ist bei ihm, abgesehen von den pseudologischen Produkten der letzten Zeit, eine Lüge überhaupt nie bekannt geworden. Er führt reichlich Selbstgespräche mit starken Gestikulationen.

Mit 14 Jahren ist er in der vierten Realgymnasialklasse einer Privatschule. Er kommt mit, aber nur durch seinen staunenswerten Fleiß. Er ist im Lernvorgang sowie in allen seinen Bewegungen äußerst langsam, so daß er den ganzen Tag bis spät in die Nacht hinein mit seinen Aufgaben beschäftigt ist. Den Begriff Freizeit kennt er nicht. Den Memorierstoff eignet er sich ambulant an, wobei durch das mechanische Auf- und Abschreiten Konflikte mit den Hausparteien entstehen. Für sein Ankleiden und für seine Toilette benötigt er eine ganz ungewöhnlich lange Zeit, nicht aus Eitelkeit, sondern wegen der vielen zwanghaften Pedanterien, deren Unterdrückung ihm qualvolle Unruhe bereitet. Besonders aber beanspruchen seine langen Klosettsitzungen mit zeremonienhafter Reinigungsprozedur außerordentlich viel Zeit. Auf solche Weise ist sein Tag voll ausgefüllt mit einer vielfach leerlaufenden Tätigkeit, mit Brodlerei, Wascherei, Räumerei, so daß er nur in einem Haus geduldet werden kann, wo sich, wie hier, die alleinstehende, aber sehr vernünftige Mutter ganz in das neurotische Leben mit eingesponnen hat und, wiewohl selbst gar nicht im mindesten neurotisch, aus Liebe zum Kind unter dessen neurotischer Diktatur kapituliert hat.

Wie an der Geburtslähmung erkennbar, hat hier ein zerebraler Prozeß stattgefunden. Es liegt daher nahe, die Wesensabweichung mit dieser Störung in Zusammenhang zu bringen. Die zwanghafte Lebensführung erweist sich durch ihren imperativen Charakter dem Willenseinfluß entrückt, muß also in psychiatrischer Nomenklatur als *Zwangsneurose* gebucht werden. Im Alltagsverhalten zeigen sich zunächst Stereotypien und Tempoverlangsamung. Die ersteren haben die äußere Form sinnentfremdeter Handlungsweisen: Reinigungshandlungen, ohne daß eine Reinigung vonnöten wäre, Ordnung schaffen, ohne daß Unordnung besteht, also rein automatische Handlungsstereotypien. Wollte man ihnen einen Sinn unterschieben, so müßte man zu Theorien Zuflucht nehmen, welche wie die Psychoanalyse solche Zwangserscheinungen als Symbole, als verkappte Sexualwünsche, als Produkte verdrängter Komplexe auffaßt. Es besteht jedoch kein Anlaß, in diesem durchgehend automatisierten und mechanisierten Leben phantastische Kompliziertheiten anzunehmen für Symptome, die nichts sind als unwillkürliche Erregungszustände subkortikaler Ganglienapparate, genostatische Fehlprodukte (S. 28).

Der automatische Charakter dieses Lebens zeigt sich schon in der Kindheit als Eigensinn, in den monotonen Spielen, später in seiner ambulanten Lernmanier. Seine „pathologische" Aufrichtigkeit zeigt die unbeugsame Starre seiner Persönlichkeit, der jene Dimension fehlt, in welcher neben einem Wissen des Wahren ein Falsches gesagt oder nur vorgestellt werden könnte. Solche „neurotische" Aufrichtigkeit ist natürlich weit entfernt von jeder ethischen Wertung. Der Ansatz zur sporadischen Phantasielüge hat hinwiederum gar nichts mit der „physiologischen" Zwecklüge zu tun. Die Phantasielüge ist hier Ausdruck für den Zustand der Homothymie, der Dekorti-

siertheit, in welchem, wie im normalen Kindesalter, thymogene, also affekt-
bedingte Vorstellungen Realitätscharakter erhalten. Es sind Produkte der
kindlichen Eidetik, welche, ähnlich wie die Halluzinationen, subjektive Realitäten sind. Wäre dieses Kind nur imstande — so müßte man paradoxerweise wünschen —, wirkliche Lügen zu gestalten, dann wäre sein geistiger
Zustand weitaus günstiger zu beurteilen. Die hier gezeigte pathologische Aufrichtigkeit ist also Zeichen der neurotischen, d. h. automatischen, dekortisierten, eingeengten Stammhirnmechanik. Es ist gar nicht vorstellbar, wie
in einem solchen mechanischen, fast seelenlosen Leben ein von der „Ichzen-
sur" inspirierter Verdrängungsprozeß zur Verhütung „peinlicher Erlebnisse"
Symbolbildungen hervorbringen sollte, wie dies die Auffassung der Psychoanalyse von der Zwangsneurose ist. Dieses Leben entrollt sich als ein Ablauf
zerebraler Erregungsprozesse, als ein System von Reflexvorgängen, unfähig,
Gefühlserlebnisse differenzierterer Art aufzunehmen. Und dieser Mechanismus sollte zum Schutze einer supponierten psychischen Empfindsamkeit die
Aufgabe haben, Erlebnisse zu symbolisieren! Wer in nüchterner Betrachtung
vor diesem offenen, unverdeckten Menschen steht, kann niemals solche seelische Kompliziertheiten in seinem Inneren vermuten.

Betrachtet man dieses Kind vom Gesichtspunkt der soziologischen Stellung,
so muß man den aus dem Bild der Schizophrenie bekannten Begriff des
Autismus anwenden. Dazu veranlaßt seine Einzelgeherei, seine Selbstgespräche, die Erfülltheit durch die eigene Person und die vollkommene Kon-
taktlosigkeit mit der Umwelt. Da zudem sowohl in seinem zwangsneurotischen Gehaben wie in seinem übrigen Verhalten Zeichen der *Katatonie* ausgeprägt sind und da sich in seinen verstärkten Phantasieprodukten Sinnestäuschungen andeuten, formt sich ein Symptomenkomplex, der sehr zur Diagnose Schizophrenie drängt. Doch läßt sich diese Diagnose nicht rechtfertigen, weil ja doch hier eine zusammenhängende Persönlichkeit noch erhalten
ist, mit der bis zu einem gewissen Grad noch einfühlend Kontakt genommen
werden kann, wenn auch dieser Kontakt ein sehr kühler, rein intellektueller
ist, dem jede thymogene Note fehlt. Man wird aber auf Grund der Symptomatik zu der Annahme gedrängt, daß sich Schizophrenie und Zwangsneurose
in vielen Punkten berühren. Wieder ein Hinweis auf die Überschneidung
psychiatrischer Zustandsbilder.

Die Motorik ist in ihrem Vollzug verlangsamt und durch den Ausfall aus-
gleichender Mitbewegungen und durch das Fehlen der tekto-retikulären Regulierungen katatonisiert, versteift und puppenhaft mechanisiert, bietet somit
alle Zeichen, die bei den Störungen des Pallidums beschrieben wurden (S. 33).
Es hat hier die Dekortisierung vornehmlich zu einer *pallidären* Störung geführt. Unverkennbar ist hier auch die Störung der Ichperson, die als Autismus bezeichnet wurde. Für diesen müssen wir wohl eine Veränderung im
Persönlichkeitsskelett, also in den tragenden Teilen des Reothyms annehmen,
und zwar vorwiegend im Selbstdarstellungsanteil, womit auch die diagnostische Annäherung an die Schizophrenie gegeben ist.

Zwang und freier Wille

Der für die neurotischen Erscheinungsformen bestimmende Begriff
„Zwang" fordert zur Aufrollung des Problems „freier Wille" heraus. Denn
unter dem Zwang des „neurotischen" Symptoms geschieht doch etwas nicht
nur ohne, sondern geradezu gegen die Initiative eines freibestimmenden Wil-

lens. Diese Tatsache soll hier nicht philosophisch behandelt, sondern in das Anschauungsmodell gehirnphysiologischer Systematik eingezeichnet werden.

Viel komplizierter als das Schema des einfachen Reflexbogens im Rückenmark vollziehen sich die Reaktionen im Bereiche des Gehirns. Aus den Potentialdifferenzen allenthalben verstreuter zerebraler Zellinseln innerhalb eines geschlossenen Reaktionssystems sammeln sich die zentripetalen Reize in einem übergeordneten Zellmuster, woselbst geschaltet wird wie im Reflexbogen des Rückenmarkes, wo bei entsprechender Aufladung durch die zentripetalen Erregungen die zweckmäßigen biologischen Verhaltensweisen ausgelöst werden. Ein derartiges, am Steuer eines zerebralen Reaktionsvorganges postiertes, übergeordnetes Zellmuster sei *Schaltmuster* genannt.

Ein Schaltmuster ist also der Ort, wo eine zentripetale Reizzuleitung nach dem Muster des kleinen medullaren Reflexbogens in eine zentrifugale Aktion (Reaktion) umgeschaltet wird. (Im Hungerzustand steigern sich die aus verschiedenen Notstandsbezirken zusammenströmenden Bedarfsreize innerhalb eines Schaltmusters zum Nahrungstrieb und drängen in die motorische Aktivität zur Nahrungsaufnahme.)

Von der topographischen Beziehung des Schaltmusters zum Reothym hängen die Art und das Wesen des biologischen Vollzuges ab. Hier gibt es folgende Möglichkeiten:

1. Die meisten Schaltmuster funktionieren ohne Bewußtseinsschaltung, ohne reothymale Verbindung, als nicht bewußt werdende Reflexvorgänge.

2. Erhält das Schaltmuster im Kortisierungsweg Anschluß an das Reothym, schwingt es also in das Ich-Erlebnis ein und bekommt zur Unterstützung der biologischen Zweckmäßigkeit zusätzlich reothymale Impulsverstärkung, so entsteht die Sensation der Ich-haften, gewollten Initiative. Die Totalität des reothymalen Ich in Verbindung mit dem Vollzug eines Schaltmusters (zum Beispiel des Nahrungstriebes) beanspruchen das maximale verfügbare Erregungskontingent und gestalten das Erlebnis der Willenshandlung (zum Beispiel in der Formulierung: ich will essen).

3. Bezieht das Schaltmuster seine Reize nicht aus den Elementen des zugehörigen Reaktionssystems, sondern wird es im Wege der Übersprungfunktion aus anderen Kraftquellen aufgeladen, so entsteht ein inadäquates Reaktionsprodukt, ein „neurotisches Symptom", zum Beispiel ein Tic, in ähnlicher Weise wie ein Reflex als unwillkürlicher Ablauf. Wird solcherart das Schaltmuster des Nahrungstriebes nicht aus den chemischen Bedürfnissen der Gewebe aufgeladen, sondern aus fehlgeleiteten Reizquanten, aus „Irrgehern", so daß nun der Nahrungstrieb seine zentripetale Reizleitung verloren hat und daß diese durch einen fremden Reiz ersetzt wird, zum Beispiel durch die Wirkung einer enzephalitischen Narbe oder durch den elektrischen Reiz im Hessschen Reizversuch, dann kann zum Beispiel die sonst der Nahrungsaufnahme dienende Kaubewegung sozusagen sinn- und zwecklos ausgelöst werden, als leer laufender Mechanismus, als Tic: Im weiten Meer der Virtualperson ein insulares Zellmuster, gar nicht oder nur recht lose mit dem Reothym verbunden, also gar nicht oder nur sehr dürftig vom Bewußtsein zur Kenntnis genommen. Weder wird ein derartiger Tic oder ein ähnlich gebautes „neurotisches Symptom" als Frucht eines freien Willens noch als Funktion eines unwiderstehlichen Zwanges empfunden: es ereignet sich mit der objektiven Unwillkürlichkeit eines Reflexvorganges.

4. Tritt nun aber der Fall ein, daß ein durch Reizübersprung erregtes Schaltmuster (es sei neurotisches Schaltmuster genannt) Anschluß an das Reothym bekommt, so könnte man erwarten, daß auch dieses *neurotische*

genau so wie das in Punkt 2 beschriebene *physiologische* Schaltmuster die Qualität der Gewolltheit erhalte. Dies ist aber nun gar nicht der Fall. Ganz im Gegenteil: Das neurotische Symptom wird nicht *gewollt*, es wird *gemußt*. Und dies kommt daher, daß ein neurotisches Schaltmuster seine normale Regulierung verloren hat.

Aus einer fremden, unspezifischen Reizquelle erfolgt ohne Vorhandensein eines Mangelzustandes die Aufladung des Schaltmusters und dann die Reaktion, die oft nur in einem fragmentarischen Anteil vollzogen wird (zum Beispiel die Kaubewegung) und im Leerlauf ein neurotisches Symptom gestaltet. Dabei fehlt begreiflicherweise der Lustwert der Befriedigung, da ja kein Mangel im System (kein Hunger) zu beheben war. Es kommt daher auch zu keiner physiologischen Reizpause (zu keiner Sättigung), da die Reizquelle aus fremden Gebieten stammt (Übersprung) und im eigenen System nicht stillgelegt werden kann. (Nahrungszufuhr bringt den neurotischen Reiz nicht zur Ruhe.) So wird das neurotische Symptom in kontinuierlichem Zustrom unspezifischer Erregungen (im Übersprungweg) laufend gespeist. Dieser ganze, im neurotischen Schaltsystem eingeschlossene Erregungskomplex erscheint unter, dem reothymalen Anschluß als *Zwangshandlung*. Die Reaktionen haben ihre Reizquelle nicht innerhalb des eigenen Systems, sind daher nicht von der biologischen Regulierung dieses eigenen Systems abhängig, sondern von den Erregungsverhältnissen der außerhalb dieses Systems gelegenen neurotischen Reizquellen. So erfolgt das unberechenbar-fallweise, oft periodische, oft wieder affektiv bedingte Auftreten eines neurotischen Symptoms (zum Beispiel eines Tic). Der Zwang gestaltet sich unter dem Druck der unabstellbaren Reizzufuhr im neurotischen Schaltmuster, wobei die ständigen frustranen Erregungen von quälenden Unlustgefühlen begleitet werden.

Im Gegensatz zu solcher Zwanghaftigkeit wird bei der Willenshandlung ein in gesunder Lustwährung normal reguliertes Schaltsystem mit dem Reothym in Verbindung gebracht. Da dieses, zufolge seiner Selbstregulierung, immer wieder entladen wird (Sättigung), sobald die Bedarfsituation beseitigt ist (durch Nahrungszufuhr), ist seine reothymale Bindung locker und diskontinuierlich: Bald ist sie da, bald fehlt sie (bald *will* ich essen, bald wieder nicht), je nach dem Erregungszustand des Schaltmusters. Das Erlebnis der *Freiheit* dieses Willens aber wird dadurch ermöglicht, daß die Planvorstellung eines zerebralen Vollzuges *vor* dessen Realisierung geformt wird. Der im Schaltmuster des Nahrungstriebes bereits skizzierte Befriedigungsmechanismus des Eßvorganges wird als Vorstellung vorerlebt.

Derartige Planvorstellungen tauchen im Bereiche der Virtualperson jeweils in reichlicher Anzahl von Zellmusterarten auf, wobei deren ständig fluktuierende Voltagen (Erregungsspannungen) im Wettstreit ihrer Ladungsstärke das illusionäre Gefühl alternativer Wahlfreiheit erzeugen.

Fall 7. Ein zwölfjähriger Bub erkrankt an Diphtherie und behält eine rechtsseitige dauernde Hemiparese. Er entwickelt sich fortan als Einzelgänger und Hypochonder. Im Mittelschulstudium versagt er, dagegen hat er Erfolg im Musikstudium. Trotz seiner Lähmung spielt er Violine und Flügelhorn. Zunehmend mit seiner Entwicklung treten Zwangserscheinungen auf. Mit 20 Jahren ist er überempfindlich gegen Straßenunfälle, wird ohnmächtig, wenn er nur daran denkt. Sieht er einen Menschen mit geschwellten Stirnadern, so kommt er nahe an eine Ohnmacht in der vorstellungsmäßigen Erwartung, es müsse Blut herausströmen. Auf jeder Bahnfahrt stellt er sich zwangsweise Unfälle mit blutrünstigen Bildern vor. Mit 22 Jahren kann er keine Möbelecken sehen, sie verursachen ihm einen körperlichen Schmerz im Auge. Er hat die Empfindung, die Ecken stoßen ihn ins Auge. Ähnlich ergeht es ihm bei allen spitzen Gegenständen (Akrophobie), er muß den Blick von ihnen abwenden. In seiner Schublade hat er dicke Stöße von Zetteln aufbewahrt, auf denen er ganz banale Beobachtungen zwangsweise aufschreibt. Er wird im Wesen immer pedantischer, sparsamer, ehrgeiziger, hypochondrischer. Auf sexuellem Gebiet ist er schwach entwickelt, doch führt er nach außen das Leben eines Don Juan. Mit 30 Jahren ist er fett, sein Bartwuchs ist schwach entwickelt.

Die starken Zeichen von eidetischer Vorstellungsart und Homothymie sind hier auffallend. Homothym ist die starke Integration mit anderen Menschen und Objekten, die vulgärpsychologisch als Einfühlung bezeichnet wird. Er identifiziert sich mit dem Opfer eines Unfalles, indem er dessen Leiden am eigenen Reothym zur Darstellung bringt. Spitze Objekte werden nach Art infantiler Homothymie mit der Totalität der Person wahrgenommen, so daß sie im Körperschema eine verletzende Wirkung vortäuschen. Man erinnert sich hier der Konkretisierungsfähigkeit beim hysterischen Charakter (S. 92), wodurch ein zerebrales Zellmuster die sensorische Körperperipherie mit zu erregen vermag. Nur das anfallsweise Auftreten solcher homothymen Mechanismen unterscheidet den Zustand von hysterischen Reaktionen.

Unzweifelhaft ist hier aber der Zusammenhang der „Neurose" mit der hemiplegischen Gehirnstörung.

Wieder erscheint hier ein zwangsneurotischer Symptomenkomplex an einer gehirngeschädigten Persönlichkeit mit inkretorischer Stigmatisierung. Man findet also auch hier eine Bestätigung für die Annahme, daß die sogenannte Neurose ein organischer Prozeß ist, eine partielle Dekortisierung, hier infolge der überstandenen Diphtherie-Enzephalitis. Die gleiche Schädigung hat auf trophischem Gebiet zur inkretorischen Persönlichkeitsprägung geführt und charakterologisch den Typus des Don Juan geformt, der, wie noch gezeigt werden soll (Fall 22, S. 76), der Ausdruck feminin-infantiler Konstitution ist.

Folgende Tatsache fordert aber eine Ergänzung dieser Analyse: die Schwester dieses Mannes ist eine nach Lebensführung und Konstitution eindeutig maskuline Frau. Wir werden später in einer solchen „Dissoziation" sexueller Persönlichkeiten innerhalb einer Geschwisterreihe (S. 217) einen gesetzmäßigen Zusammenhang aufdecken und als Ursache eine infantilistische Anlage in der Erbmasse annehmen. Es ist daher wahrscheinlich, daß hier die feminine Konstitution bereits in der Anlage gegeben war, und anzunehmen, daß das primär infantilistische Gehirn für die zerebrale Schädigung durch das Diphtherietoxin besonders empfänglich war.

Fall 8. Ein jetzt neunjähriger Bub hatte drei Tage nach seiner Geburt schwere Fraisenanfälle. Dann keine Krampferscheinungen mehr bis zum Schuleintritt. Nachher setzten epileptische Anfälle mit Krampfzuständen, Harnabgang, Speichelschaum und nachfolgender Dämmrigkeit ein. Im Verhalten zeigten sich neue Wesenszüge. Er wird zudringlich und boshaft, lästig mit weitschweifiger Rede, zeigt Mangel an Ausdauer und ist manuell sehr ungeschickt. Daneben zeigen sich deutlich zwangsneurotische Symptome: eine ausgesprochene Platzfurcht, Bahnangst, Angst vor geschlossenen Räumen. Die epileptischen Anfälle dauerten bis zum 21. Lebensjahr und erschienen beim Militär im 25. Lebensjahr neuerlich. Der Habitus ist leicht degenerativ: Henkelohren, starke Körperbehaarung, niedere, fliehende Stirn, enggestellte Augen, leicht eingesunkene Sattelnase. Beide Eltern hatten Lues.

Hier erscheint, parallel zur Epilepsie, ein ausgesprochen zwangsneurotisches Bild auf einer vermutlich durch die Lues geschaffenen organischen Grundlage. Die Lues hat hier möglicherweise durch vorzeitige Verknöcherung im Schädelskelett die normale Ausbildung und Ausreifung des Gehirns in der verkleinerten Schädelkapsel verhindert. Vielleicht aber ist schon die mangelhafte Gehirnreifung eine Folge der Lues.

Es ist bekannt, das die Epilepsie als Krankheit mit der Feststellung der Anfälle nicht erschöpfend beschrieben ist. Man weiß, daß hinter dem Symptom des Anfalles sehr häufig eine weitgehende Charakterveränderung vorliegt, die von manchen auf sekundäre Veränderung durch die Anfälle zurückgeführt wird, viel wahrscheinlicher aber selbst Ausdruck einer allgemeineren Hirnstörung ist, von der *ein* Symptom der epileptische Anfall und ein anderes die Charakterveränderung ist. Der epileptische Charakter hat mit dem neurotischen Charakter unverkennbare Ähnlichkeit. Die Neigung des Epileptikers zum Zeremoniellen und Stereotypen erinnert an die Zwangshandlungen in den Neurosen. Ängstlichkeit, Pedanterie und gewisse Erscheinungen der Katatonie, wie Klebenbleiben und Nicht-loskommen-können, sind beiden Zuständen gemeinsam. Auch Störungen im vegetativen System und in der subkortikalen Motorik kommen bei beiden Zuständen vor. Diese Gemeinsamkeiten haben ihre Ursache in der gemeinsamen organischen Grundlage, in einem Zustand mangelhafter oder gestörter Kortisierung. Die epileptoiden und neurotischen Symptombilder gleiten so fließend ineinander über, daß man fast sagen kann: wenn bei einem dekortisierten Zustand Anfälle auftreten, wird die Diagnose „epileptoider Zustand", bei Fehlen der Anfälle „neurotischer Zustand" gestellt. Der epileptische Anfall ist eben nur eines der vielen Symptome der Dekortisierung.

Hier scheint vor allem beachtenswert, daß Fraisenanfälle und Epilepsie doch zweifellos Symptome einer organischen Veränderung sind, so daß auch die hier aufgezählten sogenannten neurotischen Komplexe (Platzfurcht, Angstzustände usw.) auf organische Grundlage gestellt erscheinen und nicht das Produkt irgendwelcher Erlebnisverwirrungen sind.

Fall 9. Ein elfjähriger Gymnasiast kam wegen Angst und zwangsneurotischer Erscheinungen aus einer psychoanalytischen Behandlung an die Klinik. In seinen Angstzuständen halluzinierte er Gestalten, die sich kinoartig bewegten. Er ist sehr intelligent, altklug, sucht nur Verkehr mit Erwachsenen, entwickelt philosophische Gedankengänge in einer weit über sein Alter hinausgehenden Reife. Er sammelt Marken, Muscheln und Münzen, ist Einzelgeher und führt sehr konsequent ein Tagebuch. Er erklärt, nur aus der Erinnerung Lustgewinn zu beziehen, während ihn die Gegenwart ganz kalt läßt. Er spricht sehr offen und rückhaltlos, ohne jede Hemmung. Eine „Verdrängung" kann man bei diesem Kind, das seine Innerlichkeit ganz bedenkenlos vor jedermann ausbreitet, gar nicht annehmen. Es bestehen gewisse Überempfindlichkeiten und Idiosynkrasien. So ist er außerordentlich lärmempfindlich, im Essen sehr heikel und verträgt den Schweißgeruch von Frauen nicht. Er hat sehr lebhafte Träume von Leichen, Blut, Feuer und nackten Leibern. Allerdings ist vermutungsweise durch die Psychoanalyse die Beobachtung von Träumen sehr kultiviert worden. Er ist sehr musikalisch, ein fanatischer Opernbesucher, aber außerordentlich feig und jedem Sport abgeneigt. Mit 12 Jahren bekommt er absenceartige Zustände, aus denen sich später ganz klassische epileptische Anfälle entwickeln. Mit 22 Jahren war er Jusstudent, die Anfälle waren nur selten.

Aus einem frühreifen, intellektuellen, komplexreichen, unsportlichen, „neurotischen" Kind mit Zwangserscheinungen wird später ein Epileptiker.

Fall 10. Ein zwanzigjähriges Mädchen, seit seiner Kindheit schwer angstneurotisch, mit starken Empfindlichkeiten auf allen Gebieten und übertriebenen, fast zwangsneurotischen Pedanterien, immer einzelgeherisch, bekommt plötzlich epileptische Anfälle. Sie ist körperlich maskulin gebaut mit starkem Schnurrbart und kräftigem Skelett, vollkommen frigid, versteht es aber sehr geschickt, ihren Bräutigam darüber zu täuschen. Der Blick ist unkoordiniert, leicht schielend und zeigt vermehrten Glanz. Es bestehen vasoneurotische Erscheinungen, besonders kalte Hände und Füße.

Die innersekretorisch abnorme Konstitution (Hyposexualität, Maskulinität), der unkoordinierte Glanzblick sind die der Epilepsie beigeordneten zerebralen Symptome, also Ausdruck organischer Störung, mit welcher offenbar die der Epilepsie vorausgehende Angstneurose mit den neurotischen Charakterzügen (Pedanterie, Überempfindlichkeit) auch zusammenhängt. Man sieht hier wieder Neurose und Epilepsie als koordinierte Symptome einer organischen Störung.

Fall 11. Ein zwanzigjähriger Mann erkrankt im Jahre 1921 an einer Encephalitis lethargica mit Umkehrung des Schlafrhythmus als vordringlichem Symptom. Im Verlauf der folgenden zehn Jahre entwickelt sich schleichend ein „parkinsonistischer" Zustand mit Versteifung und Verarmung der Gesamtmotorik. Das Gesicht ist pastös, salbenhaft und mimisch unbewegt. Die Sprache ist monoton. Mitten im Ablauf einer Beschäftigung kann er nicht weiter. Er ist während des Schreibens plötzlich außerstande, den Taster der Schreibmaschine zu drücken. Er muß an Stelle der verlorengegangenen Reflexautomatik neue Bahnen suchen, um auf Umwegen eine vorgestellte Bewegung ausführen zu können. Dies gelingt ihm erst, wenn er die Motorik über den Verstand leitet und die Bewegungsfigur des Schreibaktes in ihre Elemente intellektuell zerlegt. Er muß sich jeden Akt der Bewegung vorsagen. Neben dieser motorischen Störung kommt eine Zwangsneurose zur Entwicklung, die sich äußerst störend in sein Alltagsleben einschiebt. Er sucht die „ideal gerade Linie". Er hat einen ungemein verschärften Blick für Symmetrie und Parallelität, und jede geringste formale Ungenauigkeit, sei es auf einem Tapetenmuster, auf einem Plakat, in einem Buch usw., stört ihn und zwingt ihn zur Unterbrechung seiner Tätigkeit, zum Klebenbleiben an der Erscheinung und zur Unfähigkeit, von ihr loszukommen. Ebenso sucht er die „ideale Spitze", die er nie finden kann. Daneben wird er sehr von Zahlen gequält. Er sucht und findet allerhand Zusammenhänge, zum Beispiel, daß der Monatstag seiner Geburt (11) die Ziffernsumme seiner Geburtsjahreszahl ergibt. 11 ist auch die Zahl, auf die er alle ihm unterkommenden Zahlen zwanghaft ergänzen muß. Von solcher Ergänzungsfähigkeit macht er dann die voraussichtlichen Erfolge seiner geschäftlichen Tätigkeit abhängig und wird so in ein quälendes System von Aberglauben hineingerissen, das ihm einen großen Teil seiner Arbeitszeit und seiner Nervenkraft raubt.

Ganz deutlich entwickelte sich bei diesem Patienten im Anschluß an eine organische Hirnstörung, an eine Enzephalitis mit parkinsonistischem Verlauf, das ganz typische Bild einer klassischen Zwangsneurose. Hier ist offensichtlich, wie sich durch den Krankheitsprozeß die Rindenfunktion vom Stammhirn trennt, wodurch sinnlose, vom verstehenden Denken abgelöste Gehabensautomatismen abgewickelt werden, die im Widerspruch zur Gesamtpersönlichkeit stehen und von dieser als Fremdkörper empfunden werden.

Fall 12. Ein zwölfjähriger Bub hat als Säugling viel geschrien, jetzt zerbeißt er alles, was ihm unterkommt, Bettzeug, Taschentücher, auch kaut er in besonders intensiver Weise an seinen Nägeln, die papierdünn und fast vollkommen mit Haut überwachsen sind. Er ist wenig intelligent, kommt aber in der Schule mit, ist ein ausgezeichneter Bastler und Zeichner. Er hat ein ganz übertriebenes Sittlichkeitsgefühl und schreibt nach Entlassung an die Leitung der Klinik Briefe, in denen er sich über verschiedene Beobachtungen, die sein Sittlichkeitsgefühl verletzt haben, beklagt. Oft hat er das Gefühl, als würde ihm eine Kugel über den Kopf laufen. Besonders empfindlich ist er gegen Kämmen und gegen jede körperliche Berührung. Neben einer sehr starken Aufrichtigkeit kommen üppige Phantasielügen vor. Er kann sehr ausgelassen sein, dann glüht sein Gesicht wie ein Transparent und der behaarte Kopf ist in Schweiß getränkt. Er schwitzt überhaupt sehr leicht auf dem Kopf und ist vasomotorisch sehr erregbar. Von den Kindern wird er abgelehnt, er ist überheblich und altklug, bezieht vieles ganz grundlos auf sich und ist leicht gekränkt.

Mit 13 Jahren tritt ein epileptischer Anfall auf, der sich bald darauf noch einmal wiederholt. Sein Wesen muß als epileptoid bezeichnet werden: eine fade, tratschhafte, altkluge, weibische Rede: „Wissen S', ich bin halt so ein Mensch, ich sag halt gleich alles, wie ich mir's denk. Und am liebsten bin ich halt zu Haus, da setz ich mich zum Radio oder bastel mir was." Es fehlt der Rede die jugendliche Frische. Das sich häufig wiederholende Flickwort „halt" repräsentiert den resignierten und unvitalen Ton seiner Rede und seiner Persönlichkeit. Er betreibt keinen Sport, hat keinen gesellschaftlichen Anschluß. Er lernt den Mechanikerberuf und heiratet mit 21 Jahren eine viel ältere Frau. Seine starken Schweißhände sind ihm in seinem Beruf sehr hinderlich, da alle Eisenbestandteile, die er in die Hand nimmt, verrosten. Mit 23 Jahren tritt schleichend ein stark parkinsonistisches Zustandsbild auf mit Verlangsamung der Bewegung, körperlicher Versteifung und kleinschlägigen Zittererscheinungen, ganz den Symptomen ähnlich, die im Anschluß an eine Encephalitis lethargica auftreten.

Sein Kopfhaar hat er fast ganz verloren; er hat eine tief in den Nacken reichende Hufeisenglatze. Offenbar besteht ein Zusammenhang zwischen dieser Glatze und den vasoneurotischen Kopfschweißen.

Dieser Bub wurde als Elfjähriger von einer Psychoanalytikerin wegen seines Nagelbeißens analysiert. Das Nagelbeißen wurde als Selbstbestrafung (in identifikatorischer Verschmelzung mit dem Vater) wegen der bestehenden Masturbation gedeutet.

An diesem Fall tritt eine Reihe von Erscheinungen auf, die unter den geläufigen Begriff der Neurose fallen: die verschiedenen Beißtics, die (autistische) Überempfindlichkeit gegen körperliche Berührung, das Gefühl der über den Kopf rollenden Kugel, die vasoneurotischen Erscheinungen, das übertriebene Sittlichkeitsgefühl. Auch die abnorme Aufrichtigkeit ist wie im Fall 6 (S. 51) als neurotisch zu bezeichnen. Zu diesem neurotischen Syndrom tritt dann ein epileptischer Anfall, und als Endeffekt entwickelt sich ein parkinsonistischer Zustand wie nach einer Enzephalitis. Das neurotische Bild erhält hier von zwei Seiten eine organische Stütze, von der Seite der Epilepsie und der Enzephalitis. In Anbetracht der Gesamtpersönlichkeit und ihres Entwicklungsverlaufes erscheint der bloße Gedanke an eine psychogene Entstehung und der sich daran knüpfende Versuch, durch Psychoanalyse eine Heilung herbeizuführen, recht unverständlich. Jedenfalls hat sich das Nägelbeißen bis in die Ehe hinein erhalten, wo doch eine weitere Selbstbestrafung in der Rolle des imaginierten Vaters kaum mehr einen Sinn haben dürfte. Es sei noch verwiesen auf die Prüderie und auf die Ehe mit der älteren Frau als Symptom einer sexuellen Infantilität, wie sie ja bei einem neurotischen Zustand zu erwarten ist.

Wie im Fall 11 (S. 57) liegt hier eine durch das Parkinsonbild erwiesene Erkrankung der Stammganglien vor, so daß an der organischen Entstehung nicht zu zweifeln ist.

Fall 13. Zehnjähriger Bub, als Kind frühreif, kannte schon mit drei Jahren die Uhr und mit vier Jahren konnte er schon lesen. Seit seinem fünften Lebensjahr ist er sehr nervös, sieht sehr schlecht aus, hat zeitweise geränderte Augen. Es entstehen allerlei Tics und er ermüdet bei jeder Beschäftigung. Er wird äußerst leicht zornig und zerreißt in seinen Tobsuchtsanfällen, was ihm in die Hände kommt. Der Schlaf ist so unruhig, daß Schlafmittel gegeben werden müssen. Es besteht starke Angst vor Hunden, Spinnen und auch im Finstern.

Mit zehn Jahren deutliche Verschlimmerung. Er ist oft wie verrückt, grimassiert wie ein Affe, streckt grundlos die Zunge vor, springt plötzlich vom Spiel auf und verkriecht sich unter den Tisch. Er ist ganz verändert, in der Schule wird er unhaltbar, ist boshaft und sticht Mitschüler grundlos mit der Feder. Während er früher ein guter Schüler war, muß er jetzt die vierte Klasse wiederholen. Er weiß nichts mit sich anzufangen, alles wird ihm gleich fad, er hat keinen Freund, äußert oft, daß ihn das Leben nicht freue, ist maßlos egoistisch, nimmt auf niemand Rücksicht. Besonderes Interesse hat er für das Raketenschiff, bastelt viel, aber es kommt nichts dabei heraus. Bettnässen besteht seit jeher. Die Tics vermehren und komplizieren sich. Ticartig fährt er sich mit der Hand über das Gesicht, wie um eine Fliege wegzujagen. Er freut sich sichtlich in fast sadistischer Art, wenn ein Kind gestraft wird. Auffallend ist die wechselnde Gesichtsfarbe, manchmal ist er ganz blaß und eingefallen, dann wieder sehr frisch.

Der Körper ist schlank, gut gebaut, mit feingeschnittenem, zart geädertem, ganymedartigem Gesicht, vibrierende Nasenflügel, man spürt die nervöse Gereiztheit. Es bestehen Zeichen rückständiger Genitalentwicklung.

Im Gespräch wirkt er schon durch das elegante Äußere wie ein Mittelschüler, enttäuscht aber sofort bei Verstandesfragen. Er spricht unbefangen in unverändert gleichbleibender Affektlage sehr monoton, aber reichlich, ganz gleich, ob man ihn nach den Raubmördern fragt, die eben in seiner Heimat verhaftet wurden, oder nach seinem Bettnässen. Er kann sehr introspektiv von seinen Zuständen sprechen, dabei ist er sehr dezidiert in seinen Aussagen und sehr differenzierend in der Wortwahl. Man hat deutlich den Eindruck, daß alles, was er sagt, wirklich empfunden wird, und daß er bestrebt ist, für jede Empfindung den ganz entsprechenden Ausdruck zu finden. Man spürt das Entstehen seiner Worte aus den erlebten Inhalten. Er erzählt von seinen nächtlichen Angstzuständen, von einem stereotypen Traum, in welchem er eine leuchtende Scheibe an der Zimmerdecke sieht, die ihm Angst erzeugt. Er kann kein frisches Hemd anziehen, beim Ringelspiel- und Autofahren wird ihm schlecht. Auffallend ist seine Vorliebe für Blut und blutrünstige Begebenheiten. Er leuchtet mitten in seinem monotonen Gehaben plötzlich auf, als er erklärt, daß er gerne einem Henker bei seiner Arbeit zusehen möchte, und auch, wie er seine Erlebnisse beim Schweineschlachten erzählt, sonst aber zeigen sich keine Affektschwankungen. Bei Berührung zeigt er starke Abwehr, beim Gruß zieht er seine Hand sofort wieder zurück.

In seinem 20. Lebensjahr bekommt er Anfälle von „deja vue", das sind sekundenlang dauernde Zustände, in denen er das Gefühl hat, die gegenwärtige Situation schon einmal in der gleichen Weise erlebt zu haben. Diese Zustände sind absenceartig und stören ihn sehr in seinem Friseurberuf. Sie erscheinen mehrmals monatlich und werden auch von seiner Kundschaft bemerkt. In einem solchen Zustand hatte er einen Kunden beim Rasieren verletzt, so daß ihn sein Chef entlassen mußte. Aber außerdem leidet er auch unter allerhand Zwängen. Beim Briefkasteneinwurf quält ihn das Unsicherheitsgefühl, ob der Brief tatsächlich im Kasten sei. Sein Hemd muß er immer dreimal aus- und anziehen, bis er innerlich beruhigt ist. Sitzt er irgendwo, dann kann er sich erst wieder erheben, wenn er zuvor dreimal geklopft hat. Seine Klosettsitzungen dehnen sich oft eine Stunde lang aus. Den Angehörigen gegenüber motiviert er das dissimulierend mit einem Hämorrhoidalleiden. In Wirklichkeit jedoch muß er zwanghaft rituelle Zeremonien bei der Reinigung durchführen. Die Zahl 2 hat für ihn eine besonders unheilbringende Bedeutung. Die Zwänge bestehen seit etwa vier Jahren und nehmen nun einen derartigen Umfang an, daß er alles unternehmen will, um sich von diesem „Laster" zu befreien. Zu Hause bestehen starke Erregungszustände, so daß die Angehörigen die Unterbringung in einer Anstalt wünschen.

Hier entrollt sich wieder ein Zustandsbild, wie es in der psychiatrischen Diagnostik mit Zwangsneurose bezeichnet wird, bestehend in Handlungsweisen, die sich gegen den eigenen Willen zwanghaft aufdrängen und sich nicht unterdrücken lassen (Ankleide-, Reinigungs-Zeremoniell, Briefkasteneinwurf). Es ist hierin bereits eine ähnliche Spaltung der Persönlichkeit festzustellen, wie sie als Grundstörung bei der Schizophrenie vorkommt: eine handelnde Person scheint einer zweiten gegenübergestellt, die dieses Handeln nicht will, ja schwer darunter leidet. In der zwanghaften Wiederholung verschiedener Handlungen zeigt sich die der Schizophrenie eigentümliche *Stereotypie*. Man erinnert sich aber auch der Stereotypien, die als striäre Symptome bei dem schwer idiotischen Zustand (Fall 5, S. 45) beschrieben wurden. In dem hier vorhandenen Zahlenaberglauben (Zahl 2, dreimaliges Klopfen) ist der Ansatz einer *Wahnbildung* zu erblicken (Fall 11, S. 57), indem hier eine Zahl mit einem besonderen Ereignis zwanghaft und entgegen aller intellektuellen Einsicht in ein kausales Verhältnis gebracht wird. Diese „Wahnbildung" ist Ergebnis einer Zellmustererregung, die mit dem Ich in engstem Zusammenhang steht, also dem Reothym angeschlossen ist. Alle Vorstellungsanhalte, deren Zerebralmuster in das Reothym eingewoben sind, haben ichhaften Evidenzcharakter. Daher sind sie auch durch logische Beweismittel nicht zu beeinflussen und müssen zwangsläufig gedacht werden. Auch in der Rede ist der Druck des Zwanges bemerkbar. Dem Kind steht die Wahl seiner Worte nicht frei, es fühlt sich erst beruhigt, bis das der Situation angepaßte, dem darzustellenden Begriff am besten entsprechende Wort gefunden ist *(Formulierungszwang)*. Daher kommt seinen Aussagen eine zwanghafte, neurotische Aufrichtigkeit zu (Fall 12, S. 57). Er spricht keine schablonenhaften Formeln, sondern muß zu jedem Sachverhalt in schöpferischer Arbeit die passenden Worte sozusagen „nach Maß" erzeugen. Man spürt auch dieses Werden, diesen „naszierenden" Prozeß der Sprachbildung. So wird diese Sprache in ihrem Gestaltungszwang zum Symbol für das ganze Wesen. Dieses ist beherrscht von ich-fernen Gesetzen. Es fehlt der Persönlichkeit die Sensation des freien Willens. Das reothymale Zerebralmuster ist nicht klar gegen die übrige Ganglienmasse (gegen die Virtualperson) abgegrenzt, ihr fehlt die scharfe Kontur, sie hat fließende Grenzen, so daß oft nicht klar zum Erlebnis kommt, was Ich und was Außenwelt, was Wahn und was Wirklichkeit ist. Wenn das reothymale Zerebralmuster nicht an das Zellmuster einer Handlung heranreicht, mit ihr nicht in Schwingungskontakt steht, so erscheint sie der freien Willensinitiative entzogen. Rückschauend muß man dann auch die absonderlichen Eigenschaften im Kindesalter, die grausamen Aggressionsakte und sadistischen Phantasien, unter diesem Gesichtswinkel des Zwanges, der Willensunfreiheit, der Wahnhaftigkeit, also der Verantwortungsunfähigkeit, betrachten.

Er zögert oft in der Rede, ringend nach Ausdruck, diesen oft korrigierend, einschränkend, sich oft abquälend, bis er dann endlich vom richtigen Ausdruck erlöst wird. Häufig entstehen so ganz originelle Wortneubildungen. Solche Wortneubildungen sind symptomatisch für die paranoiden Formen der Schizophrenie.

Sinnestäuschungen sind angedeutet in der Form von Angsthalluzinationen (in dem unter Angsterzeugung auftretenden Bild einer leuchtenden Scheibe), also auch hier ein Anklang an Schizophrenie.

Der Autismus, jenes kardinale Schizophreniesymptom persönlicher Isolierung, wird schon im Kindesalter erkennbar. Er ist immer Einzelgänger und benötigt und sucht keinen Verkehr. Auch zu den Dingen besteht kein Kontakt, er weiß mit ihnen spielerisch nichts anzufangen, alles ist ihm fad. Alle Anpassung an neues Milieu erfolgt unter Schwierigkeiten. Das Anlegen eines neuen Hemdes wird unangenehm empfunden, ebenso die fremde Berührung. Die Überempfindlichkeiten beruhen oft auf Synästhesien, auf Mitschwingungen vegetativer Komplexe, auf Irradiationen einer Sinneserregung auf Nachbargebiete. Dieses Ausstrahlen in einen weiteren Reaktionsbereich erinnert an die früher erwähnten Abspringreaktionen (S. 54) und beruht auf homothymen Residuen infolge Dekortisierung. Die ungewohnten Bewegungen beim Fahren im Auto oder Ringelspiel erzeugen Übelkeit. Sein Gleichgewichtsorgan besitzt eben nicht die Fähigkeit, sich geänderten Bewegungsverhältnissen elastisch anzupassen (Störung im tektoretikulären System). Den Handkontakt beim Gruß empfindet er derart unangenehm, daß er die nur zögernd gereichte Hand sofort wieder zurückzieht. Die Gleichgültigkeit seiner Gefühlslage in jeder Situation erinnert an die Gefühlsverödung im Bilde vieler Schizophrenen. Ganz wie bei der Schizophrenie tauchen aus der Gefühlsleere ganz unvermittelt unerklärliche Affektgestalten, wie Angst und Bosheit, auf.

Bedeutungsvoll ist auch der Kontinuitätsverlust im psychischen Ablauf. Damit ist gemeint, daß die Kontinuität der zusammenhängenden Persönlichkeit leicht ruckartig unterbrochen wird (Ausschaltung des Reothyms). Plötzlich fällt ein Schnitt durch den Fluß des seelischen Geschehens. Überraschend kommt ein Tobsuchtsanfall, plötzlich verläßt er das Spiel, unerwartet verzerrt eine unangepaßte Grimasse oder eine der vielen ticartigen Zuckungen sein Gesicht. In späteren Jahren setzt die gesamte Hirntätigkeit plötzlich für Sekunden aus und erzeugt jene *Absencen*, die manchmal von einem „deja vue" erfüllt sind. In diese Gruppe seelischer Abbrüche und Einbrüche gehören auch die seltenen Formen künstlerischer oder genialer Einfälle bei manchen schizophrenen Grenzzzuständen. Im Symptom des schizophrenen Kontinuitätsverlustes liegt die Brücke zu den Krankheitserscheinungen der *Epilepsie*. Auch bei dieser Krankheit bricht in die Kontinuität des seelischen Geschehens ein Anfall blitzartig herein oder es entsteht eine Lücke, die entweder vollkommen leer ist oder aber durch subkortikale Vorgänge ausgefüllt erscheint, so daß bei vorübergehender Ausschaltung des Bewußtseins (Reothym) scheinbar eine zweite Person (Stammhirnperson) sich des Körpers bemächtigt und Handlungen ausführt, die nicht ins Bewußtsein, daher auch nicht ins Gedächtnis gelangen und somit nach Abklingen des „Ausnahmezustandes" auch nicht mehr erinnert werden können (Amnesie). Das „deja vue" ist vermutlich so zu erklären, daß das Reothym für einen Augenblick absenceartig ausgeschaltet war, so daß sich der unterbrochene Erlebnisquerschnitt bei Wiedereinschaltung des Bewußtseins (Reothyms) als schon einmal erlebt, also mit Erinnerungsqualität dargestellt hat. Zum Symptomenkreis der epileptoiden Erscheinungen gehören auch das Bettnässen und der auffallende Wechsel der Gesichtsfarbe (Schwankungen der reothymalen Einschaltung, besonders der vasomotorischen, hypothalamischen Funktionen; genostatische Insuffizienz der dienzephalen Regulationen).

Über die kindliche Altklugheit als Symptom eines Vitalitätsmangels wird später noch gesprochen. Der *Vitalitätsmangel*, die dürftige Ich-Funktion, zeigt sich hier im Mangel an Ausdauer schon bei den kindlichen Spielen, in der Ratlosigkeit gegenüber Zwangsimpulsen und drückt sich symptomatisch aus in der resignierten Form seiner monotonen, kraftlosen Rede, schließt sich in der Flucht vor der Welt in die Geborgenheit der Anstalt.

Die hier vorliegende Zwangsneurose zeigt sich in ihren Keimen schon in der frühkindlichen Persönlichkeit. Symptomatisch schillert sie zwischen Schizophrenie und Epilepsie. Man findet in diesem Krankheitsverlauf wohl keinen Anhaltspunkt für eine zerebrale Erkrankung, wird aber angesichts der schizophrenen und epileptoiden Symptome nicht zögern, eine organische Grundlage anzunehmen. Keinesfalls wird man bei diesem chronisch progredienten Prozeß eine psychogene Erklärung in Erwägung ziehen. Am eindringlichsten wirkt hier wohl das schon in der Kindheit auffällige Symptom des Vitalitätsmangels. Es besteht daher die Möglichkeit einer infolge herabgesetzter Vitalität unterbliebenen Kortisierung, also einer genostatischen Entwicklungshemmung, derzufolge große Anteile der Persönlichkeit im Zustand der Akortikalität verblieben sind. Infantiler Habitus, kümmerlicher Bartwuchs und dürftige Sexualität stützen die Vermutung einer angeborenen vitalen Schwäche. Der Fall demonstriert neuerlich die verschwimmenden Grenzen der psychiatrischen Diagnostik.

An dieser Stelle soll der Fall 5 (S. 45) herangezogen werden, jener schwer idiotische Bub, dessen Lebenslauf bis ins Mannesalter weiterverfolgt wurde. Bei ihm fand sich innerhalb einer striären Idiotie, voll von stereotypen, tic-artigen Bewegungsautomatismen, ein zwanghafter Ordnungstrieb, ferner verschiedene zeremonielle Gehabensautomatismen und das Symptom des Ersatzsingens an Stelle des Weinens. Alle diese Symptome müßten als *neurotische* bezeichnet werden, wenn sie sich in einer im übrigen ich-erfüllten und willensbegabten Person vorfänden. Man würde annehmen, daß bei solchem Menschen lokalisierte kortikale Ausfälle, also partielle Kortisierungsdefekte, einen Durchbruch subkortikaler Mechanismen ermöglicht haben.

In analoger Weise müßte man bei dem hier besprochenen Fall zu der Diagnose Idiotie kommen unter der Annahme, daß der Kortisierungseffekt einen derartigen Umfang angenommen hätte, daß nahezu die Gesamtheit der Stammhirnmechanismen von ihren Rindenverbindungen getrennt wären.

Zur Erklärung der abnormen Körpersensation (Überempfindlichkeit gegen Hautreize, Gefühle der Leere) muß eine Störung des Reothyms angenommen werden, womit man sich diagnostisch der Schizophrenie nähert. Die sich abbauende Intelligenz stützt diese Diagnose, ebenso die Häufung der Zwangssymptome, durch die dem Gefühl der Willensfreiheit immer mehr Raum entzogen wird.

Die hier aufgestellte Reihe neurotischer Zustandsbilder soll durch ein flüchtig gezeichnetes Bild eines erwachsenen Zwangsneurotikers beschlossen werden, um zu zeigen, daß die Zwangsneurose auch bei hochstehenden Persönlichkeiten anzutreffen ist.

Fall 14. Hofrat, Dr. jur., Staatsbeamter, der nicht nur seinen Beruf zufriedenstellend ausübte, sondern außerdem sich mit Literatur und Kunstgeschichte sehr tiefgehend beschäftigte und sich eine sehr wertvolle Kunst- und Büchersammlung angelegt hat. Er führte eine zölibatäre Ehe mit einer viel jüngeren, sehr kultivierten Frau. Sein Sexualleben wickelte sich sehr spärlich ohne große Kraftentfaltung und in mehr infantilen Formen ab. Vor der Welt aber war er ein Mann von Format und hervorragender Intelligenz, der jedoch sein ganzes Leben lang von einer sehr schweren Zwangsneurose begleitet wurde. Er litt unter einer Bazillenfurcht, die ihn zu den umständlichsten Vorbeugungsmaßnahmen zwang. In seiner eigenen Wohnung sah man ihn nur mit Handschuhen; was er berührte, mußte mit Handschuhen geschehen. Auf seinem Stuhl durfte niemand anderer sitzen. Er nahm sich Papier auf die Reise, um sich den Bahnsitz auszukleiden, Türschnallen drückte er nur mit dem Ellbogen auf. Seinen Reinheitswahn übertrug er auch auf seine sehr kostbare Büchersammlung. Er unterschied seine Bücher nach besonderen Gesichtspunkten in verschiedene Reinheitsgrade, die diesen entsprechend in verschiedenen Räumen untergebracht wurden. Die Bücher höchster Reinheit waren in einem Raum, den ausschließlich er betreten durfte. Bevor er an diese Bücher herantrat, mußte eine Anzahl von rituellen Waschungen vollzogen werden, und den Schluß der Reinigung bildete das Abtrocknen der Hände mit einem Handtuch, das von der Decke herunter in die Mitte des Zimmers herabhing und nie gewechselt werden durfte, also ganz entgegen seinem Reinheitsprinzip von jahrelangem Schmutz starrte und moderte. Neu erscheinende Bücher durften nur von der Verlagsbuchhandlung bezogen werden. Ein „Krebs", das ist ein Buch, das vom Sortimenter wieder an den Verlag zurückging, wurde promptest wieder zurückgeschickt; das galt als unrein.

In seinem Wesen war er mißtrauisch und äußerst empfindlich. Seine Zwangserscheinungen suchte er vor der Öffentlichkeit peinlichst zu verheimlichen, so daß nur die Nahestehenden von seinem Zustand Kenntnis hatten. Er strebte also danach, sein Leiden zu verbergen und Gesundheit vorzutäuschen.

Diese Neigung zur *Dissimulation* wird in der Psychiatrie dem Krankheitsbild der Paranoia, der Wahnkrankheit, zugeschrieben. Die Paranoia wird in den Lehrbüchern als gesonderte Krankheit behandelt. Man versteht darunter eine chronische Psychose mit Bildung von Wahnideen, d. h. logisch nicht korrigierbaren Fehlgedanken, die systematischen Aufbau zeigen. Man unterscheidet verschiedene Formen der Paranoia, je nach Inhalt der Wahnideen: Beachtungs-, Verfolgungs-, Beziehungs-, Größen-, Eifersuchts-, Prozeß-, Querulantenwahn. Wie schon öfters ausgeführt, sind derartige Wahnbildungen so zu erklären, daß gewisse Vorstellungsaggregate, also Zellmusterkonfigurationen, assoziativ an das Reothym gebunden sind. Sie sind daher dauernd im Ichbewußtsein vertreten und gehören somit zu jenen Erlebnissen, welche Selbstevidenz besitzen, weil sie der kritisierenden Höchstinstanz selbst, dem Ich, eingebaut, also Organe des Ich sind.

Obwohl ein Zwangsneurotiker, bietet er kennzeichnende Symptome der Paranoia. Außer der Neigung zur Dissimulation fällt auf, daß die hervorstechendsten Charaktereigenschaften dieses Menschen Mißtrauen und Empfindlichkeit sind. Das sind aber Eigenschaften, die auf ein gestörtes Beziehungsempfinden hindeuten, also ebenfalls der Paranoia angehören. Dazu kommt noch, daß ein Großteil seines späteren Lebens mit Prozeßführungen ausgefüllt war und daß er in Diskussionen, die er sehr liebte und mit viel Geist zu führen verstand, sich als sehr intolerant gegen fremde Meinungen erwies und daß eben in seiner Neigung, Diskussionen zu provozieren, sich eine deutliche querulatorische Komponente offenbarte. Kaum also konnte man befriedigt glauben, mit „Zwangsneurose" eine eindeutige und unanfechtbare Diagnose gefunden zu haben, ergeben sich jetzt Symptome, die einer ganz anderen Krankheit, der Paranoia, angehören. Wieder zeigt sich die Verwaschenheit der diagnostischen Grenzen.

Es soll nun ein katamnestischer Blick in die Jugend dieses Mannes geworfen werden. Als kleines Schulkind litt er an einer Reihe von Überempfindlichkeiten (Idiosynkrasien). Unter anderem hatte er eine schwere Abneigung gegen alles Klebrige; das ging so weit, daß er das an den Schulheften angeklebte Schild immer mit Mißbehagen wahrnahm und einmal ganz glücklich war, als er zufällig in einer Papierhandlung ein Heft erhaschte, bei dem das Schild heruntergefallen war. Mit Gier griff er danach, was der Verkäufer als fehlerhaft weglegen wollte.

Ein solches Symptom ist als Zeichen der Homothymie aufzufassen. Es besteht eine verstärkte Einfühlung ins Objekt, eine allzu innige Kohärenz zwischen Ich und Ding; er fühlt zu viel mit und in den Dingen, die Distanz für eine objektive Stellungnahme zum Objekt ist noch nicht geschaffen. Die identifikatorische Integration mit der klebrigen Masse erzeugt körperliches Unbehagen, widerliche Sensationen, da infolge mangelhafter Isolierung Synästhesien durch Abspringen der Erregung auf verschiedene sensible und sensorische Gebiete erzeugt werden. Solche Homothymie wurde bereits früher als eine Entwicklungshemmung bzw. als eine Dekortisierung darzustellen versucht (S. 60).

Als Sechzehnjähriger litt er periodisch an Zuständen, in welchen er aus den Worten der Menschen, auch seiner Eltern, einen höhnischen Beiklang heraushörte. Obwohl er sich verstandesmäßig sagte, daß seine Mutter ganz unmöglich in höhnischer Weise zu ihm reden könne, wurde er dieses Gefühl nicht los, war darüber sehr verzweifelt und konnte sich dieser Situation nur dadurch erwehren, daß er auf die Straße ging und diese im ärgsten Verkehr mehrmals wild laufend überquerte, um durch den Lärm der Straße die noch immer nachklingende Höhnung zu übertönen. Solche Anfälle hatte er oft. Sie verloren sich erst in späteren Jahren. Diese fast gehörshalluzinatorische Wahnbildung ist ein deutliches Zeichen der Paranoia, die sich schon in der Kindheit ankündigt und sich in der späteren Lebensentwicklung durch die Ausbildung eines querulatorischen, mißtrauischen Charakters mit Neigung zu Dissimulation deutlich ausprägt.

Man mag nun angesichts des vorliegenden Symptommaterials in einen Streit geraten, ob der Zustand als Paranoia oder aber als Zwangsneurose aufzufassen sei. Solcher Streit ist aber nur möglich, weil man durch die starre psychiatrische Diagnostik Zustände künstlich geschieden hat, die gar nicht wesentlich voneinander verschieden sind. Es ist nicht einzusehen, warum man jemanden, der in sich eine wahnhafte Angst vor Bazillen verspürt, als Zwangsneurotiker und einen, der eine ähnliche wahnhafte Angst vor der Mißgunst der Menschen oder vor physikalischen Kräften oder aber vor geheimen Mächten hat, als Paranoiker bezeichnen soll. In beiden Fällen wird eine falsche Beziehung zur Umwelt wahnhaft hergestellt. Nur die dogmatische Terminologie verstellt den freien Ausblick in die psychische Mechanik der Zustände. Man mag ruhig an der eingebürgerten Bezeichnung Paranoia und Zwangsneurose festhalten, wenn man nur beachtet, daß diese beiden Zustände nicht wesentlich voneinander verschieden, sondern vielmehr in einem inneren Zusammenhang miteinander stehen, wie an diesem Fall gezeigt wurde. Dieser Zusammenhang besteht auch mit jenen biologisch tiefstehenden Formen von Dekortisiertheit, aus denen im Vorangegangenen die Neurose abgeleitet wurde. Die in diesem Fall aufgedeckten Symptome unbegründeter, primitiver Angst sowie die mangelhafte Isolierung der Persönlichkeit, die teilweise noch mit der Umwelt kohärent ist, sich von dieser noch nicht abgelöst hat, und alle anderen zwanghaften und paranoischen Verhaltensweisen sind Zeichen unvollendeter Kortisiertheit, Resterscheinungen aus der Entwicklungsphase der Homothymie, Folge der Genostase. Der Sechzehnjährige kann den in ihm entstandenen Gefühlszustand der Verhöhnung nicht als wirklichkeitsunabhängiges Ichprodukt erkennen. Der höhnende Ton ist als akustisches Zerebralmuster (als Gehörsvorstellung) durch eidetische Verstärkung und durch katathyme Zuflüsse homothym mit dem Sinnesmuster (S. 3) integriert und dadurch mit Realitätscharakter ausgezeichnet. Die Unterscheidungsmöglichkeit zwischen „wirklich" und „nichtwirklich" ist hier erloschen (S. 12). Durch das vermeintliche Wirklichkeitserlebnis der Verhöhnung bringt er sich in fingierte Kohärenz mit der Wirklichkeit und hört die Verhöhnung aus fremden Personen. Diese mit Erlebnisevidenz vollzogene Lokalisation ergibt den Wahn der Fehlbeziehung: er ist überzeugt, daß er gehöhnt wird. Die Lokalisation ist so deutlich, daß er den höhnenden Ton hört, wie einen realen Eindruck wahrnimmt, in den Straßenlärm flüchten muß, um seiner Verfolgung zu entgehen. Man wird hier einwenden, daß ein derartiger Mechanismus unrichtiger Gefühlsprojektion, eine derartige Herstellung paranoischer Fehlbeziehungen unmöglich ein primitiver (homothym-kindlicher) Zustand sein könne. Dieser Einwand ist richtig, doch darf nicht vergessen werden, daß hier nicht der instinktsichere Urzustand wiederauferstanden ist, sondern daß durch krankhafte Dekortisierung ein verstümmeltes Rudiment eines solchen Zustandes entstanden ist. Der Urmensch hat sich in biologisch richtiger Erfassung eines Objektes in dieses eingefühlt, war mit diesem in Einheit integriert, sein Ich trat aus diesem Kohärenzverhältnis noch nicht heraus. Der Urmensch hatte seinen Verfolger gespürt, als wäre er Organ seines eigenen Körpers (wie ein Phantomglied), und war mit ihm zu biologischer Einheit verschmolzen. Der Kulturmensch kann nie mehr in diese Lage kommen. Aber in pathologischen Dekortisierungszuständen können urzeitliche Mechanismen (überflüssige Zellmuster, S. 30) wieder auftreten und durch Verbindung mit realen Objekten falsche Beziehungen zur Außenwelt herstellen *(Rationalisierung)*. Es kann aus dienzephalen Erregungszuständen, die ein Gefühl der Bedrohung hervorrufen, der Angstaffekt in einem dekortisierten Menschen erzeugt werden; an dieser Angst kann der Mechanismus archaischer Homothymie ansetzen und eine fehlerhafte Kohärenz im Stil der urzeitlichen Homothymie herstellen. Es wird dann Angst vor einem fiktiven Ereignis oder Verfolgung vor einem fiktiven Gegner gespürt, wobei jenes Ereignis oder jener Gegner als Realität mit erlebnismäßigem Wirklichkeitswert empfunden wird.

Der thalamisch entstehende Angstaffekt (als Zellmuster) haftet noch am Reothym als Ausdruck unvollständiger Kortisierung, also fehlender Dichothymie. Am reothymalen Zellmuster haften noch — bildhaft ausgedrückt — die Eierschalen der homothymen Phase, u. a. das Zellmuster der Angst. Der Angstaffekt bringt nach dem Konsonanzprinzip angst-affine (phobotrope) Vorstellungen aus dem zerebralen Virtualinventar zur Mitschwingung. Es werden zur entstehenden Angst geeignete Inhalte auf Grund identischer Elemente assoziiert. Die Angst wird *rationalisiert*. Da die Angst am Reothym hängt, besitzt sie samt ihren assoziierten Vorstellungen Wirklichkeitsevidenz. Wurden Vorstellungen von krankmachenden Bazillen zur Mitschwingung gebracht, so entsteht die Bazillenfurcht als Zwangsphobie. Waren es Vorstellungen feindlicher Äußerungen, so ergibt sich das Bild der persekutorischen Paranoia (Verfolgungswahn). Es hängt also von der Art der Rationalisierung ab, ob sich ein zwangsneurotisches oder ein paranoisches Zustandsbild entwickelt.

Wenn die Auffassung der Neurosen und der Paranoia als Entwicklungsrückschläge (Genostase) zu Recht besteht, dann muß auch die Beschaffenheit des Körpers interessieren, inwieweit dieser Zeichen von Rückschlägen (Dekortisierung, Retardierung) aufweist. Der hier besprochene Fall bietet diesbezüglich einige Symptome, die als Entwicklungshemmungen aufzufassen sind. Die Masse seiner Weichteile, besonders des Gesichtes, zeigt jene schwammige, pastöse, ödematöse Beschaffenheit, wie sie in höchster Ausprägung bei jenen Schwachsinnsformen zu sehen sind, die als Myxödem bezeichnet werden und, wie man annimmt, durch den Mangel an Schilddrüsensubstanz entstehen. Solche „hypothyreotische" Zustände sind ferner gekennzeichnet durch die sogenannte „schlaffe Faser". Alle Bänder sind schlaff, die Gelenke schlottrig und überstreckbar, der Tonus der Muskulatur herabgesetzt. Derartige hypothyreotische Zeichen finden sich auch hier. Ein doppelter Leistenbruch läßt die Lockerung der Bandapparate erkennen, die Gesamthaltung ist schlaff, die Gesichtshaut ohne Spannung, es fehlt der Tonus in der Mimik. Auch die Keimdrüse ist unterwertig (hypoplastisch), die Hoden sind so klein, daß sie sich in die Leistenkanäle zurückschieben lassen.

Die somatische Konstitution mit deutlicher „inkretorischer" und „vegetativer" Stigmatisierung und der chronische, in frühester Kindheit beginnende Verlauf der Erkrankung verstärken die Annahme, daß nicht eine psychogene, sondern eine organische Ursache für das Zustandekommen dieser Zwangsneurose verantwortlich ist.

Die Unterentwicklung der Schilddrüse und der Keimdrüse kann entweder so erklärt werden, daß durch eine organische Gehirnstörung die Wachstumstendenz der zugeordneten trophischen Zentren gehemmt wurde, oder aber, daß eine primäre zentrale Entwicklungshemmung dieser trophischen Zentren die Ausreifung der drüsigen Organe verhindert hat (Genostase).

Auch der im vorigen Fall (13, S. 61) hervorgehobene *Vitalitätsmangel* zeigt sich hier in der Unzulänglichkeit des Sexuallebens. Diese sexuelle Insuffizienz bei den sogenannten neurotischen Störungen hat den Psychoanalytikern das Symptom der Verdrängung vorgetäuscht. Sie haben in der mangelhaften Sexualfunktion irrigerweise den Ausdruck einer „unterbewußten Unterdrückung" des Sexualtriebes vermutet. Als Ursache wird ein Sexualtrauma angenommen, das oft in der frühesten Kindheit erfolgt sein soll.

Es ist noch nachzutragen, daß das ganze Leben dieses Neurotikers mit kontinuierlicher Denktätigkeit ausgefüllt war. Zur schriftlichen Niederlegung seiner Denkergebnisse hat er sich Berge von Papier bestellt, die ganz prinzipiell nur in fabriksmäßigen Packungen vom Erzeuger bezogen werden mußten. Alles andere Papier galt als „unrein". Nach seinem Tod hat er eine unübersehbare Menge von Schriftstücken hinterlassen, die jedoch sowohl wegen der Quantität als auch wegen der Unübersichtlichkeit von einer fremden Person nicht ausgewertet werden konnte, weshalb die ganze geistige Frucht dieses Lebens in den Papierkorb wanderte.

Ein derartiger Nachlaß findet sich häufig bei Neurotikern. Man hat den Eindruck, sie fühlten sich zwanghaft gedrängt, ihr geschwächtes und verzerrtes Ich, die einerseits unzulängliche, anderseits mit üppigen Zellmustern belastete Ausstattung ihres Reothyms durch Objektivierung ihrer Vorstellungs- und Denkprodukte zu ersetzen. Dies geschieht entweder in Form einer eigenbrötlerischen Wissenschaft, einer künstlerischen Tätigkeit, oder irgendeiner Sammlung. Gelegentlich aber wächst auf diesem Boden auch wertvolle wissenschaftliche oder künstlerische Arbeit. Es scheint also die Objektivierung der geistigen Tätigkeit die Aufgabe zu erfüllen, ein insuffizientes Reothym zu ersetzen. Das zustande gekommene Ersatzprodukt schwankt in seiner Wertigkeit vom *paranoiden* Wahnsystem bis zur echten Wissenschaft. Hier liegt das Grenzgebiet: Genie — Irrsinn sowie auch das Grenzgebiet der Symptombilder: Neurose, Epilepsie, Schizophrenie. Zusammengehalten werden alle diese Begriffe durch die biologische Erscheinung der Dekortisierung oder der akortikalen Entwicklungshemmung, der Genostase. Die besonderen Erscheinungsformen der einzelnen Zustandsbilder sind durch die Art der Ausstattung des im allgemeinen unzulänglichen Reothyms bestimmt.

Mit sämtlichen hier aufgezählten Fällen sollte der Versuch gemacht werden, die „Neurose" aus vorwiegend striären Schwachsinnsformen abzuleiten und von diesen schrittweise zu striären Störungen bei guter Intelligenz vorzudringen, um zu zeigen, daß es eben diese striären Veränderungen sind, die unabhängig von Intelligenz und Erlebnissen jene Zustandsbilder gestalten, welche als „Neurose" bezeichnet werden.

Es war die Absicht, im Gegensatz zur psychologischen Auffassung der Psychoanalyse zu zeigen, daß die Neurosen zerebrale Erkrankungen in *dem* Sinn sind, daß ein zerebraler Funktionskomplex (Zellmuster) den organischen Zusammenhang mit der Gesamtpersönlichkeit verloren hat, so daß ein zerebraler Vorgang sozusagen „ausgestanzt" im Erlebnisfeld als Fremdkörper innerhalb der psychischen Gesamtabläufe eingekapselt ist.

An den hier vorgeführten Fällen ließ sich zeigen, daß die unwillkürlichen, „neurotischen" Abläufe bei allen möglichen Formen persönlicher Varianten vorkommen, von der schwersten Idiotie bis zum hochdifferenzierten Philosophen.

Die zwölfjährige Vollidiotin (Fall 2, S. 43) hat den zwanghaften Tic, Frauenhaar zu raufen. Dieser gleiche Tic, der hier im Rahmen der Idiotie auftritt, erscheint bei dem Akademiker (Fall 3, S. 44) als Teilsymptom einer der Schizophrenie nahekommenden Persönlichkeitsstörung mit Sonderbegabung. Fall 4

(S. 44) leidet unter einem Zählzwang. Hier ist schon ein wesentlich komplexerer Zerebralablauf automatisiert. Damit ist der Übergang zum Krankheitsbild der Zwangsneurose beschritten. Tics und deren erweiterte Formen, die Zwangshandlungen, wurden als subkortikale Automatismen, als teilweise Loslösungen von der Kortikalverbindung, als *partielle Dekortisierung*, als Leerläufe biologisch überflüssig gewordener Zellmuster aufgefaßt. Der Schwachsinnige (Fall 5, S. 45) bietet eine Summierung von striären Automatismen, deren jeder einzelne die Struktur eines zwangsneurotischen Symptoms hat. In der Gesamtheit und in Verbindung mit der intellektuellen Reduktion erscheinen sie im Bilde einer Idiotie. Die Entstehung ist hier auf eine Enzephalitis zurückzuführen. Solche Schwachsinnsformen, bei denen neben der Intelligenzstörung neurotische Mechanismen vorkommen, erscheinen schizoid gefärbt. Treten neurotische Symptome gehäuft oder in besonders ausgeprägten Formen auf, so werden wie in den Fällen 3 (S. 44) und 14 (S. 62) schizophrenie-ähnliche Bilder erzeugt. In einer Reihe von Fällen (8, S. 55, 10, S. 56, 12, S. 57, 13, S. 58) kombinieren sich neurotische Symptome mit epileptischen Erscheinungen. Diese Tatsache legt den Gedanken nahe, daß die Epilepsie keine selbständige Erkrankung sei und nur als *eines* der vielen Symptome bei den verschiedensten Formen von Dekortisierung zu betrachten ist.

Fall 14 (S. 62) zeigt die Beziehung der Zwangsneurose zur Paranoia. Das Gemeinsame wurde darin gefunden, daß durch mangelhafte Kortisierung abnorme Zellmuster mit dem Reothym in assoziativer Verbindung geblieben sind, so daß sich ein Zustand partieller Homothymie erhalten hat. Die Verbindung des abnormen Zellmusters mit dem Reothym erfolgt katathym, d. h. über den Thalamus durch gefühlsmäßige Sensationen. Bei der reinen Zwangsneurose sind die abnormen Zellmuster isoliert im Erlebnisfeld und werden als Fremdkörper empfunden.

Die Beziehung der neurotischen Symptome zur Schizophrenie, Epilepsie und Paranoia ist ein Beweis für die gegenseitige Symptomdurchdringung psychiatrischer Zustandsbilder.

Die neurotischen Symptome bestehen aus *striären* Dekortisierungen (Hyperkinesen, automatischen Handlungen und Sprachabläufen), aus den *pallidären* Dekortisierungen (Katatonie und Stereotypien) und aus den *trophischen* Dekortisierungen. Die thalamischen Störungen treten sehr in den Hintergrund, und wo sie auftreten, sind es entweder thalamische Hemmungen, die zu autistischer Abschließung führen und zu Verlust der thymogenen Beziehungen oder aber zu abnormen Gefühlsverbindungen (paradoxe Reaktionen), wie im Fall 5 (S. 45) das Singen statt des Weinens. Die Angst, die in den meisten neurotischen Zustandsbildern in irgendeiner Form zutage tritt, wird in einem gesonderten Kapitel auf S. 72 behandelt.

Die wesentliche Grundstörung der Neurosen ist in einer striopallidären und trophischen Dekortisierung zu sehen.

Als häufige Begleiterscheinungen der Neurosen werden körperliche Symptome gefunden, die zum Teil als innersekretorische Störungen aufgefaßt werden, doch ganz in gleicher Weise wie die neurotischen Symptome durch Dekortisierung entstehen, hier jedoch im Bereich des Zwischenhirns (Hypothalamus). Dadurch werden die trophischen Betreuungen des inkretorischen Systems ihrer Hemmungen beraubt und es kommt zu Über- und Unterfunktionen der verschiedenen Drüsen. In Fall 5 (S. 45) ist ein Riesenwuchs auf vermutlich hypophysärer Störung beschrieben, in Fall 14 (S. 62) eine Unterwertigkeit der Schilddrüse und ein Infantilismus der Keimdrüse.

Die Psychoanalyse hat mit ihrer Deutungskunst die Bezeichnung „Neurose" in ein mystisches Licht getaucht. Man verbindet mit ihr nun leicht den Begriff seelischer Differenziertheit. Man mutet dem Neurotiker eine vielverschlungene, komplizierte Seelendynamik zu. Diese denkt man sich als Folge höchst interessanter Erlebnisse, die unter Verdrängungsdruck durch einen Prozeß der seelischen „Sublimierung" gestaltlich umgeprägt werden und in Form neurotischer Symptome erscheinen. Daher wurde die Neurose ein begehrtes Leiden. Man gefiel sich, in der Maske einer rätselhaften Sphinx, symptombeladen die Diagnose „Neurose" herumzutragen. In vorliegender Darstellung erscheint die Neurose dagegen als eine recht nüchterne Erkrankung, eine partielle Dekortisierung, ein erweiterter Tic, ein seelischer Leerlauf, ein lokalisierter Schwachsinn. Im neurotischen Symptom wird ein unwillkürlicher Mechanismus subkortikaler Apparate angenommen, der dem kortikalen Einfluß entzogen wurde und nun vom Willen unbeeinflußbar ablaufen *muß.* Wenn dieser Mechanismus auf Grund einer besonderen Kombination seiner Elemente auch oft einer psychischen Ausdrucksbewegung ähnlich ist, so besteht trotzdem gar kein Zusammenhang mit einem psychischen Vorgang. Wer den Versuch macht, in eine ticartige Bewegungsstereotypie Inhalte hineinzudeuten, gleicht dem Phantasten, der in den bizarren Zufallsbildungen der Wolken sinnvolle Figuren zu entdecken glaubt.

Wenn auch im Rahmen eines neurotischen Symptomenbildes gelegentlich überdurchschnittliche Erhebungen des Geistes vorkommen, ja auch geniale Leistungen, so erfolgt dies im Sinne dynamischer Gleichgewichtsverschiebungen (s. S. 24, Genostase). Doch die für höhere Zwecke erbrachten „neurotischen" Opfer dürfen mit jenen nicht in ein kausales Verhältnis gebracht werden, indem man etwa erklärt, das Kunstwerk, die geniale Idee, sei ein „neurotisches Symptom", womit man in die höchsten menschlichen Werte das Prinzip krankhafter Entartung einschmuggeln würde. Wenn eine Blüte hinwelkt, nachdem sie die Frucht hervorgebracht hat, so trägt diese doch keine Zeichen der Vernichtung in ihrem Wesen. Angesichts der organischen Auffassung neurotischer Zustände muß die psychoanalytische Deutungspsychologie und das aus ihr aufgebaute System entschieden abgelehnt werden.

Der Neurotiker ist also grundsätzlich als Persönlichkeit mit vorwiegend striopallidären Dekortisierungen aufzufassen. Vom Bereich der Dekortisierungsfläche wird der Umfang der Neurose bestimmt. Eine gradweise Stufenleiter führt vom Tic, dem einfachsten Konstruktionsmodell der Neurose, über die klassische Zwangsneurose, die einen isolierten Ablaufskomplex zum Inhalt hat, bis zu einer verwirrenden Häufung von Zwangsvorstellungen, Zwangsimpulsen und Phobien, die bereits das Symptomenbild der Schizophrenie ergeben.

Der neurotische Charakter

Es ist nicht verwunderlich, daß ein neurotisches Symptom, das doch nach den bisherigen Ausführungen auf einer organischen Gehirnveränderung beruht, nicht als vereinzelte Störung im Bereich der Persönlichkeit bestehen bleibt, sondern in weiterer Auswirkung auch andere seelische Veränderungen im Gefolge hat, die sich als *neurotischer Charakter* zusammenfassen lassen.

Es wird später beschrieben werden, daß auch die Epilepsie meist nicht als isoliertes Symptom vorkommt, sondern auch oft von psychischen Veränderungen begleitet ist, die als *epileptischer Charakter* bezeichnet werden.

Es soll keineswegs behauptet werden, daß jedes neurotische Symptom unbedingt den neurotischen Charakter zur Folge haben muß. Es kann anderseits auch ein neurotischer Charakter ohne ein aufdeckbares neurotisches Symptom vorkommen. Der neurotische Charakter ist auch kein starrer Symptomenkomplex, sondern kann in verschiedensten Färbungen schillern. Es soll mit der Bezeichnung „neurotischer Charakter" die Summe aller jener Charaktereigenschaften terminologisch zusammengefaßt werden, die sich aus den zahlreichen neurotischen Symptomen ableiten lassen. Erfahrungsgemäß kommt der neurotische Charakter häufig in Verbindung mit neurotischen Symptomen vor. Der neurotische Charakter zeigt wie auch das neurotische Symptom Erscheinungsformen der striopallidären Dekortisierung. Er kennzeichnet sich durch eine zwanghafte Beengtheit der Persönlichkeit, Neigung zu Gewissenhaftigkeit, Pedanterie, Zweifel- und Grübelsucht, Sparsamkeit, Geiz, Sammelsucht, Schamhaftigkeit und Ekelbereitschaft, Empfindlichkeiten gegen jeden körperlichen oder seelischen Eingriff fremder Personen, Abneigung gegen Berührung, gegen Waschen, Frisieren, Massieren usw. Diese *autistische* Empfindlichkeit und Verwundbarkeit zeigt sich auch in vasomotorischen Reaktionen, in der Neigung zum Erröten und zwanghafter Furcht davor, auch in Schweißausbrüchen und anderen vegetativen Funktionen. Allen diesen aufgezählten Eigenschaften ist eine legislatorische, wie durch innere Gebote und Verbote erzwungene Einengung der persönlichen Handlungsfreiheit gemeinsam, die an die tabuartig geregelten Verhaltensweisen des archaischen Menschen erinnert. Diese Analogie wird auch ausgiebig von der Psychoanalyse als Beweis der „völkerpsychologischen Reminiszenzen" im Unbewußten herangezogen (Jung).

Es ist kein Zweifel, daß die Neurose und auch der neurotische Charakter als eine reduzierende Dekortisierungserscheinung die menschliche Person infantilisiert und ihre Reaktionen auf eine primitivere Stufe herabdrückt. Dort, wo der neurotische Charakter in *normaler* Ausprägung, auf das physiologische Maß reduziert, als Teilerscheinung des Gesamtcharakters gestaltet ist, erscheint er als Träger einer dynamischen Kraft, die offenbar in biologischer Zweckmäßigkeit zum Schutze des sozialen Organismus wie auch zur Sicherung der einzelnen Person wirksam ist. Die Gewissenhaftigkeit zum Beispiel erzwingt das moralische Verhalten und dient damit der Gesellschaft, das Ekelgefühl schützt das Individuum vor schädlicher Nahrung und anderen biologischen Gefahren.

Die Eigenschaften also, die im neurotischen Charakter in übermäßiger Weise entfaltet sind, wirken, auf ihre physiologischen Werte reduziert, als biologisch notwendige Hemmungen, die einer triebhaften und wahllosen Ichentfaltung eine Grenze setzen.

Der neurotische Komplex hat im Gesamtgefüge des menschlichen Charakters gemäß der Zweipoligkeit aller Dynamik seinen Gegenspieler: Jener Kraftgruppe, die in dem eben beschriebenen neurotischen Charakter zum Ausdruck gebracht wurde, also den Kräften der *Einschränkung*, steht jene andere gegenpolige Kraftgruppe gegenüber, die nach Ausweitung, nach *Entfaltung* des Individuums drängt. Der durch diese expansive Kraftgruppe vertretene Charakter soll in etwas freierer Auffassung als *hysterisch* bezeichnet werden. Damit ist die profuse Entwicklung der Affekte in allen möglichen Übertriebenheiten gemeint, auch übertriebene Sorge für andere in jeder Form mit übersteigerter Einfühlung, die bis zur Selbstaufopferung gehen kann und sich in allen Formen des Mitleids selbst mit den Objekten der unbelebten Natur äußern kann. Auf das physiologische Maß reduziert, erscheint auch der hysterische Charakter als Bestandteil der normalen Persönlichkeit und repräsentiert hier die biologische Funktion der Hilfeleistung im sozialen Aufbau. Er stammt wohl aus dem generativen Komplex mit der Aufgabe, für den Nachwuchs die günstigsten Lebensbedingungen herzustellen und ihm die eigenen Lebenserfahrungen zu übermitteln. Während also der neurotische Charakter das „Ich" schützen will, demnach einengt, schützt der hysterische Charakter das „Du" und wirkt damit ausweitend. Beide Charakterformen, der neurotische (egoistische) und der hysterische (altruistische), halten einander normalerweise das dynamische Gleichgewicht und sind im normalen Menschen durch Interferenz auf ein physiologisches Mittelmaß ausbalanciert. Wenn aber innerhalb dieses Kraftbereiches ein dekortisierendes Gebrechen eintritt, zum Beispiel eine Enzephalitis, so daß einzelne Anteile dem Einfluß der gegenpoligen Kraft entzogen werden, dann kommt es zur Dissoziation innerhalb des hystero-neurotischen Komplexes und es tritt die eine oder andere Komponente in enthemmter Entfaltung als hysterischer oder neurotischer Zustand in Erscheinung.

Derjenige, dessen einfühlendes Mitleid durch Dekortisierung derart expansiv ist, daß er aus Mitleid mit den Tieren zum Vegetarier wird, muß ebenso als Hysteriker bezeichnet werden, wie man denjenigen als Neurotiker bezeichnen muß, dessen Gewissen in seiner kortikalen Loslösung derart hypertrophiert ist, daß es ihm unter Androhung schwerer Qualen verbietet, eine Türschnalle mit der bloßen Hand zu berühren.

Ein Symptom, das besonders häufig an Neurotikern hervorgehoben wird, charakterisiert deren subkortikale Verfassung am eindringlichsten. Von Eltern und Lehrern wird über neurotische Kinder wie zum tröstlichen Ausgleich der krankhaften Störungen lobend ausgesagt, daß sie niemals lügen. Diese Beobachtung ist für manche Fälle richtig, nur ist sie kein Trost. Gewisse Neurotiker *können* nicht lügen, und je weniger sie imstande sind, eine Lüge zu produzieren, um so schwerer muß ihre Neurose eingeschätzt werden (Fälle 6, S. 51, 12, S. 57).

Die Lüge, also die Fähigkeit, einem Sachverhalt gegenüber eine alternative Stellung zu beziehen, einen Tatbestand im Gegensatz zur Realität entweder zu bejahen oder zu verneinen, ist ein Zeichen bereits vollzogener Dichothymie, erfolgter Kortisierung. Erst mit Errichtung der Rindenperson und des Reothyms ist jene Instanz geschaffen, welche die Realität wissend wahrnimmt. Mit ihr ist jene Zweiheit im Seelischen entstanden, die das Zuschauerverhältnis in der Person ermöglicht. Damit wird jene Distanz zwischen Ich und Realität eingeschoben, aus der sich der Unterschied zwischen Wahrnehmung und Vorstellung ergibt. Es entsteht nun die Fähigkeit, neben einer Vorstellung gleichzeitig eine ihr widersprechende Vorstellung zu erzeugen. Aus der Gleichzeitigkeit dieser Doppelfunktion wird die Lüge erst möglich. Diese Zweigleisigkeit aber ist an den Kortisierungsprozeß gebunden. Das Erleben des Subkortikalen ist *eingleisig* und *zwangsläufig*. Er *kann* daher nicht lügen, ihm fehlt die „räumliche" Dimension, eine Lüge darstellen zu können. So wird die Lügefähigkeit zum Symptom für den erfolgten Kortisierungsvorgang und ist somit von entwicklungsbiologisch günstiger Bedeutung. Erst im Zustand der Dichothymie bekommt die Wahrhaftigkeit ethischen Wert, wenn sie sich im Kampf gegen eine vorteilhaftere unwahre Gegenvorstellung siegreich behauptet. Es wäre aber verfehlt, aus diesen Erkenntnissen zu folgern, daß dort, wo Lügen erzeugt werden können, eine Neurose auszuschließen sei. Zunächst muß bedacht werden, daß der lügenhafte Tatbestand psychologisch mehrdeutig ist. Abgesehen davon, daß eine irrtümliche Darstellung eines Sachverhaltes vorliegen kann, also eine intellektuelle Entgleisung, kann auch der Widerspruch einer mit eidetischer Eindringlichkeit erzeugten Vorstellung mit einer gegenteiligen Realität den Anschein einer Lüge erzeugen. Hierher gehören die Phantasieerzeugnisse homothymer Personen, die an ihre eidetischen Gestalten wie an Realitäten glauben, somit keine Lüge im Sinne einer bewußten verbalen Entstellung eines wirklichen Sachverhaltes begehen. Außerdem besteht bei Neurosen meist nur eine phasenhafte und partielle Dekortisierung, so daß auch neben neurotischen Verhaltensweisen in dichothymen, voll kortisierten Phasen Lügen erzeugt werden können. Es soll bloß die Tatsache betont werden, daß es eine *pathologische Aufrichtigkeit* gibt, und daß diese, wo sie entdeckt wird, als Zustand von Dekortisiertheit aufgefaßt werden muß.

Die Tatsache, daß bei neurotischen Kindern neben den schwersten Delikten aller Art in verwunderlichem Kontrast eine verblüffende, fast rührende Aufrichtigkeit vorkommt, beweist, daß diese Aufrichtigkeit nicht aus der Quelle einer ethischen Veranlagung kommt; sonst wären ja die kriminellen Verhaltensweisen unerklärlich. Als Illustration sei das Zustandsbild eines vierzehnjährigen Knaben skizziert. Er ist als Grenzfall zwischen Neurose und Schizophrenie aufzufassen und wird hier angeführt, um die pathologische (neurotische) Aufrichtigkeit zu demonstrieren.

Fall 15. Ein wohlgeformter, hübscher Bub, sieht sehr romantisch aus, mit feinstem Teint in satten Farben und dunklen, leuchtenden Augen. Er begeht seit vielen Jahren mit unverbesserlicher Hartnäckigkeit mitten aus der Liebenswürdigkeit seines Wesens heraus zahlreiche boshafter Zerstörung, sadistische Roheitsakte und viele Diebstähle. Schon bei der erstmaligen Begegnung entwickelt der Zwölfjährige so viel Anmut und heitere Freundlichkeit, daß man ihm niemals die Delikte zutrauen würde. Die sehr übertriebene, manierierte, überbeflissene Höflichkeit wirkt vielleicht etwas ungewöhnlich und mag den Schluß auf eine besonders formelle Erziehung nahelegen. Dies ist jedoch gar nicht der Fall, vielmehr ist in diesem faxigen Auftreten bereits ein Symptom abartiger Stammhirnmotorik zu erblicken. Nach kurzem Gespräch hellt sich sofort auf, was bisher vielleicht noch unklar war, wenn er beginnt, von der Fülle seiner Delikte ganz spontan zu berichten. Er entpuppt sich damit sofort in seiner unbefangenen Naivität, in seiner triebgebundenen Eingleisigkeit, in seiner *Akortikalität*. Seine Bekenntnisse erfolgen nicht nur freiwillig, sondern geradezu zwanghaft, so daß er seinen Bekannten, die in der Ferne weilen, seine Missetaten schriftlich in spontan abgefaßten Briefen folgender Art bekanntgibt:

Sehr geehrter ......! Vor allem wünsche ich Ihnen alles Gute zu Weihnachten und hoffe, daß Sie wohlauf sind. Leider habe ich mir wieder durch boshafte Gemeinheiten alles verdorben, so wie in der Schule, als auch bei Familie N. durch meine wiederholten schlechten Handlungen, Lügen, Betrügen, Betteln, Stehlen und Verleumden. Da ich Ihnen und meiner Mutter das Ehrenwort gab, mich als halbwegs anständiger Mensch aufzuführen und mich zu bessern, brach ich das versprochene Wort. Ich fing mit dem Stehlen in der Schule an. Während des Unterrichtes durchstöberte ich fremde Manteltaschen und entnahm ihnen Brieftaschen mit Geld und Papieren, ein Paar Handschuhe und Schreibsachen. Als ich mir genug zuschulden hab kommen lassen, brannte ich am 5. 12. durch und wollte nach meinen gemeinen Taten über die Grenze flüchten. Doch da ich nicht schwimmen konnte, gab ich es auf. In G. beging ich etwas ganz Gemeines. Ich stahl aus einem Friedhof einen Kranz von einem Grabstein und wollte ihn gegen Lebensmittel eintauschen. Nach vollbrachter Tat wurde ich von einem Finanzer mit dem Kranz festgehalten und auf die Wache geführt, wo ich die Wahrheit eingestehen mußte. Ich wurde dann eingesperrt. Am nächsten Tag wurde ich abgeholt und meine Pflegeeltern waren so gut und nahmen mich nochmals auf. Ich hatte es nur meiner Tante zu verdanken, daß ich nochmals die Schule besuchen durfte. Ich stahl aber weiter und führte meinen Pflegeeltern vor Weihnachten Sachbeschädigungen aus. Am 21. Dezember sollte ich zur Weihnachtsbeichte gehen. Ich bestahl meinen eigenen Beichtvater auf schändlichste Weise. Ich ging in sein Zimmer und nahm vom Schreibtisch die Füllfeder, obwohl ich selbst eine besaß. Mit dem gestohlenen Diebsgut in der Tasche ging ich in den Beichtstuhl. Doch mein Katechet überzeugte sich bald, daß ich ihn bestohlen hatte. Gleich darauf ersann ich eine neue Bosheit, die am Heiligen Abend entdeckt wurde. In einem unbewachten Moment ging ich ins Nebenzimmer, wo der Christbaum aufgestellt war, und zerschnitt die elektrischen Drähte zu den Kerzen, aus Bosheit. Trotz dieser niederträchtigen Gemeinheiten ließ mich meine Tante beschenken und gab mir am 25. 12. noch 10 S Taschengeld, womit ich kaufen durfte, was ich wollte, und bin so gemein gewesen. Ich hatte hier alles gut und es ist mir nichts abgegangen. Meine Pflegeeltern teilten immer alles mit mir, und ich war immer bestrebt, zu den Menschen, die mir Gutes tun, boshaft zu sein.

Viele Grüße sendet Ihnen   Ihr undankbarer, schlechter N.

Dieser Brief ist mit so viel Objektivität und Sachlichkeit geschrieben, als wären Briefschreiber und handelnde Person nicht dieselben, als hätte ein Erzieher über sein Kind berichtet. Er schreibt von sich, als würde er ganz sachlich einen Hautausschlag an seinem Körper beschreiben. Er begeht seine Streiche zwanghaft und kann sie nachher beschreiben. Aber die Identität des Schreibers mit dem Täter wird nicht affektiv erlebt. Die kortikale Funktion ist hier wohl in Gang, wie durch die Fähigkeit der Selbstbeschreibung ersichtlich ist. Aber die kortikale und subkortikale Funktion scheinen voneinander getrennt und nicht dauernd und ausgiebig in leitender Verbindung. Seinen Denkerzeugnissen fehlt die thymogene Wurzel. Er schreibt einen Tatbestandsbericht ohne Zuordnung eines Affektes. Daher entstehen auch gar keine Hemmungen gegen das Geständnis, also auch gar kein Anlaß zu einer lügenhaften Entstellung. Offenbar versagt hier die verbindende Funktion des Reothyms. Rinden- und Stammhirnfunktion laufen parallel, unverbunden, daher ist es zufolge der Eingleisigkeit des Vorstellens unmöglich, einen Inhalt gleichzeitig zu bejahen und zu verneinen, also „ja" zu sagen und „nein" zu meinen. Solche Doppelfunktionen, also Lügefähigkeit, ist nur möglich bei voller Dichothymie und Kortisiertheit, wenn eben die dichothymen Schichten durch das Reothym verbunden sind und dadurch eine wirklichkeits- und icherfüllte Persönlichkeit erzeugen. Hier ist der Kortisierungsprozeß in selektiver Weise gestört. So kommt jene personale Zweiheit zur Erscheinung, die in die Richtung der Schizophrenie weist. In dieser *thymischen* Persönlichkeitstrennung liegt hier die Beziehung der Neurose zur Schizophrenie.

Neurotisch ist hier die zwanghafte, elementare Kriminalität sowie der zwanghafte Bekenntnisdrang. Die faxige, manierierte, exogen nicht erklärbare Höflichkeit gehört in die Symptomgruppe der Schizophrenie und gibt dem gesamten Persönlichkeitsbild eine charakteristische schizophrene Färbung.

Die weitere Entwicklung des Knaben brachte immer deutlichere schizophrene Symptome zum Vorschein, so daß er kaum berufsfähig wurde und zeitweise anstaltsbedürftig war, obwohl er die Grenzen eines schizoiden Sonderlings nicht überschritten hat und auch nicht kriminell geworden ist.

Die Angst

Die Angst ist ein biologisches Unsicherheitsgefühl, das überall dort entsteht, wo das Leben bedroht ist. Angst entsteht aber auch in Gefahrensituationen im erweiterten Sinn, wenn Fremdes oder Neues entgegentritt, wenn also die Wahrnehmung eines Objektes ein erstmaliges Zellmuster erzeugt, das seine neuartigen Erregungen nicht in physiologischer Weise ableiten kann. Zu solcher Ableitung stehen einer Zellmustererregung zwei Möglichkeiten offen: entweder es erfolgt nach dem Prinzip des Reflexbogens eine Reaktion im Gebiete der vegetativen Funktionen *subkortikaler* Mechanismen (Stimmungen, Gefühle, Triebe) oder aber die Erregungssumme wird für die Mitschwingung identischer Elemente im Bereich des durch die Erfahrung gebildeten Assoziationsnetzes der *kortikalen* Gebiete verbraucht. Durch solche Mitschwingung bereits geprägter Zellmuster wird die Bekanntheitsqualität der wahrgenommenen Objekte erzeugt. Steht nun einem wahrgenommenen Objekte keine dieser beiden Möglichkeiten der Entspannung zur Verfügung, dann wird es als fremd oder neu empfunden, wobei die gedrosselte Erregungsenergie in das *Zellmuster* der Angst abgeleitet wird.

Der Angstaffekt setzt sich aus einer sehr großen Zahl von Einzelfunktionen zusammen, aus vegetativen, vasomotorischen, sekretorischen und dynamischen Leistungen, die in komplexartiger Zusammenfassung unter Entwicklung einer gesteigerten Adrenalinausschüttung als Angstgefühl erlebt werden. Alle diese Angstkomponenten sind im Gehirn zu einer Art Zentrum zusammengefaßt, zu einem *Zellmuster*, das immer dann in Erregung versetzt wird, wenn eine gefahrvolle Situation vorhanden ist. Dieser letzte Ausweg der bedrohten Kreatur veranlaßt dann die Notreaktionen des Angriffs, des Totstellens oder der Flucht.

Es ist einleuchtend, daß Angst besonders im Kindesalter vielfach auftreten wird, wo doch in Anbetracht des noch geringen Erfahrungsinventars so vieles als fremd und unbekannt erlebt wird, da doch die vielen dynamischen Prozesse auf der Erde, angefangen vom unverständlichen Gehaben der erwachsenen Individuen bis zur Schreckwirkung eines Gewitters, den Eindruck einer Gefahr erwecken und Angst erzeugen.

In logischer Folge wird die Angst auch bei vielen Schwachsinnsformen zu finden sein, bei denen durch den Mangel an kortikaler Entwicklung das kortikale Schwingungsaggregat zu beschränkt ist, um die vielgestaltigen Umwelteindrücke verstehend aufzunehmen, schwingungsphysikalisch verarbeiten zu können. Bei ihnen wird eine dem Alter nicht mehr angepaßte Angst entstehen, die sich oft gewohnheitsmäßig an ganz bestimmte Situationen fixiert, als Angst vor dem Rauchfangkehrer, dem Krampus, dem Arzt, dem Lehrer, vor Hunden und Schmetterlingen, vor der Klosettspülung, dem Turnsaal, vor der Finsternis, vor Wasser, Gewitter oder Wind, vor dem Spiegel usw.

Wenn bei Kindern und Schwachsinnigen das Auftreten von Angst verständlich ist als Ratlosigkeit einer noch nicht genügend zerebral dargestellten Umwelt gegenüber, erscheint es in höchstem Maße verwunderlich bei manchen Arten älterer und gescheiter Kinder, ja auch bei manchen Erwachsenen. Besonders bei jenen überdurchschnittlich intelligenten Kindern, die auf S. 40 als Vorzugsschüler an Mittelschulen beschrieben und wegen ihrer klinischen Symptomatik als „zerebral Gestörte" bezeichnet wurden, fällt eine geradezu lächerliche Angst vor kleinen Hunden und anderen Kleintieren auf, die in der dargelegten Weise nicht erklärt werden kann und an die Angstzustände bei geistigen Erkrankungen erinnert. Diese Art von Angst erfordert eine andere Beurteilung.

Es wurde angenommen, daß der Angstaffekt einen biologischen Sinn hat und dann eingesetzt wird, wenn ein gefahrvolles Ereignis droht, offenbar, um geeignete Abwehrmaßnahmen zu veranlassen.

Durch den Einbruch der Kultur in den biologischen Ablauf des Lebens haben sich die Lebensformen vielfältig geändert. Gewisse Funktionen sind überflüssig geworden, andere haben sich neu gebildet. Da durch die Kultur bedeutsame Sicherungen des Lebens aufgestellt wurden, ist der Angstaffekt in vielen Situationen überflüssig geworden (S. 28). Da aber das organische Zentrum der Angstentwicklung als angelegtes Zellmuster erbmäßig weitergeführt wird, kommt es vor, daß aus ihm leerlaufende Angst entwickelt wird. Das aufgeladene Angstzentrum entlädt sich spontan, wenn lange genug kein gefahrbringendes Objekt erscheint. Es kommt so zur leerlaufenden Angst, zu einer Angst, die spontan aus Funktionszwang bei Objektmangel entsteht. Solche funktionellen Leerläufe entsprechen dem klinischen Bild der *Neurose*. Sie erscheinen dem Beobachter sinnlos und veranlassen im Wege der Reflexumkehr eine Rationalisierung, d. h. die Konstruktion eines zur Auslösung des Angstaffektes geeigneten Ereignisses, die Fiktion einer zureichenden Ursache. Die Kultur hat vielfach für den Objektausfall rationalisierenden Ersatz geschaffen. Schon den Kindern werden Schauermärchen erzählt, um die freie, ungebundene, dem Kind unerträgliche Angst durch ein geeignetes Angebot von Vorstellungen zu erlösen.

Die Angst ist ein physiologischer Affekt, der beim Kind in den vielen, noch unbekannten Lebenssituationen *vermeintlicher* Gefahr sehr häufig auftritt, beim Erwachsenen aber mit zunehmender Kortisierung immer seltener wird und nur bei *wirklicher* Bedrohung auftritt.

Die pathologische Angst kommt bei jenen Menschen vor, die infolge Verkümmerung des Kortikalorgans und beschränkter Möglichkeit für Reflexbedingungen dauernd in der neophoben Situation des Kleinkindes bleiben, also bei Schwachsinnigen, und dann bei jenen Vertretern kulturellen Fortschritts, deren zerebrales Zellmuster der Angst in abnormaler Persistenz der genetischen Rückbildung entgangen ist (Genostase) oder vielleicht durch einen krankhaften Zerstörungsprozeß seine übergeschaltete Hemmung verloren hat. Diese *neurotische* Angst, welche, unabhängig von Umweltbedingungen und dem Willenseinfluß entzogen, unter dem Diktat ihres Zellmusters spontan und obsessiv entsteht, ist ein Symptom mannigfacher psychischer Störungen, wie an einigen Beispielen gezeigt werden soll:

Fall 16. Ein zehnjähriges Mädchen der vierten Volksschulklasse, von herzhafter Frische prangend in guten Farben und von festem Fleisch, hatte als Säugling Fraisenanfälle und war dann gesund und unauffällig bis vor einigen Monaten. Seit dieser Zeit treten Angstzustände ganz plötzlich ohne äußeren Anlaß auf. Sie wird rot, bricht in Weinen aus und klammert sich ängstlich an die Mutter. Nach wenigen Minuten ist sie wieder beruhigt und gibt an, sie hätte ganz deutlich einen Mann mit braunem Mantel und langem Bart gesehen, der sie so erschreckt habe. Solche Anfälle wiederholten sich in Abständen von einigen Wochen. Es wird eine psychoanalytische Behandlung eingeleitet, die sich mit kurzen Unterbrechungen bis in das 25. Lebensjahr fortsetzt. Mit 15 Jahren treten große epileptische Anfälle an Stelle der verschwundenen Angstreaktion auf. Sie kommen mit mehrwöchentlichen Pausen, aber auch gehäuft mehrmals am Tage und dauern bis zum gegenwärtigen Alter von 43 Jahren noch immer an. Der Charakter verändert sich in Richtung der manischen Verstimmung mit querulatorischer Logorrhoe, hysterischen Reaktionen, Neigung zu okkultistischen Personen und Sekten. Das Schamgefühl ist sehr reduziert, so daß sie ihre intimsten Angelegenheiten in der Öffentlichkeit ungeniert bespricht. Sie ist wegen ihres paranoiden Wesens und der häufigen epileptischen Anfälle berufsunfähig und lebt mit einer Rente bei ihrer Mutter in Zank und Hader.

Hier erscheint das Zellmuster der Angst ganz isoliert als zerebraler Reizzustand in Erregung in Form einer epileptischen Absence mit späterem Übergang in große epileptische Anfälle unter Entwicklung einer epileptischen Charakterveränderung.

Fall 17. Bei dem dreijährigen, sehr hübschen, wohlgenährten Buben entwickeln sich in zunehmender Stärke schwere, weit über das normale Maß hinausgehende Angstzustände. Geräusche aller Art, schon das Öffnen der Türe, das Fließen der Wasserleitung, der Straßenlärm sind Anlaß für einen langdauernden Zustand ängstlicher Heulerei. Er näßt und schmutzt ein und masturbiert schon seit dem Säuglingsalter sehr heftig. Er spricht noch nicht, aber der sehr kluge Blick, die frischen Farben und die gelegentliche Innigkeit des persönlichen Kontakts verdecken hier unter dem Bild der „Angstneurose" die progrediente Entwicklung einer schweren Schizophrenie. Mit 30 Jahren ist die Persönlichkeit vollkommen abgebaut und erschöpft ihre Äußerungen in sinnlosen verbalen und gestischen Stereotypien.

Die Spontanerregung der Angst und anderer dienzephaler Zellmuster waren hier die ersten Hinweise auf die Umkehr der Umweltrelationen, die sich prozeßhaft bis zu den stärksten Graden autistischer Persönlichkeitseinengung gesteigert hat.

Fall 18. Ein vierjähriger Bub, recht herzig und in seiner Strammheit eine miniaturhafte Persönlichkeit, wird mit schweren Angstzuständen zur Beobachtung eingeliefert. Die Intelligenz wird für gut befunden. Mit neun Jahren bietet er nach völligem Verschwinden der Angst das Bild schwerer Aggressionen und sadistischer Handlungen. Mit 30 Jahren ist er ein torpider, kleinwüchsiger, phlegmatischer, eunuchoider Einzelgeher, eine unvitale Fleischmasse mit einem kreisrunden, ganz undifferenzierten Vollmondgesicht nach Art primitiver Kinderzeichnung, zu einer beruflichen Arbeit kaum zu gebrauchen. Durch die Berechnung einer staatenlosen Frau, die seine Staatsbürgerschaft brauchte, ist er unschuldig in die Ehe geraten.

Man sieht hier ein frühzeitiges Treiben dienzephaler Zellmuster (Angst und Aggression) einschließlich trophischer Gebiete (inkretorische Impulse) mit einem zunehmenden Versagen der vitalen Kräfte.

Fall 19. Ein vierjähriger Bub, der durch seine besondere Altklugheit auffällt, entwickelt zunehmend Angst, die durch Kinder, durch Autogeräusche, durch den Wind, den Luftballon und durch die Klosettspülung ausgelöst wird und bedrohliche Grade erreicht. Die Motorik ist in allen Gebieten der gröberen und feineren Leistungen und auch in der Körperhaltung unkoordiniert. Auch in seinem persönlichen Verhältnis zur Umwelt ist er nicht entsprechend angepaßt. Er muß noch bis ins neunte Lebensjahr in die Schule begleitet werden. Neben seiner kläglichen Hilflosigkeit im alltäglichen Verhalten erregt er wegen seines großen Wissens und seiner reifen Interessen überall Bewunderung. Er ist feingliedrig gebaut und wirkt in seiner ätherischen Transparenz unirdisch wie ein Wesen aus anderer Welt.

Auffallend ist hier der Bestand einer sehr beachtlichen Kortikalperson mit Anhäufung von Wissensstoff, der archivarisch gestapelt und automatenhaft in psalmodierender Sprache reproduziert wird, da die Integration mit den thalamischen Funktionen der Tiefenperson nicht vollzogen wurde, da Verstand und Gefühl nicht koordiniert zusammenschwingen (Kortikalautomatismus).

Die Angst verschwindet um die Pubertätszeit und es entwickeln sich paranoide Züge, die intellektuellen Funktionen treten in den Dienst politisch-religiöser Interessen, der thymische Autismus verhindert die soziale Eingliederung, er wird mangels Berufsfindung zum Schmarotzer und gelangt an die Grenzen der Kriminalität. Parallel zu dieser psychischen Entwicklung verbildet sich der Körper in schauerlicher Weise durch regellose Dimensionsverschiebungen zu einem grobknochigen, degenerierten „Neandertaler", der eindeutig an Unterwelt erinnert und nicht die geringsten Spuren seiner elfenhaften Kindheit mehr entdecken läßt.

Fall 20. Der sehr differenzierte, zwölfjährige Gymnasiast von fraulicher Üppigkeit mit fernem, südlichem Blick aus dunklen, heißen Augen leidet an quälenden
Angstzuständen, die ihn am Einschlafen hindern und die auch zuweilen untertags
auftreten, als Angst vor Katastrophen, vor Verlusten lieber Personen und auch vor
Krankheiten. Über seinen Körper und dessen Funktionen berichtet er mit hypochondrischer Klaghaftigkeit. Wohl schwindet mit den Jahren die Angst, doch die
Hypochondrie bleibt zurück. Immer mehr entsteht in ihm eine Lebensunsicherheit,
immer mehr entschwindet ihm die persönliche Durchschlagskraft, er wird verzagt
und kleinmütig. Er ist Musiker von Format, doch vermag er sich trotz hervorragender Qualität nicht durchzusetzen und wird von der Konkurrenz erdrückt.

Wieder zeigt sich hier die Angst als neurotisches Symptom im Sinn einer
Umkehr der Umweltbeziehung. Auch die Musikalität ist ein Symptom der
Prävalenz zerebraler Zellmuster und zeigt hier in Verbindung mit Angst
und anderen neurotischen Symptomen an, daß die Diktatur der Zellmuster
den sozialen Kontakt und die Beherrschung der Realität in existenzbedrohen-
der Stärke verhindert.

Fall 21. Der fünfjährige, sehr gescheite und wendige, etwas vorlaute Bub leidet
an derart starken Angstanfällen mit Aggressionen, daß er zu Hause kaum zu halten
ist. Wiederholte Aufenthalte an der Klinik und dauernder Kontakt mit dieser waren
nötig, um die Ruhe im Elternhaus immer wieder notdürftig herzustellen und die
schwierigen Jahre zu überbrücken. Der Schulfortgang war immer klaglos. Mit zäher
Besessenheit hat er sich aus eigenem Antrieb dem Gitarrespiel verschrieben und es
darin zu überdurchschnittlicher Leistung gebracht. Charakterlich hat sich immer
mehr eine paranoide Einstellung herausgebildet mit krankhaftem Ehrgeiz, Argwohn,
Eifersucht und Aggressionsneigung. Diese Charakterkomposition hat schließlich
auch zur Scheidung seiner Ehe geführt. Beruflich ist er ein ausgezeichneter Beamter geworden, von pedantischer Gewissenhaftigkeit und Pflichterfüllung, aber mit
einer gewissen Härte und Gefühlsarmut.

So wie in der Kindheit die Angst ohne Rücksicht auf die Umwelt aus dem
Funktionszwang des Zellmusters durchgelebt werden mußte, so muß jetzt
die Realität aus der inneren Ordnung der Zellmuster heraus gestaltet werden, muß unter dem Charakterbild der Pedanterie dem Diktat der zerebralen
Erregungen unterworfen werden.

Fall 22. Ein dreizehnjähriger Bub. Aus einem sehr blassen Gesicht schauen
ganz besonders große blaue Augen, himmelblaue Scheiben mit langen, schwarzen
Wimpern. Die Stirn ist leicht gekräuselt wie in unbehaglicher Stimmung, das
schmale Lippenrot säumt in weitgeschwungener Kurve die besonders breite, schürzen-
hafte Oberlippe. Der Körper ist schmächtig; im ganzen eine selten feine, prinzen-
hafte Erscheinung. Die Stimme ist hell und klar, der ganze Ausdruck ist hilfe-
suchend. Er besucht seit 14 Tagen nicht mehr die Schule, wird in letzter Zeit
immer ängstlicher, will meist nur allein sein. Hie und da geht er mit seinem Freund
in den Wald, wo die beiden ein romantisches Leben führen, ihre Schätze vergraben
und nach Geheimnissen suchen. Er grübelt in letzter Zeit viel und weint leicht.
Besondere Angst hat er vor den Professoren. Im Gespräch sehr introspektiv, etwas
altklug, ratlos seinem eigenen Wesen gegenüber: „Mir ist so schwer, wenn ich in
die Schule gehe." „Wenn zwei Leute reden, glaub ich immer, sie sprechen über
mich." „Wenn ich etwas gern habe, so darf es nicht ausgesprochen werden." Wenn
jemand von seinem kleinen Neffen, den er sehr liebt, sagt, er sei herzig, so muß
er sofort Gegenteiliges sagen und irgendeine rohe Äußerung über dieses Kind machen. Großer Drang nach Freiheit, er will Förster werden oder zur Marine gehen.
Am liebsten würde er reisen, nach Amerika usw. Er greift fast süchtig nach Tee,
dem einzigen Mittel, das ihm hilft, „weil es mir die Nerven aufpeitscht". Er ist ein
ausgezeichneter Turner, sehr waghalsig, verachtet alles Schwache. Kein Sinn für
Theater oder Film, Radio hört er nur als Begleitung, wenn er etwas liest. Er ist
sehr fromm und betet viel. Über seine Schulschwierigkeiten sagt er: „Es ist, als

wenn es mich mit Fesseln zurückhalten würde." Es ist quälend, ihm als Gesprächspartner gegenüberzusitzen. Er vibriert am ganzen Körper, der Ausdruck verrät sichtlich Unbehagen, er sitzt wie auf Nadeln, sieht jeden Augenblick auf die Uhr, man spürt seine innere Öde, seine Qual, die leere Zeit abzuleben. Dabei kommt er aber ganz spontan an die Klinik, offenbar in der Hoffnung, Erleichterung zu finden.

15 Jahre: Sehr altkluge Gesten, sitzt da mit gekreuzten Beinen und verschränkten Armen in lässiger Pose und raucht Zigaretten. Ein köstliches Männchen. Bei kleinem Schnitt in den Finger ein Ohnmachtsanfall, bei jeder Gelegenheit starke Angst, eine platonische Liebe zu einem Mädchen. Wegen seiner besonderen Neigung zum Basteln wird er in ein Radiogeschäft als Praktikant eingestellt. Er macht seine Arbeit außerordentlich gerne und sehr gut, muß aber den Posten verlassen, da er infolge seiner Scheuheit nicht imstande ist, Kunden zu bedienen. Da sich seine Angst vor dem Schulbesuch noch gesteigert hat, kann er sein Studium nicht fortsetzen und macht jetzt gar nichts. Mit 16 Jahren drängt er zum Film. „Ich will aus mir heraus, ich muß mich entfalten, und das kann ich nur beim Film." Er singt mit sehr guter, modulationsreicher, noch nicht mutierter Stimme ausdrucksvoll, fast wie eine reife Sängerin. Es zeigen sich zwangsartige Ansätze. Wenn er zufällig vom gewohnten Weg abweicht, muß er noch einmal zurückgehen, um den Weg von neuem zu beginnen. Es drängen sich seine Vorstellungen in quälender Frequenz. Er muß zwangsweise alle Firmenschilder lesen und schreibt sich ein bestimmtes Gehzeremoniell auf der Straße vor. Seine Stimmung ist freudlos-unjugendlich. Die Gesellschaft flieht er, gegen obszöne Reden ist er sehr empfindlich. Die Eltern liebt er sehr, doch ist es ihm trotz Einsicht nicht möglich, der Mutter irgendeinen Handgriff zu machen, ihr in irgend etwas zu helfen; ja, nicht einmal einen zu Boden gefallenen Gegenstand kann er aufheben. „Wenn sie mir nur dafür eine Ohrfeige geben würde, das würde mich beruhigen." Er ist immer elegant gekleidet, braucht lange zur Toilette, benützt Parfüm, spielt den großen Herrn.

Nach langem Zögern tritt er mit 17 Jahren in eine Schauspielschule ein. Dort ist er außerordentlich eifrig und bekommt auch Kontakt mit Kollegen und Kolleginnen. Die Schauspielatmosphäre tut ihm sichtlich wohl. Er lebt auf. In seinem Wesen wird er nun manierierter. Er sucht krampfhaft nach guten Ausdrücken und schönen Redewendungen, wirft sich in großspurige Posen, läßt sich in theatralischen Stellungen photographieren. Er kleidet sich elegant, immer Bügelfalten, gepflegte Frisur und Blume im Knopfloch. Ein elegantes Männchen. Auf unterirdische Reinlichkeit wird hingegen kein Wert gelegt. Bald bezeichnet er das Schauspielen als Heilung seines Nervenzustandes. Sein Auftreten wird immer sicherer, kein Lampenfieber. Er hat sich bereits ein Pseudonym zugelegt.

20 Jahre: Er geht auf Gastspiele an auswärtige Bühnen, seine Rollen waren anfänglich Charakterdarstellung, nun ist seine Stärke der „Outrant", der über alles stolpert, immer Pech hat, zu spät kommt, dem alles mißlingt. Auf seinen Reisen hat er immer noch starke Angst; besonders, wenn er abends allein in seinem Zimmer sitzt, schaut er immer noch unters Bett, ob jemand unten liegt.

25 Jahre: Im Kaffeehaus hat er immer einen Kranz von Damen um sich. Derartige Situationen konstruiert er sich (eingestandenermaßen), um aller Öffentlichkeit zu demonstrieren, daß er vielseitig begehrt ist und Weiber haben kann, soviel er will. Obwohl er sich in solcher Gesellschaft eigentlich langweilt, so ist er nach außen hin witzig und lustig, aber diese Stimmung kostet ihn einen inneren Kampf. Er schminkt und pudert sich, manikürt sich die Fingernägel. Seine Religiosität ist vollkommen verschwunden.

30 Jahre: Er hat eine burschikose, ganz flotte Kollegin geheiratet, mit der er eine sehr kameradschaftliche Ehe führt. Er hat öfters Ansätze zu literarischer Betätigung unternommen und hat jetzt Ideen für eine Revue, mit der er durch die Welt ziehen will. Er hat dauernd Frauenaffären mit allerlei Konflikten ganz romanhafter Art. Oft ist es nur ein ganz harmloses Abenteuer, das er aber absichtlich verschleiert und mystifiziert, um es theatralischer zu gestalten. Auf solche Art provoziert er gern Eifersuchtsreaktionen seiner Kollegen. Es folgen Ehescheidungen, Konflikte, Prozesse um Alimente und Kinder. Im Schauspiel ist er erfolgreich.

In dieser hier skizzierten Lebensgeschichte spielt die Angst eine wesentliche Rolle. Mit 13 Jahren löst er sich, ein vordem unauffälliger Bub, aus
dem gesellschaftlichen Verband, empfindet ihn feindlich, hat Angst vor ihm,
verzweifelt sucht er Auswege: er bastelt, grübelt, dichtet, trinkt Tee, betet
und raucht. Im Berufswunsch spiegelt sich seine Gesellschaftsflucht, fern-
zielige Wünsche bewegen ihn. Er will Förster werden, will zur Marine, nach
Amerika. Ein unbändiger Freiheitsdrang entsteht aus seinem quälenden
Hemmungsgefühl, das er fast körperlich empfindet („als ob es mich mit
Fesseln zurückhielte"). Seine Hemmung ist so stark, daß seine Gefühle nie
sprachlich zur Darstellung kommen dürfen. Wenn jemand seinen Neffen als
herzig bezeichnet, so muß er in zwanghaftem Negativismus das Gegenteil behaupten, um die Wirkung wieder aufzuheben. Er sucht also seine Gefühle
auch vor der Versprachlichung durch andere zu schützen. Niemand darf seine
Gefühle benennen. Man muß also seine oft rohen Äußerungen erst richtig
übersetzen, um seine wirkliche Gefühlslage zu erkennen. Wohl empfindet er
auch die Erleichterung und Lösung affektiver Spannungen durch die Sprach-
formulierung. Aber eben deshalb will er diese Erleichterung nicht öffentlich
erleben und lehnt jeden sentimentalen Ton einer Rede ab. Seine Sprache
steht unter dem Schutze des *Schamgefühls.* Dagegen fühlt er sich aber gedrängt, wenn er allein ist, seine Gefühle sprachlich zu binden und in dich-
terische Form zu bringen. Wieweit er in dieser Darstellung dann aufrichtig
ist, läßt sich schwer beurteilen. Doch ist wohl kein Zweifel, daß er auch in
seinen literarischen Produkten die Sprache vielfach als Maske verwendet.
Die Maske wird überhaupt seine Zuflucht. Schon im wörtlichen Sinn: er
schminkt sich, kleidet sich extravagant, wählt sich schon als Schüler der
Schauspielschule ein Pseudonym.

Die Idee des Maskenlebens geht auch in den Berufswunsch ein. Er will
zum Film und geht dann zum Theater, das er als Kind ablehnte. Man kann
es zunächst nicht glauben, daß dieser gehemmte, ängstliche, menschenscheue
Bub nach dem Rampenlicht drängt. Aber eben die Macht der Maske: als
ein anderer, dem Ich Entflohener nun ein Leben zu führen, frei von allem
Hemmungsdruck, verlockt ihn. Als Praktikant in der Radiohandlung versagt er, weil er die Angst im Verkehr mit den Kunden nicht los wird. Im
persönlichen Verkehr unterliegt er. Vor die große Öffentlichkeit zu treten
und in freier Entfaltung seine Affekte ungehemmt spielen zu lassen, scheint
ihm leichter, als einer Kundschaft im Laden ein Stück Draht zu verkaufen.
Seine Schwierigkeit liegt in der Überempfindlichkeit gegen den Reflex des
einzelnen, seine Seele kann den Reflex des *einzelnen* nicht ertragen, ist
aber ohne weiteres imstande, sich vor der *Masse* ungehemmt darzustellen,
weil in der Masse die Reflexfähigkeit des einzelnen gelähmt ist. Es ist
manchem leichter, der ganzen Welt als „Erlöser" eine Verheißung zu verkünden, als einem einzelnen auf der Straße „Guten Tag" zu sagen.

Nach vielen Kämpfen und Versuchen ist es ihm gelungen, im Schauspiel
die Angst zu überwinden. Dies konnte dadurch geschehen, daß er sich ein
anderes, tragfähigeres Reothym, ein anderes Ich schuf. Zunächst hat das
Pseudonym seine Identität verschleiert und dann wurde das Erlebnis seines
eigenen Körperschemas durch die Maskierung entstellt. Hinter der Schminke
und im Schutze des fremden Namens konnte er die Freiheit seiner seelischen
Kraftentfaltung gewinnen. Er mußte sein Reothym so ausgestalten, daß er
in „fremdem Selbstbewußtsein" ein Doppelleben führen konnte; wie ein
Kind, das erst aus einem Versteck heraus den Mut findet, ein Gedicht auf-
zusagen. Noch dazu wählt er die Rolle des Outrant, wirft sich dem Publikum

hin als Dummer, als Objekt des Gespöttes und des Gelächters. Er, der Ängstliche und Überempfindliche! Aber das ist ja nun eben gewissermaßen sein
Trick. Er wirft damit nicht sich selbst hin, nicht seine für diese Welt „allzu
feine und unverstandene" Person, sondern eine Attrappe, durch die er letzten
Endes die Welt hereinlegt wie ein Verbrecher die Polizei, der er entwischt,
während sie einer von ihm konstruierten falschen Spur nachläuft.

Er ist kein ganz großer Schauspieler. Sonst müßte sein Erfolg, das Bewußtsein künstlerischer Größe als „*reothymes* Element" seine Persönlichkeit
so stärken, daß er nun im Privatleben auf eine künstliche Ausgestaltung
seines Reothyms verzichten könnte. Er muß sein Bühnenspiel auch ins Alltagsleben hinein fortsetzen. Er benötigt auch da Schminke und Toilette. Er
bietet alles auf, um im Kaffeehaus, wo seine Kollegen verkehren, einen Kranz
von Damen um sich zu scharen, unter Aufgebot seines ganzen theatralischen
Könnens den Causeur zu spielen, nur damit niemand sage: „Schaut her, der
sitzt ganz allein, ohne Mädel!" Nur um dieses Urteil zu verhindern, bringt
er größte Opfer an Zeit, Geld und Kraft, um sich inmitten einer Mädchen-
schar, die ihn innerlich ganz kalt läßt, mit gekünstelter Unterhaltung abzu-
quälen, während sich um ihn die Legende des Don Juan spinnt.

Die Rolle des Don Juan führt in die Tiefe seiner Konstitution. Der Don
Juan ist immer eine Maske, die eine hyposexuelle Anlage in einem *organischen* Kompensationsprozeß nach außen hin überdeckt. Die sexuelle Triebschwäche zeigt sich hier deutlich im Gang seiner Entwicklung: in der spät
erfolgten Reife, im zarten, mädchenhaften Aussehen als Kind, in der weiblichen Art seines Stimmvortrages, in seiner äußerlichen Eitelkeit und in der
Kameradschaftsehe mit dem burschikosen Mädchen.

Es wurde hier das Schicksal einer Angst verfolgt, von der primitiven Angst
des Kindes, das über die verschiedenen Phasen der Süchtigkeit, Frömmigkeit,
Romantik schließlich zum Schauspielberuf geführt hat. Parallel dazu sieht
man ein altkluges Kind zu einem femininen Mann heranreifen. Die feminine
Konstitution ist übrigens bei Schauspielern häufig festzustellen. In der Altklugheit wurde bereits im Fall 13 (S. 58) ein Symptom von Vitalitätsmangel angenommen. Es wird auch die feminine Konstitution des Mannes als Symptom
einer Hyposexualität (Infantilismus), also auch als Vitalitätsmangel dargestellt werden, so daß hier die Altklugheit und die feminine Konstitution als
Sympton von Hyposexualität und Infantilismus zu deuten sind und daher
mit der Angst in Zusammenhang gebracht werden können, die ja selbst ein
Zeichen von Infantilismus (Dekortisierung) ist. Aus dieser Konstitution
ergibt sich der Typ des Don Juans, des weibischen Schwächlings, der ruhelos
von Weib zu Weib flieht, ohne zu einem biologisch fundierten Sexualziel
zu kommen, und der in selbstgefälliger Eitelkeit seine Abenteuer meist in
phantastischer Ausschmückung der Welt zur Kenntnis bringt.

Noch einige Wesenzüge sollen hier besprochen werden, welche die Ein-
ordnung in den neurotischen Charakter rechtfertigen. Es zeigt sich eine
willensmäßige Unfreiheit in der Art, wie er durch seine Hemmungen behindert ist, seinen Gefühlen Lauf zu lassen, zum Beispiel der Mutter zu helfen,
wie er überhaupt zu gar keiner Gefälligkeit zu haben ist, da schon die geringste Dienstleistung einen Persönlichkeitskontakt voraussetzt, zu dem er
unfähig ist. Seine sittenstrenge Überempfindlichkeit gegen obszöne Gespräche
der Kameraden erinnert an Fall 12 (S. 57) und hängt über das Symptom der Hyposexualität mit dem neurotischen Charakter zusammen. Die Neigung zur Ohnmacht zeigt die Fragilität der ganzen Persönlichkeit mit dem vulnerablen
Reothym. Schon in seiner Bubenzeit zeigen sich zwangsneurotische Ansätze,

ein quälendes Vorstellungsdrängen, ein Zwang, Firmenschilder zu lesen, einen gemachten Weg wieder zurückgehen zu müssen. Seine introspektive Fähigkeit zeigt die vermehrte Zuwendung zum Ich, die aus der Kontaktschwierigkeit entspringt. Dazu noch seine besonders ausgeprägte Habsucht nach Geld, seine Neigung, es zusammenzuhalten, es sei denn, daß es im Dienst der Reothymgestaltung, dem Ruf, der Freigebigkeit und Großzügigkeit geopfert werden muß. Es walten also hier Kräfte, welche die Persönlichkeit einengen, sie ihrer freien Willensentfaltung gegen alle logische Einsicht berauben. Solche zwanghafte Persönlichkeitseinengung ist Ausdruck des neurotischen Charakters.

Daß auf dem Boden einer Hyposexualität (Hypovitalität) das Dekortisierungsbild einer Neurose entstehen kann, wurde bereits in mehreren Fällen gezeigt.

Die Kombination: Altklugheit, neurotische Symptome, Hyposexualität und autistische Abschließung erweckt immer den Verdacht auf Schizophrenie. In dieser Richtung findet sich hier noch eine Reihe anderer Symptome: das gezwungen-gekünstelte Gehaben, die manierierten Gesten und Ausdrucksweisen, die als Gefühlsstumpfheit wirkende Hemmung gegen alle Gefühlsäußerungen, die paranoischen Beachtungsideen, die innere Leerheit und Unausgefülltheit und schließlich die an Persönlichkeitsspaltung grenzende Gegensätzlichkeit in seinem Leben: die paranoische Empfindlichkeit und die Rolle des Outrant; die Angst und die Waghalsigkeit; die Hyposexualität und die Don-Juan-Rolle.

Diese Gegensätzlichkeit ist deshalb interessant, weil sie leicht dazu verleitet, zwischen den Gegensätzen eine psychodynamische Kausalität herzustellen und damit die Theorie der Individualpsychologie zu stützen. Es könnte behauptet werden: die Rolle des Outrant wurde deshalb gewählt, um die Empfindlichkeit zu kompensieren. Der turnerische Mut wurde „inszeniert“, um die Angst zu bannen. Er jage den Weibern nach, um seine sexuelle Minderwertigkeit zu verschleiern. Diese als *organisch* bedingt aufzufassenden Relationen betrachtet die Individualpsychologie als Produkte eines unbewußt „arrangierenden“ Willens. Tatsächlich ist die bipolare Dissoziation psychischer Komplexe Symptom der Dekortisierung (vgl. auch die hystero-neurotische Dissoziation, S. 69).

Die Beziehung zwischen Neurose und Schizophrenie ist bereits aus früheren Fällen (Fall 13, S. 58) bekannt. Die inkretorische Stigmatisierung (Feminismus) sei in diesem Zusammenhang nochmals betont, da sie im Symptomenbild der Schizophrenie besonders häufig festzustellen ist.

Bei der überaus großen Häufigkeit kindlicher Angstzustände wurden nur solche Fallbeispiele herangezogen, in denen die Angst so sehr hervortrat, daß eine klinische Einweisung notwendig geworden war.

An den hier skizzierten Fällen wird ersichtlich, daß die Angst im Lauf der Entwicklung mehr oder minder verschwindet und daß an ihrer Stelle andere Eigenschaften auffällig hervortreten. Leicht könnte man da zur Schlußfolgerung kommen, die Angst habe sich in ein anderes psychisches Symptom verwandelt, es sei jener Prozeß eingetreten, den die Psychoanalyse als Sublimierung bezeichnet, womit sie ausdrücken will, daß ein psychisches Gebilde (die Angst) unter der Druckwirkung einer „Verdrängung“ nun eine neue Erscheinungsform angenommen habe (zum Beispiel den sadistischen Charakter).

Ein flüchtiger Blick über die kleine Zahl der vorgeführten Beispiele lehrt, daß der verschwundenen Angst jeweils die allerverschiedensten Zustände folgen können: Epilepsie, einschließlich des epileptischen Charakters, Schizophrenie, Aggressionen, sadistische Züge, inkretorische Körperveränderungen, Kriminalität, paranoische Einstellungen, Gewissenhaftigkeit, Pedanterie, Vitalitätsmangel, Lebensunsicherheit, Musikalität usw.

Um alle diese und noch eine Fülle anderer Entwicklungsschicksale aus dem einzigen Affekt der Angst erklären zu können, müssen notwendigerweise noch determinierende Faktoren angenommen werden, welche das jeweilige individuelle Angstschicksal bestimmen. Das wäre aber nur eine Verschiebung der Problematik auf unbekannte Entwicklungsgesetze.

Wenn nach dem physiologischen Aufhören der Angst im Zustand entsprechender Reifung neuartige Verhaltensweisen oder Charakterprägungen auftreten, so darf die zeitliche Aufeinanderfolge nicht zur voreiligen Herstellung einer Kausalbeziehung der neuen Eigenschaft mit der verschwundenen Angst verleiten, etwa in der Weise, als habe sich die Angst in eine geänderte psychische Ausdrucksform gewandelt. Besonders die Tiefenpsychologen neigen dazu, die psychischen Begriffe als eine Art substantieller Wesenheiten aufzufassen, die einer Transformation nach Art chemischer Prozesse zugänglich seien.

Wenn man an die Steckdose einer Elektroleitung zuerst eine Lampe und dann einen Motor anschaltet, so hat sich nicht die Lampe in einen Motor verwandelt. Es wurde lediglich ein neuer Apparat (Motor) aus dem gleichen, ganz undifferenzierten Strom gespeist.

Wenn auf einem Klavier nach einem Walzer ein Marsch gespielt wird, so hat sich nicht aus dem Walzer ein Marsch entwickelt, sondern der Spieler hat andere Tasten angeschlagen.

Wenn das Zellmuster der Angst von der Energiezufuhr abgeschnitten wurde, dann ist sie auch nicht mehr vorhanden und hat mit einem anderen, in der Folge erregten Zellmuster nichts anderes gemeinsam als die zeitliche Sukzession.

Daß zeitliche Sukzessionen auch kausale Beziehungen haben können, soll keineswegs in Abrede gestellt werden, doch bedarf solche Feststellung klarer Beweisführung. Wenn in konkreter Gefahrensituation das Zellmuster der Angst erregt wird und sich anschließend, biologisch zweckgerichtet, eine Umschaltung auf das Zellmuster der aggressiven Abwehr oder auf ein solches der Fluchtreaktion vollzieht, so ist solche Sukzession zweier Zellmuster ein kausales System, dessen Erregungseffekt jedem Beobachter einfühlbar ist. Doch auch hier hat sich nicht die Aggression aus der Angst entwickelt, es sind nur zwei verschiedene Zellmuster hintereinander erregt worden, deren zugeordnete psychische Gestalten miteinander nichts zu tun haben, lediglich einander zeitlich folgen wie ein Akkord dem anderen.

In Analogisierung zu derartigen Kausalbeziehungen neigen die Psychologen der „Tiefenforschung" dazu, in unerlaubter Verallgemeinerung alle möglichen Arten kindlicher Auffälligkeiten, für die ihnen keine Ursache erkennbar ist, aus einer „unbewußten" (d. h. hypothetischen) Angst dynamisch zu erklären. Diebstähle, Sexualdelikte, Unfug aller Art, Frechheiten, Schulversagen, Zerstörungsakte, Stottern, Einnässen, Tics usw. werden mit Vorliebe und ermüdender Monotonie auf eine „verdrängte" Angst ursächlich zurückgeführt und damit als verstanden und erklärt angenommen, wo man es nicht vorzieht, in gleicher Denkwillkür die Eifersucht an Stelle der Angst als Erklärung zu setzen.

Die Auffassung der Angst als „neurotisches Symptom", d. h. als Leerlauf eines biologisch vorgebildeten und nicht mehr voll benötigten Mechanismus,

als Spontanerregung eines zerebralen Zellmusters ohne reale, adäquate Auslösung ergibt pädagogische Forderungen für die Behandlung der kindlichen Angst.

Es ist sehr auffällig, daß der Angstneurotiker im Moment einer wirklichen Gefahr kaum eine stärkere Angst empfindet, hingegen einen ganz unerwarteten Mut entwickelt. Im Krieg haben Angstneurotiker geradezu aus
einem *Gefahrenhunger* die tollkühnsten Handlungen begangen und sich als
Helden ausgezeichnet. Es ist wohl auch nicht erstaunlich, daß der Angstaffekt, der doch ein biologisches Gefahrensignal darstellt, die entsprechend
starke Kraft zur Abwehr der Gefahr mobilisieren kann. Auch im friedli-
chen Leben zeigt sich, daß Angstneurotiker gefährliche Situationen aufsuchen (Bergsteiger), um für ihren leerlaufenden Angstaffekt eine adäquate
Realität zu finden.

In Anwendung dieser Erfahrung auf die Pädagogik muß man es als verfehlt
bezeichnen, den Kindern alle Objekte möglicher Furchterzeugung aus falscher
Sentimentalität aus dem Weg zu räumen. Es ist eine Verkennung und Verdrehung
der Tatsachen, wenn behauptet wird, die Angstneurose des Kindes komme
daher, daß ein primitives Kindermädchen gruselige Märchen erzählt habe
oder daß das Kind mit dem Krampus erschreckt worden sei. Ganz im Gegenteil: Kinder suchen in ihrer Angst sich an Objekte zu klammern. Die Angst
entsteht im Kinde als leerlaufender Mechanismus, dem — infolge der zivilisierten Lebensweise — das biologisch geeignete Objekt entzogen ist. Solche
ungebundene Angst erzeugt den unerträglichen Affekt der Ratlosigkeit. Kinder *erfinden* daher aus ihrer Angst heraus Schauermärchen gruseligsten Inhaltes, wenn ihnen keine solchen von den Erwachsenen geboten werden. Es
ist also der volkstümlich entstandene Gebrauch von Märchen und furchterre-
genden Gestalten psychologisch gerechtfertigt und entspricht dem kindlichen
affektiven Bedürfnis, um die amorphe Angst zu rationalisieren.

Man könnte kaum, selbst mit größtem Scharfsinn und bester psychologischer Überlegung, ein geeigneteres Objekt zur Entspannung der kindlichen
Angst ersinnen wie viele aus der Volksseele gewachsenen Märchengestalten,
zum Beispiel der Krampus. Da ist eine Gestalt, voll der Schrecken, bei der
man aber doch nebenher die beruhigende Begleitmelodie der Unwirklichkeit
empfindet, die man angstvoll erlebt, von der man aber doch gleichzeitig weiß,
daß sie nicht existiert. Schon durch die vielen Prodromalerlebnisse in der
Krampuszeit erfährt das erwartete Schreckgespenst zahlreiche Mitigierungen
durch die ketzerischen Gerüchte der aufklärenden Kameraden oder die sorg-
samen Beruhigungen der Großeltern, durch die ausgleichende Wirkung der
milden Nikologestalt, auch durch die Attrappen in den Geschäftsauslagen
aus Pappe oder Dörrzwetschken. Diese Krampusgestalt mit ihrer eigenartigen
Ambivalenz von Gefühlswirkungen, jener aufregenden Interferenz zwischen
oszillierender Angst und interkurrenten Beruhigungen, die sich im Kind als
Gruseln erlebt, ist in hohem Maß geeignet, die kindliche Angst in schonen-
der Weise abzufangen, und ein pädagogisch wertvolles Mittel zur Schulung
der Affektdisziplin. Es ist immer eine große Enttäuschung für die Kinder
eines Heimes, wenn der überängstliche, in analytischen Theorien befangene
Anstaltsleiter das Erscheinen des Krampus untersagt und die gleichsam ent-
mannte Gestalt des Nikolo allein zur Türe hereinkommt.

Nicht immer ist das bedrohende Element der menschlichen Erkenntnis
zugänglich. Es gibt Gefahren für das Leben, die nur instinkthaft zur Wirkung kommen und daher ganz reflexhaft, aber wohl unter der Entwicklung
von Angstsensationen Abwehrreaktionen erzeugen. Solche Alarmmaßnahmen

vollziehen sich in jenen Bereichen, die der menschlichen Erkenntnis nicht zugänglich sind. Angst ist wahrscheinlich in der Natur ein sehr häufig eingesetztes Mittel, um das Verhalten der Lebewesen zu steuern. Vielleicht ist es eine Angstsensation, die die Zugvögel veranlaßt, vor Einbruch der Kälte abzufliegen.

Vielfach aber, besonders von der Psychoanalyse, werden Beziehungen der Angst zur Sexualität angenommen. Die Psychoanalyse erklärt doch die Angst geradezu aus einer unbewußten Verdrängung der Sexualität.

Zweifellos gibt es Situationen, in denen der Zusammenhang von Angst und Sexualität unverkennbar ist. Bei Kindern im Alter der Reifung kommt es vor, daß sie in Momenten höchster Angst deutliche Zeichen sexueller Erregung verspüren. Wenn ein Schüler in angstgejagtem Eifer an den letzten Zeilen einer Schularbeit schreibt, die Schulglocke läutet und der Lehrer bereits vor ihm steht, um das Heft abzufordern, so kann es unter der Angst, nicht fertig zu werden, zur Erektion und auch zur Ejakulation kommen. Bei Vollstreckung der Todesstrafe, also in der seelischen Verfassung höchster Todesangst, treten die körperlichen Symptome sexueller Erregung auf. Der Zusammenhang zwischen Tod und Sexualität ist vielleicht auch durch die naturgeschichtliche Tatsache illustriert, daß viele Insekten gleichzeitig mit dem Fortpflanzungsakt ihr Leben beschließen. Wird absichtlich oder schicksalhaft die Sexualität unterdrückt, zum Beispiel bei Verwitwung im jugendlichen Alter, bei Abstinenz, in zölibatären Lebensformen, bei Interruption des Sexualaktes, dann kommt es oft zu starker Angstentwicklung. Es kommt bei Psychopathen vor, daß sie zur Erzielung von sexueller Erregung absichtlich gefahrvolle Situationen aufsuchen, um aus der entstehenden Angst ihre Sexuallust zu entwickeln. Es scheint dann oft verwunderlich, daß manche Psychopathen in vermeintlicher Schamlosigkeit in der Öffentlichkeit Sexualdelikte begehen und sich damit scheinbar leichtsinnig in größte Gefahr begeben.

Angst ist letzten Endes immer eine Todesangst. Sie ist der gefühlsmäßige Ausdruck der Lebensbedrohung. Dort aber, wo das Leben bedroht ist, rüstet sich die Kreatur reflektorisch letztmalig zur Erhaltung der Art, um *die* noch zu retten, wenn schon das Individuum zugrunde gehen muß. Es gibt also eine Sexualität als letzte Reaktion gegen die Bedrohung der Art. Daher entsteht auch Angst, wenn durch Unterbindung der Sexualität der Bestand der Art bedroht erscheint. Es kann also gleicherweise Angst aus unterdrückter Sexualität entstehen wie auch Sexualität aus Angst. Besonders im letzteren Falle müßte die Psychoanalyse eigentlich annehmen, daß ganz gegensätzlich zu dem Grunddogma hier die Angst verdrängt wurde und sich in Sexualität umgesetzt hat.

Es bestehen also gewisse nahe Beziehungen zwischen Angst und Sexualität, aber in der hier geschilderten biologisch-tendenziösen Art und nicht nach dem Verdrängungsschema der Psychoanalyse.

Zusammenfassung

Es wurde versucht, zu zeigen, daß die Neurose kein psychodynamischer Prozeß ist, keine Folgeerscheinung von widrigen Erlebnissen. Die Neurose beruht auf jener Struktureigenheit des Gehirnes, durch die das Ich-Umweltverhältnis in *der* Weise gestört ist, daß autonomisierte Zellmuster ohne Auslösung äußerer Reize in Erregung geraten und dadurch abnorme Verhaltensweisen erzeugen. Oft erfolgt die Auslösung eines derartigen Zellmusters auf dem Wege einer Übersprungfunktion und führt dann unter Vortäuschung von Verdrängungsprozessen zu Zwangserscheinungen.

Die Autonomisierung der Zellmuster erfolgt durch eine Art Liberalisierung derselben auf Grund eines Destruktionsprozesses der übergeordneten Schaltungen oder durch deren anlagebedingten Mangel (Genostase). Die jeweilige Erscheinungsform der Neurose hängt von der Lokalisation der autonomisierten Zellmuster ab.

Die dynamische Umkehr der Umweltrelation kennzeichnet wohl auch andere psychische Störungen. Entscheidend ist, in welchen funktionellen Regionen solche Umkehrungen vorwiegend stattfinden. Bei der Neurose sind dies die Gebiete der *dynamischen* Funktionen, also solche der Motorik im weitesten Bereiche, angefangen vom einfachen Muskeltic bis zu den komplizierten Verhaltensweisen eines Waschzwanges. Auch jene motorischen Tendenzen sind hier eingeschlossen, welche die Ordnung der Zellmuster herstellen. Diese wird ja normalerweise von der Ordnung der Realität besorgt, welche sich gemeinsam mit allen Umwelteindrücken in die Erregungssprache der Ganglienzellen umprägt. Im Fall der „neurotischen Umkehr" aber wird die Ordnung der Umwelt von den autonomisierten Ordnungsprinzipien diktatorischer Zellmuster unter dem Bilde der Pedanterie und des Ordnungszwanges beeinflußt.

Sämtliche diese dynamischen Funktionen wurden in etwas ungenauer Lokalisation unter dem Begriff der „striären Automatismen" zusammengefaßt.

Wenn hier die Angst auch als Neurose bezeichnet wurde, so läßt sich dagegen der berechtigte Einwand erheben, daß im Angstkomplex doch mehr affektive und vegetative, also thalamische und dienzephale Anteile eingeschlossen sind, so daß man die Angst eigentlich mehr dem Gebiet der Hysterie zurechnen müßte. Dies zu tun, besteht auch kein Hindernis. Der geläufige Begriff der „Angsthysterie" in den Lehrbüchern deutet bereits diese Möglichkeit an.

Von der Neurose wurde der neurotische Charakter abgeleitet. Er steht in einem gewissen Gegensatz zum hysterischen Charakter und befindet sich mit diesem normalerweise in einem dynamischen Gleichgewicht, indem die expansiven (hysterischen) Tendenzen im normalen Charakterbild durch die einengenden (neurotischen) Tendenzen neutralisiert sind (S. 69). Unter der Wirkung dekortisierender Prozesse oder genostatischer Hemmungen treten diese beiden Komponenten des Normalcharakters dissoziiert in Erscheinung, wobei bald der eine, bald der andere Charaktertypus überwiegt. Möglicherweise ist die polare Gegensätzlichkeit der beiden Charaktertypen eine Erscheinungsform des Antagonismus im vegetativen Nervensystem, wobei dem hysterischen Charakter die adrenotropen, dissimilatorischen, dem neurotischen Charakter die vagotropen, assimilatorischen Prozesse entsprechen dürften. Bei Versagen der übergeordneten, äquilibrierenden Schaltzentren kommt es dann zur Störung des Gleichgewichts und zum Überwiegen der einen Funktionsgruppe.

Der neurotische Charakter umfaßt die Eigenschaften, die das Prinzip der Persönlichkeitseinengung und des Zwanges tragen: Zurücksetzungsgefühl, Angst, Zwang, Geiz, Pedanterie, Gewissenhaftigkeit, Sparsamkeit, Sammelsucht, autistische Abschließung.

Wenn auch die Zusammenfassung dieser Eigenschaften unter der Bezeichnung des „neurotischen Charakters" ein psychologisch brauchbarer Begriff ist, der praktisch verwendbar ist, so zeigt doch schon die kleine Zahl der hier vorgeführten Fälle, daß es reichliche Spielarten des neurotischen Charakters gibt und dabei auch solche, die teilweise eher der hysterischen Gruppe angehören. Es wird daher im Einzelfall über die zu enge Begriffsbegrenzung hinausgehend oft nötig sein, individuelle Abwandlungen des neurotischen Charakters in der Beschreibung vorzunehmen, um die natürliche Gegebenheit nicht durch Schablonierung diagnostisch zu vergewaltigen.

2. Die Hysterie

Erscheinungsformen der Hysterie

Das Wort „Hysterie" erweckt die Vorstellung eines Menschen, der sich in einem ungezähmten Affektrausch befindet, der, sei es aus Freude oder Trauer, aus Haß oder Zorn in eine derartige Ekstase geraten ist, daß er einem Wahnsinnigen gleicht, bei dem alle Dämme gebrochen, alle die den Affekten zugrunde liegenden Nervenerregungen ohne Hemmung zu explosiver Entladung gekommen sind. Wird dieser luxuriöse Aufwand an Affekten mit der auslösenden Ursache verglichen, so enthüllt sich ein erstaunliches Mißverhältnis. Eine ganz belanglos scheinende Störung hat diesen Sturm von Affekten entfesselt. Gerät jemand über einen leichten Tadel in ungebändigte Wut, droht er mit Selbstmord bei Versagen eines unbedeutenden Wunsches oder vergießt er Tränen beim Anblick eines Bettlers, so wird er wegen dieser *Übertriebenheiten* im Sprachgebrauch als hysterisch bezeichnet.

Aber auch *Absonderlichkeiten* des Verhaltens werden in gleicher Weise betitelt. Verliebt sich die Gräfin in ihren Kutscher oder die Vierzehnjährige in einen weißhaarigen Schauspieler, verweigert jemand die Fleischnahrung aus Mitleid zum Tier oder erbricht ein Kind vor der Schularbeit, wird für solche Ungewöhnlichkeiten, die dem normalen Menschen psychologisch nicht leicht einfühlbar sind, die Bezeichnung „hysterisch" gebraucht wie auch für viele andere Eigenarten, Faxigkeiten und Paradoxien der Reaktionsweisen.

Dabei hat man meist den Eindruck, daß der Hysterische sich der Absonderlichkeit seines Verhaltens sehr bewußt ist und sogar das Bestreben hat, durch seine Eigenart einem akklamierenden oder auch entrüsteten Publikum interessant zu erscheinen. Es gehört also die *theatralische Inszenierung* und die Berechnung auf Publikumswirkung zum Wesen des hysterischen Gehabens.

Der stark demonstrative Charakter der hysterischen Reaktionsweise hat begreiflicherweise oft den Verdacht erregt, ein hysterisches Verhalten werde absichtlich ins Spiel gesetzt oder besonders unterstrichen, um dadurch irgendein persönlich erstrebtes Ziel zu erreichen oder ein unangenehmes Ereignis zu verhüten: Eine hysterische Frau bekommt einen Schreianfall oder fällt gar in Ohnmacht, um von ihrem Mann ein neues Kleid zu erpressen. Oder: Ein Kind forciert seine leichte Auslösbarkeit des Brechaktes, um sich dem unangenehmen Schulbesuch zu entziehen.

Da sehr viele hysterische Reaktionweisen die gleiche Gestaltung besitzen wie die Symptome von Krankheiten, hat sich die medizinische Wissenschaft mit dem Begriff „Hysterie" auseinandersetzen müssen. Jemand behauptete, seit einem Unfall an Kopfschmerz, an Schwindelanfällen zu leiden, und beanspruchte eine Rente. Ein Soldat behauptete, nichts zu sehen, nichts zu hören, die Sprache verloren zu haben, sichtlich, um vom Militärdienst loszukommen. Es zeigt sich jemand als gelähmt und unfähig zu gehen, und der Arzt kann hier und in vielen ähnlichen Krankheitsfällen keine Diagnose stellen. So ergab sich häufig die Situation, daß der Arzt überall dort, wo er keine klare Erkenntnis über ein Krankheitssymptom erlangen konnte, die Diagnose Hysterie stellte, besonders dort, wo offensichtlich mit dem Leiden ein Vorteil verbunden schien. Die *tendenziöse Vortäuschung krankhafter Symptome* gehört ebenso wie die *Übertriebenheiten*, die *Absonderlichkeiten* und die *Theatralik* in die begriffliche Fassung jener Reaktionsform, die allgemein als *hysterisch* bezeichnet wird.

Die Fähigkeit der Hysterischen, die Produkte ihres abnormen Verhaltens in den Dienst besonderer Absichten zu stellen, hat dann zur unrichtig verallgemeinerten Meinung geführt, die hysterischen Reaktionsweisen bestünden in einer umwegigen *Wunscherfüllung*. Ließ sich die Wunschsituation in einem Fall nicht erraten, so half man sich mit der ganz willkürlichen Annahme, der Wunsch sei hier ins *Unbewußte* verdrängt worden.

Denn die medizinische Wissenschaft kapitulierte vor der Unbeweisbarkeit der „hysterischen" Simulation und entschloß sich, in Erfüllung ihrer humanen Mission und gleichzeitig unter wissenschaftlicher Verbrämung ihrer diagnostischen Unzulänglichkeit, dem hysterischen Fabrikat in jovialer Toleranz Krankheitswert zuzubilligen und den Hysteriker vom Verdacht des Schwindels zu exkulpieren. So wurden die erpresserischen Tendenzen und Wünsche, aus welchen sich die hysterischen Symptome gestalteten, ins „Unbewußte" verlegt.

Freud nahm unbewußte sexuelle Wünsche als die Ursache hysterischer Reaktionsweisen an. Aus einer ähnlichen Idee leitet sich auch der dem Griechischen entlehnte Ausdruck Hysterie (Hystera: Gebärmutter) ab.

Der von Freud in seiner *Psychoanalyse* vertretene Gedankengang soll an einem konstruierten Beispiel skizziert werden:

Eine Frau kommt mit einer Lähmung zum tiefenpsychologischen Arzt. Dieser stellt die Diagnose „Hysterische Lähmung" und leitet das psychoanalytische Verfahren ein: „Traumdeutung" und „Freie Assoziationen". Der Analysand muß seine Träume berichten und dazu alle seine frei aufsteigenden Gedanken (auf „peinliche" und sexuell gefärbte Einfälle wird besonderer Wert gelegt) heraussagen. Die gesamte Biographie wird in langen Unterredungen gründlichst durchstöbert. Wiederum wird nach sexuellen Details besonders gefahndet. Aus diesem so gewonnenen Material entnimmt der Analytiker die ihm geeignet erscheinenden Stücke und fügt aus ihnen das gesuchte, traumatisierende Sexualerlebnis der Kindheit teils aus wirklich Erlebtem, teils aus assoziativ Reproduziertem, aus Geträumtem und aus symbolisch Gedeutetem in phantasiereicher Kombination zusammen. Das dem Analysierten nun als „Kindheitserlebnis" präsentierte Analysenprodukt mag unter dem Indizienbeweis der vielen, dem eigenen Vorstellungsinventar entstammenden Erlebniselemente und unter suggestivem Druck als erlebt akzeptiert werden.

Es wurde auf diese Art zum Beispiel behauptet, in der Kindheit hätte die Frau sich einmal geweigert, in einer sexuellen Angelegenheit ihre Hand zu reichen. Dieses damals höchst peinlich empfundene Erlebnis sei ins Unbewußte verdrängt worden und — jetzt beginnt die hysterische Erkrankung — der jahrzehntelang „eingeklemmte" Affekt bricht plötzlich durch und wandelt sich in das körperliche Symptom der hysterischen Lähmung, wobei durch die entstandene Armlähmung symbolisch ausgedrückt werde, daß die Frau damals ihre Hand für einen sexuellen Akt nicht gebrauchen wollte. Eine derartige Wandlung eines seelischen Zustandes in ein körperliches Symptom nennt die Psychoanalyse *Konversion*. In dem Augenblick, wo das verdrängte Erlebnis durch die Analyse wieder vor das Bewußtsein gebracht würde und der damals verdrängte Affekt mit dem nun erinnernden Erlebnis in adäquate Verbindung trete, *abreagiert* werde, sei die Heilung vollzogen.

Nach solchem Muster werden alle Hysterien von Anhängern der psychoanalytischen Richtung aufgelöst und der entsprechenden Behandlung unterzogen. Dabei wird der Begriff Hysterie immer mehr ausgeweitet und immer mehr Krankheitsbilder in den Indikationsbereich psychoanalytischer Behandlung einbezogen.

Es wird an anderer Stelle (S. 120) unter Heranziehung von Fallbeispielen darauf hingewiesen werden, welche Gefahren in solcher Auffassungsrichtung begründet liegen. „Hysterische" Symptome derart massiver Art, wie Lähmungen, Blindheit usw., finden sich nur in den Büchern. Wo immer an den Kliniken derartige Fälle demonstriert werden, erweisen sie sich bei näherer Betrachtung und im weiteren Verlauf als organisch bedingte Störungen, zum Beispiel als Symptome einer chronischen Rückenmarkserkrankung mit remittierendem Verlauf, als Gehirnentzündung, Gehirntumor, als schizophrener Schub oder auch als Simulation.

Durch die Schaffung des Begriffes „Hysterie" und seine ständig sich erweiternde Ausdehnung ist das Vertrauen des Arztes in die Verläßlichkeit der klinischen Symptomatik immer mehr erschüttert worden, so daß er sich gezwungen fühlt, altvertraute Krankheitsbilder auf ihre Echtheit zu prüfen, mißtrauisch, ob ihm nicht ein „hysterisches" Falsifikat präsentiert werde, besonders dann, wenn der Patient in seinen Affekten etwas überschwenglich ist oder wenn seine eigenen Untersuchungsmethoden nicht die gewünschte diagnostische Klarheit bringen.

Unter dem Druck der immer dringender werdenden Notwendigkeit, eine *wirkliche* Krankheit von einem *hysterischen* Reaktionsprodukt zu unterscheiden, haben sich die begrifflichen Gegensätze: *Organisch — funktionell* entwickelt, wobei die *hysterischen* Symptome zum Unterschied von den organischen als funktionell bezeichnet werden.

Diese Problematik: Funktionell — organisch verschafft dem Begriff „Hysterie" eine eigenartige Stellung innerhalb der Medizin, da sie über den Bereich der Naturwissenschaften in das Gebiet philosophisch-weltanschaulicher Denkformen hinausweist.

Die Hysterie erfährt daher in der Literatur eine sehr vorsichtige Behandlung, da man fürchtet, sich mit seiner Auffassung auf ein weltanschauliches Bekenntnis festzulegen. Denn die Antithese: „Funktionell — organisch" drängt auf eine endgültige Entscheidung der dualistischen Frage: „seelisch — materiell".

Biologische Bewertung der Hysterie

Was aber ist nun *Hysterie*, worauf beruht jene Reaktionsweise, die zu den eben beschriebenen Übertriebenheiten und Absonderlichkeiten, zu Theatralik und Krankheitsvortäuschungen führt?

Ist Hysterie eine Krankheit, verursacht durch eine Schädigung der Gehirnsubstanz? Ein Prozeß, der sich fortentwickelt? Ist sie ein Produkt „psychologischer" Vorgänge, zurückzuführen auf besondere Erlebnisse? Wird man mit Hysterie geboren oder kann man sie erwerben? Welche Stellung kommt der Hysterie in der Rangordnung seelischer Veränderungen zu?

In der Laiendiagnostik des täglichen Lebens erscheint die Bezeichnung „Hysterie" weitaus häufiger als in der wissenschaftlichen Diagnostik der Klinik. Das weist auf die ausgedehnte Verbreitung „hysterischer" Zustände hin.

So zahlreich die verschiedenen Formen hysterischer Reaktionsweisen auch sein mögen, kann man doch in allgemeinster Begriffsfassung feststellen, daß es Zustände von Übertriebenheit, Ungehemmtheit, Ungezähmtheit, Ausgelassenheit sind, welche als *hysterisch* bezeichnet werden. Es scheint also das

Fehlen einer hemmenden und eindämmenden Kraft die maßlose Entfaltung der „hysterischen" Reaktionen zu ermöglichen. Daher gleichen die hysterischen Zustandsbilder so auffallend dem Verhalten ungebändigter Tiere oder kleiner Kinder, bei denen noch keine Hemmungen ihrer vitalen Äußerungen zur Entwicklung gekommen sind. Diese bilden sich erst im Laufe des späteren Lebens unter der Einwirkung des kulturellen Druckes, vor allem der erzieherischen Eingriffe aus. Angriffspunkt dieser dressierenden Kräfte ist die Zellsubstanz der Gehirnrinde, welche sich auch parallel zu den erziehenden und kultivierenden Milieueinwirkungen progressiv fortentwickelt und schließlich in ihrer vollen Ausbildung den Reifungsprozeß des Gehirns zum Abschluß bringt. Die fortschreitende Rindenbildung (Kortisierung) ist das gehirnphysiologische Korrelat der geistigen Reifung.

Es hat nun den Anschein, als würde dieser Reifungsprozeß in jenen Persönlichkeiten, die sich als hysterisch kennzeichnen, gestört sein, als würde in diesen Fällen durch den Mangel einer ausreichenden Kortisierung ein mehr oder weniger ausgeprägter Zustand kindlicher Verhaltensweisen unverändert bestehen bleiben. Diese infantile Färbung des hysterischen Charakters ist auch jenes Symptom, welches von allen wissenschaftlichen Richtungen einstimmig anerkannt wird und welches den hypothetischen Begriff „Genostase" veranlaßt hat.

Die nächste Frage betrifft die Ursache dieser *Infantilität*. Was hindert die Gehirnrinde, sich weiter zu entwickeln und das Gehirn zur Reifung zu bringen?

Es sind drei Möglichkeiten vorhanden:

1. Infolge einer unzulänglichen Keimanlage gelangt die Gehirnrinde nicht zur vollständigen Ausreifung. Dieser Reifungsdefekt kann nur einzelne Teile oder ein größeres Gebiet der Gehirnrinde umfassen. In manchen Fällen ist die mangelhafte Kortisierung nur Teilerscheinung eines allgemeinen Vitalitätsmangels. Die Persönlichkeit bietet dann auch andere Symptome der Avitalität. Jene Form der Hysterie, die auf Entwicklungsrückstände der Gehirnrinde zurückgeführt werden kann, sei als *akortikale Hysterie* oder unter Berücksichtigung der Retardationshypothese (S. 24) als genostatische Hysterie bezeichnet.

2. Die an sich vollwertige oder vielleicht nur leicht geschwächte Anlage erfährt im Laufe des Lebens nicht den genügenden Erziehungsdruck, der zur Rindenreifung unerläßlich ist. Es kommt daher zur Verkümmerung der Rindenanlage durch unzulängliche Beanspruchung (Funktionsatrophie). In analoger Weise kann sich ja auch eine Intelligenz bei noch so hochwertiger Anlage nicht entwickeln, wenn sie ohne jeden Unterricht gelassen wird. Die Erziehung kann entweder vollkommen fehlen, zum Beispiel im Elendsmilieu, oder zu weich sein, wie im Luxusmilieu *(Verwahrlosungs- bzw. Verwöhnungshysterie)*.

3. Die Rindenentwicklung kann durch einen zerebralen Krankheitsprozeß (Enzephalitis) entweder unterbrochen oder in ihrem Bestand zerstört werden. Es werden dann verschiedene andere zerebrale Störungen den Zustand als solchen kennzeichnen *(dekortisierte Hysterie)*.

Berechtigung des Begriffes „Hysterie"

Aus biologischer Sicht erscheint die Hysterie als eine entwicklungsmäßige Reifungshemmung, als eine Form des *Infantilismus* (Genostase). Doch darf man den viel umfangreicheren Begriff des Infantilismus nicht mit Hysterie identifizieren. Es ist jedoch wohl vertretbar, die Hysterie als eine *infantile* Reaktionsweise aufzufassen.

Ein kurzer Überblick über die enorme Reichhaltigkeit und kategoriale Verschiedenheit jener Zustandsbilder, die als hysterische Symptome erscheinen können, muß an der Brauchbarkeit des Begriffes Hysterie Zweifel erzeugen:

Ein Zornanfall, eine Phantasielüge, ein Selbstmord, ein Wandertrieb, eine religiöse Verzückung, ein Eifersuchtsmord, eine schwärmerische Liebe, eine Abneigung gegen gewisse Speisen, Erbrechen, Schweißausbrüche, Angstzustände, Blasenausschläge der Haut, Frigidität, Nymphomanie und ungezählte andere Verhaltensweisen und Krankheiten können mit der Diagnose Hysterie belegt werden. Was ist allen diesen verschiedenen Zuständen gemeinsam, welches ist das begriffsbildende Element, das die einheitliche Zusammenfassung aller dieser so ungleichartigen Verhaltensweisen unter der Bezeichnung „Hysterie" rechtfertigt?

Die Übertriebenheiten der Reaktionen, die vermutete Unechtheit des Verhaltens mit theatralischem Aufwand und Berechnung auf Publikum gelten als kennzeichnende Symptome und unumstrittene Merkmale der „Hysterie".

Die psychoanalytische Auffassung der Hysterie als eine unbewußte Inszenierung zur Erreichung eines „verdrängten" Wunsches oder als Umwandlungsprodukt eines erlittenen sexuellen Angriffs, überhaupt als Folge einer Erlebnis- oder Milieuwirkung, stößt wohl vielfach auf Ablehnung, doch klebt irgendein Hauch unsauberer Umwegigkeit, irgendein Makel charakterlicher Reinheit am Begriff Hysterie, selbst im Gebrauch weiter, der Tiefenpsychologie fernen, Kreise.

Diese Tatsache registriert sich wohl auch schon lange in der Literatur und hat den Begriff Hysterie in merkliche Erschütterung versetzt. Immer lauter wird erklärt, es gäbe keine „*Krankheit*" Hysterie und man könne nur von *hysterischen Reaktionsweisen* sprechen. Dabei wird auch immer wieder betont, daß die modernen Erkenntnisse die alte, etymologisch verankerte Auffassung der Hysterie als „gebärmutterbezogen" längst überholt haben. Es ist anderseits verständlich, daß man einen so eingebürgerten Begriff, der in seinem nunmehr modernisierten Bedeutungswandel verschiedene psychische Verhaltensweisen in verständlicher Formulierung zusammenfaßt, aus traditionellen Gründen nicht gern ausschalten möchte. Doch hängt auch wiederum so viel Ballast aus überholten Auffassungen an diesem Begriff, der zum Beispiel mit der Anerkennung eines *Unbewußten* schon untrennbar verbunden ist, also ganz weittragende wissenschaftliche Voraussetzungen in sich schließt, daß man sich doch entschließen müssen wird, im Interesse eines vorurteilsfreien, klaren und sauberen wissenschaftlichen Denkens diesen alten, zum Teil übel vorbelasteten Begriff endlich fallen zu lassen. Mit dem ersten Schritt, der Auflassung des Begriffs „*Hysterie*" zugunsten des „*hysterischen Charakters*" ist nicht viel gewonnen. Die adjektivische Form bringt keinen Vorteil. Fast ist es noch weniger diffamierend, an einer Hysterie zu „leiden" als hysterisch zu „sein". Schon um dieses bitteren Beigeschmacks willen, der trotz aller ärztlichen Beschwichtigungsversuche seinen beleidigenden Charakter nicht los wird, sollte man diesen zwischen Schimpfwort und Diagnose bastardierenden Begriff aus der wissenschaftlichen Terminologie ausscheiden.

Um die Frage nach einem Ersatz des abgelehnten Begriffes zu lösen, sei an die allgemeinste Eigenschaft aller hysterischen Reaktionsweisen gedacht, die sich vielfach auch in körperlichen Symptomen ausdrückt: die *infantili-*

stische Entwicklungshemmung, die Persistenz des kindlichen, *homothymen* Zustandes. Selbst die Tiefenpsychologen erkennen diese Tatsache durch ihren Begriff der „Regression auf eine infantile Stufe" an, unterlegen dieser allerdings eine psychodynamische Tendenz und führen sie auf eine psychogene Ursache zurück.

Sicherlich steht der Begriff des „Infantilismus" dem Begriff „Hysterie" an Weite des Umfanges nicht nach; doch er ist vorurteilsfrei und gründet sich auf biologisch anerkannte Tatbestände. Auch der Begriff „Hysterie" bedurfte ja zahlreicher Unterteilungen zur Differenzierung der so verschiedenartigen Zustände. Unter diesen unterscheidet man: hysterische Anfälle, Dämmerzustände, Lähmungen, Gefühlsstörungen, Pseudologien usw. Diese Scheidung erfolgte auf Grundlage der klinischen und charakterlichen Symptomatik. Viel aufschlußreicher wäre es, für die verschiedenen Erscheinungsformen die verursachenden psychischen Strukturen aufzudecken und eine gehirnphysiologische Diagnostik nach Strukturunterschieden aufzubauen.

Dieser Versuch soll hier gewagt werden. Sämtliche unter dem Begriff „Hysterie" zusammengefaßten Zustände sollen also als *„Infantilistische Reaktionsweise"* bezeichnet werden und nach Strukturdifferenzen diagnostisch gegliedert werden.

Der Verständlichkeit zuliebe soll jedoch die Bezeichnung *„hysterisch"* unter Vorbehalt der künftigen Vermeidung vorläufig noch weiter mitverwendet werden.

Nach der hier vertretenen Anschauung besteht das Wesen der hysterischen Reaktionsweisen in einem Mangel der kortikalen Reifung, der entweder die ganze Person oder aber nur einzelne Anteile derselben betrifft.

Die zerebralen Strukturveränderungen, welche sich aus dem Kortisierungsmangel ergeben, sollen an der Darstellung von „hysterischen" Zustandsbildern gezeigt werden.

Fall-Beispiele

Zuerst soll an einem seinerzeit durch alle Zeitungen gegangenen Sensationskriminalfall ein skizzenhaftes Bild der hysterischen Reaktionsweise gewonnen werden, gewissermaßen als Basis für den weiteren Aufbau des hysterischen Charakters aus Elementen, die an anderen Persönlichkeitsbildern entwickelt werden sollen.

Fall 23. Die etwa vierzigjährige Giftmörderin hat ihrem Mann ein Bein abgehackt, um sich in den Besitz einer namhaften Versicherungssumme zu bringen. Aus dem gleichen Grund hat sie mehrere Personen, deren Vertrauen sie erschlichen hatte und die zu ihren Gunsten eine Lebensversicherung abgeschlossen haben, durch Rattengift getötet.

Aus dem Gefängnis wird sie täglich auf einer Bahre in den Gerichtssaal getragen, da sie als gelähmt gilt und sich weigert, auch nur einen Schritt zu tun.

Während der ganzen Verhandlung ist sie maßlos frech und unverschämt, ohne jeden Respekt vor dieser höchsten Macht, der sie jetzt ausgeliefert ist. Bei oft anscheinend ganz geringfügigen Anlässen gerät sie in einen anfallsartigen Zustand höchstgradiger Zornerregung mit wüsten Schreiausbrüchen. Manchmal klappt sie wohl für kurze Zeit zusammen, dann aber wieder kommen Phasen, in denen sie erstaunlich frei und unbeschwert erscheint, sich sachlich und ruhig gegen die erdrückenden Anklagen verteidigt, wird aber zwischendurch immer wieder ausfällig gegen Richter, Staatsanwalt und Zeugen. Sie weiß, daß es um ihr Leben geht. Dieses Wissen müßte doch eigentlich schwer auf ihr lasten, doch sie kann sich vollkommen frei davon machen. Mitten in der Erörterung ihrer Mordtat erklärt sie verbindlich in ganz ausgeglichener Stimmung, als säße sie in einer Kaffeegesellschaft plaudernd: „Ja wissen Sie, Herr Richter, die Sache war damals nämlich so. Es war Sommer, und ich hatte so viel Ameisen in der Wohnung, ich hab mir schon gar nicht mehr zu helfen gewußt. Ich habe alles Mögliche angewendet, und alles war umsonst. Ich habe den ganzen Tag gearbeitet, und ich war furchtbar müde, so daß es mir ja gar nicht möglich war, wegzugehen, das werden Sie doch einsehen!" Bald darauf spricht sie wieder in sehr drastisch darstellender Art, wie sie eben in der Küche beschäftigt war und gar nicht darauf achtete, ob der Herr (den sie ebenfalls ermordete) ausgegangen ist. Das alles erzählt sie in fast gehobener Stimmung und mit theatralischer Darstellung, sich ganz einlebend in die damalige Situation, nicht im geringsten vom Eindruck der Anklage berührt.

Diese Frau hat also die Fähigkeit, sich vom Rahmen der gegenwärtigen Wirklichkeit sowie auch von der reothymalen Repräsentanz ihrer Totalperson vollkommen abzuschalten und sich, ganz wie eine Schauspielerin, in eine bestimmte Rolle einzuleben. Alles, was außerhalb dieser Rolle in der Wirklichkeit vorgeht, ist ausgelöscht. Während sie von den Ameisen spricht, sieht sie diese Insekten im Gesichtsfeld ihrer Vorstellungen in dichter Straße durch ihre Wohnung ziehen. In ihrem Erlebnisbereich ist nur die sehr lebhafte Erinnerung an das damalige Ereignis vorhanden, das mit eidetischer Deutlichkeit gestaltet wird. Diese Darstellung beansprucht das Totalvolumen ihrer Erregungsenergie, so daß weder für die Erfassung der Realsituation noch für die Speisung des reothymalen Ganglienaggregates ausreichender Betriebsstoff vorhanden ist. In das aktivierte Erinnerungsbild dringt nicht der leiseste Schimmer der Gegenwartssituation und auch nicht das minimalste Quantum des Ichbewußtseins. Das Erregungsmosaik des Erinnerungsbildes beherrscht in souveräner Isolation das Erlebnisfeld.

Durch solche Flucht in eine ganz banale Erinnerung ist sie vor der Wucht erdrückender Affekte geschützt und vermag ihre eisige Ruhe zu bewahren. Durch diese eidetische Fähigkeit, einen Ausschnitt ihrer Vergangenheit mit vollem Affektwert unter Aufwand ihrer gesamten Erregungskapazität wieder zu beleben (Reminiszenz), stellt sich ein Zustand der *Homothymie* her, ein Zustand der infantilen Entwicklungsphase. Kennzeichnend für diesen Zustand der Ausschaltung des Reothyms ist die Art der sprachlichen Darstellung. Sie ist wie gebannt in den Aktualrahmen der geschilderten Erlebniszeit. Der ist natürlich sehr stark vorhanden. Im Banne dieses Rahmens steht die Person gleichfalls im Banne der damaligen Zeit und berichtet alle damaligen Erlebnisse mit historischer Treue, mit allen erdenklichen Details und zufälligen Begleiterscheinungen, die ihre Rede oft abschweifend gestalten. Fast zwanghaft muß sich der Bericht an die Reihenfolge der Ereignisse, Gedanken und Stimmungen von damals halten, und jeder Versuch, sie etwa zu unterbrechen und zur sachlichen Kürzung anzuhalten, mißlingt. Sie kann nicht kürzen, sie kann kein Wort auslassen, und wenn ihr ein kleines Detail nicht einfällt, beispielsweise die Angabe, welches Kleid sie damals anhatte, so wird sie so lange nachdenken, hin und her überlegen und korrigieren, bis ihr das Richtige eingefallen ist. Jeder Versuch, unter Hinweis auf die Belanglosigkeit der Sache, ihr darüber hinwegzuhelfen, nützt nichts, man ist verurteilt, qualvoll zu warten, bis sich das entfallene Erinnerungsdetail einstellt. Diese *chronologische Art der sprachlichen Darstellung* ist symptomatisch für die zeitgebundene Kohärenz der Erinnerungsbilder als Rest der globalen Totalität infantiler Homothymie. Durch die leichte Abschaltbarkeit der zerebralen Erregungsfiguren vom Reothym *(Reothymlockerung)* wird es der hysterischen Person möglich, ihre Rolle ungestört durch Umweltreize und Kritik, unbehelligt von Gewissen und sonstigen Hemmungen zu spielen. Es gelingt ihr, aus ihrem reothymen Dauerrahmen herauszutreten, sich ihrer personalen Ichheit zu entledigen. Man fühlt sich versucht, hier eine Analogie zum Totstellreflex der Tiere anzunehmen, die angesichts einer Gefahr die Lebensfunktion bis auf den kleinsten, vital notwendigsten Rest einstellen können. Das lockere Verhältnis zur Realität, die Fähigkeit, das Reothym auszuschalten, ermöglicht es auch, ein anderes Mal an Stelle der banalen Erinnerung irgendein Krankheitssymptom, zum Beispiel einen „Anfall", mit gleicher eidetischer Kraft unter Totalkonsum der vorhandenen Erregungsenergie im verengten Gesichtsfeld wirklichkeitsgetreu darzustellen.

In solchen „hyporeothymen" Phasen vollzieht sich eine Einengung des reothymalen Längsschnittes, hingegen aber eine Ausweitung im Querschnitt der Person. Das Gegenwartserlebnis verliert den Anschluß an die Vergangenheit und ist abgesperrt von der Aussicht in die Zukunft. Ebenso sind alle näheren Bestimmungen der eigenen Identität, ihre Zugehörigkeit zu ihrem Familien- und Gesellschaftskreis, zu ihren beruflichen und privaten Interessen verlöscht. Ohne jeden Zusammenhang scheint das Gegenwartserlebnis in die Person hereingebrochen. Der „Längsschnitt" der Person kommt nicht zur reothymalen Darstellung. Dagegen wird in Umleitung der reothymalen Energie (psychifiziert als Ausschaltung von Kritik und Gewissen) eine breite Masse der verschiedensten Zerebralmuster auf Grund identischer Elemente inhaltlicher oder affektiver Art zur Erregung kommen. Daraus ergibt sich die üppige Fülle des sich ausweitenden Querschnittserlebens. Die Erlebensform hat an Längendimension zugunsten der Breite eingebüßt. Vergangenheit und Zukunft sowie der größte Teil des Ichgehaltes sind zugunsten der Gegenwart ausgeschaltet.

Die Zerebralmuster des Querschnittes erfahren durch die Konzentrierung der Erregungsdynamik auf ein kleines Gebiet eine wirklichkeitsnahe Vorstellungsproduktion mit sinnesphysikalischer Deutlichkeit, erzeugen daher das Bild kindlicher Eidetik. Und noch weiter über diese Eidetik hinaus werden die komprimierten Erregungsquanten von den Zellmustern bis an die peripheren Erfolgsorgane geleitet, so daß von innen heraus Sensationen erzeugt werden (Organgefühle, Schmerzen usw.), die realen Erlebnissen vollkommen gleichkommen. Diese Fähigkeit, Vorstellungen durch Miterregung der Erfolgsorgane zu *konkretisieren*, ist ein sehr gewichtiges Symptom des hysterischen Charakters. Nur in dieser gehirnphysiologischen Auffassung kann man den Begriff der „hysterischen Konversion" gelten lassen. Nicht aber im Sinn der Psychoanalyse als symbolische Darstellung eines affektbeladenen und verdrängten Erlebnisinhaltes durch ein körperliches Symptom.

Ein physikalisches Bild soll die gehirnphysiologische Situation des hysterischen Erlebens veranschaulichen:

Wenn man durch ein Teleskop in die Gegend schaut, so sieht man nur ein sehr verkleinertes Gesichtsfeld, aber in diesem viele Details, die dem freiblickenden Auge in solcher Ausführlichkeit und Leuchtkraft nie wahrnehmbar werden. Alles übrige aber ist durch die Einengung des Instrumentes nicht bemerkbar. Diese optische Einengung des totalen Gesichtsfeldes soll die hysterische Einengung der Erlebnistotalität veranschaulichen. Der Hysteriker erlebt sich durch ein „Teleskop" in homothymer Verbundenheit mit dem kleinen Ausschnitt des jeweiligen Erlebnisfeldes. Dieses verengte Gesichtsfeld hat aber verstärkte Leuchtkraft. Brennpunktartig vereinigen sich in ihm sämtliche verfügbaren Erregungsmengen. Die ganze übrige Masse virtueller Erregungsmöglichkeiten, vor allem andern das Reothym als Repräsentanz der Ichfunktion, ist ausgeschaltet oder doch auf ein Minimum reduziert. Solche Abschaltung von der zerebralen Totalität, insbesondere von den reothymalen Funktionen bei der gleichzeitig homothym-eidetischen Intensivierung der Erlebnisform, ist für die hysterische Konstitution kennzeichnend und soll als „*Teleskop-Erleben*" bezeichnet werden. Die teleskopartige Einengung hat zur Folge, daß Anteile der virtuellen Gesamtperson vorübergehend ausgeschaltet sind. So kann es vorkommen, daß die ganze Vergangenheit ausfällt oder die gegenwärtige Umweltsituation nicht zur Darstellung kommt. Das ermöglicht dann ein vollkommen unbekümmertes, unbeherrschtes, von der Kritik und von den Umständen ganz unberührtes Verhalten. Es kommt hier zu einer „Querschnittsform" des Erlebens, in der infolge der Abschaltung aller reothymalen Korrekturen auch kriminelle Handlungen erfolgen können. Hier hängt es davon ab, welche Impulse in den Querschnitt eindringen. Besonders leicht schwingen gefühlsbetonte Erregungsgestalten in das hysterische Erlebnisfeld ein. Derart kann zum Beispiel das Gefühl für Zurückgesetztheit modifizierend den Erlebnisinhalt gestalten und ihm eine paranoide Färbung verleihen, so daß Verfolgungsideen auftreten. Es scheinen Erregungen der Gefühlssphäre durch Dekortisierung (Enthemmung) der thalamischen Zentren beim hysterischen Charakter mobilisiert zu sein und sie können daher bei solcher Enthemmung leicht in das jeweilige Gegenwartserlebnis einfließen. Impulse aus dekortisierten Triebschichten finden erleichterte Entladungsmöglichkeit in solchem, der reothymalen Verankerung entzogenem Erlebniszustand. Sie verursachen daher bei den geringsten Reizen Explosionen und Ekstasen, da die Abflußmöglichkeiten ins Reothym und damit dessen korrigierende Funktionen ausfallen.

Das Reothym ist also im hysterischen Charakter nicht nur quantitativ stark reduziert, sondern auch in seiner qualitativen Konstruktion durch *Eingliederung* der *verschiedensten Zellmuster* aus der Gefühls- und Triebsphäre stark abgeändert. Es schwankt die Intensität der reothymalen Funktionen, und diese schillern im reichhaltigen Mosaik ihrer Zellmuster, woraus sich das wechselvolle Bild des hysterischen Charakters mit seinen Phasen und seinem bizarren Facettenreichtum gestaltet.

Die longitudinale Einengung der einzelnen Persönlichkeitsquerschnitte hat zur Folge, daß in jeder Situation ein anderes Persönlichkeitsbild entwickelt wird, so daß kein durchgängiger, individuell geprägter Persönlichkeitsstil zustande kommen kann. Ein solcher könnte nur durch die kontinuierlichen Zuflüsse (Miterregungen) eines stabilen, alle zeitlichen Milieuänderungen pausenlos überdauernden Reothyms zustande kommen. Und eben dieses fehlt hier. Die Unbeständigkeit und *Labilität* des *Reothyms*, seine fallweise und teilweise Ausschaltung bringen jenen bei „Hysterischen" oft so verblüffenden *Persönlichkeitswechsel* hervor, daß man den Eindruck bekommt, es könne unmöglich ein und dieselbe Person sein, die auf der einen Seite so selbstlos gütig und wohltätig, auf der anderen Seite aber bestialisch ist. Das ist auch die Erklärung dafür, daß diese einerseits besonders sensitive Frau (ein Jahr vor der Tat begutachtete sie ein Gerichtspsychiater bei einem anderen Anlaß als zart besaitet; eine Schriftstellerin bezeichnete sie als Madonna) instande war, eine Tat unerhörter Grausamkeit zu begehen, ihrem Mann eiskalten Sinnes ein Bein abzuhacken, nur um den hohen Versicherungsbetrag zu erhalten. Nur durch die Möglichkeit einer starken Einengung der Reothymfunktion ist eine derartige Reduktion der Persönlichkeit auf einen

Augenblickszustand gefühlsfreier Handlungsdynamik erklärlich, da ja das in einem vollwertigen Reothym verkörperte moralische Korrektiv wegfällt.

Man erinnert sich hier an den grausamen Massenmörder Peter Kürten. der in seinem Heimatort als Wohltäter und Kinderfreund bekannt war.

Im Erlebnisakt der „Hysterischen" ist der Großteil der psychischen Kraft an der Gestaltung des gegenwärtigen Inhaltes in Aktion, und zwar sehr intensiv in einem homothymen Akt der Hingabe, ganz ähnlich wie beim Schauspieler in seiner Rolle. Sosehr wird dabei die psychische Kraft in der Erlebnisgestaltung aufgebracht, daß kaum ein Rest für die Beschickung des Reothyms — für die Erregung des Ichzellmusters — übrig bleibt. Es unterbleibt daher jene Reothymfunktion, welche die Situation kritisch überblickt, Handlungsfolgen erwägt oder moralische Bedenken entwickelt. Im Gegenwartsrahmen erscheinen nur ganze dürftige *Fragmente* des reothymen *Selbst* und noch dürftigere der reothymen Milieugestaltung, so daß die Erlebende gerade noch weiß, wer und wo sie ist. Es erscheint aber keine genügend extensive Vorstellung ihrer sozialen Stellung, die durch die Tat in große Gefahr gebracht wurde. Es erscheinen auch nicht die reothymen Repräsentanzen der ihr nahestehenden Personen, unter deren Eindruck die Realisierung der verbrecherischen Planung unter Schamentwicklung hätte verhindert werden können. Das Reothym wird so kümmerlich gestaltet, daß dessen hemmende Einflüsse nicht zur Wirksamkeit kommen können. Die Handlung erfolgt daher kurzschlußartig und homothym. Das Reothym, das normalerweise im Reflexbogen einer Handlung als Widerstand wirkt, ist weitgehend ausgeschaltet. Es bietet sich hier ein recht trivialer Vergleich des hysterischen Charakters mit einer zu kurzen Bettdecke an: Sucht man mit dieser den einen Körperteil zu schützen, werden einige andere frei. Zieht man die Decke über diese, so entblößt man wieder andere, so daß man niemals die Gesamtheit seines Körpers unter die Decke bringen kann. Ganz so wird der Großteil der Gehirnareale von Erregungsenergien entblößt, wenn diese auf ein bestimmtes Gebiet konzentriert werden, so daß es nie gelingt, die Gesamtheit der Persönlichkeit mit ausreichenden Erregungen zu versorgen.

Es kommen wohl auch in einem normalen Leben gelegentlich Handlungen vor, die unter starker Reduktion des Reothyms vollzogen werden. Man kann sich an sie genau erinnern, bis ins einzelne, aber man versteht nachträglich nicht, wie man nur imstande sein konnte, eine solche Tat zu begehen. Man mutet sich selbst eine solche Tat gar nicht zu und erklärt reuig, in ähnlicher Lage nie wieder so handeln zu wollen. Man versteht sich selbst gar nicht. einer solchen Handlung fähig gewesen zu sein. So denkt man, wenn man nach der Tat wieder im Vollbesitz seiner reothymen Funktion ist. Man kann sich da die Tat im homothymen Vollzug gar nicht vorstellen. Das sind die Handlungen, wie sie als unüberlegt und unbesonnen bezeichnet werden und wie sie vorwiegend der Jugend mit deren reothymer Unreife eigen sind, wohl auch später fallweise vorkommen, und wie sie bei habituellem Auftreten den Typus des „leichtsinnigen" Menschen repräsentieren.

Der hier beschriebene Fall zeigt, daß dort, wo das Reothym in ungenügendem Ausmaß erregt ist, wo nur ein kleiner Rest einer reothymen Funktion wirksam ist, ganz schwere kriminelle Handlungen entstehen können. die wie elementare Katastrophen in eine Persönlichkeit hereinbrechen, da ihnen der schützende und sichernde Mantel des Reothyms gefehlt hat. Die Handlung erfolgt unter Ausschluß aller korrigierenden Instanzen, so, als würde ein Regent einen Beschluß fassen, ohne sein Parlament zu befragen.

Zusammenfassung

Es ist nicht zu verschleiern, wie wenig befriedigend die mühevollen Versuche geblieben sind, den hysterischen Charakter klar zur Darstellung zu bringen. Häufige Wiederholungen und aufhellende Seitenbeleuchtungen konnten das Ziel nicht erreichen, die hysterischen Reaktionsweisen aus einer ganz bestimmten Struktur des Gehirns physiologisch verständlich zu machen. Doch ist solcher Mißerfolg begreiflich und entschuldbar: Einerseits ist tiefes Dunkel über die detaillierte Beschaffenheit des Gehirnes gebreitet, anderseits ist die mit Symbolik und Metaphorik überladene Sprache unser einziges Mittel der Darstellung und daher vieldeutig und oft mißverständlich.

Aus der Qual solcher Ausdrucksnot wurde an Stelle des fluktuierenden Ichbegriffes die Bezeichnung Reothym gewählt; damit ist ein ganz konkreter Bestand von Ganglienzellen gemeint. Es ist jenes Zellaggregat, das nicht durch räumlichen Kontakt, sondern durch Erregungskonsonanz der einzelnen Zellen zu einer Ganzheit verbunden werden kann und das sich im Laufe der geistigen Entwicklung wachstumsmäßig aufbaut. Dieser Aufbau vollzieht sich unter dem kontinuierlichen Eindruck der Wirklichkeit. Wie sich in der Wirklichkeit Ereignis an Ereignis reiht, so reiht sich im reothymalen Aufbau Erregung auf Erregung. Die zeitliche Ordnung der Wirklichkeit erzeugt eine analoge Ordnung im Gehirnaufbau. Das Reothym wird so die zentrale Repräsentanz für die Geschichte des individuellen Seins. Auch das Erlebnis des eigenen Körpers ist auf Grund seiner kontinuierlichen Reizwirkung dieser Repräsentanz angeschlossen. Bei Erregung des Reothyms wird die gesamte eigene Vergangenheit und die eigene Person im engeren körperlichen und weiteren geistigen Sinn, einschließlich ihrer sozialen Determiniertheit (Familie, Beruf), zum Erlebnis gebracht und als „bewußt" empfunden. Nur selten ist die Totalität des Reothyms in Erregung, somit die Person im Zustand höchster Bewußtheit. Selten auch fehlt die reothymale Mitschwingung vollständig wie in manchen Formen der Psychose oder in Dämmerzuständen. Zwischen diesen beiden Extremen schwankt die jeweilige reothymale Erregung, welche die Lebensvorgänge begleitet. Vom Grad dieser Erregung, vom Ausmaß der reothymalen Mitschwingung hängt der Bewußtseinsgrad aller Erlebnisse ab.

Durch die allmähliche Ausbildung des Reothyms ist die Entwicklung des reothymlosen, kindlich-homothymen Zustandes in die reife Form der Dichothymie gekennzeichnet, woselbst die begriffliche Zweiheit des „erlebenden Ich-Subjektes" und des „erlebten Objektes" zur Gegenüberstellung kommt.

Da die Reothymentwicklung parallel der Rindenentwicklung vollzogen wird, schließt der Begriff „Kortisierung" die Reothymentwicklung in sich ein und findet daher auch für diese letztere terminologische Verwendung.

In diese Modellvorstellung des Reothyms sollen die aus dem beschriebenen ersten Fall von Hysterie hervorgehobenen Symptome eingetragen und punktweise angeführt werden:

1. *Labilität des Reothyms.* Einem vermutlichen Reifemangel entsprechend befindet sich der biologische Gehirnzustand noch vorwiegend in der homothymen Phase. Das nur dürftig ausgebildete Reothym hat zum jeweiligen aktuellen Erlebnis nur lockere Bindung; es schwingt nur schwach und in beschränkten Anteilen mit (Bettdeckenvergleich, S. 94). Diese Labilität des Reothyms ermöglicht die fallweise Abschaltung der reothymalen Ichperson, daher ein unkontrolliertes, nur von Trieben und Affekten abhängiges Verhalten (Persönlichkeitswechsel).

2. *Reizschwellenerniedrigung.* Die überdosierten Affektausbrüche bei geringfügigen Anlässen könnte man in etwas ungenauer Fassung als Erniedrigung des Reizschwellenwertes bezeichnen. Dies ist ungenau, da ja jener Schwellenwertpunkt in den rezeptiven Apparaten, bei dem ein Außenreiz eine eben merkliche Sinnesfunktion auslöst, bei der „Hysterie" gar nicht erniedrigt zu sein braucht. Die gesteigerten Reaktionen kommen wohl dadurch zustande, daß durch die dekortisierende Einengung der erregbaren Gehirnmasse, also durch Fortfall der kortikalen Hemmungen, der Zustand der Homothymie wieder hergestellt wird, in welchem unkontrollierte und ungeformte Massenentladungen möglich sind. Während im kortisierten Zustand die Reizquanten eines aufregenden Ereignisses teilweise in die kortikalen Apparaturen abfließen können und daselbst in den Funktionen der Überlegung, Kritik, Humor, Scham, Ethik usw. einen Großteil der entfesselten Energien aufzehren, fehlt im reduzierten Zustand der Homothymie jede derartige Verwertungsmöglichkeit der Erregungsenergie. Diese fließt aber keineswegs immer in strenger Isoliertheit und Selektivität in die adäquaten Erfolgsorgane, sondern überschwemmt manchmal profus das periphere Ausleitungsgebiet in weiter Ausdehnung. So entstehen:

3. *Globalreaktionen.* Ein Kind gerät beim Anblick einer Krampusgestalt in solche Angsterregung, daß es weint, zittert, zappelt, erbricht, in Ohnmacht fällt.

Schon im normalen Menschen können entsprechende Affektmassen das Reothym vorübergehend ganz ausschalten. Es kann durch ein Ereignis ein derartiger Affektrausch erzeugt werden, daß die im Augenblick reagierende Person, also der ganze Komplex der momentan in Erregung befindlichen Ganglienapparate, vom Ich völlig isoliert wird. Der ungeheure Affektkonsum der gegenwärtigen Situation ist derart überwältigend, daß die reothymale Struktur mangels ausreichender Energiezufuhr zum Verlöschen gebracht wird. Damit stellt sich der vom Ich befreite Zustand infantiler Homothymie her. Es besteht dabei eine ähnliche Einengung der Person wie in einem Rauschzustand. In gleicher Weise ist hier Vergangenheit und Zukunft und auch das Körperschema, also das gesamte Reothym, aus dem Erlebnisbereich ausgeschaltet. Man ist „außer sich", also außerhalb seiner reothymalen Schwingung, und was sich im Querschnitt zerebraler Funktionen eben abspielt, ist willkürlicher (kortikaler) Beeinflussung und somit der Verantwortlichkeit entzogen. Solcher „hysterischer" Affektrausch ist einem epileptischen Ausnahmszustand (Dämmerzustand) sehr ähnlich. In beiden Zuständen kann es zu den schwersten Affektverbrechen kommen. Derart hochgradige Globalreaktionen sind jedoch nur in dem besonderen „hysterischen" Konstitutionszustand mit der Reifungshemmung des Reothyms möglich.

Infolge der Neigung des „Hysterischen" zu homothymer Totalkohärenz erfährt die räumliche und zeitliche Ordnung der realen Konstellationen eine unabänderlich festgefügte, global-unzertrennbare zerebrale Repräsentanz, weshalb die pedantische Reproduktion von Erlebnissen mit allen Details und allen affektiven Begleiterscheinungen als *hysterische Reminiszenz* ein häufiges Symptom des hysterischen Charakters ist. Ihr entspricht die *chronologische* Darstellungsform der Sprache.

4. *Teleskoperleben.* Damit ist die eidetische und assoziationsreiche Darstellung im verengten Gesichtsfeld gemeint. Die Verengung bezieht sich auf die Reduktion der reothymalen Längsausdehnung, d. h. auf die Ausschaltung der Vergangenheits- und Zukunftsrepräsentanzen. Dadurch gestaltet sich

5. *Die Querschnittsform des Erlebens.* Das gegenwärtige Erlebnis hat die Kontinuität mit dem Reothym verloren. Dadurch entfallen alle sozial bedingten ethischen und intellektuellen Korrekturen, und es besteht die Gefahr der Kriminalität.

6. *Thalamische Dekortisierung.* Das Gefühlsleben erscheint von den kortikalen Hemmungen befreit und entlädt sich teilweise in Globalreaktionen, teilweise aber werden von den gelockerten Gefühlswerten alle Ausdrucksformen und Gehabensweisen affektiv infiltriert und erzeugen die auffällige *Theatralik* aller Verhaltensformen.

7. *Katathyme Reothymeinschlüsse.* Aus den enthemmten Gefühls- und Triebzentren formieren sich spezifisch getönte Verhaltensschablonen, deren zugehörige Zellmuster sich als dauernde Bestandteile ans Reothym anlagern und der Persönlichkeit ihre charakteristische (psychopathologische) Prägung verleihen. Vielfach stammen diese autonomisierten Schablonen aus biologischen Verhaltensweisen (Betreuungs-, Mutter-, Werbe-, Kampf-, Verteidigungskomplexe).

8. *Konkretisierung von Zellmustern.* In maximaler Steigerung der eidetischen Darstellung breitet sich die Erregung mancher Zellmuster bis in die Sinnes- und Organperipherie aus. Dadurch werden realitätsgetreue Sensationen erzeugt: Halluzinationen, Organgefühle, Schmerzen. Es scheint sich hier im Bereich der zerebralen Erregungsdynamik eine *Umkehr* der *Umweltrelation* zu vollziehen, da bei den genannten Sensationen im Gegensatz zum objektentstandenen Wahrnehmungsakt ein zerebral ausgelöster Reiz peripherwärts geleitet wird und fiktive Objekte von subjektivem Realitätscharakter gestaltet. Diese Form der „hysterischen" Reaktionsweise steht in ihrer Revolutionierung der zerebralen Dynamik einer Psychose schon sehr nahe.

Die Konkretisierbarkeit von Zellmustern mit der Fähigkeit zur Umkehr der Umweltsrelation ist auch die disponierende Voraussetzung für die *Simulation* von Krankheiten und für die sprachliche Gestaltung fiktiver Tatbestände in Form der *Pseudologia phantastica*.

Mit der Aufzählung von Teilfunktionen des „hysterischen Charakters" soll versuchsweise die Möglichkeit gezeigt werden, für die besondere Beschaffenheit des „hysterischen" Reothyms gehirnphysiologische Denkmodelle anzubieten.

Fall 24. Das Mädchen stammt aus einfacher Beamtenfamilie. Sie ist mit einem um zwei Jahre älteren Bruder aufgewachsen, der immer besonders brav und leicht lenkbar war. Sie hingegen war immer schlimm, äußerst aktiv, immer ein Unruheherd in der Kindergesellschaft und vor allem sehr verlogen.

Körperlich ist sie blaß und kümmerlich entwickelt, klein und hager, ohne jede Frische und Fülle, häßlich durch die lange schmale Nase, die, einer Rückenflosse vergleichbar, dem kantigen Profil aufsitzt. Auffallend leuchten große dunkle Augen aus dem hexenhaft-dürren Gesicht. Ein Vorzug ist der weiche Schmelz ihrer Sprechstimme. Intelligenz und Handgeschicklichkeit sind über dem Durchschnitt gut. So sah sie mit 6 Jahren aus, als sie ihre Mutter verlor und eine Stiefmutter bekam.

Mit ihrem 12. Lebensjahr, zur Zeit der Menarche, vermehrten sich die erzieherischen Schwierigkeiten besonders in der Schule. Sie lügt den Kindern allerlei vor, wie um sich Geltung zu verschaffen. Sie erzählt von einer Grabrede, die sie halten müsse, von einem Radiovortrag in französischer Sprache, zu dem man sie aufgefordert habe, sie spricht von ihrem künftigen Universitätsstudium und von diskreten Burschenerlebnissen. Durch fortgesetzte Neckereien und kleine Bosheiten macht sie sich bei den Kindern unbeliebt, so daß kein Tag ohne Konflikt vergeht. Da läuft sie einmal plötzlich in die Kanzlei und meldet höchst aufgeregt, daß die Kinder in der

Klasse streiten und daß eine Schülerin verletzt worden sei. Die Kinder sind fassungslos über derartige Erfindungen ihrer Phantasie. In schmieriger Liebedienerei drängt sie sich an den Lehrer heran und behelligt ihn mit allerlei Geschwätz. Meist entwirft sie ein Leidensbild ihrer Person, schildert Beschwerden der verschiedensten Organe in meisterhafter Form und in lebendiger Anschaulichkeit, kommt auch gelegentlich mit verbundenem Arm, mit einer Augenbinde oder gestützt auf einen Stock in die Schule. In den Pausen aber läuft sie vergnügt herum. Will man ihr einmal eine geschilderte Krankheit ausreden und tröstend sie ihrer Gesundheit versichern, dann wird sie förmlich beleidigt und besteht hartnäckig auf Anerkennung ihrer Krankheit.

Sie bietet ein wechselvolles Bild: Wichtigtuerisch in ihrem Verhalten und affektiert in ihren Beziehungen zu den Menschen, aber anderseits wiederum auffallend kindisch in ihren Spielweisen und dann wieder in ihrer Leidenspose, wie eine hypochondrische Erwachsene.

Bei Ausflügen zwingt sie den Lehrer, sich vorzugsweise mit ihr zu befassen. Wendet sich der, endlich des lästigen Buhlens satt, von ihr ab, dann geht sie schwer beleidigt als Letzte der Reihe und ist nicht wieder zu versöhnen.

Trotz dieser vielen charakterlichen Absonderlichkeiten hat sie die 4. Hauptschulklasse mit gutem Erfolg beendet.

Haben ihre Phantasielügen bisher nur den Charakter kindlicher Aufschneiderei gehabt, die sich nur im Verkehr mit den Kindern gezeigt haben, so erreichen die Produkte ihrer Phantasie in ihrem 15. Lebensjahr eine Üppigkeit, die man krankhaft nennen muß. Sie entwickelt die Erzeugnisse ihrer Phantasie jetzt auch im häuslichen Milieu und beunruhigt die Familie durch die abenteuerlichsten Berichte, die von den Eltern durch lange Zeit geglaubt werden.

Sie behauptete, der ältere Bruder sei Sozialist und habe heimlich den Kranz, den sie aufs Grab der Mutter gelegt habe, in boshafter Weise zerrissen. Über diese Tatsache und über vieles andere sei sie durch eine mysteriöse Gesellschaft informiert. Zu dieser Gesellschaft gehören auch ganz Prominente der Öffentlichkeit, Universitätsprofessoren, Bischöfe und Politiker. Einmal kommt sie mit der Nachricht, sie sei von den Mitgliedern der Gesellschaft von der Burg Rauhenstein bei Baden durch einen unterirdischen Gang in die Nähe von Preßburg gebracht worden. Auf einer Abzweigung seien sie zu den Katakomben der Stephanskirche gekommen, dort habe man ihr eine Christusstatue aus gediegenem Gold gezeigt und andere märchenhafte Schätze. Auch ein Buch mit Emblemen und Bildern aus der Kindheit ihres Vaters habe man ihr vorgelegt. Durch zehn Monate bemühen sich die Eltern, die Spuren der geheimen Gesellschaft aufzudecken. Immer wieder hält sie die Eltern mit erdichteten Adressen und „Botschaften" hin, und findet nach jeder ergebnislosen Nachforschung immer so geschickte Ausreden, daß sie nie entlarvt werden kann. Nie gelingt ein strikter Gegenbeweis, als die anfangs gläubigen Eltern längst schon mißtrauisch geworden sind. Immer wieder geben die Eltern ihr Geld, das sie für Geschenke an gewisse Mitglieder der Gesellschaft benötige. Es würde alles in kurzer Zeit reichlich wieder hereingebracht werden, es stehe ein großes Glück bevor. Als sie in einem Trikotagengeschäft für mehrere hundert Schilling Schulden macht, wird sie an die Klinik zur Beobachtung gebracht. Gleichzeitig mußte der Vater wegen eines Nervenschocks infolge der Aufregungen an die Psychiatrische Klinik überführt werden.

Das Mädchen ist immer noch klein, blaß und mager. Das Profil ist scharf gezeichnet, unter der langen Nase ist ein schwungloser linearer Mund mit kaum sichtbarem Lippenrot. Ohne jeden Hauch jugendlicher Blüte kümmert sie dahin, keine Spur von Charme. Der scharfe Hexenblick sticht boshaft aus dem vergilbten Gesicht. Aber überraschend weich klingt die Sprache aus diesem infantil-maskulin-blutlosen Körper, der im Gegensatz zu seiner Kümmerlichkeit schon die ausgeprägten Reifezeichen weiblicher Sexualität trägt. Auf sichtbar geripptem Leib strotzt steif ein zitronengroßer Busen.

Sie hat sich hier sofort eingewöhnt und sich gleich den großen Mädeln angeschlossen. Schon die ersten Minuten zeigen ihr überspanntes Wesen. Hochmütig wirft sie den Kopf in den Nacken, verächtlich mit halbgeschlossenen Lidern über ihre Schultern hinwegblickend. Ein bitteres Lächeln spielt um den schmallippigen, verbissen-gepreßten Mund. In geschraubter Rede sucht sie ihr Wissen anzubringen, deklamiert den Kindern in affektierter Pose ein französisches Gedicht vor. Die Kinder sind sofort von ihr gefangen. Nichts entgeht ihren mißtrauischen Blicken. Die Schwestern läßt sie nicht aus den Augen. Hoheitsvoll, herablassend beantwortet sie die Prüfungsfragen, schwelgt genießerisch im erhabenen Gefühl, hoch über diesem Geistesniveau zu schweben. Gelegentlich auch pflanzt sie sich entrüstet auf zu aufrührerischer Pose, wird unverschämt, in wildem Aufbegehr skandalierend, wird aber doch sehr leicht durch energischen Ton aus der Fassung gebracht und redet dann verlegen errötend herum. Meist ist sie aber doch einschmeichelnd zur Schwester, bespricht mit ihr einvernehmlich kollegialisierend die eigene Lage, beteuert die Wahrheit ihrer Aussagen, beichtselig in intimer Zwiesprache: „Ich weiß doch nur zu gut, daß es mein eigenes Interesse ist, die reine Wahrheit zu sagen! Was hätte ich denn davon! Ich weiß doch, wohin das führen kann! *Sie* könnte ich doch gar nicht anlügen" usw. Aus ihren hochtrabenden Reden entnimmt man dann wieder ein anderesmal, daß sie sich als „etwas Besseres" vorkommt. Ist ein großer Bursch in der Nähe, dann sprüht sie und strahlt und balzt und drängt sich mit kokettem Getue heran und sucht sich durch „vornehme" Gesten Gehör und Ansehen zu verschaffen. Wo immer etwas gesprochen oder getan wird, mischt sie sich in aufdringlicher Art ein und stiftet Unfrieden.

Das geltungssüchtige Gehaben dieses Mädchens, ihre üppige Phantasie, ihre hypochondrische Krankheitssucht mit der Märtyrerpose, die Überspanntheit ihres Wesens legen die Diagnose „hysterischer Charakter" nahe. Der infantile Körperbau, die kindischen Spiele der Zwölfjährigen unterstützen diese Auffassung. Zieht man dagegen in Betracht, daß die Persönlichkeitsveränderung um die Pubertätszeit einsetzte, daß die pseudologischen Produkte schon stark wahnhaften Charakter tragen und in fast halluzinatorischer Art sich in die Realität einbauen, so wird man die Möglichkeit eines schizophrenen Prozesses doch in Erwägung ziehen müssen und wird die diagnostische Entscheidung vom weiteren Verlauf abhängig machen.

Sehr groß ist hier die Versuchung, in primitiver, anthromorpher Deutung das „individualpsychologische" Schema vom „Minderwertigkeitskomplex" heranzuziehen und das hier besonders ausgeprägte Geltungsstreben als „männlichen Protest" gegen die Kümmerlichkeit ihres Körpers auszulegen.

Es ist eine allgemeine Naturerscheinung, daß sich biologische Hypertrophien einzelner Anteile eines Organismus auf Kosten anderweitiger Kümmerbildungen entwickeln. Derartige Kompensationen geschehen aber nicht auf dem Weg „psychischer" Motivationen. Wenn ein Zwergbaum hochqualifizierte Früchte trägt, so tut er dies nicht aus einem Minderwertigkeitsgefühl, sondern auf Grund besonderer Energieverteilung. In solchem Sinn wäre es verständlich, daß in einem Menschen die zur Produktion besonderer Gehirnleistungen benötigten Energiemengen den trophischen Zentren entzogen würden und zu körperlicher Kümmerbildung führten. Daß aber gewisse Anteile des Gehirns besondere Energieansprüche stellen, liegt wohl in der zerebralen Struktur begründet, die durch erbliche Faktoren determiniert ist. Die Wissenschaft hat sich mit der Erforschung dieser Struktur zu befassen und darf nicht durch vermenschlichende Gleichnisse die Problematik verwischen. Wenn jemandem ein Bein fehlt und er sucht durch Benützung einer Krücke seinen ihn bedrückenden Defekt zu beheben, so kann man mit gutem Recht von einer Kompensation der Minderwertigkeitsgefühle sprechen. Hier bei diesem Mädchen kann man doch nicht annehmen, daß in ihm ein kritisierendes „Ich" den eigenen Defekt zur Wahrnehmung bringe und in rationaler Überlegung durch Erzeugnisse von Phantasielügen zu reparieren trachte. Versucht man aber in „tiefenpsychologisch" mystifizierender Ausweichsophistik diese reparatorische Taktik in ein „Unbewußtes" zu verlegen, dann entzieht man diesen hypothetischen Vorgang jeder wissenschaftlichen Diskussionsmöglichkeit. Das hier vorhandene Mißverhältnis von körperlichem Mißwuchs und Geltungsstreben, das zu individualpsychologischer Deutung Anlaß geben könnte, ist nicht die einzige Erscheinung von Gegensätzlichkeit in dieser Persönlichkeit.

Die starke Entwicklung der sekundären Sexualzeichen kontrastiert ganz auffallend zu dem kindlichen Körper. Man wird kaum annehmen, daß diese sexuelle Überentwicklung eine Kompensation der körperlichen Minderwertigkeit sei, auf psychischem Wege zustande gekommen. Dieser Gegensatz spiegelt sich auch im Charakterbild wieder, in der besonderen Kindlichkeit ihrer Spiele, der die besondere Reife in der Durcharbeitung ihrer pseudologischen Konstruktionen und die gut entwickelte Intelligenz gegenübersteht. Die durchgängige Dissoziation der persönlichen Anlagen muß wohl tief in der Konstitution begründet sein und kann nicht als Ergebnis eines „psychogenen" Mechanismus, als eine „psychische" Reaktion auf ein Minderwertigkeitsgefühl gedeutet werden. Es sei hier zur Stützung dieser Auffassung erwähnt, daß bei verschiedengeschlechtlichen Geschwistern mit einer unmöglich zufälligen Häufigkeit konstitutionelle Dissoziationen vorkommen, daß also sehr häufig neben einem sehr aktiven maskulinen häßlichen Mädchen ein besonders unvitaler femininer hübscher Bruder aufwächst, so daß sich die Eltern über diese tückisch verkehrte Aufteilung der Eigenschaften bitter beklagen. Es muß ein gemeinsamer Faktor angenommen werden, der diese gegensätzliche Entwicklung bewirkt. Vermutlich ist es das gemeinsame und übergeordnete Symptom des Infantilismus, der die heterosexuelle Prägung der Geschwister zur Erscheinung bringt (Genostase).

Der bei diesem Mädchen deutliche maskuline Einschlag ist also als Ausdruck einer *infantilen Kümmerbildung* zu betrachten. Im ungereiften Reothym ist als überwertiger Einschluß der dem biologischen Syndrom der Maskulinität entstammende *Werbekomplex* in Form eines besonderen Zellmusters eingegliedert, der die Persönlichkeit dauernd in die Pose des Balzens und aktiver Werbung sowie des rücksichtslosen Geltungsstrebens zwingt. Der infantilen Eidetik entspringt die wuchernde *Phantasie*, welche durch die maskuline Aktivität triebhaft zu Realisierungen führt.

In ihrem 26. Lebensjahr ist sie als Vertreterin gemeldet und hat bereits vier Vorstrafen wegen Diebstahls und Betruges bis zu 8 Monaten schweren Kerker. Sie ist schon lange von zu Hause fort, immer unbekannten Aufenthaltes. Da entdeckt sie ihr Bruder zufällig in einem Kaffeehaus in Gesellschaft eines Herrn, den sie als Gatten vorstellt. Nach dieser Begegnung schickt sie der Stiefmutter das Bild „ihres zweijährigen Kindes" mit der Widmung „Von Deiner kleinen Enkelin". Die gerührte Großmutter lädt hierauf die vermeintlich reuig heimkehrende Tochter ein, die auch alsbald mit dem Kind erscheint und gemeinsam mit der Familie in Wiedersehensfreude schwelgt. Als sie dann nach rührseliger Aussprache wieder weg war, fehlen 100 Mark aus der Handtasche der Mutter und sämtliche Lebensmittelkarten der Familie. Auch stellte sich heraus, daß die „Enkelin" von der Hausmeisterin ausgeborgt war.

Dauernd ist die Polizei vergeblich auf Suche nach ihr. Sie hat unter anderem gemeinsam mit einer Bande Autos nach Ungarn verschoben, an zahllosen Stellen Geld geborgt und mit Raffinement herausgelockt.

In ihrem 36. Jahr sind die Freiheitsstrafen auf neun angestiegen. Während der letzten dreijährigen Kerkerhaft war sie 25 Monate im Inquisitenspital. Von dort wurde sie schließlich mit der Diagnose „Multiple Sklerose" als haftunfähig entlassen.

Im Inquisitenspital lernt sie die Gattin eines Amtsrates kennen, mit der sie eine innige Freundschaft schloß. Sie wußte ihre Straftaten so zu schildern, daß sie von einem verhängnisvollen Schicksal immer in die Hände von Verbrechern getrieben wurde, die sie unter Ausnützung ihrer Güte und Harmlosigkeit zur Ausübung von Verbrechen mißbrauchten, sich dann mit der Beute aus dem Staub machten und sie selbst in den Händen der Polizei ließen.

Die gütige Frau Rat hob die „Hilflose" zu allen Verrichtungen mit ihren schwachen Kräften aus dem Bett und pflegte sie wie ein Kind. Dafür versprach die Kranke dankbar zu sein. Als sie entlassen wurde und kein Heim hatte, bot ihr Frau Rat die eigene Wohnung an und setzte sich hierüber mit ihrem Mann in Verbindung. Dafür sollte der Lohn nicht ausbleiben. Längst war schon im geheimen ein Vergeltungsplan ausgearbeitet. Sie hatte besonders gute Beziehungen, und diese wollte sie für die Enthaftung der Frau Rat ausnützen. Ein Staatsanwalt, der ihr einmal durch ein schweres Versehen unschuldigerweise eine Kerkerstrafe verschafft habe, sei ihr sehr verbunden und gewissermaßen in ihren Händen und werde alles tun, ihr zuliebe die Enthaftung durchzusetzen. Außerdem sei ihr Onkel ein hoher General, der in Kürze in Wien eintreffen werde und beim amerikanischen Konsulat größten Einfluß besitze. Besondere Hoffnung aber setzte sie auf den befreundeten russischen Oberst, der die Enthaftung mit einem Federstrich erreichen könne.

Mit Krankenwagen verließ die Gelähmte das graue Haus und zog in die Wohnung des Herrn Rat ein. Sofort gewann sie dessen ganzes Vertrauen, als sie mit ihren Verbindungen aufwartete. In überhitzter Stimmung wurden begeistert Pläne entworfen. Das Telephon ging unaufhörlich.

Glücklicherweise begann sich der Krankheitszustand rapid zu bessern. Am zweiten Tag schon konnte sie etwas hinkend am Stock gehen, am dritten lief sie wie eine junge Gemse. Das machte Herrn Rat wohl etwas stutzig, doch im Rausch seiner Begeisterung konnten die Keime seiner Bedenken nicht reifen und er vertraute blind auf die Retterin.

Wenn sie am Telephon sprach, führte sie in geschicktem Schauspiel Dialoge mit einem fingierten Partner, wobei sie durch beschwichtigende und triumphierende Pantomimik dem gierig lauschenden Herrn Rat schon während des Gespräches zu verstehen gab, daß alles klappe. Sie verstand es auch einzurichten, daß sie von außen angerufen und in dringlicher Sache zum Apparat gebeten wurde. So zerstreute sie jedes Mißtrauen.

Der erste gemeinsame Weg war ins Landesgericht zum Staatsanwalt mit dem schlechten Gewissen. Doch es begann mit Pech. Auf der Tür lasen sie, daß er auf Urlaub sei. Das mußte sie also schon früher ausgekundschaftet haben. Serienhaft häuften sich fortan die tückischen Zufälle. Ein aus Linz erwarteter Obergerichtsrat, der in die Akten Einsicht nehmen wollte, ist auf der Fahrt verunglückt. Ein anderer mußte im letzten Augenblick zu einer juristischen Tagung nach Salzburg. Der russische Oberst mit dem wunderwirkenden Federstrich hat sich das Fersenbein gebrochen und liegt in Gips. Aber der hat schon den Leutnant Mrtschenko, der in russischem Spionagedienst steht, beauftragt, am nächsten Tag in Begleitung des General Towirow ins Landesgericht zu gehen, die sofortige Enthaftung zu veranlassen und den Strafakt mitzunehmen. Bei diesem Plan jedoch wurde dem Amtsrat bange und er hat daher selber vorgeschlagen, diesen gefährlichen Schritt lieber nicht zu tun. Unverzüglich war ein neuer Plan fertig. Ein Jude, dem sie bei der Naziverfolgung wertvolle Hilfe geboten hat, kommt in den nächsten Tagen aus London geflogen. Der habe die besten Beziehungen zur englischen Besatzungsmacht und wird aus Dankbarkeit bestimmt seine ganze Kraft einsetzen.

Derartige Komödien setzen sich durch Wochen fort. Sie aber ließ es sich dabei gut gehen, wurde gut verpflegt und bekam laufend Geld für ihre Auslagen und war immer nur die „gute Annerl".

Eines Tages aber scheint sie Angst vor Entlarvung zu bekommen. Allzulange schon hat sie ihr Spiel getrieben. Ganz aufgeregt kommt sie eines Tages hereingestürzt, daß sie wegen der verschiedenen Interventionen von den Russen verfolgt werde. Das hat eingeschlagen. Der Amtsrat zittert vor Angst mit ihr gemeinsam und spricht: „Liebes Annerl, jetzt kannst du unmöglich mehr hier wohnen. Ich hab den

Kopf voll wegen meiner Frau, ich kann nicht noch dazu die Sorge tragen, daß die Russen ins Haus kommen." Das sieht Annerl ein und übersiedelt mit gefüllter Brieftasche in ein kleines Hotel der Leopoldstadt.

Alsbald meldet sich das amerikanische Konsulat. In ausgezeichnet nachgeahmtem Amerikanerdeutsch verlangt der „Beamte" nach dem Amtsrat. „Ich verbinde." Man hört ein paar Tupfer am Telephon. Es meldet sich eine andere Stimme: „Herr Amtsrat?" ... Darauf neuerlich: „Ja? ... ich verbinde sofort." Wieder ein paar Tasterdrucke am Telephon und endlich meldet sich: „Amerikanischer Sicherheitsdienst." General Welstone wird morgen ins Landesgericht gehen und den Akt prüfen." Zwei Stunden später kommt ein Anruf aus dem Landesgericht, daß die Frau enthaftet ist und am nächsten Morgen abgeholt werden könne. Der Amtsrat jubelt und mit ihm der dreizehnjährige Sohn. Ein festlicher Empfang wird vorbereitet. Im Freudenrausch werden die letzten Geldmittel, die Annerl noch übriggelassen hat, zusammengerafft und Blumen und Feinschmeckereien eingekauft. Der amerikanische General und natürlich auch Annerl sollten dabei sein.

Aber gerade heute zeigt sich Annerl nicht. Am nächsten Tag begibt sich der Herr Rat ins Landesgericht und nimmt die Enthaftete in Empfang. „Annerl ist ein Engel" schluchzt die Erlöste. Bald nach ihrer Heimkehr ruft das amerikanische Konsulat an, wieder mit der Umständlichkeit der gestaffelten Verbindungen bis zum Sicherheitsdienst. „Der General läßt sich entschuldigen, die Untersuchung im Landesgericht könne erst morgen vorgenommen werden." Schon während des Gespräches hat der Amtsrat seine Frau herangewunken und zum Mithören veranlaßt. Dann sehen sich die beiden an und mit einem Mal wird ihnen klar, daß sie einer Schwindlerin hereingefallen sind. Telephonische Anrufe, verstellte Stimme, die raffinierten Konstruktionen und Kombinationen waren das Phantasieprodukt einer Betrügerin. Einzig echt war der letzte Anruf aus dem Landesgericht, der im normalen Prozeßverfahren erfolgt ist, und von dem Annerl nichts wissen konnte und daher ihr Spiel fortsetzte.

Mit resigniertem Kopfschütteln überfliegt der Amtsrat die Telephonrechnung und die sonstigen Spesen. Er überdenkt die guten Beziehungen, die er auf Grund seiner Stellung selbst besitzt und die er sich scheute auszunützen, um das Werk der Betrügerin nicht zu stören. Längst hätte er seine Frau, die durch unglückliche Verkettungen in Untersuchungshaft geraten war, freibekommen müssen. Unverständlich erscheint ihm jetzt, wie er durch dieses fadenscheinige Gespinst der betrügerischen Phantasien nicht hatte durchblicken können. In der Folge kamen noch dauernd Leute in die Wohnung um Auskunft und um Eintreibung von Forderungen, die sie an Annerl hatten. Zur Zeit aber ist sie neuerlich im Inquisitenspital des Landesgerichtes. Wieder vollkommen gelähmt. Ob ihr wohl die Ärzte wieder hereinfallen würden?

Eine Schwester bringt das klapperdürre Wesen auf dem Arm getragen wie ein Kleinkind aus dem Krankensaal. Sie ist ein unscheinbares, schmächtiges Persönchen, mit blassem, faltigem Gesicht und eingefallenen Wangen, vergilbt und früh gealtert. Ein breiter, locker verfilzter roßhaarig aufgekrempelter Haarkranz umrahmt wie schwarze Glaswatte in barockhafter Fülle das mumienhaft verdorrte Gesicht. Der stechende Blick heftet sich mißtrauisch und böse an den Untersucher. Man würde hier eine heisere, im Hexenfalsett kreischende Stimme erwarten. Aber die ist erstaunlich angenehm und formt in weichen Molltönen streichelnd die gewählten Worte. Man erkennt sofort in dieser Stimme das zauberhafte Instrument, durch dessen Wohlklang sie ihre Opfer betört, wie ein flötender Fakir seine Schlangen. Der persönliche Kontakt ist anfangs ausgezeichnet. Erst als im Laufe der ärztlichen Untersuchung ihr Mißtrauen erwacht, wird sie scharf und keck. Es bieten sich keinerlei Symptome einer Nervenerkrankung. Das offizielle Gutachten der Gerichtsärzte lautet auch jetzt: „Es sind zwar keine sicheren Zeichen für eine multiple Sklerose vorhanden, doch haben solche zweifellos bei der Untersuchung vor zwei Jahren bestanden. Es handelt sich um eine besondere Art von Gehstörung, aber Simulation liegt nicht vor. Für ihre Handlungen aber ist sie verantwortlich, da keine Geisteskrankheit vorliegt."

Beim aufgedrängten Versuch, frei zu gehen, schwankt sie und erwartet eine Stütze. Da diese ausbleibt, läßt sie sich ruhig zu Boden fallen, nicht ohne vorsichtige Berücksichtigung einer möglichen Verletzung.

Die hier vorgenommene privatärztliche Untersuchung hat keinen Einfluß auf das Strafverfahren genommen. Sie wurde neuerlich (schon zum vierten Male) wegen Krankheit aus der Haft entlassen.

Nach einigen Monaten ist die Gerichtsverhandlung, nachdem sie inzwischen wiederum verhaftet wurde. Auf einer Bahre trägt man sie vor die Richter. Vor ihr steht ein Tischchen mit Medizinfläschchen und Pulverschachteln. Sie läßt sich von Zeit zu Zeit durch die bereitstehende Krankenschwester ein Medikament verabreichen.

Zeugenaussagen gegenüber verhält sie sich ironisch belustigend, manchmal heftig angreifend und gehässig. Meist antwortet sie mit leeren, nur durch den Affektgehalt wirkenden Ausflüchten: „Über eine derartige Äußerung lohnt es sich überhaupt nicht, nur ein Wort zu verlieren." Mit ähnlichen hochmütig deklamierten Phrasen fertigt sie alle Anschuldigungen kurzerhand ab. Nach jeder ihrer affektiv scharf pointierten Äußerungen wandert ihr Blick werbend um Anerkennung durch die Reihen der Zuschauer.

20 Zeugen warten vor dem Verhandlungssaal. In lebhaften Aussprachen tauschen die geneppten Opfer ihre bitteren Erfahrungen aus, jeder froh, so viele Schicksalsgenossen zu besitzen. Einer erzählt, er habe sie am gleichen Tag, an dem sie die „Rettung" aus dem Spital nach Hause gebracht hat, wieselschnell über die Stiege laufen sehen. Das wissen übrigens sämtliche Zeugen, was nur den Ärzten verborgen blieb: daß sie eine Simulantin ist. Viele sehen sie vormittag auf den Stock gestützt oder mit Augen- oder Armverband, nachmittags aber wieder ohne jeden Behelf. Wäre hier eine ihrer ehemaligen Mitschülerinnen gewesen, die hätte sagen können, daß sich diese Verhaltensweise in den Jahrzehnten nicht geändert hat. Es rollt sich hier ein unerhört reichhaltiges Liebesleben auf, während sich drinnen im Saal der Richter den Kopf zerbricht, wie eine Gelähmte eine derartige Summe von Abenteuern absolvieren konnte. Ein dreißigjähriger Beamter erzählt, er habe sie zufällig in einem Gasthaus kennengelernt. Sie hat sich als Arztenswitwe ausgegeben, die eine Versicherungssumme zu erwarten hätte. „Sie suchen wohl eine Existenz?" fragte sie ihn teilnehmend. „Ja, wenn ich's mir sehr verbessern könnte, hätte ich nichts dagegen, obwohl ich in meiner Stellung nicht unzufrieden bin." In wenigen Minuten ist er als Geschäftsführer eines Kaffeehauses engagiert, das derzeit geschlossen ist und in zwei Monaten eröffnet wird. Ihr amerikanischer Onkel habe sich mit großer Summe finanziell beteiligt. Das von ihr genannte Kaffeehaus existiert tatsächlich und ist auch gesperrt. Sie drängt den Mann, seine Stelle zu kündigen und zu ihr ins Hotel zu ziehen, um mit ihr gemeinsam die nötigen Vorbereitungen zu treffen. Er muß die ganze Zeit mit ihr verbringen. Nach einigen Tagen wird er aufgefordert, eine kleine Summe vorzustrecken, da sie den Anwalt bezahlen müsse und ihr Geld noch nicht in Händen habe. Es wird ihm eindringlichst aufgetragen, sich bei dem Anwalt ja nicht zu erkundigen. Dies könnte die bösesten Folgen haben, weil die Alliierten im Spiele seien. Zu gleicher Zeit lernt sie einen vierzigjährigen Vertreter, Familienvater mit drei Kindern, kennen. Dem stellt sie den Antrag, er solle ein Fuhrwerksunternehmen führen. Es stünden neun Lastwagen zur Verfügung. Der vergißt Frau und Kind und zieht zu ihr, wobei sie es so geschickt einrichtet, daß sich die beiden Männer nie treffen. In wenigen Tagen verbringt er mit der Frau 3000 Schilling. Da ereignete es sich, daß er einen fremden Mann bei seiner neuen Freundin im Bett trifft. Er war sprachlos, obwohl er zu ihr in keine intimen Beziehungen getreten war. Sie wußte ihn zu beschwichtigen und er war ihr weiter hörig. Er ließ sich sogar verleiten, Waren aus dem Eigentum seiner Firma zu versetzen, um die wachsenden Ansprüche seiner Freundin und Geschäftspartnerin zu befriedigen. Noch viele andere Geschäfte leitete sie mit immer neuen Opfern und mit immer neuer Phantasie ein und inszenierte notwendige Zusammenkünfte immer so, daß die einzelnen Geschäftspartner ohne ihre Anwesenheit nicht zusammenkommen konnten. Auf eine Zeitungsnotiz hin ließ sie sich als Hausschneiderin bei einer Familie aufnehmen und hat bei dieser Gelegenheit den ganzen Familienschmuck gestohlen. Auch der Hotelportier

ist da und eine Anzahl Prostituierter, die ihr alle unter den verschiedensten Vorspiegelungen Geld geborgt hatten.

Einmal passierte es, daß zwei ihrer Geschäftsfreunde zusammentrafen, und aus der gegenseitigen Aussprache ergab sich eindeutig der Betrug, und das ganze Kartenhaus fiel ein.

Eine Ärztin tritt als Zeugin auf, die so geschädigt und in ihrem Menschenglauben so erschüttert wurde, daß man sie in die Nervenheilanstalt bringen mußte. Sie will nicht aussagen, um dieser Frau, die ihr maßlos leid tut, nicht noch mehr zu schaden.

Sämtliche Mitglieder des Gerichtshofes schütteln den Kopf. Der Richter vergleicht die Verhandlung mit einem Schundroman. Unglaublich sei es, räsoniert er, daß intelligente Leute so leichtgläubig sein könnten, auf leere Versprechungen hin ihre gute Existenz aufzugeben, ja Frau und Kinder zu verlassen, Geld zu borgen, zu veruntreuen, alles ohne sich irgendwelche Sicherungen zu verschaffen, ohne sich beim Anwalt trotz oder gerade wegen ihrer Drohungen zu erkundigen.

Die Angeklagte wird geschildert als Dame von gutem Auftreten und guten Manieren. Sie kann jederzeit Tränen weinen und versteht es ausgezeichnet, Mitleid zu erregen. Zu verschiedenen Leuten hat sie geäußert, nicht das geringste geschlechtliche Empfinden zu verspüren. Dies scheint wohl richtig zu sein. Obwohl man sie in eindeutigen Situationen mit Männern angetroffen hat, scheint sie doch frigid zu sein. Doch wenn sie es aus geschäftlichen Gründen für nötig findet, kann sie jederzeit eine Liebeskomödie aufführen, wie sie ja alle Affekte meisterhaft spielen kann. Weder für Kunst, Literatur, Politik oder allgemeine Bildung besitzt sie das geringste Interesse. Für Handarbeit hat sie eine überdurchschnittliche Geschicklichkeit, doch fehlt ihr jeder Wille zur Arbeit. Sie verkehrt viel in Prostituiertenkreisen und entwickelt aus diesen geschäftliche Verbindungen. Ihr ganz besonderes Gedächtnis wird von allen Seiten gerühmt. Alle die vielen Namen, Adressen und Telephonnummern ihrer Geschäftspartner, die zahlreichen, einander vielfältigst überschneidenden Geschäftspläne, Termine und Verabredungen behält sie getreu in ihrem Gedächtnis und macht niemals schriftliche Notizen. Auch ihr besonders ausgeprägtes Mißtrauen wird von allen hervorgehoben. Bewundernswert aber ist ihre Fähigkeit, sich die geeigneten Objekte für ihr betrügerisches Intrigenspiel auszuwählen, die Macht ihres suggestiven Einflusses und die treffsichere Taktik ihrer Umgarnung. Das alles setzte einen psychologischen Instinkt und eine Menschenkenntnis voraus: einen Bruchteil davon würde man dem Fachpsychiater für seine Diagnosen wünschen.

Der ganze Inhalt ihres Lebens ist erfüllt von Konstruktionen ihrer Phantasie und deren Durchführung. Das ganze Leben ist auf den abgegrenzten Raum jener Bühne beschränkt, auf dem sie souveräne Regie führt.

In ihrem 15. Lebensjahr hat man auf Grund der üppigen Pseudologien die Diagnose „Hysterie" gestellt, aber auch noch die Möglichkeit einer Schizophrenie offengelassen. Der besonders gute menschliche Kontakt, das Fehlen schubartiger Perioden und der Mangel eines Intelligenzabbaues sprechen jetzt gegen die schulgerechte Diagnose „Schizophrenie", gegen die Annahme eines prozeßhaft fortschreitenden Zustandes.

Das Erscheinungsbild hat sich eigentlich im Laufe ihrer Entwicklung nicht wesentlich geändert. Es ist lediglich in die dem gereiften Aktionsradius entsprechend vergrößerte Dimension übersetzt. In ihren Phantasien erscheinen so wie seinerzeit mysteriöse Persönlichkeiten, sie täuscht immer noch durch Verbände Krankheiten vor und findet immer noch Gläubige.

Man wird sehr an das Krankheitsbild der Paranoia (Wahnkrankheit) erinnert. Die Struktur ihrer Lebensführung mit den ganz systemhaft aufgebauten Betrugsplänen, die kettenartig miteinander zusammenhängen und mit wahnhaft gefärbten Phantasieprodukten bestritten werden, zu deren Erzeugung nur ein krankhafter Daueraffekt imstande ist, entspricht einer paranoiden Persönlichkeit. Dieser entspringt auch die unerhörte Suggestionskraft, die sie in die Lage versetzt, eine so große Menge von Leuten zu induzieren. Keinem normalen Menschen würde eine derartige Beeinflussungskraft möglich sein.

Der Beginn dieses wahnhaft-pseudologischen Zustandes begann zur Pubertätszeit. Schon damals waren wie heute die Menschen ihrer Umgebung im Banne ihrer üppigen Phantasielügen. Die Eltern haben damals kein Mittel gescheut, allen den verstiegenen, ganz unglaubhaften Angaben einer Geheimverschwörung, an der prominente Männer beteiligt sein sollten, nachzugehen und waren nicht imstande, sie zu widerlegen. Auch damals wunderte man sich, wie heute der Gerichtshof, daß ein vernünftiger Mensch so abenteuerliche Phantasiegespinste auch nur einen Augenblick lang glauben könne. Eine derartige Wirkung ist nur durch die enorme Suggestions- und Induktionskraft des paranoischen Affektes erklärbar.

Wenn man das hier in die Persönlichkeit eingebaute System von phantastischen Bildungen und ihre mißtrauische Gesamthaltung als *paranoisch* bezeichnen muß, so sind doch wiederum viele Eigenschaften vorhanden, die dem *hysterischen* Charakter zugesprochen werden müssen. Dazu gehören die *hypochondrische* Anlage und die unglaublich geschickte, ja meisterhafte *Simulation*. Auch ihre Fähigkeit, jederzeit zu weinen und die Entfaltung ihrer Liebeskünste bei vorhandener *Frigidität* sind als Zeichen von *Konkretisierung* phantastisch-eidetischer Vorstellungen Elemente des hysterischen Charakters.

Ob nun aber *hysterisch* oder *paranoisch* diagnostiziert wird, muß die Frage gestellt werden, wo hier der Defekt in der Persönlichkeitsstruktur gelegen ist. Liegt hier wiederum ein Infantilismus, ein Reifungsrückstand vor, wie er als Voraussetzung des „hysterischen Charakters" angenommen wurde? Kann man hier von einer mangelhaften Kortisierung sprechen, hier, wo ja das besonders gute Gedächtnis, das Ausmaß ihrer geschäftlichen Kenntnisse, die sie für ihren hochstaplerischen Betrieb dauernd parat hat, doch eine überdurchschnittliche Kortisierung anzuzeigen scheint? Das raffinierte Intrigenspiel, die geschickte Rückendeckung bei allen ihren durchtriebenen Winkelzügen sind doch wohl ohne starke Beteiligung kortikaler Funktionen nicht denkbar. Die einheitliche, gut organisierte Regie, die ausgeklügelte Planung, bei welcher erinnerte Vergangenheit und vorgestellte Zukunft zielgerichtete Verwendung finden, beweisen doch eine derartige zerebrale Kohärenz, daß man von einem Reothymmangel im Sinne eines Querschnittserlebens nicht sprechen kann. Desgleichen: ihre praktisch angewandte Psychologie zeigt doch eine präzise Vertretung des andern Menschen im Substrat des Reothyms.

Wenn man vielleicht auch das Übergedächtnis mit kindlich-homothymer Vigilität und Eidetik, und die psychologische Intuition mit archaischen Animismus erklären könnte, so muß man doch zugeben, daß hier ausgedehnte Komplexe von Persönlichkeitsfunktionen in reothymaler Kohärenz stehen. Vergleichbar einem stark erweiterten Zellmuster, dessen Funktion nicht eine einzelne Verhaltensweise bestreitet, sondern ein umfangreiches Syndrom von Verhaltensweisen durch die (katathyme) Kraft einer einheitlichen Affektlage komplexartig zusammenhält, scheint hier eine abgegrenzte „Persönlichkeit" gestaltet zu werden, die mit weitgehender Selbständigkeit ausgestattet ist und in die Gesamtperson wie ein Fremdkörper eingebaut ist. Obwohl hier also eine *relative* Kohärenz vorhanden ist, so scheint doch ein expansives, die gesamte Persönlichkeit historisch und topographisch umspannendes Reothym nicht ausgebildet zu sein. Es muß angenommen werden, daß sie für die Konstruktion ihrer Phantasiegebilde die gesamte Zerebralenergie konsumiert, wodurch sich ihr ein Weltbild entwirft, das sie wohl im gegebenen Augenblick als *die* Realität erleben wird. Denn: *was für jeden Menschen jeweils Realität ist, das wird nur durch die Funktion seiner Ganglienzellen bestimmt.*

Auch ihre virtuose Simulation ist nur durch die Abschaltung vom Reothym und durch den dadurch ermöglichten Totalkonsum der psychischen Energien für die Erzeugung des Krankheitssymptoms erklärbar. Die Abschaltung erfolgt hier von einem sehr fadenscheinigen, kümmerlichen Reothym, das ihre reale Existenz und Umweltsituation recht dürftig verkörpert. Aber selbst dieses rudimentäre Reothym ist hier fast dauernd abgeschaltet. Um so mehr aber tritt die Funktion jenes eingebauten, durch besondere Affekte (katathym) zusammengehaltenen Sonderreothyms in seiner Wirkung hervor und bestimmt die Handlungsweisen.

Es sind in dieser Persönlichkeit also verschiedene zerebrale Funktionskomplexe durch starke Affekte katathym zusammengeschweißt, wodurch ein *fragmentarisches Reothym* gebildet wird, das im Rahmen seiner zerebralen Kohärenz als autonomisierte Person auftritt und handelt und in dieser Einengung von allen kritisierenden und hemmenden Möglichkeiten eines ausgereiften und vollständigen Reothyms abgeschnitten ist und daher zu unverantwortlichen kriminellen Verhaltensweisen fähig wird. Eine Person in der Person ist entstanden. Ein in sich geschlossener Funktionskomplex ist gewuchert. Gespeist von mächtigen Affekten hypertrophiert er zum zweiten „Ich", das die reothymale Macht usurpiert. Ein Parasit hat sein Wirtstier überwältigt.

Gerade die überdurchschnittlichen Einzelleistungen, die aus einer katathymen Wurzel stammen (wie hier das gute Gedächtnis), müssen den Verdacht auf eine Reothymstörung erregen. Sie beruhen auf jener Simultanerfassung breiter Erlebnisinhalte, die dem kindlichen und urzeitlichen Zustand der Homothymie entsprechen. Durch die Globaldarstellung großer Vorstellungsketten werden abnorme Gedächtnisleistungen möglich. Dem Homothymen steht gewissermaßen ein eidetisches Monumentalbild zur Verfügung, an dem er Einzeldaten einfach abzulesen braucht, die sich ein anderer in sukzessiven Reproduktionen mühsam erarbeiten muß und in diesem Umfang gar nicht zustande bringt.

Das Fehlen jeglicher geistiger Interessen zeigt die reothymale Beschränktheit an.

Alles deutet auf Unzulänglichkeit der Reothymreife. Der hier festgestellten psychischen Entwicklungshemmung entspricht ein sehr dürftiger Körper, der nie zu jugendlicher Frische gediehen ist. Zusammen mit der Frigidität ergibt sich ein korreliertes Syndrom entwicklungsmäßiger Unreife. Die verfrühte Ausbildung der sekundären Sexualcharaktere ist kein Einwand gegen das Vorhandensein der Infantilität, sondern ist Ausdruck einer biologischen Gesetzmäßigkeit (S. 213).

Diagnostisch läßt sich zusammenfassen: Hochstaplerin, katathym reduziertes Reothym von „hysterischem" Gepräge mit paranoiden Einschlüssen. Maskulin-infantile senile Kümmerform. Die homothyme Hemmungsbildung steht in Korrelation mit der körperlichen Dürftigkeit. Einer überstürzten Entwicklung von sexuellen Reifezeichen auf infantilem Körper steht Frigidität gegenüber.

Die reothymale Störung besteht hier in einer katathymen Einengung der Persönlichkeit mit Schaffung einer pseudologischen Phantasiewelt. Wie in Fall 23 (S. 90) zeigt sich hier die Längeneinengung des Reothyms in der mangelhaften Gewissensbildung und der fehlenden Erlebnispräsenz ihres sozialen Milieus. Dadurch besitzt sie keine Anhänglichkeit an die Familie und vollzieht ihre diffamierenden Handlungen ohne Rücksicht auf dieselbe. Auch die Querschnittsbreite zeigt sich in der globalen Simultanerfassung der jeweiligen Situation und in dem überdurchschnittlichen, ganzheitlich reproduzierbaren Gedächtnis, mit den reichhaltigen Assoziationen, aus denen sie die staunenswerte Einfallsfülle entwickelt. Auch die homothym-eidetische Vorstellungsmechanik mit ihrer peripheren Erregungsausbreitung in die Erfolgsorgane erscheint hier eindrucksvoll in der meisterhaften *Simulation* und in der *hypochondrischen* Adjustierung ihres Reothyms, die sie in die Pose der *Märtyrerin* treibt. Das zum *Querschnittserleben* reduzierte Reothym ist auch hier wieder die Grundlage der Kriminalität. Die *Konkretisierung* ihrer Vorstellungen erzeugt in ihr ein derartig intensives Realitätsgefühl, daß sie die eigene Überzeugung von der Wirklichkeit ihrer Phantasien leicht auf andere überträgt und daher ähnlich wie der Paranoiker eine außergewöhnliche *Induktions*- und *Suggestionskraft* besitzt.

Fall 25. Vierzehnjähriger Bub wird als Opfer eines „mysteriösen Raubanfalles" eingebracht. Die heimkehrenden Eltern fanden den Buben geknebelt und gefesselt ohnmächtig auf dem Boden liegend im Vorzimmer, neben ihm ein scharfes Küchenmesser mit Blutspuren und ein Hammer. Die äußeren Umstände ließen es nach genauer Prüfung als gewiß erscheinen, daß der Anfall fingiert war, doch ließ sich auf keine Weise ein Geständnis erzielen. Der Bub behauptete, es sei eine vermummte Gestalt eingedrungen und habe ihn überfallen, dann habe er das Bewußtsein verloren und könne sich an nichts mehr erinnern.

Seit zwei Jahren treten bei dem Buben Anfälle von Bewußtlosigkeit auf, denen nachher ein Zittern und eine starke Müdigkeit folgt. In letzter Zeit bekommt er nach dem Anfall Angstzustände unter Verkennung der umgebenden Personen. Schon früher ist er im Schlaf öfters aufgestanden und umhergewandelt.

Der Vater ist ein recht unangenehmer Mensch, ein pensionierter Polizeiinspektor, ein Besserwisser, der keinen Widerspruch verträgt, ohne Sinn für Humor. Die schwache Mutter ist vollkommen von ihm unterdrückt. Der Bub leidet zweifellos unter diesem Milieu.

Er ist ein frischaussehender Bub mit molligen Formen. Das etwas dickhäutige pastellfarbene Gesicht ist von weicherer Prägung und erscheint unter dem sehr freundlichen Lachen in viele Falten und Grübchen reichhaltigst gegliedert.

Starkes Nägelbeißen. Hand- und Fußschweiß. Struma. Stärker entwickelte Brustdrüse. Altstimme. Seidiges, welliges, blondes Haar.

Überall beliebt, weiß sich einzuschmeicheln, ist höflich und gutmütig, aber leicht aufbrausend. Er hilft gern bei häuslichen Arbeiten, ministriert mit Leidenschaft. Er besucht die dritte Klasse Gymnasium, lernt durchschnittlich, will Priester werden.

An der Abteilung hat er sich rasch eingewöhnt, sich sofort zu häuslichen Arbeiten angeboten und sich mit kleinen Kindern sehr nett befaßt. Am ersten Abend hatte er einen Anfall: Er fiel im Sitzen nach vorne und röchelte. Dabei blinzelte er spähend, wie sich die Umgebung verhielte. Ähnliche Anfälle bekommt er täglich; es ist nie klar geworden, ob sie alle simuliert. Er ist recht empfindlich und leicht beleidigt, wird blutrot, wenn man ihn zurechtweist. Er ist meist sehr höflich und einschmeichelnd, doch kann er auch frech werden. Man erhält den Eindruck der Scheinheiligkeit. Wenn Gäste da sind, tut er sich gern durch Frechheiten hervor, protzt auch gern mit seinen Lateinkenntnissen. Während des Aufenthaltes schrieb er ein Theaterstück und spielte selbst eine Rolle mit wenig Begabung.

Diagnostisch kommt hier in Frage: Hysterie oder Epilepsie. Betrachtet man die Anfälle als echte epileptische Anfälle, so könnte der fingierte Überfall auch als Dämmerzustand aufgefaßt werden.

Man entschloß sich hier zur Diagnose „Hysterie" (in der damals noch akzeptierten klinischen Auffassung) und führte als Begründung vor allem die etwas weibische Konstitution mit den hysterischen Charakterzügen an. Die Sucht aufzufallen, das Streben nach Publikumserfolg, die Neigung zur Theatralik, die affektive Erregbarkeit paßten gut in das hysterische Bild.

Mit 20 Jahren ist er ein arbeitsloser Telegraphenarbeiter. Er war einige Zeit im Priesterseminar, ist dann aber ausgesprungen. Er spricht sehr gewandt in recht geläufiger Rede, gespickt mit reichlichen Redensarten der üblichen Art (sozusagen, respektive, meiner unmaßgeblichen Meinung nach). Die Rede klingt recht monoton, fad und ermüdend. Er kommt im Gespräch ganz nahe an den Partner heran, so daß dieser, zurückweichend, unter dem steten Druck des Nachdrängens durchs ganze Zimmer getrieben wird. Er spricht viel von seinem körperlichen Zustand in hypochondrischer Art. Er ist Gruppenleiter in einem politischen Verband. Klagt sehr über die häuslichen Verhältnisse, besonders über den unnachgiebigen Vater, bekennt jetzt freimütig, daß er seinerzeit sowohl den Raubüberfall wie auch die Anfälle ganz bewußt vorgetäuscht habe, nur um von zu Hause wegzukommen. „Nur weg, nur weg." Es war ihm ganz gleichgültig, was mit ihm geschieht, er strebte nur fort von zu Hause.

Nach diesem Bekenntnis mußte man wohl die Diagnose „Hysterie" korrigieren, konnte sich aber doch nicht entschließen, alle Anfälle als simuliert zu betrachten und kam zu der Ansicht, es seien vielleicht doch Anfälle epileptischer Art gewesen, die einer Erinnerungslosigkeit (Amnesie) verfallen waren. Dagegen mochten wohl manche Anfälle auch ganz bewußt imitiert worden sein. Die Annahme eines epileptoiden Zustandes wurde besonders wegen des deutlich klebrigen epileptoiden Wesens, vor allem wegen der monotonen floskelreichen Sprechweise gemacht. Der striär-hypothalamische Symptomenkomplex im Kindesalter, Nägelbeißen, Schweiße, somnambule Zustände und die Vasolabilität, stützen auch die Diagnose eines organisch bedingten, epileptoiden Zustandes.

42 Jahre: Er arbeitet seit 14 Jahren in einem städtischen Betrieb, ist verheiratet und hat drei Kinder. Er sieht recht merkwürdig mann-weiblich aus. Das sehr magere, aber kongestionierte Gesicht mit den unzähligen Falten an Wangen und Stirn, die wäßrigquellenden Augen und die submanische Stimmung lassen ihn sofort als Trinker erkennen. Besonders freundlich, kontaktsüchtig sich anbiedernd, erzählt er weitschweifig seine Lebensgeschichte, die wenig Interessantes bietet. Meist spricht er von sich und seinen Zuständen. Bekennt sich als Trinker. Sitzt den ganzen Sonntag im Wirtshaus in einem geschlossenen Kreis von Kumpanen, wo auch primitiv musiziert wird, und wo sich allerhand Kuriositäten des Bezirks zusammenfinden, der pensionierte Wachinspektor, der seine Kriminalerlebnisse auftischt, und der Borstenzupfer vom Großmarkt, der einmal wegen eines Mordes eine zehnjährige Kerkerstrafe verbüßt hat; auch ein Beobachtungsfall der heilpädagogischen Klinik. Es ist ein ständiges Kommen und Gehen in dieser abgesonderten, vom Hof aus zu betretenden Wirtsstube. Es kommt ein Hausierer und bietet derbe Scherzartikel an, in einer Ecke wird hasardiert.

Seine Frau ist brav und sehr wirtschaftlich und hat sich in ihr Schicksal ergeben. Sie spricht gar nicht hart über ihn, obwohl er manchmal randaliert und gelegentlich von seinem Gehalt, das er sonst pünktlich abgibt, einen Teil unterschlägt.

Die Kinder sehen alle sehr nett aus. Der Siebenjährige, ein frischer lustiger Bub, hat in der zweiten Klasse sehr raffiniert seine schlechte Note im Zeugnis ausgebessert.

Die Neunjährige mußte wegen üppiger Phantasielügen, die sie in der Schule erzählte, an der heilpädagogischen Abteilung aufgenommen werden. Sie erzählt, daß sie in Holland gewesen, daß ihr Bruder tödlich verunglückt sei und erzählt Unfälle, die der Vater aus der Zeitung vorliest, in der Schule als selbst erlebt. Mit fünf Jahren hatte sie starke Angstzustände mit Halluzinationen. In der Schule tut sie sich immer hervor. An der Abteilung wird sie von Beobachtern (ohne Kenntnis der väterlichen Anamnese) ebenso wie seinerzeit der Vater als scheinheilig beschrieben. Sie ist sehr gern an der Abteilung und möchte gar nicht mehr nach Hause. Also auch bei ihr das Fehlen der Anhänglichkeit an das Elternhaus, obwohl beide Eltern sehr liebevoll zu ihr sind und sie keineswegs streng behandeln.

Sie sieht äußerlich sehr ähnlich aus wie der Vater als Kind. Auch bei ihr ist die vermehrte Schweißsekretion auffällig. Sie hat einen strahlenden Blick aus dunkelbraunen Augen. Kann sehr innig werbend Kontakt finden, aber auch sehr heftige Wutausbrüche inszenieren. Kalfakterhaft hängt sie sich an den, der ihr gerade von Vorteil ist.

Das üppige, nach allen Spielarten schillernde Affektleben mit der Theatralik der Darstellung und den Pseudologien ist wohl eindeutig als hysterischer Charakter aufzufassen.

Das auffälligste Ereignis in dem vorher beschriebenen Fall war wohl die Selbstknebelung mit der Absicht, einen Überfall vorzutäuschen. Wenn dieses Täuschungsmanöver auch vollkommen klar bewußt inszeniert worden war, so muß doch eine ganz besondere Anlage und Fähigkeit für ein solches Unternehmen angenommen werden. Dazu sind affektive Enthemmung, Phantasie mit Neigung zur Konkretisierung und theatralische Darstellungskraft erforderlich, wie sie dem hysterischen Charakter eigentümlich sind. Dieser wurde auch seinerzeit beim Vierzehnjährigen festgestellt. Viele seiner Anfälle waren wohl auch auf Grund der hysterischen Anlage täuschend simuliert, wenn auch vielleicht echte, epileptische Anfälle dagewesen sein mögen. Eines kann sicher gesagt werden: Dieser Zustand hysteriformer Reaktionen ist nicht das Produkt einer Erlebniswirkung, sondern beruht auf zerebralorganischer Anlage. Dafür sprechen das striär-hypothalamische Syndrom (vasomotorische Reaktionen, Schweiße, Nägelbeißen) und die gleichsinnige Vererbung an die Tochter. Wenn man also einen „hysterischen Zustand" annimmt, kann dieser nur als organische Reaktionsbereitschaft verstanden werden.

Die ganz katatone Lebensform entspricht wohl auch einer zerebralen Struktur. Jahrzehntelang verbringt er jeden Sonntag im gleichen Gasthaus, am gleichen Tisch, unter gleichen Menschen, kennt keinen Urlaub, hat sonst keine Interessen. Es ist die durch Alkohol enthemmte Welt seiner Stirnhirndynamik, in die er sich, flüchtend aus der Realität, zurückzieht. Diese Flucht vor der Realität zeigt sich schon in seinen kindlichen Phantasien und in seinem triebhaften Fortdrängen aus dem Elternhaus.

In der Kindheit zeigten sich feminine Züge in der molligen Weichheit des Körpers, in seiner Neigung zu häuslicher Arbeit und zur Beschäftigung mit Kleinkindern. Der Hang zum Mystischen, der sich im Wunsch zum Priesterberuf äußert, fügt sich in das archaisch-homothym-infantile Zustandsbild. Im Lauf der Jahre hat sich der mädchenhafte Knabenleib zur vettelhaften Mannsfigur gewandelt. Taschenförmige Hautsäcke kennzeichnen den anatomischen Platz, wo einst schwellende Brüste knospenartige Warzen trugen. Im chaotischen Faltengewirr der pergamentigen Gesichtshaut erkennt man mit Schaudern die Mumifizierung des einst samtweichen grübchen- und faltenreichen Mienenspiels, eines in warmen Pastellfarben blühenden Kindergesichtes.

An diesem Fall sind die in der Kindheit vorgekommenen Anfälle von besonderem Interesse im Zusammenhang mit dem Begriff „Hysterie".

In der medizinischen Literatur gelten die „hysterischen Anfälle" als ein zentrales Symptom im Krankheitsbild der „Hysterie". Solche Anfälle von epileptischen zu unterscheiden, bereitet dem Kliniker immer erhebliche Schwierigkeiten. Die beiden Anfallsformen können einander so ähnlich sein, daß man in Zweifel kommt, ob denn diese Unterscheidung der zwei Anfallsformen überhaupt zu Recht besteht. Bei dem außerordentlichen Formenreichtum und Symptomenwechsel der epileptischen Anfälle wird es kaum gelingen,

aus dieser Fülle von Erscheinungsbildern mit allen ihren fließenden Über-
gangsformen die „hysterischen Anfälle" als besondere Zustände klar abzugrenzen. Fast sieht es so aus, als würde diese Unterscheidung von Vertretern
der Tiefenpsychologie im Sinne und zum Zweck ihrer Theorien künstlich
festgehalten. Als Gegenstück zur organischen Entstehung des epileptischen
Anfalles war die Annahme eines „hysterischen Anfalles" mit „psychogener"
Entstehungsweise immer ein Paradeobjekt psychoanalytischer Didaktik, das
man begreiflicherweise nicht gerne aufgibt. Daher wird der in der Literatur
fest eingesessene „hysterische Anfall" von Autor zu Autor übernommen und
trotz der irrtümlichen Begriffsbildung traditionell mitgeschleppt.

„Hysterische Anfälle"

Zur Unterscheidung von den epileptischen Anfällen besitzt der Kliniker
eine Liste konventioneller Symptome, an die er sich dogmatisch gebunden
fühlt. Er darf traditionsgemäß „Epilepsie" nur dann diagnostizieren, wenn
er starre Pupillen, tonisch-klonische Krämpfe, Zungenbiß, Harnabgang und
postepileptische Benommenheit nachweist. Er muß den Anfall aber dann als
„hysterisch" bezeichnen, wenn die Krampfgeste den Eindruck einer seelischen
Ausdrucksform erweckt, wenn der Anfall durch ein Erlebnis ausgelöst wurde
und wenn die oben angeführten Symptome der Epilepsie fehlen. Mit solchen
differentialdiagnostischen Erkenntnismitteln ausgestattet, kommt man meist
in diagnostische Schwierigkeiten. Da erlebt man, daß ein „typischer" Epilepsieanfall „psychogen" ausgelöst wurde oder daß ein recht theatralisch auf-
geputzter, also „hysterischer" Anfall Pupillenstarre zeigt oder daß irgend
eine beliebige Mischung der angeblich scharf differenzierenden Symptome
vorzufinden ist. Aus dieser sehr häufig vorkommenden diagnostischen Verlegenheit hat sich in der Aufstellung des Begriffes „Hysteroepilepsie" ein
wohl rein dialektischer Ausweg gefunden, der eine Mischung zweier angeblich so sehr differenter Zustände bezeichnen soll. Wie sich aber eine solche
Mischung in Wirklichkeit, d. h. im Gehirn oder in der „Seele" tatsächlich
vollziehen soll, darüber fehlt wohl jede Vorstellungsmöglichkeit.

Da die Kenntnis der Neurosen dazu geführt hat, eine Gehabensautomatik
— ohne jede seelische Bedeutung — als nicht bewußten Erregungsvorgang
dekortisierter Ganglienapparate aufzufassen, wird es keine Schwierigkeit
bereiten, die epileptische (also organische) Natur eines Anfalles bloß wegen
seines „seelischen Ausdrucksreichtums" anzuzweifeln, so daß die theatralische Pose, dieses „Kardinalkriterium" der „Hysterie", als Unterscheidungs-
merkmal wegfallen muß. Es kommt ja anderseits auch vor, daß rein organische Gehirnprozesse, wie zum Beispiel schizophrene Schübe, organisch
(enzephalitisch) bedingte Tics, Schübe der multiplen Sklerose, Basedowsche
Attacken, durch seelische Erregungen ausgelöst werden können. Es besteht
daher gar kein erfahrungsmäßiger Grund, die *psychogene Auslösbarkeit*
echter epileptischer Anfälle zu leugnen. Solche psychogene Auslösung zu
beweisen, sind besonders jene Fälle geeignet, in denen Anfälle mit den klassischen Symptomen der Epilepsie nach einer seelischen Aufregung eintraten.
Also auch das zweite Kriterium der „psychogenen" Auslösung versagt. Da
aber nun auch die Pupillenstarre bei angeblich „klassischer Hysterie" beobachtet wird, verliert auch dieses Symptom seinen differenzierenden Wert.
Es gibt also keine eindeutige klinische Unterscheidung zwischen einem epileptischen und einem hysterischen Anfall. Die meisten vorkommenden Anfälle erweisen sich schließlich doch immer als organischer Natur. Es kommt

aber auch vor, daß durch einen besonderen Affektaufwand infolge eines schockierenden Ereignisses einem labilen Reothym alle Kraft entzogen wird, so daß es zur Bewußtlosigkeit kommt, die vielleicht auch durch zerebrale Reizkrämpfe das Bild einer organischen Epilepsie hervorruft. Doch solche, sicherlich selten vorkommende Anfälle sind eben auch durch eine besondere Strukturierung des Gehirns bedingt, niemals aber aufzufassen als unbewußte Äußerungsformen, oft aber von einer bewußten Simulation nicht zu unterscheiden.

An den Fällen von „Neurose" konnte gezeigt werden, daß die den biologischen Verhaltensweisen entsprechenden Zerebralmuster auf abnorme Weise *autonomisiert* werden und nun sinnlose Gehabensautomatismen auslösen können, denen keinerlei „psychischer" Charakter anhaftet. Der epileptische Anfall entstammt selbstverständlich auch der Erregung eines dem Gehirnzellenverband entrissenen Zellmusters, das in autonomisierter Verselbständigung seine Entladungen über die ganze Rinde ausbreitet. Meist vollzieht sich diese in motorischen Gebieten, doch werden fallweise auch beliebige andere Zellpartien miterregt. Von solchen Miterregungen hängt dann die individuelle Ausgestaltung des erfolgten Anfalles ab. Sind dabei auch die Zentren der mimischen Ausdrucksmotorik betroffen, so kann der Anfall jene theatralische Pose erlangen, die in Verkennung des automatischen Charakters psychisch interpretierbar wird und zur Diagnose „Hysterie" verleitet, womit man die Vorstellung eines verkappten Seelenzustandes verbindet.

Im Fall 25 (S. 107) haben zweifellos epileptische Anfälle bestanden, die dann auf Grund der „hysterischen" Reothymgestaltung willkürlich nachgeahmt wurden, und zwar zu dem später einbekannten Zweck, die Entfernung aus dem Elternhaus zu erreichen. Es zeigt sich dabei hier schon frühzeitig die Intoleranz gegen Unlustgefühle, die später zur Trunksucht führt. Diese Intoleranz und die Sofortmaßnahmen bei Widrigkeiten, die Unfähigkeit, warten zu können, zeigen die longitudinale Reothymeinengung. Dadurch wird es unmöglich, auf ein Gegenwartserlebnis unter Vertröstung auf die Zukunft zu verzichten. Es tauchen keine Befriedigungsaussichten als Zellmuster in den Motivationsplan der Gegenwart, welche imstande wären, die thymischen Erregungsspannungen vorläufig aufzufangen und an der kurzschlüssigen Realisierung zu hindern.

Unter dem Eindruck einer aufflackernden Pubertätsromantik mit der Raubmordmystifikation und dem Priesterwunsch hat man seinerzeit die Diagnose Hysterie bei dem damals nach Konstitution und Gehaben femininen Knaben gestellt. Im Laufe der Entwicklung veröden diese romantischen Blüten und es zeigt sich immer mehr die Dürftigkeit der Reothymbildung. Schließlich hat er es aber doch zur Gründung einer dreiköpfigen Familie und zur Ausübung eines Berufes gebracht. Man hätte damals die Prognose auf kriminelle Entwicklung gestellt, da man die Querschnittsstruktur seiner Lebensform vor Augen hatte. Die Entwicklung zeigt, daß es ihm gelungen ist, ein wohl dimensional sehr eingeengtes, aber immerhin doch soweit stabiles Reothym zu bilden, daß eine einheitlich gerichtete, also reothymal geleitete Lebensführung möglich wurde. Trotz Querschnittsstruktur ist er wider Erwarten ausdauernd in seinem Beruf und ökonomische Kraftquelle einer Familie geworden. Man kann hier kaum die Theorie von einer späteren Nachreifung vertreten. Denn keineswegs hat sich eine normale Persönlichkeit entwickelt; aber doch eine Persönlichkeit, deren Lebensführung durch ein kontinuierlich wirkendes Reothym geleitet wird. Es muß also ein Reothym zur Entwicklung gekommen sein, das die Kraft besitzt, die Erfüllung der sozialen Forderungen durchzusetzen.

Die Aufrichtung eines solchen *auxiliären* Reothyms erklärt die Rettung vieler Querschnittspsychopathen durch außerordentliche, affektiv besonders stark erlebte Ereignisse. Wenn ein hoffnungslos kriminell Haltloser durch eine erotische Bindung auf geraden Weg gebracht worden ist, so hat sich keineswegs sein insuffizientes Reothym gestärkt. Vielmehr hat das besondere Erlebnis eine zerebrale Zellmusterkonfiguration geschaffen, welche die gesamten verfügbaren Lebensenergien an sich gerissen hat. Diese in ihrer Einzigartigkeit unübertreffliche Erlebnissituation wird fortan mit allen Kräften festgehalten und es werden alle Sicherungen getroffen, alle Opfer gebracht und viel Unlust ertragen, um sich vor dem Verlust seines allerhöchsten Gutes zu schützen. Dieser erotische Komplex einschließlich aller Sicherungs- und Erhaltungstendenzen hat seine zerebrale Repräsentanz in einem Zellmuster, das sich progressiv ausweitet und immer mehr psychische Systeme in seinen Machtbereich einbezieht und auf solche Art ein ganz neues Reothym aufbaut. Was dem alten genetischen, aus der Historie der Persönlichkeit entstandenen Reothym wegen seiner Kontinuitätsstörung nicht möglich gewesen ist, das vollbringt jetzt das durch einen starken Affekt gespeiste *katathyme* Reothym ohne jede Schwierigkeit. Es muß nicht immer ein erotischer Komplex der Kern einer auxiliären Reothymbildung sein. Jeder starke Affekt ist dazu imstande. Im gegebenen Fall hat die durch Alkohol enthemmte Affektlage diesem haltlosen Menschen jenes starke Erleben verschafft, das zur katathymen Reothymbildung geführt hat. Der durch Alkohol erzeugte Gemütszustand, also eine pathologische Stimmungslage, hat hier die Kraft gehabt, in katathymer Zusammenfassung ein Reothym zu bilden. Allerdings muß man das Produkt dieses Reothyms in das richtige Licht stellen: Er selbst ist als zweiundvierzigjähriger Mann eine Ruine, wohl kaum fähig, noch einige Jahre zu arbeiten. Als Mensch ist er wohl nur mehr als ein Vegetativum zu bezeichnen. Ohne Interessen. In seiner moriaartigen läppisch witzelnden Weinstimmung und durch seine instinktlosen Anbiederungen ist er allen lästig, nur noch ein Saufgenosse an seinem Stammtisch. Von seinen Kindern wurde nur ein Mädchen einer genauen Beobachtung unterzogen. Dabei zeigten sich ganz ähnliche Ansätze zur Querschnittsstruktur wie beim Vater. Es ist zu vermuten, daß es durch diese Art besonders leicht den Weg in die Prostitution finden wird. Oder wird sie kriminell werden? Oder wird ihr so wie dem Vater eine alkohol-katathyme Konsolidierung ihres fragmentarischen Reothyms gelingen?

Vom eugenischen Standpunkt aus ist also die Selbsthilfe eines reothymal gestörten Menschen durch dieses Surrogat einer katathymen Reothymbildung als gesellschaftsschädlich zu bewerten. Dieser Fall zeigt, daß mit der Diagnose einer kindlichen Hysterie manchmal ein vernichtendes Urteil ausgesprochen ist. Er zeigt, daß Hysterie mehr ist als eine Bezeichnung für extravagante Launen und aparte Geschmacksrichtungen und kaum zu erklären ist als Folge übermäßig großer oder allzu geringer Zuwendung von elterlicher Liebe, auch nicht aus dem Erlebnis eines sexuellen Abenteuers. Es muß angenommen werden, daß hier eine schwere Störung im strukturellen Aufbau der Persönlichkeit vorhanden sein muß, wofür auch die gleichsinnige Vererbung an die Tochter als Beweis gelten kann.

Simulation

Die drei vorgeführten Fälle boten Zustandsbilder, bei deren Beurteilung man vor die Frage gestellt ist, ob es sich um *„psychogene"* Krankheitsformen im Sinne der klinischen Hysterie handelt, also um Erscheinungen, die *ohne* *eine organische Grundlage* und *ohne einen bewußten Willen* gestaltet wurden, oder ob die Krankheitssymptome als *Simulation*, d. h. als *bewußte Täuschung zu erklären sind.*

Bei Fall 23, der beinabschneidenden Giftmörderin (S. 90), die sich als „Gelähmte" präsentierte, konnten die Ärzte die Simulation nicht nachweisen. Doch konnte aus Lebensformen und Gehabensweisen der Schluß auf eine Reothymstörung (Hysterie), und zwar im Sinn der Reothymlabilität und der homothymen Globalreaktionen festgestellt werden. Durch diese Struktur wird es ermöglicht, Vorstellungen von Krankheiten durch Erweiterung der zerebralen Zellmuster dieser Vorstellungen bis zur Erregung der Erfolgsorgane vorzutragen, d. h. es kommt zur Konkretisierung der Krankheitsvorstellungen und somit zum Realerlebnis eines Krankheitssymptoms.

Wenn dieser Konkretisierung ein Handlungsplan vorausgeht, wenn also das Krankheitsbild vorstellungsmäßig antizipiert wird, dann liegt zweifellos bewußte Täuschung, also Simulation vor. Allerdings wird diese Täuschung durch die besondere hysterische Gehirnstruktur erst möglich gemacht.

Hat jedoch in einem Fall die vorhergehende Planvorstellung gefehlt und ist die erfolgte Konkretisierung auf anderem Wege eingeleitet worden, etwa durch eine starke Affekterregung, zum Beispiel Verzweiflung oder durch Angst vor der konkretisierten Krankheit, dann würde ein „hysterisches Symptom" vorliegen. In dieser Auffassung aber könnte der Tiefenpsychologe irrigerweise eine Bestätigung psychoanalytischer Theorien vermuten. Er könnte folgern, daß die auslösende Affekterregung aus dem ins Unbewußte verdrängten Erlebnis stamme, daß sich letzteres also in dem „hysterisch" erzeugten Krankheitsbild „symbolisiere". Es habe also hier ein Prozeß der Konversion stattgefunden, es sei ein „psychisches" Erlebnis in ein „körperliches" Symptom umgewandelt worden.

Hier bedarf es einer prinzipiell klärenden, ganz scharfen Unterscheidung:

Der *Tiefenpsychologe* behauptet: Ursache der hysterischen Erkrankung ist nicht eine besondere Struktur des Gehirns, sondern ein *Erlebnis*, welches wegen seines „peinlichen" Affektwertes ins *„Unbewußte"* verdrängt werde und dort die *symbolische Konversion* in eine Krankheit erfahre. Hysterie sei also Produkt *psychodynamischer* Vorgänge.

Der *Gehirnphysiologe* erklärt dagegen: „Hysterisch" ist die besondere Konstitution (Reifemangel) des Gehirns, welche die Realisierung von Krankheitsvorstellungen, die Konkretisierung von Krankheits-Zellmustern ermöglicht. Diese *Anlage* ist keineswegs eine Folge von *Erlebnissen*.

Das hysterische Gehirn *bedingt* besondere Erlebnisse, nicht aber wird durch besondere Erlebnisse ein hysterisches Gehirn erzeugt.

Begreiflich ist im gegebenen Fall der stark affektgeladene Wunsch, sich der Haft durch eine vorgetäuschte Krankheit zu entziehen. Aus diesem Wunsch gestaltet sich die Vorstellung einer rettenden Lähmung, und diese wird dann auf Grund der „hysterischen" Anlage konkretisiert, d. h. die an sich ungestörten zerebralen Zellmuster der als gelähmt vorgestellten Gliedmaßen erhalten keine Impulse, so daß diese nicht bewegt werden können. Sie können genau sowenig bewegt werden wie beim Normalen, der auf Grund eines *bewußten* Willensaktes das betreffende Zellmuster von der Impulsbeschickung abschneidet (er will nicht bewegen). Es liegt hier auch der gleiche Mechanismus vor wie im Falle einer schmerzhaften Affektion, wo auf reflektorischem Wege im Sinne einer Schonung eine Muskelgruppe durch Blockierung ihres zugehörigen Zellmusters stillgelegt wird.

Wo bei einem normalen Menschen in einer Katastrophensituation geweint, geschrien oder in Verzweiflung Selbstmord verübt wird, wo eine depressive Stimmung auftritt oder aber unter Aufgebot starker intellektueller Kräfte Selbstbeherrschung eingesetzt werden kann, da kommt es beim Hysterischen auf Grund seiner infantilen, homothymen Konstitution zur kurzschlußartigen Konkretisierung von Krankheitsvorstellungen (als besondere Art einer Totstellreaktion). Wenn dem Normalen in einer Schrecksituation die Sprache versagt, erlebt er ähnliches wie der Hysterische bei affektiver Blockierung der verschiedensten Erfolgsorgane. Der Hysterische bleibt hysterisch auch außerhalb einer Erlebnissituation. Er ist *hysterisch* auf *Grund seiner Anlage zu besonderer Erlebnisbereitschaft.*

Der Tiefenpsychologe leitet die Diagnose Hysterie aus einem Erlebnis ab. Er behauptet: durch ein Erlebnis und dessen psychodynamische Metamorphosen sei die Hysterie entstanden. Der Gehirnphysiologe sieht die Ursache der Hysterie in der Gehirnstruktur und nicht in der Erlebnisdynamik. Diese klare Unterscheidung ist deshalb notwendig, weil der Tiefenpsychologe aus seiner erlebnisgenetischen Theorie eine Heilbehandlung in Form einer retrograden Erlebnisanalyse abzuleiten versucht und so aus einer falschen Kausalität weitreichende Konsequenzen zieht.

Beim Fall 24, der pseudologischen Hochstaplerin (S. 97), liegt die gleiche Problemstellung vor: Simulation, d. h. eine mit klarem Bewußtsein vollzogene Vortäuschung einer Krankheit durch frei gewollte Nachahmung der Symptome zum Zweck der angestrebten Enthaftung oder Lähmung durch die affektive Erregung infolge der Verhaftung ohne Zutun eines planenden Willens, also aus Erregung subkortikaler, der Willensbeeinflussung entzogener Gehirnzentren entstanden. *Simulation* — oder *Hysterie? Freier* Wille — oder *automatischer Ablauf?*

Hier wurde auf Grund mehrjähriger Beobachtung die „hysterische Konstitution", d. h. ein Zustand von Schwellenwertserniedrigung und homothymer Globalreaktionen festgestellt. Durch diese Anlage besitzt sie die von der Norm abweichenden besonderen Ausdrucksmittel der „Hysterie". Auch ein Normaler könnte an ihrer Stelle den Wunsch haben, eine exkulpierende Krankheit zu besitzen oder eine solche vorzutäuschen. Niemals wird beim Normalen dieser Wunsch die affektive Kraft besitzen, durch die kortikalen Widerstände hindurch an die subkortikale Motorik zu gelangen, um das Krankheitssyndrom zu erzeugen.

Sie, die „Hysterische", braucht für ihren Krankheitswunsch gar nicht die sprachliche Darstellung. Das Zellmuster ihrer Wunschvorstellung erweitert sich in stürmischer Kettenreaktion seiner Erregungen bis in die tiefsten trophisch-vegetativen Zentren zur Mobilisierung der Erfolgsorgane. In diesen erst findet ihr Wunsch seinen wirksamen Ausdruck.

Das allgemeine Gehaben, das zeit- und situationsgerechte Kommen und Verschwinden der Krankheitsanfälle lassen wohl keinen Zweifel an der willkürlich eingeleiteten Simulation, deren Ausführung ihr auf Grund der „hysterischen" Anlage meisterhaft gelungen ist.

Der Fall 25 (S. 107) hat seine Raubmordmystifikation in späteren Jahren einbekannt. Doch litt er zweifellos auch an echten epileptischen Anfällen seit seiner Kindheit, die er später auf Grund seiner „hysterischen" Anlage genau so wie den Raubanfall willkürlich simuliert hat. Dazu war er durch seine homothym-infantile Anlage in besonderem Maße befähigt.

Wenn hier auch der spätere Verlauf die bewußte Täuschung erwiesen hat, so war zum aktuellen Zeitpunkt der Beobachtung das Problem der Simulation nicht eindeutig zu lösen. Die einen diagnostizierten „Dämmerzustand", also einen vom Bewußtsein vollkommen abgeschalteten Vorgang automatisierter Abläufe, für die später Erinnerungs- und Verantwortungslosigkeit besteht. Andere meinten, es sei ein „hysterischer Zustand", durch den sich *unbewußt* der Wunsch, von zu Hause fortzukommen, ausdrücke. Diese Auffassung nimmt *auch* eine Abschaltung vom Bewußtsein an, aber sie glaubt nicht an einen tendenzlosen automatisierten Ablauf, der nur äußere Geste ist und keinen „psychischen" Gehalt besitzt, sondern sie glaubt an die Existenz eines im Bereich des „*Unbewußten*" wirksamen *Willens*, von zu Hause wegzukommen, und an die Fähigkeit des „Unbewußten", diesen Willen in der Form des inszenierten Raubanfalles auszudrücken. Eine dritte Meinung aber hat diesen mysteriösen Vorfall als eine ganz bewußte und mit klarer Absicht durchgeführte Täuschung angesehen.

Von diesen drei Möglichkeiten scheidet die zweite für alle diejenigen aus, die an das Vorhandensein einer „unbewußt fühlenden, denkenden und handelnden Persönlichkeit" nicht glauben. Es gibt aber noch eine Möglichkeit, die mit bestem Recht als „hysterisch" genannt werden könnte, welche an dem Beispiele des so häufigen und so verschieden gedeuteten Schulerbrechens der Kinder gezeigt werden soll.

Das sehr häufige „*morgendliche Erbrechen*" der Schulkinder wird von vielen als hysterisches Symptom interpretiert, das den Zweck habe, den unangenehmen, vermeintlich Angst erregenden Schulbesuch zu vermeiden. Daß viele von diesen Kindern angeblich gerne und trotz, ja gegen den Widerstand der Eltern in die Schule gehen wollen, wird von den Tiefenpsychologen nicht als Beweis gegen die Schulfurcht anerkannt, sie erklären die Abneigung gegen die Schule einfach als „verdrängt" und das Erbrechen als den „unbewußten" Ausdruck der verdrängten Abneigung.

Zu allererst muß wohl eine physiologische Erklärung gesucht werden. In den meisten Fällen ist das „Schulerbrechen" wie auch die morgendlichen Schwindelanfälle als Reizerscheinung durch ungleichmäßige Funktionseinschaltung der in den verschiedenen Gehirngebieten ungleichzeitig „erwachenden" Ganglienzellen aufzufassen. Dadurch mag es vorkommen, daß der Schlaf der vegetativen Zentren den kortikalen Schlaf überdauert, so daß die noch funktionsunfähigen Zentren der Nahrungsaufnahme auf ein verfrühtes, von einer gereizten Mutter oft mit Zwang in den Leib gejagtes Frühstück mit Erbrechen reagieren.

Es wird auch vorkommen, daß die üble Morgenlaune „hysterischer Kinder" in Zusammenhang mit unlustbetonten, vielleicht angsterfüllten Vorstellungen auf dem Weg eines *hysterischen Reizübersprunges* in einem Brechakt Ausdruck findet. Dieser Reizübersprung erklärt die vielen Absonderlichkeiten des „hysterischen" Charakters, welche als *Fehlreaktionen* aufzufassen sind. Nicht immer ist es die Totalität der Reaktionsmechanismen, welche beim „Hysterischen" in globaler Massenwirkung zur Entladung kommen. Nicht immer ist es der Bewegungssturm eines Wutausbruches oder der epileptiforme Krampfanfall, sondern häufig bloß ein Zittern, eine asthmatische Atemsperre, Darmerscheinungen, Schweißausbrüche oder wie hier ein Brechakt, welcher der Affektentladung ein Ventil freigibt. Infolge mangelhafter Isolierung der psychophysischen Systeme springt ein Reiz anscheinend wahllos, oft vielleicht nach Maßgabe von Organbereitschaften auf bestimmte Segmente der Körperperipherie über.

Hat einmal ein starkes Unlustgefühl auf dem Wege des Reizübersprunges das Zellmuster des Brechaktes in Erregung versetzt und war der erfolgte

Brechakt von der ersehnten Schulenthebung gefolgt, so kann sich fortan leicht ein *bedingter Reflex* herstellen, so daß es dem „hysterischen" Kind, das sich dem Schulbesuch entziehen will, gelingt, durch eine starke Vorstellung der befürchteten Schulsituation das Überspringen des Unlustreizes auf das Zellmuster des Brechaktes zu erreichen.

Abgesehen von physiologischen Ursachen des Erbrechens sind hier wiederum die folgenden drei Möglichkeiten gegeben.

1. Eine ganz bewußte, zum Zweck der Schulflucht durchgeführte Täuschung durch willkürliche Erzeugung des Brechaktes. Dies wird dem Normalen nur unter Zuhilfenahme besonderer Mittel, z. B. durch Kitzel im Schlund, gelingen. Diese Möglichkeit kann als *kortikale Simulation* bezeichnet werden.

2. Wenn die durch den Schulgedanken entstehende Unlust allein ohne jede Absicht und Zielsetzung rein auf dem Wege der Übersprungreaktion auf Grund der beim „Hysterischen" mangelhaften Isolierung der psychophysischen Systeme das Zellmuster des Brechaktes erfolgreich in Erregung bringt, dann muß dieses Erbrechen als *hysterische Fehlreaktion* bezeichnet werden.

In diesem Fall einer selbständigen, vom Bewußtsein unabhängigen Übersprungfunktion kann *nicht* von Simulation gesprochen werden. Wenn also zum Beispiel jemand nach einem aufregenden Ereignis einen Hautausschlag bekommt, so geschieht dies als willensunabhängige Ausbreitung der nervösen Erregung auf vegetative Gehirnzentren, freilich bei einem irgendwie gestörten Leitungssystem. Was sich hier abspielt, sind Vorgänge der Neurophysiologie, die auf Grund abnormer Konstitution (Hysterie) einen pathologischen Verlauf nehmen.

Ein Erbrechen, das auf solchem Reaktionsweg zustande kommt, ist dem normalen Menschen *psychologisch nicht einfühlbar*, weil es ein *patho-physiologischer Mechanismus* ist. Durch das *Zellmuster der Schulvorstellung* wird direkt das *Zellmuster des Brechaktes* reflexbogenartig erregt. Der Reizübersprung erfolgt von Zellmuster zu Zellmuster.

In diesem physikalischen Augenblick des Reizüberspunges baut die Tiefenpsychologie in ganz willkürlicher und überflüssiger Hypothetik den Raum des „unbewußten Seelenlebens" ein. Hier, zwischen den zwei Zellmustern, soll sich nach tiefenpsychologischer Auffassung eine ähnliche Beziehung wiederholen, die das „Ich" zwischen Umweltreiz und Reaktion herstellt. Wo in Wirklichkeit nur eine Übertragung der Erregung von Zellmuster zu Zellmuster vollzogen wird, dort etabliert der Psychoanalytiker eine „ich"-analoge Instanz des „Unbewußten", ausgestattet mit ich-ähnlichen Funktionen des Wahrnehmens, Urteilens und Wollens, wodurch die bereits wahrgenommene Umwelt einer neuerlichen Wahrnehmung unterzogen wird und nach ebenfalls „unbewußt" durchgeführter Kritik teilweise im „Reich des Unbewußten" zurückgehalten („verdrängt"), teilweise für die bewußte Reaktion freigegeben wird, wenn auch gelegentlich symbolisch verschleiert.

Weil hier an diesem physiologischen Ereignis des Reizüberspunges zwischen zwei Zellmustern die Quelle freigelegt wurde, aus der die psychoanalytische Gedankenrichtung ihren Ursprung nimmt, lohnt es sich, noch eine Weile in dieser Betrachtung auszuharren und in strengster Observanz gehirnphysiologischer Vorstellungen und in ängstlicher Hut vor den Volten sprachlicher Taschenspielereien den täuschenden Quersprüngen psychoanalytischer Beweisführung hart an den Fersen zu bleiben.

Nochmals das Beispiel vom Schulerbrechen: Die unlustvolle Vorstellung der Schule erzeugt aus vielerlei zusammenströmenden Faktoren (Wahrnehmungen, Vorstellungen, Empfindungen, Gefühle) eine spezifische zerebrale Erregungskonstellation als Zellmuster. Dieses Zellmuster gibt seine Erregung an das bereits schablonenhaft vorgebildete Zellmuster des Brechaktes ab.

Aber nicht diese hier vertretene Theorie des direkten Reizübersprunges soll jetzt betrachtet werden, sondern die von den Psychoanalytikern an dieser Stelle eingeführte Hypothese des „Unbewußten".

Das Zellmuster der „*Schulunlust*" ist ein umfangreicher Umweltkomplex, übersetzt in die Gehirnsprache der Zellerregungen. Damit aus diesem „Enzephalogramm" das zugrunde liegende, wahrnehmbare, verstehbare Erlebnis wieder erstehen könne, muß eine Rückübersetzung der zerebralen Erregungen in die vielen Empfindungen, Vorstellungen, Gefühle usw. der peripheren Erfolgsorgane stattfinden, aus denen sich vorher das „Enzephalogramm" gebildet hat. Geschieht dies, werden also die enzephalographisch geprägten Erregungen wieder an die peripheren Apparaturen geleitet, dann ist aber das Ursprungserlebnis wieder aufgebaut und ein bewußter Vorgang geworden. Soll also das Zellmuster der „Schulunlust" im „Unbewußten" einer Kritik und einer symbolisierenden Verwandlung unterzogen werden, so muß es dort wahrgenommen und verstanden werden, also aus den Erregungsengrammen in die Erlebnisgestalten rückübersetzt werden. Für solche Rückübersetzung existiert aber lediglich die umfangreiche Apparatur der Körperperipherie mit den verschiedenen Sinnesorganen, durch deren Erregung jedoch sofort die Bewußtheit des Erlebens wieder hergestellt würde. Wenn man aus den Prägezeichen einer Grammophonplatte die Übersetzung in Musik durchführen will, dann muß man einen Wiedergabeapparat einschalten.

Es sollte ersichtlich gemacht werden, daß es „unbewußtes" Wahrnehmen, Vorstellen, Denken und Wollen, also „unbewußtes" Psychisches nicht geben kann. Mit dieser Feststellung müßte eigentlich die auf der Hypothese des „Unbewußten" aufgebaute Psychoanalyse, als eine mit den physiologischen Tatsachen unvereinbare Theorie, als unbrauchbar bezeichnet werden.

Die Psychoanalyse erklärt die Hysterie aus Erlebnisprozessen, die sich in dem eben abgelehnten, weil wissenschaftlich unhaltbaren Bereich eines „Unbewußten" abspielen sollen. Da mit dieser Feststellung jede Gefahr beseitigt ist, mit dem Begriff „Hysterie" jene psychoanalytische Auffassung zu verbinden, kann man fortan erleichterten Herzens diesen so leicht mißverständlichen Begriff gebrauchen.

In diesem Sinn ist im vorliegenden Beispiel der Brechakt als eine Übersprungsreaktion bei einer abnorm veränderten Leitungsstruktur des Gehirnes aufzufassen, die eine Teilerscheinung der Hysterie darstellt.

Die Psychoanalytiker bezeichnen die hysterische Fehl- (Übersprungs-) Reaktion mit dem Ausdruck „Konversion" und meinen damit die Umwandlung eines Erlebnisinhaltes — also von etwas Psychischem — in ein körperliches Symptom. Hier aber erfolgt keineswegs eine derartige Erlebnisumwandlung, sondern hier wird das physiologische Zellmuster des Brechaktes durch einen reizenden Unlustwert zur Auslösung gebracht. Ebenso wie normalerweise ein übler Geruch den Brechakt als Ausdruck des Ekels aktivieren kann, so tut dies beim Hysterischen ein Unlustgefühl anderer Art. Hier wie dort kann von einer Verdrängung, von einem Unbewußten, von einer „Konversion" keine Rede sein. Es liegt nur eine *Fehlreaktion* vor, die durch die besonderen Reifungs- und Leitungsverhältnisse im „hysterischen" — infantilen — Gehirn ermöglicht wurde. Das Farbenhören und andere Synästhesien und Synkinesien sind ähnliche Symptome einer mangelhaften intrazerebralen Isolierung als Reste ehemaliger Homothymie.

Besteht also bei einem hysterischen Menschen eine derartige, auf Fehlleitung beruhende Übersprungsreaktion, so liegt nicht Simulation vor, wenn
es auch oft den Anschein hat, es sei eine Tendenz hinter dem hysterischen
Symptom wirksam, wie z. B. beim Schulerbrechen. Eine derartige Fähigkeit
zu Übersprungsreaktionen verleitet allerdings sehr dazu, diese bestimmten
Zwecken dienstbar zu machen. Dadurch entsteht die dritte Möglichkeit in
der Problematik der Simulation:

3. Die *hysterische Simulation*. Es liegt hier eine ganz bewußte Täuschungs-
absicht vor, gar nicht anders als bei der kortikalen Simulation. Nur hat der
Hysterische besondere Darstellungsmittel zur Verfügung, die Symptome
durch Konkretisierung von Vorstellungen besonders täuschend zu gestalten
und auch solche vegetative Funktionen mitzuverwenden, die dem Willenseinfluß des Normalen entzogen sind. Die auf dem Weg der Fehlleitung, also
inadäquat ausgelöste Erregung eines Zellmusters — Erzeugung einer Vorstellung — erfolgt dann bei dem Hysteriker in der bereits geschilderten Art
der plastisch-eidetischen Darstellung und der Konkretisierung, so daß die
Vorstellung einer Bewegung bis an die Erfolgsorgane reicht, daß der Gedanke an ein krankhaftes Symptom in jene vegetativen Funktionen aus-
strahlt, die dieses Symptom aufbauen. Die Vorstellung eines Brechaktes führt
zum Erbrechen, die eines Anfalles ergreift sämtliche Mechanismen, die am
Anfall beteiligt sind, so daß dieser tatsächlich erfolgt. Vorstellung und Wirklichkeit verschmelzen zu jener globalen Einheit, die das Weltbild kindlicher
Homothymie beherrscht. So wie das Kleinkind, das ein Pferd sein will, in
homothymer Identifizierung mit dem vorgestellten Objekt und in globaler
Reizausbreitung seiner Phantasievorstellung nun tatsächlich galoppiert und
wiehert, ebenso verkrampft ein „Hysteriker" seine Muskeln in der expansiv
erweiterten Wunschvorstellung, er könne nicht gehen.

Ein vierzehnjähriger, ganz infantiler, schizoider Bub spielte in autistischer
Einengung ganz allein Theater, wobei er das Aufgehen des eisernen Vorhanges durch ein *ein*maliges, das der Stoffkurtine durch ein *zwei*maliges Hüpfen
ausdrückte. Er ist also in diesem Spiel selbst der Vorhang, der durch das
animistisch-einlebende Aufhüpfen in die Höhe geht. Seine planende Vorstellung des aufsteigenden Vorhanges erregt die Totalität seiner Ausdrucksmotorik nach Art des homothymen Kleinkindes und nach Art der homothymen Reaktionsweise des Hysterischen.

Die Hysterie befindet sich im Besitz der primitiven homothymen „Sprache"
des Stammhirnausdrucks. Es werden daher Reize der Umwelt in primitiv-
homothymer Form durch die in den Stammganglien vertretene Totalität der
Reaktionsmechanismen beantwortet.

Die hysterischen Symptome sind keineswegs, wie von der Tiefenpsychologie angenommen wird, durch Verdrängung von Erlebnissen entstanden.
Das Erleben der Hysterischen verläuft im Gegenteil ganz ungehemmt, in profuser Entfaltung, mit globalen, homothymen, manchmal durch Übersprungs-
funktion fehlgeleiteten Reaktionen. Die kortikalen Hemmungen sind auf
Grund eines Reifungsmangels unzulänglich.

Funktionell—organisch

Aus dem Gesichtspunkt der hier entwickelten Differenzierung der Simulation läßt sich der oft mißverstandene, tief eingewurzelte, viel diskutierte,
aber im Grunde hinfällige Gegensatz *funktionell — organisch* klar darstellen und voraussichtlich auch vermeiden.

Findet der Arzt bei einem Kranken als Ursache seines Erbrechens ein Magengeschwür, bei einem anderen aber für das gleiche Symptom des Erbrechens trotz genauester Untersuchung keine Ursache, so ist es wohl begreiflich, daß er hier die beiden Zustände diagnostisch unterscheidet und das scheinbar ursachenlose Krankheitsbild als *funktionell* bezeichnet. Er wird aber dabei wohl im Auge behalten müssen, daß ein scheinbares Fehlen der Ursache in einem Mangel der diagnostischen Mittel liegen könne. In diese diagnostische Lücke hat sich das tiefenpsychologische Denken eingeschlichen und an Stelle der unauffindbaren Ursache kurzerhand eine „psychische" Ursache für das körperliche Symptom angenommen. Der Gegensatz: „funktionell — organisch" wurde beibehalten, für den Ausdruck „funktionell" jedoch vielfach die Bezeichnung „psychogen" gewählt.

Daß diese beiden Begriffe unterschiedslos füreinander gebraucht wurden, hat eine neue Verwirrung in die Problemstellung gebracht. *„Psychogen"* heißt doch nur, daß irgendeine Erscheinung aus einem psychischen Erlebnis *entstanden* sei. Es bedeutet aber keineswegs, daß das nun entstandene Symptom selbst psychischer, d. h. wesenloser, immaterieller Konstruktion sei. Ein Herzklopfen kann psychogen sein, d. h. es kann durch ein Schreckerlebnis entstanden sein. Damit ist aber nicht ausgesagt, daß der nun entstandene Schaden etwa nicht organisch sei. Der kann so ausgesprochen organisch sein, daß der Tod erfolgt. Der ist dann wohl psychogen entstanden, aber selbst keineswegs ein psychisches Gebilde, sondern ein ganz unverkennbar organisch-materielles Ereignis.

Mit ungezählten Determinanten wirkt ein Erlebnis auf die verschiedensten Teile des Körpers ein und kann derartige Erregungen und Erschütterungen in den Ganglienzellen verursachen, daß diese bis zur Vernichtung geschädigt werden können. Seien diese schädigenden Faktoren Inkrete, chemische Substanzen oder elektrische Stöße, jedenfalls haben sie eine materielle Wirkungsweise und sind imstande, das Zellsubstrat zu verändern. Diese Veränderung „psychisch" zu nennen, widerspricht dem Begriff des „Psychischen", und sie nur deshalb „funktionell" zu nennen, weil der verursachende mikrophysiologische Vorgang noch unbekannt ist, muß als täuschende Verschleierung der Unkenntnis bezeichnet werden.

Mit dem Ausdruck „psychogen" wurde eine verhängnisvolle Scheinlösung gefunden, welche die wissenschaftliche Ursachenforschung unterbindet. „Psychogen" bedeutet: *Auslösung durch ein Erlebnis.* Würde man hier „exogen" sagen, so gäbe es kein Mißverständnis. Die Tiefenpsychologen schmuggeln jedoch mit dem Wort „psychogen" den makabren Begriff des Psychischen in die Wissenschaft ein und deduzieren in erschleichender Sophistik, daß dieses aus dem traumatisierenden Erlebnis stammende „Psychische" nun innerhalb des zerebralen Gefüges weiterwirke als eine eigene, von allen materiellen Gesetzen unabhängige *„psychische Kraft".*

Das Ergebnis dieser hypothetischen Kraft wird als „psychogenes" oder „funktionelles" Symptom erklärt.

Die Hysterie als eine Krankheit mit derartigen psychogenen oder funktionellen Symptomen, entstanden aus Erlebnisfaktoren, die an keinen materiellen Träger gebunden sind, muß vom Standpunkt einer naturwissenschaftlichen Betrachtung *abgelehnt* werden.

Der Gegensatz funktionell — organisch hat also keine Berechtigung. Die Bemäntelung durch den Wortwandel in „psychogen" ändert nichts an dem Sachverhalt.

Irgendein Körpersymptom kann nur gestaltet werden, wenn sein entsprechendes Ganglienzellmuster durch auslösende Faktoren in Erregung gebracht wurde. Mag dies durch den krankhaften Wirkstoff einer körperlichen Störung, durch die hormonalen Produkte einer Affekterregung (Adrenalinausschüttung), durch die Erregungsstöße eines Willensaktes oder durch den elektrischen Reiz im Hessschen Experiment erfolgt sein: in allen Fällen ist der Reizeffekt der gleiche und die Unterscheidung „funktionell — organisch" sinnlos.

Mit gutem Recht könnte man unter Beibehaltung des Gegensatzpaares die beiden Begriffe paradoxerweise vertauschen und die hysterischen Symptome als „organisch" bezeichnen, weil die ja doch durch eine Struktur- und Bahnungseigentümlichkeit des Gehirnes zustande kommen, daher weniger reversibel sind als die gleichgestalteten Symptome einer vorübergehenden Erkrankung, die ja nach Beseitigung der zugrunde liegenden Ursache wieder verschwinden. Demnach könnte man also das hysterische Schulerbrechen als organisch, das Erbrechen bei Magengeschwüren jedoch als funktionell bezeichnen.

Im Interesse einer klaren wissenschaftlichen Betrachtungsweise müßte der irreführende Begriffsgegensatz „funktionell — organisch" in der medizinischen Literatur vermieden werden.

Im vorigen Abschnitt über Simulation wurden Fälle beschrieben, in denen auf Grund einer „Hysterie" Krankheiten vorgetäuscht wurden. Hier sollen einige jener oft tragischen Fälle gebracht werden, in denen auf Grund einer Krankheit „Hysterie" vorgetäuscht wird. Es wurde bereits früher auf S. 87 auf die unheilvolle Auswirkung des „Hysteriebegriffes" auf die medizinische Diagnostik hingewiesen.

Fall 26. Ein elfjähriges Mädchen legt sich krank zu Bett und kommt mit vollständig versteifter Körperhaltung (Katatonie) ins Spital. Sie ist in kürzester Zeit zum Skelett abgemagert. Regungslos verharrt sie in pathetischer Predigerstellung, die verklärten Augen zum Himmel gerichtet wie eine Heilige. Der rosige Teint der feinen Gesichtshaut ist mit wächsernem Glanz überzogen. Sie äußert weder Freude noch Schmerz und verlangt keine Nahrung, läßt sich aber füttern, ißt auch manchmal über Aufforderung von selbst. Zittrig führt sie den Löffel im Zeitlupentempo an den Mund, bleibt oft damit auf halbem Wege stehen. Sie spricht fast nichts, gibt aber auf Fragen geordnete, doch karge Antworten. Vorgelesenen Erzählungen hört sie mit großer Spannung zu. Ihre Mimik bleibt dabei steinern, doch kann sie bei manchen komischen Szenen sekundenweise herzlich lachen, wobei sie jede Spannung verliert. Ruckweise und zitternd ergreift sie einen gebotenen Gegenstand wie eine Todkranke. Dann aber wieder kommt es vor, daß sie ein willkommenes Geschenk mit hastigem, vollkommen gelöstem Griff an sich nimmt. Auch kann sie gelegentlich in angeregter Stimmung einige Worte in ganz normalem Tempo und in normaler Lautstärke sprechen, während sie sonst langsam flüstert.

Dieser starke Wechsel der Erscheinungen, besonders bei angenehmen Sensationen, hat hier zur Diagnose „Hysterie" verleitet. „*Sie kann schon, wenn sie will*", lautet das allgemeine Urteil über sie. Ein namhafter, durch seine intuitive Diagnostik sonst berühmter Kliniker überstellte das Mädchen zur Psychotherapie auf die Nervenabteilung mit der Diagnose „Hysterie", woselbst seine Diagnose bestätigt wurde. Hier wurden eifrig Suggestions- und Überrumplungsversuche gemacht. Im festen Glauben an die Diagnose und in bester Absicht brutalisierte man das Kind mit Gehübungen, besonders ermuntert durch kleine Erfolge.

Nach wenigen Wochen starb das Kind und die Obduktion ergab: Frische enzephalitische Herde im Gehirn.

In diesem Fall wurde durch die Gehirnerkrankung, speziell durch die Reizung unwillkürlicher Ausdrucks- und Haltungszentren im Stammhirn, eine körperliche Zwangshaltung erzeugt, die den Eindruck erweckte, als sei diese ein seelischer Ausdruck, als sei sie die Inkarnation einer religiösen Verzückung.

Wie ein tückischer Kobold hat hier der Zufall einer enzephalitischen Aussaat im pallidären System des Stammhirns eine motorische Konstellation geschaffen, die eine Todkranke in die Pose einer Komödiantin zwang. Krankhafte Veränderungen in den Stammganglien haben hier Ausdrucksfiguren gestaltet, die gar keinen psychischen Ursprung haben, die mit der Gefühlssphäre überhaupt nicht in Verbindung stehen. Nicht anders ist diese Situation, als würde man einem Traurigen eine heitere Maske vors Gesicht hängen.

Durch diese organisch bedingte Ausdruckshaltung ließen sich bedeutende Kliniker täuschen. Sie haben aus dem Ausdruck auf einen Inhalt geschlossen und nach dem Muster der psychoanalytischen Theorie hinter diesem ausdrucksvollen Erscheinungsbild eines seelischen Erlebens einen verdrängten Affekt vermutet, der sich in die „hysterischen" Symptome umgesetzt habe.

In diesem Irrtum bestärkte die Beobachtung, daß die krankhaften Symptome einer psychischen Beeinflussung und vermutlich auch dem eigenen Willen zugänglich seien. Warum sollte sie sonst in angenehmer Stimmungslage ihre Verspannung plötzlich verlieren, in gelöster Motorik nach einem begehrten Gegenstand greifen, unter dem Suggestivdruck des Therapeuten frei gehen können, unvermittelt einmal den Löffel zum Munde führen, während sie sich sonst immer füttern ließ?

Man muß wohl entschuldigend feststellen, daß zu damaliger Zeit die Folgezustände nach Enzephalitis noch nicht so bekannt waren wie heute. Doch wäre ohne die propagierte Phantomvorstellung einer „Hysterie" kein Kliniker je auf die Idee gekommen, daß hier ein „funktioneller" Zustand vorliegen könnte. Man muß auch hervorheben, daß man das Mädchen mit der richtigen Diagnose auch nicht hätte retten können, doch die brutalisierende Behandlung hätte man ihr wohl ersparen können.

Fall 27. Ein zwölfjähriges Mädchen erkrankte vor kurzer Zeit, also schon im Zeitalter der enzephalitischen Aufgeklärtheit, an einem ganz ähnlichen Zustandsbild katatoner Versteifung; heimtückischerweise einige Wochen nach einem allerdings unbedeutenden, aber von der Umgebung aufgebauschten Sexualerlebnis. Diese Sukzession der beiden Ereignisse wurde in psychoanalytischer Mentalität in kausalen Zusammenhang gebracht und die Diagnose Hysterie gestellt. Es gelang einem Arzt durch wohlgemeintes, suggestiv unterstütztes Training, beachtliche Geherfolge binnen weniger Tage zu erzielen. Doch nach einigen weiteren Tagen starb auch dieses Kind, wiederum stellte der Obduzent eine Enzephalitis fest.

Auch hier hat der überraschende Suggestionserfolg die Fehldiagnose „Hysterie" verursacht. Aber ebenso schuldtragend ist die psychoanalytische Sexualtheorie, unter deren Eindruck die irrige Kausalbeziehung hergestellt wurde.

Fall 28. Das vierzehnjährige Mädchen hat im Säuglingsalter nach einem Keuchhusten vorübergehend geschielt. Später ist ihre besondere Ungeschicklichkeit aufgefallen, es dauerte lange, bis sie es erlernte, die Schuhe und Kleider anzulegen. Sonst war sie immer brav, vielleicht etwas zu ruhig, und machte keinerlei Erziehungsschwierigkeiten. Als Kleinkind galt sie als besonders gescheit, in der Schule enttäuschte sie durch Versagen im Rechnen, auch im Turnen und Zeichnen blieb sie hinter den anderen zurück, besaß dagegen ein ausgezeichnetes Gedächtnis für Gedichte und Lieder. Sie war immer besonders gutmütig, schenkte gerne her, empfand Mitleid mit Armen und Kranken, war immer leicht gerührt. In letzter Zeit wird sie zunehmend empfindlicher und ängstlicher. Sie kommt einmal ganz verzweifelt aus der Schule, weil sie von einer Lehrerin getadelt wurde, klagt über Kopf- und

Bauchschmerzen und wollte unter solchen Vorwänden nicht mehr in die Schule gehen. Als sie nach einigen Tagen doch wieder in die Schule gezwungen wurde, erbrach sie, hatte Kopfschmerzen und leichte Temperaturen, so daß sie ein paar Tage im Bett gehalten werden mußte. Sie stöhnt vor Kopfschmerzen, weist auf den Hinterkopf und meint, sie sei an dieser Stelle eingefallen. Es zeigt sich ein starker Harndrang mit enormen Ausscheidungsmengen, so daß man an einen Diabetes insipidus denkt.

In der Nacht steigt sie aus dem Bett, erklärt, daß sie sterben müsse und vor ihrem Tod ihre Mutter noch einmal sehen wolle. Sie spricht in getragenem Pathos im Offenbarungston einer Heiligen und mit dem Schmerzensausdruck einer Märtyrerin: „So soll es halt sein, daß ich sterben muß, daß ich mich hinlegen muß und sterben. In Gottes Namen!" Läßt sich dann feierlich in die Kissen fallen und flüstert im hinsterbenden Ton einer letztwilligen Verfügung: „Ich möchte noch einmal meinen Velourmantel haben und mein Handtäschchen." Dann schließt sie wie sterbend die Augen. Rafft sich dann noch einmal auf, um flehend ihren Wunsch zu ergänzen: „Und die Stulpenhandschuhe auch." Dann sinkt sie wieder zurück. Für kurze Zeit läßt sie sich immer wieder aus solchen Posen und Jammerszenen herausreißen und ist dann oft ganz klar, in ausgeglichener Stimmung, verfällt aber bald neuerlich in Affektlagen sentimentaler Weinerlichkeit oder angstgejagter Verzweiflung. Eines Tages erwacht sie in manisch erregter Heiterkeitslaune, kann sich an Bosheiten und Schabernack gegen die Kinder nicht überbieten, zerstört mit sichtlicher Freude allen das Spiel. Ihre katatone Posenhaltung ist völlig verschwunden, sie ist gelöst und flott beweglich. An Stelle der hochtrabenden Phrasen bedient sie sich jetzt des derbsten Dialektes mit obszönen Ausdrücken. Am Klavier drischt sie einen Schlager nach dem andern herunter und schwelgt in gefühlsduseligen Schmachtfetzen.

Ganz unvermittelt wird sie wieder zugänglich, nett und höflich, doch das Lernen lehnt sie immer absolut ab. Fordert man sie dazu auf, so wird sie kreidebleich, klagt über Schmerzen im Scheitel, über Bauchschmerzen und vieles andere.

Angsterfüllt kommt sie einmal und zeigt der Schwester eine gerötete Hautstelle am Oberschenkel. Die sagt bagatellisierend: „Da hat dich halt ein Floh gebissen." Daraufhin bricht sie in eine jauchzende Stimmung übertriebenster Erlösungsfreude aus und triumphiert: „Gott sei Dank! Ich bin überglücklich, daß es nichts Ernstes ist."

Ein andermal verfällt sie aus einer annähernd normalen Situation heraus in einen Krampfzustand, wobei der ganze Körper bretthart wird, das Bewußtsein jedoch vollkommen klar bleibt.

Sie sieht jünger aus, als es ihrem Alter entspricht, und hat noch keinerlei Zeichen einer sexuellen Reife hervorgebracht. Ein liebes, rosiges Mädchengesicht, leicht pastös aufgelockert, sanft im Ausdruck. Die Oberlider wirken schwer und schneiden die Iris im oberen Segment etwas zu stark ab, unten ist Augenweiß sichtbar, so daß das stumpfblaue Auge den leicht schläfrigen Blick der Enzephalitiker hat. Die Ausdrucksmotorik ist sichtlich verarmt, so daß sie leicht fromm-kataton wirkt.

Nach einigen Wochen wird sie in einem ganz normalen Zustand nach Hause entlassen.

Da keine ausgesprochenen neurologischen Krankheitssymptome vorhanden waren, faßte man den Zustand als *hysteriformes* Krankheitssyndrom auf, zog aber doch auch mit Rücksicht auf die schweren Verhaltensstörungen und das leichte Fieber mit Kopfschmerzen einen enzephalitischen Folgezustand in Erwägung. Die Keuchhustenerkrankung im Säuglingsalter mit dem nachfolgenden Schielen und die Störung der Motorik waren ebenfalls wichtige Hinweise auf einen zerebralen Prozeß.

Zu Hause ist es zwei Jahre ganz gut gegangen, so daß die Anhänger der Hysteriediagnose recht zu haben schienen.

Als Sechzehnjährige war sie wohl eigenartig, aber nicht als krankhaft zu bezeichnen. Es treten jetzt häufig Zornanfälle bei Nichtigkeiten auf, die man früher bei ihr nicht kannte.

Mit 17 Jahren stellt sich ein fieberhafter Zustand mit Erbrechen und Schweißausbrüchen ein. Nach Abklingen desselben wird sie eigensinnig und bockig und weigert sich, auf die Straße zu gehen. Fortan lebt sie sehr zurückgezogen und menschenscheu.

Mit 22 Jahren muß sie wegen eines akuten Verwirrtheitszustandes auf die psychiatrische Klinik gebracht werden. Im 24. Jahre wird eine neuerliche Einweisung notwendig. In der Zwischenzeit ging es zu Hause gut. Sie äußerte nur immer mit einer fast wahnhaften Hartnäckigkeit, daß sie ein Kind haben möchte. Mit 26 Jahren wurde sie durch ein flüchtiges Abenteuer schwanger und mußte gegen ihr energisches Sträuben kurettiert werden. Darüber wurde sie tieftraurig und jammert seit dieser Zeit immer in stillem Leid nach dem Kind.

Mit 30 Jahren ist sie in parkinsonistischer Art versteift, weint viel und geht nicht aus der Wohnung. Sie liest viel und macht ganz besonders feine, hochwertige Handarbeiten. Diese überdurchschnittliche Feinmotorik im Rahmen der allgemeinen Koordinationsstörung und katatonen Versteifung ist besonders auffällig.

Es treten nun paranoide Gefühle auf, sie fühlt sich von den Menschen beobachtet und verläßt überhaupt nicht mehr die Wohnung. Sie ist zu jedem Beruf unfähig, verdient aber ganz gut durch ihre Handarbeiten, die ihre Mutter verkauft.

Die wiederholten Perioden geistig abnormer Zustände mit dem vollkommenen Wesenswechsel, den gelegentlichen Fieberzuständen und vor allem mit der zunehmenden körperlichen Versteifung lassen wohl keinen Zweifel an der Diagnose eines chronisch verlaufenden enzephalitischen Zustandes. Im Säuglingsalter dürfte im Anschluß an den Keuchhusten der erste Schub stattgefunden haben, dem dann etappenweise andere gefolgt sind.

Die gehabensmäßigen Äußerungsformen dieses organischen Prozesses mußten nach den Gepflogenheiten der klinischen Diagnostik zur Diagnose „Hysterie" führen: Die posierende Theatralik, die Anfälle von Versteifung, die vegetativen Symptome, wie das Erbleichen beim Lernen, die Übertriebenheiten, die Schmerzen und hypochondrischen Sensationen, die Bosheiten, der starke Wechsel aller Erscheinungen, das alles sind Symptome, die üblicherweise dem „hysterischen" Charakter zugerechnet werden. Auch die Tatsache, daß sich die einzelnen Symptome suggestiv beeinflussen ließen, verleitet den Kliniker leicht zur Diagnose „Hysterie". Gerade die suggestive Beeinflußbarkeit wird irrigerweise immer für ein Beweismittel gegen die organische Natur einer Krankheit gehalten und hat, wie bereits gezeigt, schon zu schwerwiegenden Irrtümern geführt.

Fall 29. Ein vierzehnjähriger autistisch-schizoider Psychopath mit einer fast parkinsonistischen Körperversteifung geht im Zeitlupentempo, indem er langsam Schritt vor Schritt stellt, nach Art einer automatischen Puppe auf der Straße. Plötzlich springt er ganz unvermittelt und explosionsartig in zirkusreifer Artistik auf eine fahrende Straßenbahn. Man kann sich nicht genug über diese Leistung einer so versteiften Person wundern.

Während bei diesem offenbar enzephalitisch gestörten Gehirn die kortikalen, bewußt intendierten Bewegungsentwürfe durch die unwegsam gewordenen Bahnen nicht in entsprechendem Tempo an die Erfolgsorgane gelangen konnten, gelingt es ohne weiteres, in besonderen affektiven Situationen, also unter Vermittlung thalamischer Zuflüsse, das Bewegungsziel rasch zu erreichen.

Was hier durch den psychischen Notstand gedrängter Zeit ermöglicht wurde, das kann in anderen Fällen die freudige Erregung über ein Geschenk, die lustvolle Vorstellung eines Leckerbissens oder auch die Angst vor dem suggestiven Psychotherapeuten erreichen. Auf diese Weise wurden in Fall 26 (S. 120) ganz unerwartete Leistungen dadurch ermöglicht, daß ihnen eine thymogene Quelle für den Bezug von Erregungen eröffnet wurde.

Die Tatsache also, daß selbst schwere Funktionsstörungen in besonderen thymischen Situationen vorübergehend behoben werden können, also suggestiv zu beeinflussen sind, ist kein Beweis gegen ihren organischen Ursprung. Die ungangbaren Erregungswege können eben durch thymogene Reizumleitung umgangen werden und die normale Funktion ermöglichen. Auf diesen thymogenen Ausweichwegen werden oft bei organischen Erkrankungen so überraschende Leistungen erzielt, daß der Verdacht einer Simulation oder einer „funktionellen" Störung erweckt wird. „Wenn sie will, kann sie schon", wird argumentiert. In Wirklichkeit ist es aber umgekehrt. Wenn sie will, d. h. auf kortikalem Weg zur Leistung kommen will, kann sie nicht, erst wenn ihr Wille ausgeschaltet ist und ein Affekt die Initiative ergreift, dann gelingt die Leistung.

Fälle wie der vorliegende geben sehr zu bedenken, ob nicht in sehr vielen der als „Hysterie" oder „Schwererziehbarkeit" aufgefaßten Fälle Zustände ähnlicher chronisch rezidivierender Erkrankungen verborgen sind.

Fall 30. Ein achtjähriger Bub, der wegen besonderer, faxig anmutender Eßschwierigkeiten unter der Diagnose Appetitlosigkeit zur klinischen Aufnahme gebracht wurde, reagierte sofort auf ganz indifferente Magentropfen zum Stolz der psychotherapeutischen Ärzte, die dann sein Magenleiden und seine Eßfaxen in üblicher Weise als „hysterisch" bezeichneten. Nach wenigen Wochen konnte jedoch röntgenologisch ein Magengeschwür und in weiterer Folge ein Kleinhirntumor festgestellt werden, der durch zerebrale Reizung das Magengeschwür verursacht hat (Cushingsches Ulkus).

Fall 31. Ein anderer achtjähriger Bub war drei Jahre lang wegen sehr launisch auftretender Schmerzen im Bauch bei vielen Ärzten und in vielen Spitälern vergeblich in Behandlung. Die Schmerzen traten immer gegen Wochenende auf, und wenn der Bub ins Spital gebracht wurde, waren die Schmerzen immer verflogen, so daß niemals ein Arzt den Schmerzzustand miterlebt hat. Mit der Diagnose „funktionell-vegetativ-dystonischer Zustand" kam der Bub dann auf die Klinik, wo eine Hydronephrose als Ursache der Schmerzen entdeckt wurde, die nach operativer Entfernung des Tumors verschwanden.

Fall 32. Eine Neunjährige wurde wegen zahlreicher Empfindlichkeiten und Kopfschmerzen und wegen eines ganz starken Zitterns der Hände als „hysterisch" bezeichnet ... Mit 24 Jahren trat eine vorübergehende Fazialislähmung auf, im 36. Lebensjahr wurde wegen einer Gangstörung eine „Psychoneurose" festgestellt. Erst mit 39 Jahren wurde durch einen Augenbefund die Diagnose „multiple Sklerose" gestellt. Es ist hier wohl möglich, daß das starke Zittern im Kindesalter schon das erste Symptom dieser multiplen Sklerose gewesen ist.

Fall 33. Ein vierzehnjähriger Bub mit starkem Zittern der Hände kam wegen des besonders starken Nägelbeißens zur Beobachtung. Er wurde von einer Psychoanalytikerin monatelang behandelt. Die Psychoanalyse ergab, daß durch das Nägelbeißen eine Selbstbestrafung wegen Masturbation vollzogen wurde. Im 30. Lebensjahr bildete sich ein parkinsonistischer Zustand aus. Es ist wahrscheinlich, daß es sich bei den nervösen Erscheinungen in der Kindheit um ein Frühsymptom der schweren Störung gehandelt hat.

Fall 34. Ein vierzehnjähriger, sehr intelligenter Bub, der wegen Nahrungsverweigerung und Brechreiz bis zum Skelett abgemagert war, wurde wegen seiner Schluckbeschwerden, die als „hysterischer Ösophaguskrampf" aufgefaßt wurden, lange Zeit psychotherapeutisch behandelt. Erst nach mehreren Monaten wurde eine organische Speiseröhrenstriktur festgestellt, nach deren Behandlung volles Körpergewicht und volle Gesundheit erreicht wurde.

Fall 35. Bei einem vierzehnjährigen Buben trat ganz plötzlich ein schwerer Tic auf. Er bestand in einer Schnappbewegung des Mundes mit starker Gesichtsverzerrung. Er wurde psychoanalytisch behandelt und der Tic durch komplizierte „Triebverschränkungen" interpretiert. In zunehmender Progression entwickelt sich in immer weiterer Ausdehnung der betroffenen Gebiete schleichend eine Systemerkrankung des Rückenmarks, so daß er in seinem 48. Lebensjahr als Invalidenrentner völlig berufsunfähig ist. Sein frühzeitig vergreister Körper ist ganz verzogen, er kann sich nur mühsam mit Stöcken weiterbewegen, die Sprache ist lallend, von bulbärem Charakter, fast unverständlich, die Intelligenz jedoch sehr gut. Offenbar war der als „funktionell" gedeutete Tic das erste Symptom einer schweren chronischen Erkrankung.

Fall 36. Ein siebenjähriger, zarter Landbub bekommt Anfälle, jedoch nur, wenn man ihm unvermutet einen leichten Klaps aufs Hinterhaupt gibt. Er macht dann einen überraschend tollkühnen Sprung nach rückwärts, versteift die Arme, ballt die Fäuste und fällt rücklings zu Boden. Wegen der prompten Auslösbarkeit durch einen ganz unbedeutenden Reiz und des übertriebenen motorischen Aufwandes in der Gestaltung des Anfalles, der den Eindruck willkürlicher Erzeugung machte, wurde dieser Zustand klinisch als „Hysterie" aufgefaßt. Der Bub ist linkshändig und zeigt einen auffallend verstärkten Glanz seiner Augen, die Sprache ist leicht gedehnt. Diese beiden Symptome erweisen sich durch den späteren Verlauf als bedeutsam. Mit zwölf Jahren ist der Bub in einem Zustand gehäufter Anfälle gestorben (Status epilepticus).

Dieser Fall ist ein Hinweis auf die Vielfältigkeit der Erscheinungsformen epileptischer Anfälle. Er zeigt die Möglichkeit einer *exogenen Auslösung* derselben, die leicht zur Diagnose Hysterie verlocken kann.

Fall 37. Ein dreizehnjähriger Bub, der bisher unauffällig war, kommt wegen andauernder Kopfschmerzen und ziehender Schmerzen in Armen und Beinen. Er ist an der gesamten Körperoberfläche besonders berührungsempfindlich und zuckt bei leisester Berührung wie elektrisiert zusammen. Da alle Untersuchungen negativ ausgefallen sind, wird er nach kurzer Zeit mit der Diagnose „hysterischer Zustand" nach Hause entlassen. Dort dauern die Schmerzen noch einige Zeit an und verschwinden dann vollständig. Jedoch in starker Progression verändert sich das Benehmen. Er folgt nicht mehr, bleibt aus, sucht schlechte Gesellschaft, wird in einen Raddiebstahl verwickelt und nimmt eine ausgesprochen kriminelle Entwicklungsrichtung. Es ist kein Zweifel, daß seinerzeit ein enzephalitischer Prozeß abgelaufen ist, der zu einer Persönlichkeitsveränderung geführt hat. Gar nicht selten lassen sich ähnliche Fälle, die man als Pubertätsveränderung oder auch als schizophrenen Schub auffaßt, auf enzephalitische Prozesse, oft recht symptomarmer Ausdrucksform, zurückführen.

Die Serie der letzten Fälle soll die Gefahren zeigen, die in der Verwendung der Diagnose „Hysterie" gelegen sind. Es sind keine seltenen Ausnahmen, denen etwa praktisch keine Bedeutung zukommt. Geradezu massenhaft sind die Erkrankungen, die wegen ihrer „hysterischen" Symptomatik unerkannt bleiben. Alle die Symptome, die als kennzeichnend für die „Hysterie" gelten (psychogene Auslösung, suggestive Beeinflußbarkeit, launenhafter Wechsel der Symptome, theatralische Reaktionsweise, Affektstürme, fehlender Organbefund usw.), finden sich oft als Ausdrucksformen krankhafter Prozesse von oft lebensbedrohender Schwere. Überraschend zurückgehende Lähmungen erweisen sich im weiteren Verlauf z. B. als Phasen einer chronisch remittierenden Rückenmarkserkrankung. Bei einer Kranken, die jahrelang an einer Klinik als „hysterische" Blindheit geführt wurde, entdeckte man als Ursache der Blindheit einen Gehirntumor. Ein „hysterischer" Dämmerzustand erwies sich als schizophrener Schub.

Auf fälschlicher Interpretation beruht die Auffassung der „Scheinschwangerschaften" durch die Tiefenpsychologen als „Wunschhysterie". Der Wunsch nach einem Kind soll nach dieser Auffassung auf unbewußtem Weg die Erzeugung der Schwangerschaftssymptome auslösen, so daß plötzlich Milchsekretion, Sistieren der Menses, Vergrößerung der Gebärmutter auftreten. Solche „Scheinschwangerschaften" kommen tatsächlich vor, aber noch viel häufiger bei Tieren. Hier wird man doch nicht annehmen, daß ein verdrängter Wunsch nach Jungen die Symptome hervorgerufen habe. Jeder Tierarzt weiß, daß solche Zustände durch hypophysäre Störungen entstehen, die unter abnormen Umständen den automatischen Ablauf der physiologischen Schwangerschaftssymptome in Gang setzen.

Die schweren „Symptomhysterien" mit Taubheit, Blindheit oder Lähmungen sind wohl nur Erzeugnisse der Literatur. Wo immer sie diagnostiziert werden, erweisen sie sich schließlich als diagnostische Irrtümer.

Die sehr verlockende Ausweichdiagnose „Hysterie" in unklaren Fällen und bei Versagen der klinischen Diagnostik ist geeignet, organische Destruktionsprozesse durch psychologische Interpretationen zu verschleiern und heilende oder vorbeugende Maßnahmen zu verhindern. Die gleiche Gefahr liegt im Begriff „Neurose", der immer mehr von nichtmedizinischen Berufsberatern wahllos gehandhabt wird. Die „Neurose", die ja organische Krankheitsbilder imitiert, kann doch nur dort festgestellt werden, wo man die „imitierten" organischen Erkrankungen ausschließen kann. Dazu muß man doch wohl die organische Diagnostik beherrschen.

Die Hauptursache der Fehldiagnose ist darin zu sehen, daß die klinischen Erscheinungsformen psychopathologischer Zustände in ihrem weiteren Entwicklungsverlauf zuwenig systematisch verfolgt werden und daher prognostisch unklar sind. Man hat dann bei dieser Unklarheit in der Diagnose „Hysterie" eine Scheinlösung zur Hand, die aus der momentanen Verlegenheit hilft und die Unwissenheit und das Krankheitsbild verschleiert, den Kranken aber nicht selten in Gefahr bringt.

Fall 38. Eine vierzigjährige, kernig-fleischige Frau von slawischem Typus, temperamentvoll, sprühend, leuchtendes Inkarnat der prallen Wangen, soubrettenhaft trillerndes Lachen, Perlenkette weißester Zähne, macht vitalen Eindruck, tüchtig, unternehmend, immer heiter, doch heftigster Gefühlsausbrüche mächtig. Sie ist durch mehrere Ehen gegangen, neigt zu bohemienner Lebensführung. Hat zu allen Menschen sofort guten Kontakt. Überall beliebt, *sicher* im Auftreten. Immer geselliger Mittelpunkt. Ihre Heiterkeit steigert sich in Gesellschaft zu manischen Graden, sie berauscht sich ohne Alkohol. Sehr musikalisch, sehr gute Tanzbegabung, rhythmisch trotz Korpulenz. Bildungstendenz, Belesenheit, gute Kritik in jeder Kunstbetrachtung, sehr intelligent, guter Geschmack in der Kleidung, kaufmännisch geschickt. Das alles ist sehr verwunderlich in Anbetracht ihrer rustikalen Abkunft und Konstitution. Sie ist sehr erotisch interessiert, aber im Grunde frigid. Sie freut sich an erotischen Beziehungen anderer, besonders, wenn sie selbst die Urheberin ist, begünstigt Sexualbeziehungen innerhalb ihres Bekanntenkreises, doch ausschließlich aus erotischem Interesse, so daß man den naheliegenden Begriff „Kuppelei" nicht anwenden möchte.

Sehr gute schauspielerische Begabung, entrollt mit Vorliebe ihre Vergangenheit mit allen Einzelheiten, sehr lebendig in der Darstellung, amüsant und witzig, spart aber auch nicht mit sentimentalen Ergüssen in ihrem reichlichen Redestrom. Besonders leicht kommen die Tränen, in ganz dicken Tropfen, wie bei kleinen Kindern. Wenn sie vom Tod ihres Vaters erzählt, der acht Jahre zurückliegt, weint und schluchzt sie wie bei einem ganz frischen Trauerfall und erinnert sich dabei an die lächerlichsten Details des Leichenbegängnisses, die sie mit sichtlich eidetischer Bildhaftigkeit plastisch vor Augen hat.

Sie hat Perioden, in denen sie sich müde und abgeschlagen fühlt, klagt über Kopfschmerzen und andere Leiden, die sie äußerst eingehend zu schildern weiß. Sie besitzt ein außerordentlich starkes Gerechtigkeitsgefühl, kann sehr leidenschaftlich Partei ergreifen, sich stark erhitzen. Die kämpferische Pose liegt ihr sehr. Wer es irgendwie wagt, gegen sie Stellung zu nehmen, sei es in der Straßenbahn oder in der Schlange vor dem Kaufmann, der wird erbarmungslos niedergeschrien.

Sie ist gutmütig, freigebig, großzügig, kann aber auch rücksichtsloseste Härte zeigen.

Abschließend noch eine kleine Episode aus ihrem Leben. Sie wurde das Opfer eines Sexualattentates und berichtete kurz nachher darüber mit einer bewundernswerten Sachlichkeit, ganz frei von Prüderie erklärend, sie habe es als ganz selbstverständlich angesehen, alles auf sich zu nehmen, um dadurch die gleichfalls anwesenden zwei jungen Freundinnen vor etwas derart Schrecklichem zu bewahren.

Der hier geschilderte Fall wird als hysterischer Charakter bezeichnet, jedoch annähernd in normalpsychologischen Grenzen. Die Begründung der Diagnose wird aus den vorhergehenden Fällen abgeleitet. Dort wurde als das führende Symptom die weitgehende Reothymausschaltung hervorgehoben. Diese findet man auch hier, wenn auch in gemilderter Form. Sie wird deutlich in der Art der sprachlichen Darstellung, besonders im Bericht über den Tod des Vaters. Da hat man den Eindruck, dieses Erlebnis sei ganz aktuell und liege nicht viele Jahre zurück. Aber eben durch die Reothymausschaltung ist es für sie auch aktuell. Sie berichtet nicht innerhalb eines Zustandes reothymer Geschlossenheit, der ihr die zeitliche Distanz zu Bewußtsein brächte und das Ereignis im Nebel der Vergangenheit zeigte, im blassen Bild, das unmöglich imstande wäre, so starke Affekte auszulösen. Sie macht sich frei vom Reothym und gestaltet längst Vergangenes mit eidetischer Farbengebung, als wäre es Gegenwart. Hier erinnert man sich einer der richtigen Erkenntnisse F r e u d s , welcher diese Tatsache in dem Satz formuliert: „Die Hysterie leidet an Reminiszenzen." Es ist ein wesentliches Symptom des hysterischen Charakters, daß gewisse Erlebnisse nicht vergessen werden können und durch jeweilige Ausschaltung des Reothyms immer wieder neu erlebt werden. So erklärt sich die Rachsucht der Hysterischen, daß eine einstmalige Beleidigung immer wieder mit vollem Affektwert reaktiviert werden kann.

Man findet an diesem Fall auch die Neigung, körperliche Sensationen mit besonderer Deutlichkeit wahrzunehmen und auch zu schildern. Es bestätigt sich hier, daß innerhalb des hysterischen Charakters als Zeichen der kortikalen Schwäche, der leichten Dekortisierung, die Reizschwelle sehr niedrig ist. So werden Reize auf allen Gebieten besonders stark empfunden und erzeugen besonders starke Reaktionen. Auch die eigenen Körperorgane kommen mit verstärkter Empfindlichkeit zur Eigenwahrnehmung, so daß körperliche Organe oder Funktionen, die normalerweise nicht ins Bewußtsein gelangen, hier beim hysterischen Charakter eine Sensation verursachen. In dieser Neigung zur körperlichen Selbstwahrnehmung, die zu allerlei Klagen führt, liegt der Ansatz zur *hypochondrischen Wahnbildung.* Die sprachliche Darstellung aller dieser Empfindungen erfolgt natürlich auch mit eidetischer Mechanik, unter welcher die beschriebenen Schmerzen *halluzinatorisch* nachgespürt werden. Diese Art der sprachlichen Leidensschilderung mit ihren topographisch-anatomischen Demonstrationen ist sehr bezeichnend und jedem Arzt in seiner Sprechstunde geläufig; Ursprung, Verlauf und Ausbreitung des Schmerzes wird mit dem Finger peinlich genau am eigenen Leib bezeichnet, und wo dieser dem tastenden Finger nicht mehr zugänglich ist, wird die Demonstration am Leib des Arztes fortgesetzt.

Die sprachliche Darstellung von Erlebnissen und Begebenheiten ermöglicht oft auch innerhalb ganz banaler Inhalte die Diagnose. Die Hysterische ist in ihrer Darstellung an ihr eidetisches Vorstellungsleben gebunden. Sie muß die Ereignisse in jener Reihenfolge schildern, wie sie sich abgespielt haben, mit allen Einzelheiten. Es ist ihr unmöglich, ein Ereignis zu überspringen.

sich kurz zu fassen oder auf ein etwa damals vorhandenes Körpergefühl in der Darstellung zu verzichten. Diese „*chronologische Darstellungsart*" ist Symptom infantiler Eidetik und wurde bereits im Fall 23 (S. 91) hervorgehoben.

Die lockere Beziehung zum Reothym, das leicht ausgeschaltet werden kann, ermöglicht die Wiederherstellung des homothymen Stadiums. Dieses homothyme Stadium zeigt sich auch deutlich in dem profusen Ausströmen der Affekte und auch in der guten Kontaktfindung mit jedermann, in der leichten Bindung an die Umwelt. Ihre Unmittelbarkeit im Wesen, ihre rhythmische Motorik, ihre Einfühlung in Lebendiges und Unlebendiges ist Symptom homothymer Verschmolzenheit.

Die Eigenschaft ihrer starken Reizbarkeit, die sofort zu Zornausbrüchen führt, ihre Empfindlichkeit auf körperlichem und seelischem Gebiet, die leichte Auslösung des Weinens sind auf eine *allgemeine Erniedrigung* der *Reizschwelle* zurückführbar, die ein Bestandteil des hysterischen Charakters ist. Sie ist ein Teilsymptom der Reothymausschaltung: Das Reothym ist in der Bahn des psychischen Reflexbogens zweifellos ein großer Widerstand und verhindert die kurzschlußartigen Reaktionen der eintreffenden Reize. Die Reizschwelle ist die Übertrittsstufe von der Außenwelt in das Ich. Ihr minimaler Grenzwert muß im homothymen Zustand liegen. Dort ist ja die Umwelt und das Ich noch ein simultaner Integrationsprozeß, so daß man eigentlich von einer Übertrittsfunktion der beiden Bereiche kaum reden kann. Die Reizschwelle steigt dann parallel zur progressiven Dichothymie. Je reichhaltiger das Reothym ausgestattet ist, desto stärker wird die Grenze vom Ich zur Umwelt, desto schwieriger wird das Eindringen der Umweltreize. Die Reizschwelle ist daher um so höher, je weiter die Entwicklung des Großhirns gediehen ist. Die Reichhaltigkeit des Reothyms und damit die Reizschwelle sinkt mit zunehmender Dekortisierung.

Die heroische Tat dieser Frau, sich für ihre jungen Freundinnen freiwillig als Objekt des Sexualattentates anzubieten, war auch nur durch die Ausschaltung des Reothyms ermöglicht worden. Im Vollbesitz ihres Reothyms — ihrer Ichstruktur — hätte sie wohl auch unter Umständen ein solches Opfer bringen können, doch dann nur vom Standpunkt nüchterner Erwägung oder aus bewußt ethischen Motiven. Nie aber hätte sie in solchem Fall ihre Tat in demonstrativem Märtyrergefühl mit allen plastischen Details im sehr weiten Kreis ihrer Bekannten verkünden dürfen, sondern würde es wohl in strengster Diskretion vor aller Welt verheimlicht haben. Es darf hier wohl nicht die bestehende Frigidität übersehen werden, die ihr das gebrachte Opfer zweifellos erleichtert hat.

In dem geschilderten Charakterbild wurde eine Labilität des Reothyms angenommen, wodurch sich die Unberechenbarkeit alles Erlebens erklären läßt. Das Reothym als Träger der Ichfunktion soll in jeder Lage gleichbleiben und darf nicht in jeder neuen Situation wechseln, da sonst selbstverständlich auch die Reaktionen jede Einheitlichkeit vermissen lassen und ein wechselvolles Bild der Persönlichkeit bieten werden. Es wurde hier auch ein der kindlichen bzw. urzeitlichen Homothymie ähnlicher Zustand psychophysischer Verschmolzenheit festgestellt, der eine allzu innige Kohärenz mit der Außenwelt herstellt. Die Homothymie erstreckt sich auch auf die Motorik und zeigt sich da in der natürlichen Grazie der Bewegung und in dem ausgezeichneten Tanzrhythmus. Musik und Bewegung sind in ihr ein einheitlich verschmolzener homothymer Akt.

Dem kindlichen Stadium der Homothymie soll nun auch der Konstitutionstypus gegenübergestellt werden. Der trotz leichter Korpulenz flottbewegliche Körper mit dem etwas derben, pueril geprägten Gesicht erweckt den Eindruck eines Lausbuben, weist also ins Infantil-Maskuline. Die sexuelle Frigidität ist die Begleiterscheinung inkretorischer Insuffizienz. In der Aktivierung der intellektuellen Geistesrichtung und burschikosen Lebensführung offenbaren sich maskuline Züge. Nochmals wird hier die bereits besprochene Erniedrigung der Reizschwelle erwähnt, die hier gelegentlich zu hypochondrischen Körpersensationen und -klagen führt.

Im vorliegenden Fall wurden die Labilität des Reothyms, die Homothymie und der „infantil-maskuline Körpertypus" als Determinanten des hysterischen Charakters hervorgehoben.

Die Affektstörung und die Störung der Reothymfunktionen, die Hypochondrie sind als thalamische Dekortisierungen zu erklären und erinnern durch die Korrelation mit dem leicht konträrsexuellen Habitus entfernt an Schizophrenie. Außerdem zeigen sich in der vorliegenden Konstellation anlagemäßig die Richtungen zum Künstler- und auch zum Märtyrertypus, das sind Persönlichkeitsvarianten, die hier in dieser schwachen Ausprägung nur ganz unmerklich an Schizophrenie anklingen.

Fall 39. Fünfundvierzigjährige Frau, verheiratet, hat einen sechzehnjährigen Sohn und eine zehnjährige Tochter. Sie ist seit jeher frigid, die Ehe wurde aus geschäftlichen Gründen von den Eltern gestiftet. Sie führt mit ihrem Mann ein großes Unternehmen, wobei sie der aktive und viel tüchtigere Teil ist. Unter ihrer Frigidität leidet sie sehr, da sie sich der gesteigerten Anforderungen ihres Mannes nicht erwehren kann. Ihren Mann hat sie nie geliebt, besitzt jedoch einen Freund, den sie sehr gern hat, der sie aber sexuell auch nicht zu interessieren vermag. Sie würde sich glücklich fühlen, erklärt sie oft, wenn nur die Sexualität aus ihrem Leben ausgeschaltet wäre. Als Kind war sie scheu und ängstlich. Sie ist sehr empfindlich gegen Lärm und alle Störungen. Sie verträgt keine körperliche Berührung, selbst die Prozeduren des Frisierens und Massierens durch fremde Personen sind ihr sehr unangenehm. Auch geistige Einmengungen in ihr Leben lehnt sie ab, sie kann keinen noch so wohlgemeinten Rat annehmen und empfindet es als sehr lästig, wenn man sich um sie kümmert. Wegen ihrer Schrei- und Weinanfälle wird sie von ihrer Umgebung als hysterisch bezeichnet. Mit ihrem Freund gibt es dauernd Konflikte, Beleidigungen und Kränkungen, aber sie kommt nicht los von ihm, selbst dann nicht, als er ihr mehrere hundert Schilling veruntreute. Die Zusammenkünfte sind immer sehr unerfreulich. Sosehr sie sich nach solchen sehnt, ist sie immer wieder enttäuscht. Aber dann, in der Erinnerung, da kann sie dann „die schönsten Stunden feiern".

Ihre Gespräche, die sehr reichlich fließen, verklären ihre eigene Person autobiographisch als Märtyrerin.

Sie ist eine dicke Frau mit einem infantilistisch modellierten Gesicht in rotweißem Rubensinkarnat, puppenartig, mit starkem Schnurrbartanflug auf üppig geschwungenen Lippen. Sehr kräftige Knochen, sehr kräftige, männliche Hände und stark vermehrte Arm- und Beinbehaarung.

Ihr Bub ist hochgradig hypoplastisch mit weiblicher Brustbildung, die zehnjährige Tochter, ein dunkles, üppiges, lebhaftes Mädchen, sieht aus wie 14 und ist eher frech im Auftreten.

Es wurde schon gesagt, daß diese Frau von aller Welt als „hysterisch" bezeichnet wird. Maßgebend hiefür ist wohl die hemmungslose Affektivität und die szenenreiche romantische Liebe. Da die Affektausbrüche und andere Empfindlichkeiten auf eine Herabsetzung der Reizschwelle zurückzuführen sind und da der Grund ihrer Liebeskonflikte in ihrer Frigidität begründet ist, muß sie auch im Sinne der bisher beschriebenen Symptomatologie als „hysterisch" gelten.

Die Überempfindlichkeit gegen gewisse Eingriffe fremder Personen (massieren und frisieren) erklären sich aus einer Reothymstörung. Einerseits ist die Ausbildung des Körperschemas (welches ein Bestandteil des Reothyms ist) verstärkt, so daß der eigene Körper in erhöhtem Maß zur Wahrnehmung gelangt. Daraus erklären sich ja die vielen hypochondrischen Ideen der Hysterischen; aber anderseits erscheint auch der fremde Körper in verstärkter zerebraler Darstellung, so daß nun als Repräsentanz fremder Berührung die Zellfiguren des eigenen Körpers mit denen des fremden in homothymer Durchdringung zusammenschwingen. Gegen solche intime Beziehungen wird ein heftiger Ablehnungsaffekt erzeugt *(körperlicher Autismus)*.

Dieser körperliche Autismus greift aber auch auf die Gesamtpersönlichkeit über und zeigt sich in der starken Ablehnung fremder Bekümmerung und Einflußnahme. Mit einer fast neurotischen Pedanterie wahrt sie die Grenzen der eigenen Persönlichkeit und verträgt nicht den Eingriff einer fremden Initiative in ihre Gedanken und Entschlüsse. Nur ihr Wille allein darf sich durchsetzen, nur ihre eigenen Gedanken sind richtig, jede fremde Idee ist falsch. In solcher autistischer und egozentrischer Einstellung gestaltet sie mit der aus ihrer maskulinen Impulskraft stammenden Aktivität die geschäftlichen und persönlichen Unternehmungen. Im ganglionären Konzept ihrer zerebralen Planungen duldet sie nicht die unscheinbarste Zellinsel fremdpersönlicher Repräsentanz.

Bei allen ihren Aktionen entfaltet sie eine staunenswerte Zähigkeit und Ausdauer und übertrifft weitaus die Durchschnittsleistung eines Mannes. Die hohe Leistungskapazität entwickeln Hysterische oft auf außerberuflichen Gebieten bei den verschiedensten physiologischen und psychomotorischen Funktionen, so daß oft die Meinung entsteht, den Hysterischen *mangle* das *Ermüdungsgefühl*. Endlose Sprechlitaneien, Lachorgien, Kicherkonzerte erregen wegen ihrer Länge und ihres Energieaufwandes neidlose Bewunderung und könnten in solchem Ausmaß von einem normalen Menschen willkürlich nie nachgeahmt werden. Mit ähnlicher Ausdauer bringt es eine Hysterische fertig, um einer Sensation willen viele Stunden lang bei jedem Wetter und auch ohne Nahrung wartend zu stehen. Es muß hier wohl gehirnphysiologisch eine ähnliche zerebrale Ausschaltung eintreten wie beim Morphinisten, der unter der Rauschwirkung eine Nacht lang ohne Ermüdungserscheinungen und in unveränderter Stellung verharren kann.

Ihre objektive Leistung demonstriert sie aber auch aller Welt. Ihr Leistungspotential ist als zerebrale Repräsentanz in jenes Zellmuster eingetragen, das bei Darstellung ihrer *Märtyrerrolle* in Aktion gesetzt wird. Immer wieder erzählt sie von der schon unerträglichen Arbeit, die sie zu leisten hat, daß die ganze Last auf ihren Schultern liegt und daß sie niemals einen Lohn, niemals einen Genuß vom Leben gehabt habe.

Um zum Verständnis dieser Märtyrerpose zu gelangen, kann man hier von der Frigidität ausgehen. Durch diese wird ihr bereits die sexuelle Hingabe zum Opfer, das sie nur unter Überwindung stärkster Ablehnungsgefühle zu bringen imstande ist. Durch solche Selbstverleugnung allein wird sie schon zur Märtyrerin. Sie hat Kinder, an denen sie keine Freude hat, einen Mann, den sie nicht liebt, einen Freund, der sie enttäuscht. Sie repräsentiert nicht jene Form der Hysterie, die in überschwenglicher Expansion ihre Liebe verschwenderisch auf ihre Liebesobjekte ergießt, sondern sie ist ganz autistisch gegen die Menschen abgesperrt und findet nicht Kontakt, selbst nicht mit Mann und Kindern. Sie ·muß arbeiten und sorgen für die Familie, doppelt intensiv, weil der eher weibische Mann nicht stark genug ist. Sie leistet über das normale Maß hinaus, und ihr ist alle Lust versagt, die für andere Menschen Lebensantrieb ist. Diese Situation der Entrechtung und Benachteiligung ist bereits Bestandteil ihres Reothyms und zwingt sie zur sprachlichen Darstellung ihres Martyriums, wodurch sie sich Erleichterung verschafft. Alle Bekannten bekommen die Schilderung ihres Martyriums zu hören. Ihr wird allmählich das Register ihrer Klagen zum Bedürfnis und Lebensinhalt. Sie führt ein Leben voll Arbeit und Entsagung und braucht für dieses asketische Leben einen Glorienschein, der sie vor aller Welt als Märtyrerin kennzeichnet. In diese Rolle ist sie durch ihre Anlage, durch die Funktion eines spezifischen Zellmusters gezwungen. Daß innerhalb dieser Anlage die Unterwertigkeit der Keimdrüse eine Rolle spielt, ist wahrscheinlich. Durch diese Konstitution wird ihr Leben als Opfer gefühlt. Dieses Opfergefühl geht ins Reothym ein, denn es entsteht ja in fast jeder Situation, begleitet also alle ihre Erlebnisse. So wie jemand in seinem Reothym dauernd die Sensation darstellt: „Ich bin ein Dichter", „ich bin ein Vegetarier" oder „ich bin traurig", so sagt ihr Reothym in jeder Lebenslage „ich bin ein Opfer". Sie erlebt sich als Opfer und verlangt unter dem Druck dieses im Reothym verankerten Opfergefühls, auch als solches behandelt und anerkannt zu werden. Da dieser an das Reothym gebundene *Opferkomplex* ein rein subjektives Element ist, wird es von den anderen nicht gewürdigt. Mit solchem Ich, mit solchem Reothym, das mit subjektiven Komplexen beladen ist, steht sie der Welt natürlich als „unverstandene Frau" gegenüber.

In physiologischen Grenzen und in den entsprechenden hormonalen Phasen ist der „Opferkomplex" ein normaler Bestandteil im Reothym des Weibes als Reflex ihrer biologischen Mission, selbst in ihrer Frucht aufzugehen, derart in ihrem hingebenden Opferleben die Kontinuität des Keimplasmas persönlich repräsentierend. Der Niederschlag dieser Opfermission findet im Reothym seinen gefühlsmäßigen Ausdruck und hat hier die Aufgabe, für die biologisch notwendige hinopfernde Fürsorge die entsprechenden Handlungsimpulse der weiblichen Person zu aktivieren. Sich selbst als Opfer zu empfinden, ist also als funktioneller Komplex anlagemäßig in das Reothym des Weibes eingebaut und erfährt zur erforderlichen Zeit der Mutterschaft auf zerebral inkretorischem Wege seine höchste Ausprägung. Vom Opferkomplex leiten sich auch jene beruflichen Charaktertypen ab, die in der Fürsorge und Wohltätigkeit mehr oder weniger ernste Arbeit leisten. Hier befinden wir uns auf dem ins Normale gleitenden Übergangsweg. Man kann Fürsorge und Wohltätigkeit nicht schlechthin als Auswirkung des hysterischen Charakters bezeichnen, das würde dazu führen, daß schließlich alles, was außerhalb der animalischen Funktionen unternommen wird, ins Pathologische eingereiht würde. Es gibt aber zweifellos eine Art fürsorgerischer und humanitärer Betätigung, die nicht thymogen, nicht gefühlsentstanden ist, sondern in blinder Triebhaftigkeit krampfhaft ein Tätigkeitsfeld sucht, ebenso wie ein Athlet aus seiner überbildeten Konstitution heraus Angriffsflächen für seine überschüssige Muskelkraft sucht, ganz gleich, welcher Arbeitsleistung sie zugeführt wird. Er ist nur bestrebt, seinen Kraftüberschuß loszuwerden und ist am Effekt nicht interessiert. Ganz so gibt es auch eine dem Opferkomplex entstammende Fürsorgekonstellation, deren Zellmuster sich mit maschinenhafter Unpersönlichkeit dynamisch zu entladen trachtet. So entsteht jene Form des hysterischen Charakters in Gestalt der vielgeschäftigen Frau, die

für jeden und für alles einen Rat weiß, allen Leuten ihre Gefälligkeiten auf-
drängt, Posten und Wohnungen verschafft, Ehen vermittelt, nur um ihre
Rolle zu erfüllen, um ihr „humanitäres" Zerebralmuster in Aktion zu bringen, seine dynamische Kapazität zu entwickeln. So artet ihre Tätigkeit schließlich in eine nutzlose Wichtigtuerei aus, und der Erfolg ihrer Wohltaten
steht in keinem Verhältnis zum Aufwand an Kraft und Zeit, die sie sich und
ihren Befürsorgten stiehlt. Kalkuliert man die vielen Mißverständnisse, Un-
annehmlichkeiten, das Gerede usw., die im Laufe solchen Wohltuens entstehen, in die Rechnung ein, so ergibt sich eine Bilanz mit schwerem Defizit.

Eine so geartete Person hat aber, da sie ja zum hysterischen Charakter-
typ gehört, noch mehrere Reothymmöglichkeiten, spielt daher mehrere Charakterrollen. Durch solchen Facettenreichtum unterscheidet sie sich schon
grundsätzlich von einer seriösen Wohltäterin, die ganz in der Stille und mit
zweckvoller Sachlichkeit dort hilft, wo es notwendig ist.

Unter besonderen Verhältnissen wird nun der physiologische Opferkomplex zum Kernpunkt pathologischer Bildungen. In diesem Fall ist er im
Reothym wohl dargestellt, aber es fehlt ihm die Möglichkeit einer adäquaten
(thymogenen) Realitätsbeziehung. Das Opfersyndrom ist nach Art eines neurotischen Symptoms infolge Dekortisierung oder aus Mangel an einem adäquaten Objekt zum leerlaufenden Mechanismus geworden. Diesem pathologischen Opfersyndrom könnte man die sprachliche Deutung unterlegen: „Ich
bin ein Opfer und weiß nicht, wozu, und niemand will mein Opfer aner-
kennen." Diese Situation ergibt dann das Gefühl, ungerecht zum Leiden
herangezogen zu werden. Das Reothym, beschwert durch die „Opferparanoia",
begleitet diese Frau durch den Alltag und veranlaßt sie, der Welt gegenüber
dauernd die Rolle einer Märtyrerin zu spielen.

Das ist aber nur die eine Seite ihres Lebens. Sie kann auch in autistischer
Abgeschlossenheit mit sich allein nach hysterischer Art ihr Reothym ausschalten und sich eine Welt in ihrem Sinn aufbauen. Alle Enttäuschung und
Verzweiflung, jeder Selbstvernichtungsgedanke verblaßt da, und so kann sie
fern von der Welt in der Erinnerung „schöne Stunden feiern". Es sieht so
aus, als würde sie nur für und in Reminiszenzen leben, als deponiere sie alle
aktuellen Erlebnisse in gefühlsferner Sachlichkeit, um sie dann erst im Glanz
der Rückerinnerung leidlos und ungestört durchgenießen zu können. Diese
mit eidetischer Gestaltungskraft geformte Welt der Phantasie überwiegt
weitaus die Realität an Plastik, Leuchtkraft und Affektwert. In homothymer
Erinnerung und mit infantiler Eidetik gestaltet sich eine der Realität über-
legene Welt intrapsychischer Integration. So findet sich hier im gegebenen
Fall neben der *paranoiden Reothymgestaltung* auch die dem hysterischen
Charakter eigene *Labilität* des Reothyms mit der Fähigkeit seiner Ausschaltung. Wieder erscheint die thalamische Dekortisierung in der profusen Ge-
fühlsentwicklung, wenn auch hier in der Welt phantastischer Ereignisse.

Die Bedeutung der Phantasie im Leben der Hysterischen soll ein kleiner
Ausschnitt aus dem Leben einer hysterischen Mutter illustrieren.

Sie galt noch im Alter von 42 Jahren als Schönheit, war aber wegen ihrer
Launenhaftigkeit und Reizbarkeit im täglichen Leben unerträglich und nicht fähig,
einen Haushalt zu führen, so daß es nach langjährigen, durch den sehr geduldigen,
verliebten Gatten immer wieder beigelegten Konflikten endlich doch zur Scheidung
kam. Sie hat nie gearbeitet, nur ihren hypochondrischen Ideen gelebt, ihren Körper
gepflegt, täglich die Kirche besucht und aus dem Kaffeekränzchen einen Kult gemacht. Als der Mann eine tagelange Reise unternahm, um sie auf einige Stunden zu
besuchen, konnte sie es nicht unterlassen, während dieser Zeit einen Jour abzuhalten,
und war nicht imstande, gelegentlich der Abreise des Mannes eine Stunde früher

als gewöhnlich aufzustehen, um ihm ein Frühstück zu bereiten. Dabei hat sie ihren Mann gern und spart nicht mit theatralischen Liebesbeteuerungen. Als ihr nun der Mann die Todesnachricht von ihrem achtzehnjährigen, unerwartet verstorbenen Lieblingssohn überbrachte, atmet sie, wie erlöst, auf: „Gott sei Dank! Nun kann ich erst richtig mit ihm in geistigen Verkehr treten. Jetzt erst besitze ich ihn ganz allein für mich." Von der Zeit ab war ihr Zustand derart gebessert, daß man zeitweise von Heilung sprechen konnte.

Hier geht die Homothymie so weit, daß ihr eidetisch gestaltetes Vorstellungsbild des Sohnes dem realen Erscheinungsbild vorgezogen wird. Fast scheint es, daß sie der lebendige Sohn in der Entfaltung ihrer Mutterliebe gestört hat, daß er erst sterben mußte, um ganz in den mütterlichen Besitz zu gelangen. In ihrer Eidetik konnte sie sich den Sohn so gestalten, wie sie ihn wollte, und brauchte nicht dauernd um seinen Verlust zu bangen. Da gab es keine Sorge um Gesundheit und Beruf des Sohnes, keine Eifersucht auf Leidenschaften, Freunde und Frauen. Bei derart stark homothymen Menschen kommen Todeswünsche gegen geliebte Personen aus egoistischer Gier nach dem alleinigen Totalbesitz tatsächlich vor. Sie ziehen die zerebrale Repräsentanz dem adäquaten Objekt vor. Damit hat der hysterische Egoismus wohl seinen höchsten Grad erreicht.

Auch die folgende Episode zeugt von der hysterischen Umweltbeziehung; eine verschrobene alte Jungfer kommt in größerer Gesellschaft gelegentlich eines Ausfluges zu einem prachtvollen Aussichtspunkt. Überwältigt von dem Eindruck, bricht sie explosiv in die Worte aus: „Das ist großartig, da muß ich einmal hergehen." Dreht sich um und geht weiter. Mit diesen Worten wollte sie gar nicht die Absicht ausdrücken, wieder hieher zu kommen. Sie bekennt nur ihre Unfähigkeit, die gebotene Realität erschöpfend zu genießen, und hofft, irgendeinmal in Ruhe rückerinnernd dieses Bild in autistischer Eidetik nachzugestalten und durchkosten zu können, um vielleicht nach solcher Vorbereitung noch einmal die Integrierung mit dieser Realität zu versuchen.

Die Deutlichkeit und den Realitätscharakter hysterischer Erzeugnisse kann sich der Vollkortisierte am besten durch die bekannte physiologische Erscheinung des „Phantomgliedes" bei Amputierten klarmachen. Diese spüren ihren abgenommenen Körperteil noch lange Zeit nach der Entfernung und können sogar an diesem „eingebildeten" Körperteil einen seinerzeit erlittenen Schmerz noch mit erlebnisartiger Deutlichkeit wahrnehmen und den Ort des Schmerzes an die richtige Stelle seines ehemaligen Sitzes, im nunmehr leeren Raum, lokalisieren. Das eigene Körperschema, das ja im Reothym seine zentrale Repräsentanz hat und in diesem viele Jahre hindurch seine vollständige Darstellung erfahren hat, wird unbekümmert um die reale Verstümmelung in seiner ehemaligen Totalität erzeugt und zur Wahrnehmung gebracht. Man sieht daraus, welch hohen Grad von Wirklichkeitscharakter die reothymen Bildungen erhalten können.

Es soll hier nicht entschieden werden, ob solche Sensationen nur bei besonders (hysterisch) veranlagten Menschen vorkommen oder ob sie allgemeinpsychologischer Natur sind. Es sei hier auch an die reothymalen Bildungen paranoider Persönlichkeitsprägungen mit ihren Beziehungsideen erinnert. Auch der hysterischen Reminiszenz sei hier gedacht, die so zustande kommt, daß eine längst vergangene Situation mit solcher Deutlichkeit zur Darstellung kommt, als wäre sie noch aktuell.

Die beiden hier geschilderten Episoden sollten zeigen, daß bei Hysterischen infolge ihrer Reothymlabilität eine Unsicherheit in der Stellung zur

Realität geschaffen werden kann, aus der ein Wettstreit zwischen der bewußt erfaßten *Wirklichkeit* und der eidetisch gestalteten Vorstellungswelt entsteht. Die Fähigkeit der Hysterie, durch Gestaltungen zerebraler Zellmuster und durch deren Konkretisierung eine unzulängliche Realität zu ersetzen, führt auch zu den Zustandsbildern der Pseudologia phantastica. Mit Recht wird beim Überblicken dieses Falles der Einwand gemacht werden, daß man bei diesem Fall doch schwer von einer Reothymschwäche sprechen kann. Eine Frau, die in besonderer Tüchtigkeit ein großes Geschäft führt, muß doch eine tragfeste reothymale Gestalt als Grundlage ihrer Persönlichkeit besitzen. Der zur Geschäftsführung erforderliche Überblick über eine Mannigfaltigkeit von Einzelheiten, das vorausschauende Denken und die Kalkulation mit Eventualitäten setzt doch ein in jeder Gegenwart präsentes, sehr ausgedehntes und kohärentes Reothymgerüst voraus und läßt sich aus dem Querschnittsformat eines hysterischen Augenblickserlebens nicht erklären. Hier sei an den Fall 24 (S. 97) erinnert. Bei dieser Frau mußte ein in sich sehr umfangreiches Partialreothym angenommen werden, das zur Bestreitung ihres ebenfalls enorm ausgedehnten, allerdings obskuren und hochstaplerischen Geschäftslebens tauglich war. Eingebaut war dieses Partialreothym in eine leere, ganz infantile Gesamtperson mit den für den hysterischen Charakter kennzeichnenden Symptomen. Auch im vorliegenden Fall beherrscht das Partialreothym nicht die Totalität einer in sich geschlossenen, einheitlich strukturierten Gesamtperson. Außerhalb ihres partial-reothymalen Lebens entfaltet sich die trostlose Leere einer unvitalen Persönlichkeit mit krausen Affekten und allen schon geschilderten Zeichen des hysterischen Charakters.

Sehr oft findet man in ähnlicher Weise eine an ein Teilreothym gebundene ganz besondere Tüchtigkeit losgelöst von der Gesamtpersönlichkeit, die selbst als ungesteuertes Wrack haltlos dahintreibt. Fast entsteht hier der Eindruck, daß ein Teilgebiet der Persönlichkeit in parasitenartiger Wucherung alle Lebenskraft zur Bestreitung des eigenen Wachstums von der Gesamtpersönlichkeit abgezogen hat. So entsteht in der hysterischen Persönlichkeit häufig jene an ein Doppelleben erinnernde Zweiheit, jene innere Gegensätzlichkeit, wodurch die schon öfters betonte Verwandtschaft des hysterischen Charakters mit schizophrenen Zuständen neuerlich beleuchtet wird.

Es soll jetzt noch die Konstitution des vorherigen Falles besprochen werden. Ähnlich wie in Fall 38 (S. 126) besteht hier wieder eine Mischung von Infantilität der Gesichtsprägung mit der Maskulinität des Skeletts und der Behaarung. Über den Zusammenhang von Maskulinität und Infantilismus wird noch später gesprochen. Die Maskulinität kann man in Beziehung setzen zu der Aktivität und Geschäftstüchtigkeit. Auch die Vorherrschaft in der Ehe paßt hier herein.

Die Infantilität zeigt sich in der Frigidität und in der Fähigkeit eidetischhomothymen Erlebens. Der Anlagecharakter der Infantilität beweist sich vererbungsmäßig in der Hypoplasie ihres Sohnes, der vom Schularzt als Hermaphrodit bezeichnet wurde, da seine Unterentwicklung tatsächlich besonders hochgradig war. Eine vermutlich vermehrte Maskulinität der Tochter steht hier in gesetzmäßiger Korrelation zur Hypoplasie des Bruders. Auch dieses schon früher angedeutete Problem der „sexuellen Dissoziation" innerhalb der Geschwister wird noch behandelt werden (S. 217).

Dieser hysterische Charakter sei hier nochmals symptomatologisch zusammengefaßt: Erniedrigung der Reizschwelle mit Affektausbrüchen, paranoides Reothym („offertorische Wahnideen"), Reothymlabilität mit verstärkter

Eidetik, Frigidität, Maskulinität, infantiler Habitus, Ausbildung eines geschäftlich hochwertigen Partialreothyms.

Fall 40. Ein besonders hübsches Mädchen aus den besten Kreisen, neben einer etwas älteren Schwester aufgewachsen, mit sehr tüchtiger Mutter und hervorragendem Vater. Sie hat besonders früh ihre Zähne bekommen, hat früh laufen und sprechen gelernt, war geistig früh entwickelt. Mit acht Jahren begannen sich Kopfschmerzen vom Charakter der Migräne, mit Erbrechen, einzustellen. Zu gleicher Zeit treten heftigste Zornausbrüche nach nichtigen Anlässen auf und eine immer mehr zunehmende Streitsucht. Sie hat sehr leicht gelernt, hat ein übermäßiges Sprachentalent, war aber sehr leicht ermüdbar. Mit 15 Jahren hatte sie ihr erstes Liebeserlebnis, das in der Familie große Sensation hervorrief, da es sie innerlich ganz aufwühlte. Diese Episode endete aber bald, da sie ihren Bewerber zurückwies. Die Ermüdbarkeit nimmt zu, schon ein kleiner Spaziergang erschöpft sie.

Mit 20 Jahren muß sie wegen eines Tobsuchtsanfalles an eine Nervenklinik gebracht werden. Sie hatte wegen eines ganz unbedeutenden Wortwechsels das Tischtuch mit dem Kaffeegeschirr vom Tisch gerissen, ihre Eltern geschlagen und mit heißem Wasser begossen. Dabei erging sie sich in den allergemeinsten Beschimpfungen, fluchte in drohender Haltung gegen die Eltern: „Das Gesindel soll krepieren!"

An der Klinik verlangt sie sofort ein Sonderzimmer, bestellt die kompliziertesten Mahlzeiten und beansprucht das Personal dauernd durch allerlei Fadessen. Nachts schläft sie fast nicht.

Ihre Sprache kommt hastig aus gespitztem Mündchen, begleitet von übertrieben affektierter Mimik, die gelegentlich in Tics ausartet. Sie hat tadellose Manieren, aber immer eine Kette von Beschwerden auf Lager, die sie sehr wortreich, umschweifig und peinlichst detailliert in übersprudelnder Hast vorbringt. Sie hat eine Autobiographie bei sich, gespickt mit allerlei philosophischen Floskeln, triefend von psychologischen Gesichtspunkten und weltanschaulichen Ausblicken, voll von „tiefsinnigen" Gedanken und umständlichen Motivierungen. Aus diesen Aufzeichnungen geht wesentlich hervor, daß sie eine sehr „subtile" Person sei, nie verstanden und immer ganz unzweckmäßig behandelt wurde. Schriftlich wie mündlich ist der Gedankengang unstet und abspringend. Sie hat ein ausgesprochenes Bedürfnis nach Gesellschaft und Konversation. Auch bei längerer Bekanntschaft legt sie ihre hoheitsvolle Gebärde, ihre gebieterische Geste und die arrogante Sprache nicht ab. Ihre extravaganten Wünsche bringt sie querulierend und oft im Befehlston vor. Sie klagt, daß sie mit Mutter und Schwester immer Differenzen habe, da ihr diese ihre Lebensweise vorhalten und stören. Sie erzählt weiter, mit höchst theatralischer Pose und ausgiebigen Gesten: „Ich will auf der Chaiselongue liegen, wissen Sie, im Duft französischer Parfüms, und Zigaretten rauchen." (Läßt ihr Haupt genießerisch stöhnend in die Kissen sinken, hochdramatisch fortfahrend:) „Ich will ganz der Ästhetik leben, ich bin Narziß" (neckische Geste), „ich lebe mir selbst, mir sind alle zu gemein, ich brauche niemand." (Schüttelt sich mit der Geste des Ekels.) „Ich habe kein Verlangen nach Genüssen und nach Männern, ich empfinde nur Liebe für tote Gegenstände, für Kunst . . . Bücher . . ." (wohlgefällig kopfnickend), „für Parfüms . . , Blumen, aber auch für Pferde und Hunde!" (Arrogantest:) „Ich habe immer nur in der besten Gesellschaft verkehrt." (Mißt ihren Partner von oben bis unten.) „Ich war eine gefeierte Beauté." (Versteifte Mimik wie beim Photographen; hebt den Kopf, schließt die Augen, spricht im monotonen Ton einer Offenbarung:) „Der König von Rumänien hat sich für mich interessiert" (dann ruckartig in neckisches Kichern verfallend) „und ganz zuletzt ein kleiner Husarenrittmeister, der war zu niedlich hi, hi, hi."

Das alles deklamiert sie mit theatralischer Pose, mit steifer und gezwungener Mimik. Die Gestik ist sorgfältig studiert. Erhitzt sich leicht im Gespräch, erreicht dramatische Höhepunkte und produziert alle üblichen deklamatorischen Effekte. Alle Gedanken bewegen sich nur um die eigene Person und um die elegante Welt. Für den bürgerlichen Alltag hat sie keinen Sinn. Ästhetik, Individualität, sich „ausleben", das sind ihre stereotypen Schlagworte. Zu Hause verstehe man sie nicht, und auch die Ärzte hätten für ihre „Neurose" kein Verständnis.

Mit 30 Jahren: Sie war inzwischen wegen der gleichen Reizbarkeit verschiedene Male in Nervenanstalten und Sanatorien. Es besteht eine maximale Empfindlichkeit gegen Geräusche als Hauptsymptom. Sie verträgt weder das Türengehen noch das Wasserleitungs- oder gar Klosettspülgeräusch. Sehr arg empfindet sie das Geräusch beim Anheizen der Öfen, und am ärgsten sind die Geräusche, die beim Kochen und Geschirrabwaschen entstehen. Die Eltern gehen daher oft ins Gasthaus, um ihre Aufregung über den Lärm der Wirtschaftsführung zu vermeiden. Der ganze Haushalt steht unter der Diktatur ihrer Launen. Ihr Lebensinhalt erschöpft sich damit, daß sie den ganzen Tag auf dem Sofa liegt, lauernd auf Geräusche, um dann loszubrechen. Alle fürchten sich vor ihr.

Im Gespräch ist sie unverändert. Sie ist sehr belesen, weiß viel von Psychoanalyse und über Philosophen, kennt sich in Literatur und Geschichte gut aus, liest Zeitung und ist über alle politischen Ereignisse orientiert. Ein Unbefangener müßte sie für sehr gebildet und intelligent halten, wenn er von der übertriebenen, dummen Arroganz absieht. Sie berichtet: „Ich will Ihnen ganz aufrichtig sagen, ich war jahrelang begeistert für das Problem der Statue, wie ja alle jungen Mädchen. Ganz gerade wollte ich sein und ungebeugt in der Schulter. Um das zu erzielen, bin ich den ganzen Vormittag auf der Chaiselongue gelegen und nachmittags wieder. Meine Hände waren weiß wie Porzellan und meine schwarzen Haare hatte ich beiderseits über die Ohren gelegt à la Cleo de Merode. Meine Augen waren groß. Jetzt beginnen sie kleiner zu werden. Meine Schönheit war von allen gefeiert, das reizte mich sehr, aber ich blieb unzugänglich, ich hörte alle Schmeicheleien über meine Schönheit und über meine geistreiche Konversation, aber . . .“ (schmachtend) „kein Mann hat mich je besessen! Und jetzt sehe ich: es geht nicht mehr! Darum versuche ich, mir das Leben zu nehmen. Aber es müßte eine schöne Todesart sein. Ich will in Schönheit sterben!“ Bei dieser Darstellung verfällt sie immer mehr in die Rolle der „großen Tragödin“. Beim Anschneiden erotischer Themen errötet sie, wird unruhig, bebend und fahrig in ihren Gedankengängen, wie ein junger Backfisch. Behauptet in ihrer Verlegenheit, an „Vaginismus“ zu leiden, hat aber von diesem Zustand gar keinen Begriff. Sie hat bis vor einem Jahr, trotz ihrer umfangreichen Bildung, ganz krasse Unkenntnis über das Sexualleben gehabt, bis sie im Sanatorium von einer Mitpatientin aufgeklärt wurde. Der Geschlechtsverkehr sei ihr immer „schweinisch“ vorgekommen. Sie habe nie ein Verlangen danach gehabt. Ihre Blumen liebe sie allein, sie habe sie früher immer gestreichelt, in letzter Zeit sogar geküßt. „Ich bin ein Luxusgegenstand, mich muß man in Watte hüllen und in eine Vitrine stellen. Wenn ich arbeiten müßte, würde ich erbrechen.“ Ihre Rede ist jetzt stark von mimischen Tics durchsetzt. In den Anstalten hat sie mehrmals versucht, sich die Pulsadern (vorsichtig) aufzuschneiden.

Zu Hause rührt sie noch immer keine Arbeit an, ist bis in die Morgenstunden wach, liest viel, schläft bis Mittag, nachmittags liegt sie auf dem Diwan und um 5 Uhr geht sie täglich in grande Toilette zum Five o'clock ins Café Bristol. Dort ist sie eine bekannte Figur, sitzt immer allein, nie in Gesellschaft, steif wie eine Marmorstatue, und wer es wagt, sie anzusprechen, bekommt einen Blick, daß ihm die Lust vergeht, den Versuch je zu wiederholen. Darüber befragt, bekennt sie: „Ja, das ist mein größtes Vergnügen, wenn mich die Welt mit Staunen bewundert und meine Schönheit genießt.“

50 Jahre: Eine alte, vollkommen zahnlose Vettel, fegt in ihrer skeletthaften Magerkeit hexenhaft durch die Räume. Exaltierte Begrüßung mit Totalaufwand aller mimischen Möglichkeiten und einer Flut von Überraschungslauten in allen Registern, fuchtelnd, die langen, schlottrigen Arme ringend: „Ja, ist es denn die Möglichkeit, ja, ist das die Wirklichkeit, ich kann mich gar nicht fassen.“ Überstürzt sich in Posen überspanntester Verzücktheit, übertriebenster Theatralik und produziert einen Wortschwall fassungslosen Staunens und hochdramatischer Mimik, flötend in allen Tonarten der Verwunderung, so daß es unmöglich wird, auch nur mit einem einzigen Wort durchzudringen. Dann plötzlich, mit bedeutungsvoller Geste ganz nahekommend, in geheimnisvollem Flüstertone: „Wissen Sie, was aus mir geworden ist? Da werden Sie aber staunen! Da hören Sie jetzt nur zu: eine O-k-k-u-l-t-i-s-t-i-n! Ja, eine Okkultistin, ich interessiere mich nur mehr für Metaphysik. Metaphysik ist mein einziger Lebensinhalt, und jetzt bin ich auch Mitglied des Rein-

karnationsbundes und auch Mitglied der theosophischen Gesellschaft. Ach, das ist eine beruhigende Wissenschaft, da fühlt man sich so geborgen. Glauben Sie auch an den Astralleib?" Auf die Frage, ob sie je einen Beruf ausgeübt hat, blitzartig eine Geste des Entsetzens: „Aber was fällt Ihnen ein!" (Greift seufzend auf den Hinterkopf.) „Da sticht's, und dann geht das Stechen da auf der Seite hinunter und dann kommen die Dickdarmkrämpfe! Oh, das ist etwas Furchtbares, und dann die Luft, die . . . Darmluft! Oh, Sie haben keine Ahnung! . . . und dann in der Leber die Schmerzen, und meine Galle ist immer überreizt, und jetzt habe ich zu allem noch eine Pharyngitis dazubekommen" (demonstriert einen lächerlichen Hustenanfall). „Ja, und dann die Müdigkeit, ich kann kaum über die Stiege gehen. Und wissen Sie, meine arme Mutter, die ist schon 85 Jahre alt! Mir ist es ja jeden Tag wie ein vergifteter Dolchstoß ins Herz" (in mitleidvoller Gerührtheit). „Die Gute muß alles machen, einkaufen, kochen, aufräumen usw., mir tut sie so unendlich leid, aber ich kann nicht, ich kann einfach nicht!"

Die Mutter berichtet noch: „Seit einigen Jahren ist sie soweit beruhigt, daß man sie nicht in die Anstalt zu geben braucht, doch macht sie keinen Handgriff und ist immer noch reizbar." Erst in der letzten Zeit hat sie die Mutter zu Boden geworfen und an den Haaren geschleift. Sie geht fast nicht aus und ist ganz in ihre Metaphysik vertieft. Die Mutter beklagt, daß ein so gescheiter Mensch im Leben nie etwas geleistet hat. Sie hätte schon oft heiraten können, doch hat sie jeden Bewerber abgewiesen. Zuletzt war es ein reicher Bankier, der holte sie einmal zu einer Fahrt auf den Kobenzl. Da kam sie ganz empört und entsetzt zurück und erklärte, daß sie die Verlobung aufgelöst habe, mit so einem Manne könne sie nicht zusammenleben. Es stellte sich heraus, daß er ihr nahegetreten ist und ein „unerhörtes" Ansinnen an sie gestellt hat.

Ihr Leben verbringt sie jetzt zwischen Diwan und Bett, ihr Zimmer ist museal angeräumt mit allerhand Kram. Auf dem Nachtkästchen ist eine altarmäßige Anordnung mit Stehbildern, die von Stoffblumen umkränzt sind, teilweise Offiziere darstellend. Einige kleine Nippes und ein Kerzenleuchter. Alles im Zimmer ist mit Staub bedeckt.

In diesem Fall kehren bereits bekannte Symptome wieder: Die Herabsetzung der Reizschwelle mit der Neigung zu Explosionen, die Hypochondrie — die eine abnorme Gestaltung des Körperschemas anzeigt — und die Übertriebenheit und Affektbeladenheit des sprachlichen Ausdrucks, worin sich eine profuse Enthemmung thalamischer Funktionen charakterisiert. Außerdem der konstitutionelle Infantilismus, der sich vor allem in der vollkommenen Asexualität offenbart, aber auch in dem völligen Mangel an Aktivität, wodurch nicht einmal der Gedanke an die Aufgabe der Selbsterhaltung gebildet werden kann, schon gar nicht an die Arterhaltung mit den notwendigen Pflichten und Opfern. In diesem Leben ist nichts zu entdecken, das an Opferwillen auch nur annähernd erinnert. Sie ist nicht einmal eines ganz bescheidenen Geschenkes fähig. Was sie je in ihrem Leben getan hat, das hat sie für sich getan. Sie macht auch kein Hehl daraus, nennt sich Narziß, bekommt Brechreiz vor der Arbeit, läßt ihre alte Mutter für sich arbeiten und findet dafür nur einige schwulstige Worte des Bedauerns, schleift aber die Greisin dann wieder an den Haaren durch die Küche. Analog zu der hier anscheinend vollkommen fehlenden Sexualität, die jedenfalls wesentlich geringer entwickelt ist als bei den beiden vorhergehenden Fällen, kann man annehmen, daß hier auch der an die Sexualität gekoppelte Opferkomplex nicht zur Entfaltung gekommen ist. Dagegen ist hier ein anderer Sektor der Sexualfunktion zur Entwicklung gelangt: Alle jene Äußerungen in Worten, Gebärden und Gesten, welche in den Dienst der Liebeswerbung gestellt sind, die also den biologischen Zweck haben, den Sexualpartner anzulocken, sind hier sehr ausgeprägt. Dazu gehören ihre neckische und kokette Art, die Theatralik ihres Gehabens, die Putzsucht, die exhibitionistische Schaustellung ihrer Schönheit in der

Öffentlichkeit, die Lust und Fähigkeit zu einer flotten und „geistreichen" Konversation. Alle jene Eigenschaften sind hier grotesk übertrieben; das läßt vermuten, daß sie nicht thymogen entstanden sind, sondern in vorgebildeten Mechanismen automatisiert ablaufen und dann kortikal verstärkt werden. Ähnlich wie in den vorhergehenden Fällen der „Opferkomplex" vom biologischen Ziel abgelenkt ist, so hat hier der *Lockkomplex* die Integration mit der Realität verloren und funktioniert nur mehr als sinnentfremdete Triebentladung. Im Gegensatz zur *thymogenen* Entstehung könnte diese Art als *neurotische* Entstehung bezeichnet werden. Damit soll gesagt werden, daß hier der Lockkomplex die Ausdrucksform von Erregungsvorgängen ist, also einem Zellmuster entstammt, das keinerlei Beziehung zu thymischen Vorgängen und auch keinerlei Beziehungen zur Realität hat, also, nach Art eines neurotischen Symptoms, als zerebraler Automatismus abläuft, ganz ähnlich wie bei dem vorhergehenden Fall der Opferkomplex.

Aus den Zustandsbildern der Hysterie wurden zwei Komplexe herausgehoben, die offenbar in Zusammenhang miteinander stehen:

1. Der *Opferkomplex* als Vertreter der Mutter- und Fürsorgeinstinkte, biologisch eingesetzt zur Sicherung des Nachwuchses.

2. Der *Lockkomplex* als Syndrom von Äußerungen, die den Zweck haben, den Sexualpartner anzuziehen (Gesang, Tanz, Putzsucht, Koketterie). Dazu kommt noch ergänzend

3. der *Lustkomplex*, die Fähigkeit sexueller Lustgewinnung mit der Aufgabe, die biologisch richtige Abgestimmtheit beider Sexualpartner gefühlsmäßig zur gegenseitigen Wahrnehmung zu bringen. Der ist hier nicht zur Entwicklung gekommen.

Diese drei Komplexe beteiligen sich in thymogener Zusammenfassung zum psychosexuellen Syndrom als normale Begleitkomplexe der organischen Sexualfunktion. Unter pathologischen Verhältnissen durch Dekortisierung zerfällt dieses psychosexuelle Syndrom *(Dissoziation des psychosexuellen Syndroms)*, und seine Teilkomplexe können das Bild beherrschen. Derartige Störungen sind Zeichen konstitutioneller Infantilität.

Mit zunehmendem Alter tritt im beschriebenen Fall der *neurotische*, also nicht thymogene, unangepaßte Lockkomplex immer mehr in lächerlichen Kontrast zur hinwelkenden Körperlichkeit. Die mimische Koketterie im zahnlosen, faltenreichen Gesicht, der schmachtende Blick aus den hohlen Augen, die gezierten Bewegungen des schlottrigen Körpers, dazu die im schrillen Diskant sich überschlagende Stimme mit der geschraubten, phrasenreichen Sprache zusammen mit allerlei bizarren Gewohnheiten und Formalitäten ergeben das bühnenreife Bild der „komischen Alten". Wir kommen also zu dem Ergebnis, daß sich aus dem Lockkomplex unter besonderen Umständen, zum Beispiel auf dem Boden einer konstitutionellen Infantilität, der Typus der komischen Alten entwickelt, ein Schicksal, das jene Beauté vom Café Bristol und ihre Bewunderer damals sicher nicht vor Augen hatten.

Eine beliebte hysterische Atmosphäre ist das Gefühl, auf Grund besonderer „medialer" Veranlagung mit der Geisterwelt in Verbindung zu stehen und sich selbst im Besitz von überirdischen Kräften zu befinden. Aus dieser Affektlage ergibt sich je nach der persönlichen Aktivität entweder die passive Anhängerschaft an eine mystische Sekte mit Hinwendung zur einschlägigen Literatur oder aber die Fähigkeit, selbst die Rolle eines „Mediums" zu spielen, das in irgendeiner Form „transzendentale" Kundgebungen produziert. Es soll versucht werden, diese mystische Richtung aus dem Normalcharakter zu entwickeln und ihre Beziehung zum hysterischen Charakter aufzudecken.

Der Mensch ist weder psychologisch noch biologisch eine selbständige Einheit, sondern organisch und dynamisch mit der Gesamtheit der leblosen und lebendigen Welt im Zusammenhang und steht in der Gliederung des kosmischen Aufbaues auf dem Platz seiner optimalen Wirksamkeit. Diese Annahme muß man wohl machen, wenn man überhaupt dem Weltgeschehen Zweck und Sinn unterlegt. Bestreitet man aber den Sinn der Welt, dann verliert auch jedes Suchen nach Gesetzen, also jede Wissenschaft, den Sinn. Die koordinatenhafte Lagerung des Menschen im universalen Raum entwirft in seiner zerebralen Repräsentanz den entsprechenden gefühlsmäßigen Niederschlag seiner Zugehörigkeit zur Totalität. Durch die solchermaßen erzeugte Sensation, welche reothymal verankert ist, fühlt und weiß sich der Mensch mit der kosmischen Gesamtheit „religiert", d. h. verbunden. Dieses Verbundenheitsgefühl „Religion" rationalisiert sich im Einzelwesen in der verschiedensten Form. Religionsgeschichte und Mythologien beweisen deren Mannigfaltigkeit. Das religiöse Gefühl ist also in jedem Menschen vorhanden und gestaltet sich individuell verschieden, doch gruppieren sich diese Verschiedenheiten unter der Macht kollektiver Differenzierung und intersubjektiver Beeinflussung zu systemisierten Anschauungen, die in den einzelnen Religionen objektiven Ausdruck finden. Es gibt also ein dem realen Totalzusammenhang entsprechendes und ihn ausdrückendes Gefühl der Religiosität in jedem Menschen, und es ist für das Zustandekommen dieses Gefühls auch eine organische Erregungsdisposition, also gewissermaßen ein „Organ" (ein Zellmuster) vorhanden, also ein System für Erregungsbereitschaften, wie man das ja für alle psychischen Vorgänge annehmen muß. Je nach persönlicher Reife (Kortisierung) wird dieses Organ verschiedene Formen des religiösen Ausdrucks erzeugen. In den homothymen Formen eidetischer Gestaltungskraft wird es die mensch-persönliche Vorstellung eines Gottes sein, die sich mit den Graden der Kortisierung immer mehr zu abstrakten und philosophischen Begriffen vom göttlichen Wesen wandelt.

In den pathologischen Konstitutionen wird die religiöse Erregung entsprechend der zerebralen Störung zu abweichenden Darstellungen führen.

Man denke an die Hysterische mit ihrer infantilen Konstitution, ihrer mangelhaften Kortisierung, also erhöhten Homothymie, mit ihrem labilen Reothym, die also infolge aller dieser Zustände nicht scharf gegen die Außenwelt abgesetzt ist, nicht klar von der Realität distanziert ist, deren Persönlichkeit mit verschwommenen Grenzen in die existentiale Totalität übergeht. Man denke an die Herabsetzung ihrer Reizschwelle, die sie hellhörig macht und hellsichtig, die sie veranlaßt, einem Traum Bedeutung beizumessen oder einer spontan auftauchenden Vorstellung transzendentale Entstehung zu unterschieben, bei der eine starke eidetische Vorstellung halluzinatorische Realität bekommen kann, die ihre mit erhöhter Sensibilität wahrgenommenen Körpersensationen als Auswirkungen geheimer Kräfte empfindet. Man wird sich nicht wundern, daß der Hysterische bei einer derartigen Verzerrung des Reiz-Reaktionsverhältnisses zu einer unklaren Deutung der Realität kommen muß. Es wird daher das „Religionsorgan" ein sehr verworrenes Weltbild mit unklaren Relationen und falschen Kausalitäten erzeugen und zur Anerkennung jener mystischen und magischen Kräfte führen, die dem homothym-archaischen Leben angehören. Es liegt also ganz im Wesen der Hysterie, daß durch Dekortisierung das homothyme Weltbild mit dem Glauben an geheimnisvolle Kräfte wieder aufgerichtet wird. Die vielen, durch Reizschwellenerniedrigung wahrgenommenen Sensationen werden geheimen Kräften zugeschrieben, infolge der mangelhaften Kortisierung ist das Reothym, also das Ich, schwach entwickelt. Es werden daher die eigenen Worte und Gefühle leicht als nicht ich-entstanden empfunden. Aus diesem Verlust der Ichbezogenheit der eigenen Äußerungen kann sich die Überzeugung metaphysischer Herkunft entwickeln. Die eigenen Worte werden als „Botschaften" im Trancezustand von Geistern übermittelt empfunden, wie das bei vielen „Medien" bekanntlich der Fall ist.

Im Bilde des hysterischen Charakters kann sich also der religiöse Komplex, der im normalen Menschen die universale Verbundenheit durch das religiöse Erleben gefühlsmäßig darstellt, in Wiedererweckung der infantilhomothymen Phase eines magischen Weltbildes in die Richtung okkulter Kausalitätsverkennungen entwickeln.

Die ganz besonders hervorgehobene Ermüdbarkeit steht im Gegensatz zu dem bei Fall 39 (S. 130) besprochenen Verlust des Ermüdungsgefühls, das bei Hysterien häufig festgestellt werden kann. Solche gegensätzliche Symptomatik wird im Zustandsbild der Hysterie oft angetroffen; dies ist ja mit ein Grund für die bemängelte Klarheit und Brauchbarkeit des Hysterie-Begriffes. Doch findet sich neben der Ermüdbarkeit, die wohl mehr eine Arbeitsscheu ist, gerade jene bei der Hysterie oft bewundernswerte Ausdauer in sozial belanglosen Gebieten. Sie kann nächtelang wachen und sich mit Lektüre beschäftigen, sie macht aus ihrer Idee der „Statue" einen fakirhaften Körperkult, liegt stundenlang brettsteif auf dem Diwan oder sitzt in statuenhafter Versteifung am Caféfenster in der „Auslage". Eben diese katatonen Haltungen, die anscheinend ohne jedes Ermüdungsgefühl ertragen werden, sind so charakteristisch für manche „hysterischen" Zustände.

Es sei jetzt dieser Fall noch diagnostisch zusammengefaßt: Es entwickelt sich eine „kalte Schönheit", die vollkommen realitätsfern, jeder Arbeit abgeneigt, ihr Leben nur in den Dienst äußerlicher Ästhetik stellt. Die Reizschwelle ist hochgradig herabgesetzt und führt zu Tobsuchtsanfällen und zur Hypochondrie. Aus dem Sexualcharakter fehlen vollkommen der Opfer-(Mutter-) Komplex und der Lustkomplex, dagegen ist der Lockkomplex übertrieben und in neurotischer Form zur Entfaltung gekommen. Er führt in den Typus der komischen Alten. Der Religionskomplex wandelt sich im Bilde des hysterischen Charakters zum Okkultismus. Alle Erscheinungen stehen mit der infantilen Konstitution in Zusammenhang. Um dem Einwand einer besonderen Milieuwirkung zu begegnen, sei betont, daß die Frau mit einer fast gleichaltrigen Schwester unter gleichartigen Erziehungseinflüssen aufgewachsen ist, die dauernd berufstätig ist.

Der vorliegende Fall grenzt durch seine Symptomatik an schizophrene Zustände: Zunächst die ganze autistische Lebensführung mit katatonen Einschlägen, die Gefühlsstumpfheit und schließlich die an ein paranoides Wahnsystem erinnernde Metaphysik. Die Grundstörung ist wohl der konstitutionelle Infantilismus und die mangelhafte Kortisierung sowie die damit zusammenhängende Abweichung der reothymalen Ichgestaltung.

Fall 41. Das jetzt zehnjährige Mädchen ist klein gewachsen, von inkretorisch bedingter Fettleibigkeit, geht krüppelhaft in breitspurigem Watschelgang. Aus dem breitflächigen Gesicht drängen blaue Glotzaugen vor und über der schürzenhaft breiten Oberlippe sprießt ein Bartflaum. Schalenförmige Brüste sind bereits entwickelt und die Scham- und Achselbehaarung ist stark ausgebildet. Seit einigen Monaten ist sie menstruiert.

Im Säuglingsalter wurde sie dreimal von Orthopäden wegen „Hüftgelenksverrenkung" operiert. Diese ist vermutlich als Teilsymptom einer Kinderlähmung aufzufassen. Auch alle übrigen Gelenke zeigen abnorme Schlaffheit.

Schon mit sieben Jahren beginnt sie in auffälliger Weise für ein Fräulein in der Nachbarschaft leidenschaftlich zu schwärmen, sitzt stundenlang am Fenster, um sie zu erblicken. Ein richtiger Kult entwickelt sich aus dieser fixierten Zuneigung. Auch sonst zeigt sie Auffälligkeiten. Sie weigert sich, verschiedene Speisen zu essen, weil sie sich einbildet, man habe ihr etwas Schlechtes hineingetan. Vor allem fliegenden Kleingetier hat sie eine übertriebene Angst und kreischt, wenn ein kleiner Schmetterling in ihre Nähe fliegt. Zeitweise verfällt sie in die dalkende Kleinkindersprache, verlangt einen Schnuller und will auf den Schoß genommen werden. In der Schule würde sie gut lernen, kann aber wegen ihres läppischen Wesens, durch das sie den Unterricht stört, nicht behalten werden. Auf der Straße muß man sich ihrer dummen Fragerei wegen genieren. Spricht dummes Zeug unter Verwendung von ganz unpassenden Verkleinerungswörtern. Weist man sie zurecht, so wird sie beleidigt und sprudelt angstjagt unter Tränen einige vernünftige, erklärende Worte heraus, verfällt aber sofort wieder in den Babyjargon.

Im Alter von 15 Jahren hat sie immer noch die gleiche läppische Art. Immer noch hat sie ihre Schwärmereien, nur die Objekte wechseln. Meist sind es Frauen, manchmal aber auch Männer, derzeit ein Lehrer, von dem sie behauptet, er sei kein Mann, und den sie heiraten will. Oft „Ganser"-artige Antworten (Unsinnreden). Man könnte an Simulation denken. Sie gibt sich wie jemand, der im Halbrausch den Volltrunkenen spielt. Sie sieht sehr männlich aus, der dunkle Schnurrbart ist auffällig auf dem weißpastösen Gesicht, aus dem große blaue Augen quellen. Vermehrter Speichelfluß beim Reden, die Gelenke sind stark überstreckbar. Leicht manisch im Reden und extravagant in der Kleidung, sie putzt sich auffallend mit Spitzen und Mascherln. Es hat sich eine ganz beachtliche Zeichenfertigkeit entwickelt, jedoch nur im schablonenhaften Kopieren von Modezeichnungen.

Es liegt hier eine neurologisch voll ausgeprägte Form von angeborener Kinderlähmung vor. Die Hüftgelenksverrenkung im Säuglingsalter war wohl das zuerst beachtete Symptom dieser eindeutig zerebralen Störung. Daneben findet sich das psychische Bild eines Infantilismus, das sich ganz grotesk von der frühgereiften Körperlichkeit (Pubertas praecox) abhebt.

In der psychiatrischen Diagnostik wird aus den Symptomen des „Ganser"-Syndroms, des läppischen Kindheitswahns, den leicht auslösbaren Ohnmachtsanfällen, den übertriebenen Schwärmereien und den Ängstlichkeiten das Bild der Hysterie festgestellt werden müssen.

Die Psychoanalytiker werden den psychischen Infantilismus als eine Regression, einen fixierten Kindheitswunsch, eine Flucht aus widriger Situation in die Geborgenheit und Verantwortungslosigkeit der Kinderzeit zu deuten wissen.

Das hier gebotene psychische Bild nötigt zur Annahme, daß eine Störung im Reothym vorliegt. Das Körperschema, das ja eine Funktion des Reothyms ist, hat nicht die altershomologe Reifung erfahren, so daß eine unrichtige Selbstdarstellung erzeugt wird. Sie erscheint sich selbst darin noch in der längst überholten Form des Kleinkindes, weiß sich daher als solches und benimmt sich entsprechend. Daher ihr kritikloses, läppisches Verhalten. Sie spürt sich nicht richtig und erfährt von Seiten ihres Reothyms keine entsprechende Korrektur. Das Reothym hat seit der Kindheit keine neuen Elemente oder diese nur in schwacher Prägung aufgenommen. Ihr Infantilismus beruht also auf einer kümmerlichen Entwicklung des Reothyms, das ihre Persönlichkeit in eine frühere Entwicklungsstufe bannt und zu einer dementsprechenden Verhaltensweise zwingt.

Die Dürftigkeit, aber auch gleichzeitig Labilität des Reothyms ist hier die Grundlage des hysterischen Zustandsbildes.

Die Labilität des Reothyms zeigt sich darin, daß es nicht immer in seiner dürftigen Form erregt wird, sondern nur fallweise, während gelegentlich doch auch andere Elemente mitschwingen und es einigermaßen komplettieren. Besonders aber äußert sich die Labilität des Reothyms darin, daß es unter starker Affektwirkung schockartig verlöscht und zur Ohnmacht führt.

Auch hier finden sich deutliche Zeichen eines maskulinen Körperbaues, wie es fast regelmäßig an den Fällen von „Hysterie" beobachtet wird. Die sexuelle Frühreife in Gemeinschaft mit dem Infantilismus läßt sich damit erklären, daß vermutlich eine Störung der endokrinen Steuerung stattgefunden hat, derart, daß die hemmenden Einflüsse der Zirbeldrüse (respektive der maßgeblichen Zwischenhirnanteile) weggefallen sind, so daß sich das Symptom der vorzeitigen Reifung entfalten konnte. Der zerebrale Prozeß hat also zur mangelhaften Entwicklung des Reothyms und damit zum Infantilismus geführt und durch Enthemmung der Zwischenhirnfunktion die zu ihm kontrastierende Frühreife erzeugt. Die Beziehung des Infantilismus zur Pubertas praecox wird noch an anderer Stelle beschrieben.

Es zeigt sich an diesem Fall die *organische* (enzephalitische) Grundlage eines sogenannten hysterischen Zustandsbildes mit den vordringlichen Symptomen psychischer Infantilität und körperlicher Maskulinität sowie der sexuellen Frühreife, alles in extremer Ausprägung.

Fall 42. Ein zwölfjähriger, schmächtiger Bub von schlaffer Haltung, leicht mikrozephal mit verdicktem Kiefer, blassem, aber hübsch geformtem, jedoch ausdruckslosem Gesicht, sieht wesentlich jünger aus, Schüler der zweiten Hauptschulklasse, kommt wegen unverständlicher Zerstörungsakte zur Beobachtung.

Auf dem Heimweg von der Schule erfuhr er von einem Kameraden, daß sein eingerückter Vater auf Urlaub gekommen sei. In unbändiger Freude eilte er heimwärts und zerriß sich dabei den Rock. Daraufhin kehrte er um und flüchtete zu seiner Tante, kümmerte sich nicht mehr um den Vater. Nach der Abreise des Vaters hat er aus unaufklärbarem Grund vier Tage lang die Schule geschwänzt. Einige Wochen später ereignete sich ein auffälliger Vorfall: Der Bub besuchte nachmittags gegen seine Gewohnheit die Mutter auf ihrem Arbeitsplatz und teilte ihr mit, daß er abends ins Pfadfinderheim gehen und später heimkommen werde. Das fiel der Mutter auf, denn in ähnlichen Fällen pflegte der Bub der Mutter ganz einfach einen aufklärenden Zettel zu hinterlassen. Als die Mutter abends heimkehrte, war der Bub weg und die Wohnung in einem fürchterlichen Zustand. Alle Kleider und die Wäsche zerschnitten, die Möbel zerhackt, die Ziehharmonika demoliert, die Lebensmittelkarten zerrissen. Auf dem Tisch lag ein Brief in schöner Handschrift folgenden Inhaltes: „Liebe Mutter! Es tut mir leid, daß Du durch meine Tat mitbetroffen wirst. Ich habe alles nur dem Vater zu Fleiß getan, der eine Dreckgestalt ist. Ich hätte noch viel mehr anstellen können, aber ich habe ein Herz für Dich. Ich habe Dir zurückgelassen: das grüne Kostüm, 4 Hemden, 3 Höschen, 6 Sacktücher."

Am nächsten Tag bekommt die Mutter ein Telegramm einer Verwandten aus einer Provinzstadt, daß der Bub bei ihr sei. Sie fuhr sofort hin, der Bub fiel ihr freudig um den Hals und begrüßte sie, als wäre nichts vorgefallen. Die ratlose Mutter lieferte den Buben sofort dem Jugendamt ab.

Er war immer ein ruhiges, braves Kind, hat nie zu Klagen Anlaß gegeben. Den Vater lehnte er ab, da er wußte, daß er mit einem jungen Mädchen ein Verhältnis hatte und da er sich überhaupt wenig um die Familie bekümmerte.

Während der klinischen Beobachtungszeit ließ sich an dem etwas wenig aktiven und knapp durchschnittlich intelligenten Kind nichts Auffälliges feststellen. Über seine Tat weiß er sehr wenig anzugeben. Seine Erinnerung daran ist nur sehr schwach. Gegen den Vater hat er eine ganz klare Abneigung, die er verständlich begründet. Er ist froh, daß der Vater eingerückt ist. An der Mutter hängt er sehr.

Man mußte wohl annehmen, daß die Zerstörungsakte wie auch das vorangegangene Schulschwänzen in einem Ausnahmszustand herabgesetzter Bewußtheit begangen wurden. Auffällig war auch schon die triebhafte Fluchtreaktion wegen des zerrissenen Rockes, die offenbar eine Katastrophenstimmung in ihm erzeugt haben mußte, aus der sich ihm kein Ausweg bot.

Nach diesen Vorfällen hat sich nie mehr etwas Ähnliches ereignet. Er hat die Hauptschule vollendet und ist dann in die Handelsschule gegangen. Doch die hat er sehr unregelmäßig besucht, so daß ihn die Mutter wieder herausnahm. Mit Begeisterung hat er Stenographie und Maschineschreiben gelernt, doch trotz allem Eifer nur sehr mittelmäßige Erfolge erzielt. Er spielt gern Klavier.

Mit zwanzig Jahren hat er noch immer keinen Beruf. Noch keine von seinen vielen Bewerbungen auf Zeitungsofferte und Empfehlungen hatte Erfolg. Ihm fehlt der Wille zur Arbeit, und das prägt sich schon in seinem äußeren Format aus. Er ist ein schmächtiges Bürschchen, das man kaum für 16 halten würde, spricht mit leiser, tonloser Stimme, kann sich nicht raffen und nicht straffen, sein Körper ist schlaff, nicht durchpulst vom Strom vitaler Aktivität. Dennoch fährt er gern auf dem Rad und betreibt Skisport. Im Gebiß fehlen die lateralen Schneidezähne, Hände und Füße sind klein und zart, auch ihnen fehlt die lebenswarme Ausdrucksdynamik. Der Oberkörper ist unbehaart, der Bartwuchs sehr dürftig, dagegen sind die leicht gekrümmten Beine besonders stark behaart. Bei gut entwickeltem Genitalformat sind die Keimdrüsen sehr klein. Er macht hie und da eine Mädchenbekanntschaft, die ist jedoch nur von flüchtigem Bestand. Er hat keinen Freund, weil die Burschen nur Mädelinteressen haben. Sexualität spielt in seinem Leben fast keine Rolle. Im persönlichen Verkehr ist er freundlich, zeigt nicht die geringste Befangenheit, spricht offen, ohne jede Zurückhaltung. Er liest sehr gern, besonders okkulte Literatur, und ist am liebsten allein. Zum Vater hat er keine Bindung, doch das beschwert ihn in keiner Weise. An seine Zerstörungsakte fehlt fast jede Erinnerung, sein Wissen darüber stammt fast nur aus den Erzählungen der Mutter. Er hat dafür keine Erklärung. Es scheint für die Zeit vom neunten bis zwölften Lebensjahr jede Erinnerung zu fehlen.

Die Mutter bezeichnet ihn als besonders empfindlich und leicht beleidigt. Nie dürfe sie in kurzem Befehlston etwas verlangen. „Geh, Peperl, schau, heut bin ich schon so müd, möcht'st nicht einen Sprung hinunter machen und ein Brot holen." Nur in solcher Form ist von ihm eine Leistung zu erzielen.

Aus dem Gesamteindruck der Persönlichkeit läßt sich nicht erwarten, daß sich hier noch eine ausreichende Kraft zur Selbsterhaltung entfalten wird.

Die Impulshandlungen des Zwölfjährigen sind wohl als Dämmerzustände aufzufassen.

Dämmerzustände

Dämmerzustände sind Verhaltensweisen bei herabgesetzter Bewußtheit und gehören in das Gebiet der epileptoiden Störungen. Analog zum epileptischen Anfall, der in der Literatur vom „hysterischen" Anfall abgegrenzt wird, gibt es in der medizinischen Diagnostik auch einen „hysterischen" Dämmerzustand. Einen solchen würde man hier vom Standpunkt der Schulmedizin feststellen, da er anscheinend psychisch (durch den Vaterkonflikt) ausgelöst erscheint und auch in seinem geräuschvollen Ablauf theatralische Momente aufweist, die man der Hysterie beizulegen pflegt. Zum Versuch einer diagnostischen Klärung soll an dieser Stelle das Problem der Dämmerzustände aufgerollt werden.

Ein epileptischer Anfall, wobei die gesamte Körpermuskulatur nur kurze Zeit von heftigsten Krampfzuckungen befallen ist, und ein Dämmerzustand, in dem eine Person bei herabgesetzter Bewußtheit durch lange Zeit hindurch scheinbar durch einen Willen gelenkte Handlungen vollzieht, sind Verhaltensformen, die der naiven Beobachtung vollkommen verschiedenartig voneinander erscheinen, so daß deren gehirnphysiologische Verwandtschaft einer Erklärung bedarf.

Das Zustandekommen eines epileptischen Anfalles läßt sich ungefähr folgendermaßen darstellen: Die in den einzelnen Gehirnzellen physiologischerweise ablaufenden Erregungen sind durch Isolatoren an einem Übergreifen auf Nachbargebiete behindert. Wenn es aber in irgendeinem Gebiet des Gehirns durch einen pathologischen Prozeß (zum Beispiel durch eine Narbe) zu einer lokalen Aufladung stärkeren Ausmaßes in einer Zellgruppe kommt, so kann durch diesen Spannungszuwachs das Isolatorensystem durchbrochen werden, so daß die hochpotenzierten Erregungen die gesamte Zellmasse des Gehirns in kettenartigen Entladungen überfluten und blitzartig mit explosionsartiger Wucht die wilden Konvulsionen und Jaktationen epileptischer Anfälle erzeugen. Weil das Reothym während des Anfalles vollkommen ausgeschaltet war, fehlt jede Erinnerung für seinen Ablauf. Es war daher die Bewußtseinskontinuität für kurze Zeit unterbrochen, so daß in der Persönlichkeit eine Erinnerungslücke entstanden ist.

Liegt die genannte Leitungsstörung nicht wie im angenommenen Fall in der Gehirnrinde, sondern im Bereich des Zwischenhirns, so kann durch die hier angesammelte Aufladung das Schlafzentrum in solchem Ausmaß gereizt werden, daß plötzlich ein schlafähnlicher, krampfloser Zustand einsetzt, der als „narkoleptischer Anfall" bezeichnet wird.

Innerhalb dieser beiden, einander polar entgegengesetzten Ausdruckserscheinungen epileptischer Vorgänge, gewissermaßen als Zwischenform zwischen epileptischen und narkoleptischen Anfällen, figuriert das klinische Bild des *Dämmerzustandes*. Um allen Merkmalen seiner Erscheinungsform gerecht zu werden, muß man auch hier als Ursache einen pathologischen Herd im Zwischenhirn annehmen, ganz ähnlich wie beim narkoleptischen Anfall, der jedoch das Schlafzentrum nur in jenen Anteilen erregt, durch welche diejenigen dienzephalen Zentren ausgeschaltet werden, aus denen sich die Funktion des Bewußtseins entfaltet, jenes ganglionäre Fundament, auf welches sich die Architektur des Reothyms aufbaut. Dieses das bewußte Ich repräsentierende Zellmuster des Reothyms wird durch den epileptischen Reiz ausgeschaltet, so daß ein schlaftraumähnlicher Zustand entsteht, in dem ein vom Bewußtsein abgeschalteter Komplex von motorischen und sensorischen Leistungen höherer Koordination in Form differenzierter Handlungen und Verhaltensweisen in nachtwandlerischer Dämmerigkeit zur Ausführung kommt. Auf solche Weise gestaltet sich ein *Dämmerzustand*, der Minuten dauern kann, aber auch Stunden bis Wochen, vielleicht auch Monate. Alles aber, was in dieser Zeit vorgeht, ist vom Bewußtsein abgeschnürt, wenn es auch kompliziertere Tätigkeiten: Wandern, Reisen, oder aber kriminelle Akte: Brandstiftungen, Mord, Selbstmord oder sexuelle Gewalthandlungen sind. Für den Beobachter sind sie vielleicht von bewußten Tätigkeiten nicht zu unterscheiden, tatsächlich aber erfolgen sie als nicht bewußte Mechanismen, als zerebrale Erregungen, ohne freie Willensbestimmung, prägen sich daher nicht dem Gedächtnis ein, sind nicht an das Reothym gebunden, können also nach Ablauf des Dämmerzustandes nicht mehr erinnert werden und hinterlassen eine katamnestisch begrenzbare *Erinnerungslücke*. Derartige Dämmerzustände registriert die Psychiatrie alternativ, entweder als hysterisch oder als epileptisch. Offenbar ist diese Alternative nur in Analogie zum Anfall aufgestellt worden. Denn die Psychiatrie besitzt für die Dämmerzustände keine derartigen körperlichen Unterscheidungsmerkmale wie für die Anfälle und gesteht auch die Unterscheidungsschwierigkeiten ein. Man klammert sich differentialdiagnostisch meist an das Symptom der psychogenen Auslösbarkeit, also an ein vages, nicht stichhaltiges Merkmal, wie bereits bei der Besprechung der Anfälle gezeigt wurde.

Es zeigt sich auch bei diesem Fall, wie wenig geeignet die Bezeichnung „hysterisch" ist, sowohl für diesen Dämmerzustand als auch für die Erregungszustände. Auch bei den Dämmerzuständen ist so wie beim Anfall eine Trennung in Hysterie und Epilepsie nicht möglich.

Wesentlich für den Anfall wie für den Dämmerzustand ist das Abreißen der Bewußtseinskontinuität und die solcherart entstehende Bewußtseinslücke. Das Zellmuster des Reothyms war vorübergehend ausgeschaltet. Das Geschehen in solcher Lückenphase ist daher immer vom Bewußtsein abgetrennt, sei es nun eine leere Ohnmacht oder eine motorische Entladung (Anfall) oder ein Komplex koordinierter Handlungsmechanismen, sei es auch ein Affektablauf oder ein Triebimpuls. Immer sind es zerebrale Erregungen ohne psychischen Inhalt; denn ohne die Mitschwingung der reothymalen Zellstruktur gibt es keine psychischen Vorgänge, keine bewußten Ereignisse.

Im obigen Fall ist der hier offen daliegende, keineswegs „unbewußt" schwelende Vaterkonflikt wohl kaum ausreichend, als determinierender Faktor im Motivationskomplex der Impulshandlung eine Rolle zu spielen. Er besteht nach wie vor unverändert weiter und besitzt sichtlich keinen nennenswerten Affektwert im Stimmungsbild der Persönlichkeit. Viel bedeutsamer ist hier jedoch der Mangel an Vitalität, das unzureichende Ausmaß an vorhandenen Erregungsmengen, die nicht ausreichen, ein lebenstaugliches Reothym zu erzeugen und zu erhalten. Symptome für den Vitalitätsmangel sind hier die stark reduzierte Sexualaggression, das Fehlen ausgiebiger Sexualprägungen, die kleinen Hoden, der fehlende Bartwuchs, die ungereiften Hände, die Schlaffheit der Gewebe und das viel jüngere Aussehen. Er bietet in seiner Gesamtheit das Bild der infantilen Persönlichkeit, in das sich die Neigung für Okkultismus als Anklang an magisch-archaische Denkweisen wohl einfügt.

Es ist wohl anzunehmen, daß der Vitalitätsmangel hier beim Zustandekommen der Impulshandlungen maßgeblich war. Vielleicht hat in der Vorpubertät die Evolution derartige Ansprüche an die sehr dürftigen Kraftspeicher der Persönlichkeit gestellt, daß es zu ichfernen Triebentladungen kommen konnte, die dem Reothym den notwendigen Erregungsanteil entzogen haben. Die Entladung isolierter Verhaltensschablonen mit folgender Erinnerungslücke kann daher im Sinn der obigen Darstellung als Dämmerzustand bezeichnet werden. Dieser Dämmerzustand ist hier wohl vereinzelt geblieben, doch hat er als Symptom eines Vitalitätsmangels eine folgenreiche diagnostische Bedeutung, da durch ihn die Erreichung eines lebensbrauchbaren Persönlichkeitsformates kaum zu gewärtigen ist. Die Vorführung dieses Falles hat folgenden Grund: alle bisher beschriebenen Fälle ließen den hysterischen Zustand daran erkennen, daß die Entwicklung des Reothyms mangelhaft war. Die jeweiligen Erregungsenergien fanden daher nicht die reothymalgeschlossenen Zellmuster zur Darstellung eines biologisch vollwertigen Ich vor. Hier hingegen ist primär die Gesamtkapazität der verfügbaren Erregungsenergie reduziert, so daß auch bei Voraussetzung eines normal gebauten Reothyms hysterieähnliche Zustandsbilder entstehen können. Hier ist also ein Dämmerzustand diagnostiziert worden, ohne daß man einen organischen Herd im Zwischenhirn annehmen müßte, der anfallsweise das Reothym zur Ausschaltung bringt. Es ist denkbar, daß bei einem avitalen Menschen ein starker Affekt derartige dienzephale Aufladungen erreicht, daß infolge der knappen Energievorräte eine Reothymausschaltung ganz ähnlich wie beim

epileptischen Dämmerzustand bewußtseinsferne Handlungsformen erzeugt.
In solcher Verfassung handelt der Mensch ohne Bewußtsein und ohne Verantwortlichkeit: er befindet sich in allen seinen Vollzügen außerhalb seiner
reothymalen Struktur, er ist „außer sich", außerhalb seiner Ichhaftigkeit.

Will man den hier beschriebenen Fall als Hysterie auffassen, so wäre er
als *„akortikale"* Form im Sinn der auf S. 88 getroffenen Einteilung zu bezeichnen.

Zusammenfassung

Unter recht gezwungener Beibehaltung des traditionellen Begriffes „Hysterie" wurde eine Anzahl von Persönlichkeitsbildern entworfen, jedes anders
in seiner Art, und doch nicht ohne Berechtigung aus irgendeinem Gesichtspunkt als „hysterisch" zu bezeichnen. Sucht man nach einem gemeinsamen
Merkmal aller dieser Fälle, so bleibt schließlich kaum mehr als das Wort
„Hysterie", das in jedem Fall zur Anwendung kommen konnte, aber in jedem
Fall mit einem anderen Bedeutungsgehalt, als rein verbale Kennzeichnung
eines immer anderen Syndroms.

Dieser weite Umfang und die außerordentliche Dehnbarkeit des Hysterie-
begriffes hat diesem in der Psychiatrie die Rolle einer Verlegenheitsdiagnose
verschafft. Wo immer ein Zustand nicht klar in die Schablone eines Krankheitsbildes paßt, greift man bereitwillig zur Diagnose „Hysterie" oder auch
zur gleichwertigen Bezeichnung „funktionell". So findet man die Bezeichnung
„Hysterie" an den differentialdiagnostischen Grenzen wohl aller möglichen
Krankheitsbilder: der Schizophrenie, der Manie, der Melancholie, der Neurose, der Epilepsie, der Kriminalität, aber auch neurologischer Erkrankungen, wie der verschiedenen Tics, der multiplen Sklerose, der Enzephalitis,
schließlich aber auch aller denkbaren Organerkrankungen, wie dies auf S. 120
durch eine Anzahl von Beispielen illustriert wurde.

In einer ganz großen Anzahl von „Hysterien" erweist sich nach längerer
Beobachtung oder auch durch Kontrolluntersuchungen der Zustand schließlich doch als diejenige Krankheit, gegen die man ihn diagnostisch abzugrenzen suchte.

Eine andere, nicht unbeträchtliche Gruppe umfaßt jene Fälle, in denen
bekannte Krankheitsbilder zu Täuschungszwecken nachgeahmt wurden. Dieses
Problem wurde im Kapitel über „Simulation" behandelt und dort für die
besondere Fähigkeit solcher Nachahmung eine *hysterische Charakteranlage*
angenommen.

Mit dieser Feststellung der Nachahmungsbereitschaft ist bereits ein Symptom des hysterischen Charakters festgehalten.

Zur Simulation, also zur wirklichkeitsgetreuen Darstellung eines Krankheitssymptoms, ist die homothyme Fähigkeit der *Konkretisierung* (S. 92) erforderlich, wodurch die Zellmustererregung einer Organvorstellung peripherie-
wärts an ein Körperorgan weitergeleitet und diese im Sinn der vorgetäusch-
ten Krankheit beeinflußt werden kann. In der Zusammenfassung des ersten
Falles (Fall 23, S. 95) wurde eine Reihe von Teilsymptomen des „hysterischen Charakters" herausgehoben und an den Denkmodellen gehirnphysiologischer Vorstellungen, insbesondere des *Reothyms*, darzustellen versucht.

So wurden durch die *Labilität* des Reothyms Zustände erklärt, die von
Launenhaftigkeit bis zum extremen Persönlichkeitswechsel schwanken und
auch das Spiel verschiedener Charakterrollen ermöglichen. Das Reothym ist
hier nicht eine stabile Dauerkonstellation systematisch angeordneter Zellmuster, welche den Gesetzen der Ökonomie und Zweckmäßigkeit entsprechen

und im Sinne biologischer Anpassung gestaltet wurden. Das Reothym wechselt hier im Zustand der Labilität den Bestand seiner Zellmuster, ist oft dürftig und unvollständig erregt, oft durch „Sonderreothyme" ersetzt, erzeugt daher oft eine höchst variable, in allen Charakterfarben schillernde unberechenbare Persönlichkeit.

Durch die *thalamische Dekortisierung*, also durch Enthemmung und Auflockerung der Gefühlsregionen, entladen sich Zellmuster zu affektiven Explosionen und Globalreaktionen. Auch gelingt dadurch die Bindung verjährter Erinnerungen an starke Affektregungen, wodurch jene zu den übertriebenen „hysterischen" Reminiszenzen aktiviert werden. Im Zustand der thalamischen Entfesselung erfährt das Reothym die verschiedenartigste Ausgestaltung. Da prägt sich einmal eine expansive Persönlichkeit mit posenhafter Theatralik, manischem Größengefühl und paranoiden Ideen, dann wieder bietet sich das Bild einer depressiven Verstimmung mit wahnhaften Kleinheits- und Nichtigkeitsideen bis zur melancholischen Lebensverneinung. Im Zustand der Hypochondrie erfahren die Körperorgane eine besonders akzentuierte reothymale Darstellung und rücken dadurch in den Mittelpunkt der eigenen Aufmerksamkeit. Aus den Körpergefühlen entwickeln sich Körperbeschwerden, die den Anschein eines Krankheitsbedürfnisses, eines Willens zum Kranksein, einer Flucht in die Krankheit tragen. Es kann aber sein, daß der reale Körper gar keine Sensationen an das Reothym abgibt, scheinbar also ausgeschaltet ist, während ein affektiv inspiriertes und konstruiertes Reothym aus abnormen Erregungen heraus eine fiktive Persönlichkeit gestaltet. Solcher Herkunft sind jene „hysterischen Heiligen", die monatelang hungern können, ohne die schmerzhaften Sensationen des Hungers zu verspüren.

Die Affekte liefern in ihrer enthemmten Expansionskraft auch erhöhte Beiträge an die intellektuellen Leistungen. Dadurch geschieht es, daß Tatsachenberichte thymogen entstellt werden und mehr oder weniger differenzierte Paraphrasierungen durch phantastische Motive erfahren. Auch die Urteilsbildung wird affektiv gefärbt, so daß kritische Stellungnahmen ihren objektiven Wert verlieren und vom starken Wechsel der Stimmungslage und Launen abhängig werden.

Infolge Reizschwellenerniedrigung und homothymer Integrierung erfolgt auch die Reaktion auf die Affektlagen anderer mit besonderer Empfindlichkeit. Sie werden besonders leicht nachgeahmt, aber auch ebenso leicht abgelehnt, je nach den momentanen Kontaktbedürfnissen. So entsteht einerseits eine erhöhte *Suggestibilität*, anderseits ein starker *Negativismus*. Die Suggestibilität erstreckt sich auch auf die eigenen Vorstellungen und Wünsche, so daß diese leicht Realitätscharakter annehmen. Mit solcher Realisierung des Vorstellungslebens scheint der archaische Zustand der Homothymie wieder hergestellt zu sein.

Die Kohärenzschwäche der reothymalen Struktur führt zum *Querschnitts-* und *Teleskoperleben* der „Hysterischen". Das dürftige Reothym mit seinen unscharfen Rändern und seinen ungesättigten Valenzen nimmt leicht die verschiedensten katathymen Einschlüsse in sich auf. Unter diesen sind Komponenten aus biologischen Verhaltenskomplexen bevorzugt. Durch Dekortisierung erfährt das „psychosexuelle Syndrom" (Opfer-Lock-Lustkomplex) eine Dissoziation, so daß dessen isolierte Anteile, autonomisiert und hypertrophiert, mangels entsprechender Realbeziehung nach Art eines neurotischen Symptoms automatisch ablaufen. Dadurch ergeben sich verschiedene Charakterformen paranoider Färbung.

Allgemein infantil-homothyme Züge zeigen sich in der starken *Eidetik* des Vorstellens, die bis zu halluzinatorischen Sensationen gesteigert sein kann oder zu phantastischen Pseudologien führt.

Durch die *Reizschwellenerniedrigung* werden nicht nur Affektausbrüche begünstigt, sondern es kommen auch die eigenen Körperorgane zu verstärkter Darstellung im Körperschema und erzeugen die verschiedensten Organgefühle. Der „Hysterische" spürt dann seine ganz physiologische Herzaktion, seinen Pulsschlag, die Tätigkeit der Verdauungsorgane, und bezieht aus allen Gebieten seines Körpers Schmerzen und Sensationen aller Art. Aber diese Empfindungen sind dann subjektiv echte Empfindungen und auch ganz echte Schmerzen. Man kann nicht von „eingebildeten" Schmerzen sprechen, wenn durch Senkung der Reizschwelle auf geringen Reiz hin tatsächlich schon ein Schmerz erzeugt wird. Schon die bloße Vorstellung von Krankheiten, körperlichen Sensationen oder Schmerzen kann in eidetischer Intensivierung und im Wege der Konkretisierung durch Ausstrahlung in die vegetativen Zentren (des Hypothalamus) die vorgestellten Sensationen realisieren. Es kommt dann ähnlich wie auf sensorischem Gebiet hier zu *sensiblen Halluzinationen*, welche Grundlage und Wesen der „hysterischen" *Hypochondrie* sind.

Vorstellungen bekommen also leicht Realitätscharakter wie im Zustand der kindlichen Homothymie, entwerfen also sehr eidetische Bilder oder gar Halluzinationen. Wenn eine „Hysterische" mit ihren verwaschenen Ichgrenzen in der Reothymverfassung einer Heiligen weltentrückt, in teleskopartiger Einengung die Vorstellung des Gekreuzigten erzeugt, so kann ihre zentrifugalkonkretisierende Gestaltung derartige Kraft erhalten (d. h. so weit in die vegetative Apparatur ausstrahlen), daß sie „Stigmatisationen" hervorbringt. Es ist durchaus denkbar, daß in solcher Situation die „Hysterische" integriert mit der Vorstellung vom Leibe Christi, sich derart mit diesem identifiziert, daß die bloße Vorstellung der Wundmale eine Rötung der Haut, ja sogar Blutaustritt hervorbringen kann. Man versteht auf diese Weise die autosuggestiven Kunststücke der Fakire und gewisser Artisten, die ihren Körper durch „Konzentration" so beherrschen, daß sie Atmung, Sensibilität und Herzschlag ausschalten können. Sollten also die oft sehr verwunderlichen Berichte von suggestiv und autosuggestiv erzeugten Körperveränderungen auf Wahrheit beruhen, so bestünde kein Bedenken, solche Leistungen der plastischen, eidetischen, homothymen Aktivität dem „hysterischen" Charakter zuzumuten. Alle derartigen Erscheinungen beruhen auf der „hysterischen" Konkretisierung von Vorstellungen.

Unter dem Eindruck der so verschiedenen Zustandsbilder, die alle als „hysterisch" bezeichnet wurden, und der Fülle der angeführten und der noch denkbaren Symptome fällt es nicht leicht, das Gemeinsame des „hysterischen Charakters" herauszustellen und ihn von anderen psychischen Zustandsbildern abzugrenzen.

Auch Zustandsbilder, die in ihren extremen Ausprägungen vollkommen voneinander unterschieden sind, wie z. B. der „hysterische" und der „neurotische" Charakter, gehen in fließenden Übergängen ineinander auf.

In diesen beiden Charakterformen besteht die Abweichung von der Norm darin, daß Anteile der Persönlichkeit aus dem Gesamtverband gelöst sind und eine gewisse Selbständigkeit erlangen. „Anteile der Persönlichkeit" bedeuten in gehirnphysiologischer Auffassung Zellmusterkomplexe. Während beim „neurotischen" Charakter vorwiegend Zellmuster im striopallidären Bereich verselbständigt (dekortisiert) wurden, sind es hier beim „hysterischen" Charakter meist Zellmuster der den Gefühlen entsprechenden Bezirke

des Thalamus und Hypothalamus. Dazu gehören sämtliche Affekt- und
Stimmungslagen, die im „hysterischen" Charakter enthemmt zur Entfaltung
kommen, auch die verschiedenen Organgefühle, die zur Hypochondrie führen,
und die dissoziierten Anteile des psychosexuellen Syndroms (der Opfer-, Lock-
und Lustkomplex).

Die Grundzüge des „neurotischen" Charakters sind *Einengung*, ferner motorische und intellektuelle Automatismen, *Zwanghaftigkeit* aller Abläufe. Der
„hysterische" Charakter hingegen zeigt in Anlehnung an den infantilistisch-
homothymen Zustand profuse Entfaltung, *Enthemmung*, Zügellosigkeit.

Angeregt durch diese Gegenüberstellung der beiden Charakterformen soll
hier eine der psychischen Grundfunktionen, die *bedingten Reflexe* in ihrem
Verhalten beim hysterischen Charakter einerseits und beim neurotischen
Charakter anderseits, untersucht werden.

Hysterie und bedingte Reflexe

Der Ausdruck „bedingter Reflex" ist von Pawlow geprägt worden. Er
bezeichnet damit die Kopplung eines physiologischen (unbedingten) Reflexes
an einen willkürlich gesetzten Reiz, die durch häufige Wiederholung so fixiert
wird, daß schließlich der willkürlich gesetzte Reiz allein imstande ist, den
physiologischen Reflex auszulösen. Bietet man zum Beispiel einem Hund
gleichzeitig mit einem Glockenton immer wieder ein Stück Fleisch, so wird
das ursprünglich nur durch Fleischanblick gebildete Magensekret schließlich auf den isoliert gebotenen Glockenton allein schon abgesondert werden.

Solche bedingte Reflexe kommen im alltäglichen Verhalten der Menschen
in reichlichster Fülle vor; besonders aber beim hysterischen Charakter.

Ein Mädchen hat bei Besichtigung eines Schlangenkäfigs infolge des süßlich-
fauligen Geruches Ekel empfunden. Knapp darauf sollte sie Grießsuppe essen, die
sie unter dem Eindruck des nachwirkenden Schlangengeruches als widerlich empfand. Fortan konnte sie auf Grund der festen Bindung mit dem Geruchssinn keine
Grießsuppe mehr essen.

Bekannt sind die bedingten Reflexe auf sexuellem Gebiet. Ein unwesentliches Detail am ersten Sexualpartner, zum Beispiel eine weiße Schürze,
kann zeitlebens den sexuellen Reizwert beibehalten und für die Auslösung
der Sexualfunktion bedingend werden, ja sogar in der autonomisierten Funktion eines Fetisches allein zur Sexualbefriedigung führen.

Die Gewöhnung, zu bestimmter Stunde zu erwachen, Hunger zu verspüren,
zu rauchen, sind bedingte Reflexe. Die Wirkung der Erziehung vollzieht sich
durch bedingte Reflexe: Durch Strafe wird im Anschluß an ein unerwünsch-
tes Verhalten ein Unlustreiz erzeugt. Die Vorstellung dieser Unlust tritt in
der Folge immer auf, wenn der Plan zur verbotenen Handlung vorstellungsmäßig entworfen wird, so daß es nicht zum Vollzug kommt. Ebenso fördern
willkürlich als Lustreiz gebotene Belohnungen auf dem gleichen Wege der
Bedingung erwünschte Handlungen.

Derartige zerebrale Koppelungen von Zellfiguren sind schließlich die
Grundlage aller Lernvorgänge und Erziehungserfolge und ermöglichen dadurch den Aufbau der Persönlichkeit. Der bedingte Reflex ist derart ein
wesentliches Aufbauelement zur Gestaltung der Persönlichkeit. Die Koppelungen der zerebralen Zellmuster müssen keineswegs immer nur durch die
materielle Verbindung leitender Nervenfasern hergestellt werden, sondern
erfolgen vielfach wohl „drahtlos" durch Schwingungskonsonanz identischer
Elemente.

Diese fundamentalen Vorgänge der Gehirnphysiologie decken sich mit dem psychologischen Begriff der Assoziationen. Das Experiment Pawlows ist ein künstlich herausgestellter Spezialfall eines ganz allgemeinen Aufbauprinzips der Persönlichkeit.

Die bedingten Reflexe sind die gehirnphysiologische Auflösung des Konditionalsatzes: Wenn ein bestimmter Reizvorgang eingeleitet wird, dann erfolgt eine auf diesen Reiz abgestimmte physiologische Reaktion. (Wenn die Glocke ertönt, wird Magensekret abgesondert.)

Aber: nicht *daß* sich bedingte Reflexe bilden, nicht *daß* sich die Zellmuster verschiedener Verhaltensweisen aneinanderkoppeln, sondern *wie* sie das tun, ist entscheidend für die individuelle Ausstattung der Persönlichkeit.

Im unreifen, kindlichen und hysterischen Gehirn gestalten sich die Verbindungen der zerebralen Zellmuster noch nicht nach logischen Bedürfnissen. Sie unterstehen noch nicht der sinnvollen Selektion kortikaler Kritik, erfahren noch nicht die Korrekturen durch ein die Gesamtheit der Person umfassendes Reothym und bieten daher noch nicht die kategoriale Beziehung der Kausalität. Sie erfolgen also nicht nach dem Schema von Ursache und Wirkung, sondern vielmehr auf Grund identischer Elemente der einzelnen Zellmuster meist recht äußerlicher Art, oft raumzeitlicher oder thymischer Qualität: Was einander in irgendeinem Punkt ähnlich ist, was zu gleicher Zeit oder am gleichen Ort gemeinsam erlebt wird, geht feste Verbindung ein, bedingt einander wechselseitig. Auf diese Art bilden sich sonderliche Gewohnheiten nach dem Muster des hysterischen Erbrechens, die dem hysterischen Charakter als Launenhaftigkeit und Faxigkeit angelastet werden.

Man würde erwarten, daß es bei der starken Neigung des hysterischen Charakters zu Zellmusterbildungen auf Grund bedingter Reflexe zum Aufbau einer sehr reich ausgestatteten Persönlichkeit kommen müßte. Ein systematischer Aufbau eines gesunden Persönlichkeitsgefüges kann jedoch eben durch die besondere Struktur der hysterischen Anlage nicht zustande kommen. Die in chaotischer Verstreuung vagierenden Zellmuster und Zellmusterverbände gruppieren sich hier nicht nach einem ordnenden Prinzip und finden nicht den konsolidierenden Zusammenschluß unter die straffe Disziplin eines organisierenden Reothyms.

Wohl bilden sich sehr reichlich Zellmusterverbindungen, doch vorwiegend *spontan*, nach dem oben beschriebenen Prinzip identischer Erregungen, raumzeitlicher Koinzidenz oder thymischer Affinität. Doch *willkürlich*, von außen her unter Vermittlung kortikaler Vorgänge eingeleitete Reflexbedingungen können hier mangels eines tragfähigen und kontinuierlichen Reothyms nicht leicht an die Persönlichkeit fixiert werden. Das Reothym ist ja beim hysterischen Charakter kein verläßliches Glied in der Reflexkette, da es selbst kein in sich gefestigtes, dauerhaftes und immerfort voll präsentes Zellmuster darstellt, das bedingte Reflexe prompt, zeit- und situationsgemäß vermitteln könnte. Darauf beruht die große Schwierigkeit, hysterische Kinder zu erziehen und auch zu unterrichten, da sie unfähig sind, über kortikale Wege zu lernen, d. h. Zellmuster zu bilden, die lediglich durch Appell an das Reothym angeregt werden und bei deren Bildung nicht starke thymogene Erregungen unterstützend eingreifen. „Er kann nur, wenn er will", schreibt der Lehrer in seinen Schülerbericht.

Einer besonderen *Erleichterung* der *katathymen* Herstellung bedingter Reflexe beim hysterischen Charakter steht eine *Erschwerung* willkürlicher, *kortikal* eingeleiteter und an das Reothym fixierbarer Reflexbedingungen gegenüber. Um zu zeigen, daß der Vollzug bedingter Reflexe auch in anderer

Weise möglich ist, soll dies am *neurotischen Charakter* veranschaulicht werden. Wie schon früher (S. 69) angedeutet wurde, steht der neurotische Charakter in einem gewissen Gegensatz zum hysterischen Charakter.

Repräsentiert der hysterische Charakter mehr die gelockerte, profuse und zügellose Produktion von Erregungen der verschiedenen Zellmustergruppen, so wird beim neurotischen Charakter durch reothymale Beeinflussung der Erregungsablauf der Zellmuster in gebahnte Richtungen gelenkt, steht also unter kortikal determiniertem Druck. Die gestrafften Zügel reothymaler Lenkung zwingen die psychische Entfaltung in vorgezeichnete Bahnen. Der profusen Verhaltensweise des hysterischen Charakters steht also eine zwanghafte Einengung der psychischen Abläufe im neurotischen Charakter gegenüber. Willkürlich über kortikale Apparate erzeugte bedingte Reflexe haften beim neurotischen Charakter stärker am Reothym als bei der hysterischen Lockerung und Fragmentierung der reothymalen Struktur. Ein erteiltes Verbot oder ein Befehl kann beim Neurotiker eine unwiderstehliche Kraft für seine Verhaltensweise bekommen. Eine räumliche Anordnung in der Umwelt kann in ihrer zerebralen Repräsentanz derartig fest an das Reothym gebunden bleiben, daß sie mit zwanghafter Pedanterie immer wieder nach Herstellung in gleicher Form drängt. Der Ordnungszwang des Neurotikers zeigt sich auch in einem erhöhten Bedeutungscharakter der Zahl und in einer Neigung zur Herstellung serialer Gebilde in Form verschiedener Sammlerleidenschaften.

Wenn nun auch beim neurotischen Charakter so wie beim hysterischen verschiedene Zellmuster durch sehr periphere, anscheinend belanglose und „zufällige" Merkmale aneinandergekoppelt werden können, so erfahren sie beim neurotischen Charakter durch den viel ausgiebigeren und wirksameren reothymalen Anschluß eine kortikale Interpretierung: Durch die eingeschaltete Kortikalfunktion wird eine kritische Stellungnahme bezogen und die durch den bedingten Reflex ausgelöste Erscheinung nicht in naiver Unbekümmertheit hingenommen, sondern nach Ursache und Wirkung aufgelöst und rationalisiert.

Auf solcher Intellektualisierung bedingter Reflexe ist u. a. ein Großteil der psychoanalytischen Theorie aufgebaut: Wenn jemand gelegentlich eines Besuches vor der fremden Wohnungstür irrtümlich den Schlüsselbund aus der Tasche zieht, so geschieht dies offenbar deshalb, weil die Situation vor geschlossener Tür und der Griff nach dem Schlüssel durch jahrelange Korrelation (Bedingung) einen Zellmusterkomplex geschaffen hat, der den bedingten Reflex zur Folge hat.

Diese gehirnphysiologische Tatsache erhält dann in der Struktur eines neurotischen Charakters durch den reothymal-kortikalen Anschluß eine selbstanalytische Interpretation. Der Neurotiker gelangt so zu folgender Deutung und rationalisierender Motivierung, also psychologisierender Interpretation: Er zieht den Schlüssel deshalb aus der Tasche, weil er *eigentlich* (d. h. in seinem „Unterbewußtsein") lieber an der Tür seiner eigenen Wohnung stehen möchte, statt diesen (wenn auch nur „unbewußt") unangenehmen Besuch zu machen. So kommt der Psychoanalytiker zu dem Schluß, das Herausziehen des Schlüssels sei ein Symbol für einen verdrängten Wunsch. Nach diesem Muster werden alle sogenannten *Fehlleistungen* im psychoanalytischen Gedankenwege fehlgedeutet, wobei an Zellmusterkoinzidenzen verschiedenster Art analoge Rationalisierungen vorgenommen werden, die unter Umständen auch zu ausgedehnten Systemen paranoider Färbung ausgeweitet werden können.

Der hier aufgezeigte Gegensatz in der Herstellung bedingter Reflexe wird sich in einem gegebenen Einzelfall sicher nicht als absolut gültig erweisen und sämtliche Verhaltensweisen zutreffend bestimmen. Doch kann die Gegensätzlichkeit so weit verallgemeinert werden, daß sich behaupten läßt: Während beim „hysterischen" Charakter die bedingten Reflexe leichter auf katathymem, viel schwieriger jedoch auf kortikalem Weg hergestellt werden, so liegt es beim „neurotischen" Charakter gerade umgekehrt: bedingte Reflexe lassen sich leichter willkürlich, auf kortikalem Weg erzeugen und haften an einem starren, weniger flexiblen Reothym, führen daher zur Beengtheit und Zwanghaftigkeit des „neurotischen" Verhaltens.

Als die allgemeine gehirnphysiologische Ursache aller Charakterdeviationen muß ein Reifungsmangel, ein Kortisierungsrückstand angenommen werden. Jede Dekortisierung, auch wenn sie partiell erfolgt, bedeutet eine Lockerung im Gefüge der Persönlichkeit. Es wird daher von der Lokalisation und von der Ausdehnung des dekortisierten Bezirkes abhängen, welches psychische Symptomenbild, welche Charakterform jeweils zustande kommt. Wenn durch die vorwiegend thalamische Dekortisierung auch ein annähernd abgegrenztes Zustandsbild entsteht, das durch den immerhin noch sehr weiten Begriff des „hysterischen" Charakters umrissen ist, so können doch durch die Beteiligung anderer Teilkortisierungen die charakteristischen Symptome verwischt werden. Obwohl sich zum Beispiel unter den „hysterischen Charakteren" vorwiegend die affektiv überschwenglichen mit ihren expansiven und homothymen Umweltbeziehungen finden, so zeigt doch wiederum der Fall 39 (S. 129) eine Form derart autistischer Einengung, daß man im Zweifel sein kann, ob man ihn nicht wegen des an sich kohärenten Teilreothyms geschäftlicher Tüchtigkeit und wegen der unter dem Begriff „körperlicher Autismus" zusammengefaßten Symptome persönlicher Einengung als „neurotischen" Charakter oder gar wegen der überwertigen Idee ihres Opferlebens als Form eines paranoiden Zustandes auffassen sollte.

Man sieht, daß verschiedene Bezeichnungen aus der psychiatrischen Nomenklatur für *ein* bestimmtes Persönlichkeitsbild möglich sind und daß dieses erst durch die Herausstellung seiner relevanten Radikale, durch Aufbau und Struktur seines Reothyms eindeutig erfaßt werden kann, wobei dann die psychiatrische Diagnose infolge der Verschwommenheit ihrer Grenzen nebensächlich und belanglos ist.

Vergleicht man das „hysterische" Charakterbild mit einer symptomreichen Schizophrenie, so sind Ähnlichkeiten unverkennbar. Die „hysterischen" Enthemmungen mit den Affektausbrüchen erinnern an die unmotivierten Raptusanfälle der Schizophrenie. In der Maniertheit des schizophrenen Gehabens karikiert sich die Übertriebenheit und posierende Theatralik der „hysterischen" Ausdrucksformen. Der starke Phasenwechsel der „hysterischen" Verstimmungen hat Ähnlichkeit mit dem Persönlichkeitswechsel der Schizophrenen. In den Phantasien der „Hysteriker" kann man die Ansätze halluzinatorischer Mechanismen erkennen und in den hysterischen Krankheitsproduktionen den Keim einer schizophrenen Wahnbildung. Diese erscheint auch in den paranoiden Reaktionen der „Hysteriker" in ihren Fehleinstellungen, Beeinträchtigungsgefühlen und Beziehungsideen.

Die so weit gehende Analogie erstreckt sich auch auf das Gebiet der Konstitution. Da wie dort finden sich Typen inkretorischer Störung: maskuline Frauen, feminine Männer, besonders häufig Infantilismen und pluriglanduläre Störungen. Auch die Frigidität und die heterosexuellen Triebrichtungen verbinden die beiden Zustände und zuletzt auch die Tatsache, daß sie beide das hauptsächlichste Jagdgebiet psychoanalytischer Deutungskunst sind.

Man kann also rein symptomatisch den „hysterischen" Charakter als eine abortive, abgemilderte Form der Schizophrenie auffassen, um so mehr, als die ganz schweren „hysterischen" Charakterveränderungen von Schizophrenien kaum mehr zu unterscheiden und nicht selten Gegenstand diagnostischer Diskussionen sind.

Das Kausalitätsbedürfnis verlockt die Menschen immer wieder, für die abnormen Ausdruckserscheinungen der „hysterischen" Zustandsbilder ganz so wie für die „neurotischen" Symptome Ursachen aufzudecken. Begreiflicherweise findet man auch bei der Durchforschung „hysterischer" Lebensläufe verschiedene Erlebnisse, die mit dem hysterischen Zustandsbild irrigerweise in einen ursächlichen Zusammenhang gebracht werden. Hier werden Ursache und Wirkung verwechselt. Die Hysterie wird nicht durch die Erlebnisse geschaffen, vielmehr werden Erlebnisse auch banaler Art bei „hysterisch" veranlagten Menschen abnorme Wirkungen entfalten. Nicht der kleine Schmetterling ist schuld, daß die „Hysterische" in wilde Raserei verfällt, sondern die „hysterische" Apparatur ihres Gangliensystems, ihre niedere Reizschwelle und ihre homothymen Globalreaktionen.

Abschließend soll festgestellt werden:

Die Hysterie ist keine Krankheit, sie ist auch kein psychodynamisches Reaktionsprodukt auf besondere Erlebnisse, insbesondere kein Erzeugnis „unbewußter" Triebgestaltung, sondern sie ist ein Zustand infantiler Hemmungsbildung (Genostase), der die Reaktionsform der kindlichen Homothymie in verschiedenen Funktionsbereichen beibehalten hat. Durch die Persistenz des kindlichen Verhaltens im erwachsenen Körper werden abnorme Persönlichkeitsbilder aller Art erzeugt. Die jeweilige Erscheinungsform ist durch die Lokalisation des Dekortisierungsbezirkes bestimmt. Die „hysterische" Reaktionsweise ist also ein Symptom mangelhafter Reifung. In diesem Sinn kann man wohl bei jedem Menschen vereinzelte „hysterische" Reaktionen entdecken, so daß man den Satz wagen kann: „Jeder Mensch ist in *dem* Ausmaß „hysterisch", als er in seiner altersgemäßen Reifung rückständig ist."

3. Die Epilepsie und der epileptische Charakter

Epileptische Anfälle wurden schon bei mehreren der beschriebenen Fälle verzeichnet. In der medizinischen Literatur sind Anfallsformen beschrieben, welche als „hysterisch" bezeichnet werden. Es wurde versucht zu zeigen, daß die klinische Symptomatik nicht ausreicht, einen eindeutigen Unterschied zwischen den sogenannten hysterischen und den epileptischen Anfällen erkennen zu lassen. Der klassische epileptische Anfall beginnt mit einer wechselnden Sensation (Aura) verschiedener Sinnesorgane (Sehen roter Scheiben, prickelnde Hautgefühle, Ausrufe, Schreien), setzt sich in den tonisch-klonischen Krämpfen fort, wobei Pupillenstarre besteht, meist Zungenbiß und Harnabgang erfolgt, worauf er mit Schlaf, Müdigkeit oder Kopfschmerz abschließt. Die Anfälle erfolgen in wechselnden Perioden.

Nicht immer bietet der Anfall das gleiche Bild. Dieses kann durch verschiedene vegetative Erscheinungen, durch affektive Erregungen oder gestenhafte Ausdrucksformen (theatralischer Art) variiert werden. Es kann dann so aussehen, als wäre der Anfall absichtlich gespielt, besonders wenn er in einer Situation erfolgt, aus der die „Flucht in den Anfall" sichtlichen Vorteil bringt. In solchen Fällen entspinnt sich immer ein diagnostisches Dilemma, ob hier wirklich ein „organisch" bedingter Anfall vorliegt, ob dieser simuliert wird oder aber ob es ein solcher problematischer Hysterie-Anfall ist, von dem man annimmt, daß er durch einen „unbewußten, verdrängten" Affekt erzeugt wurde.

Es wurde früher (auf S. 92) gezeigt, daß ein hysterischer Charakter imstande ist, im teleskopartigen Erlebnisfeld, bei reothymaler Einengung, einen Anfall zu erzeugen.

Der eidetisch *vorgestellte* Anfall kann durch homothyme Integration mit dessen Vollzug tatsächlich realisiert werden, wobei die Erregung aus dem Zellmuster der Vorstellung in die vegetativen und motorischen Erfolgsorgane einfließt. Es kann also vom Hysteriker ein willkürlich als Vorstellung eingeleiteter Anfall in echter Ablaufsform fortgesetzt werden. Nur in dieser Form kann die Existenz eines hysterischen Anfalles verstanden werden, nie aber als Konversionsergebnis verdrängter Erlebnisse, im Sinne der psychodynamischen Auffassung der Psychoanalyse.

Diese Form des „hysterischen" Anfalles ist ganz eindeutig eine Simulation, nur daß diese nicht als verbale Vortäuschung einer Krankheit erfolgt, sondern vermöge der besonderen psychosomatischen Fähigkeiten des hysterischen Charakters als dramatisierter Vollzug. Die dabei dem hysterischen Charakter zur Verfügung stehende Anfallsbereitschaft aber muß dem epileptoiden Symptomenkreis zugerechnet werden.

In den „kleinen" Anfällen (petit mal) und den „Absencen" erscheint der epileptische Anfall auf eine Kümmerform reduziert. Hier besteht lediglich eine sekundenlang dauernde Bewußtlosigkeit. Die Bewußtlosigkeit ist das Wesentliche der epileptischen Erkrankung. Es wird für einen Zeitraum die *Kontinuität* des Bewußtseins unterbrochen, so daß eine Bewußtseinslücke entsteht. Solche Lücken bleiben entweder leer wie in der Absence, oder aber sie sind erfüllt mit den verschiedensten zerebralen Abläufen, die jedoch vom Bewußtsein nicht erfaßt, daher nachträglich nicht erinnert werden können. Es fehlt ihnen der Zusammenhang mit dem Reothym. Die Bewußtseinslücken können verschiedene zeitliche Ausdehnung haben. Von sekundenlanger Dauer schwankt ihre Größe bis zu Stunden, Tagen und Wochen. Der Inhalt der Bewußtseinslücken schwankt von der vollkommenen Leere in der Absence bis zu den lang dauernden Dämmerzuständen, in denen triebhafte Impulse zum Durchbruch kommen und, abgeschnitten vom Bewußtsein, losgelöst vom Reothym, Handlungen begangen werden, für die keine Verantwortlichkeit besteht und die auch der Amnesie verfallen, d. h. nicht erinnert werden können. In solchen Ausnahmezuständen können grausamste Verbrechen begangen werden, Brandstiftungen, Lustmorde, Selbstmorde, exhibitionistische Akte. Das triebhafte Durchgehen von Kindern kann gelegentlich als Dämmerzustand (S. 144) aufzufassen sein.

Manche Formen von Masturbation im Kleinkindalter sind epileptische Äquivalente. Die Kinder sind plötzlich ganz rot, echauffiert, sind nicht ansprechbar, auch der Blick ist glasig und starr, wobei es zu masturbatorischen Bewegungen kommt, die als zentraler Automatismus ähnlich einem Anfall ablaufen und in Verkennung des Zustandes oft für sexuelle Vergehen gehalten und grausam bestraft werden. Ein mehrmaliges Schlucken, ein Lachoder Weinanfall kann eine epileptische Bewußtseinslücke erfüllen und als Äquivalent auftreten.

Das „deja vue", jener ganz kurze Ausnahmezustand, der bei Ermüdung oft, auch bei Gesunden, auftritt, besteht in dem Eindruck, als hätte man die

Gegenwartssituation schon einmal in ganz gleicher Form erlebt, und ist wohl auch als Absence-Zustand aufzufassen (S. 59). Die Tatsache des „deja vue" wird von Okkultisten zum Beweis für die Reinkarnation irrtümlich herangezogen, indem sie den fremdartigen Inhalt der Absence als Erinnerung an ein früheres Leben auffassen.

Die Zugehörigkeit dieses Zustandes zum Gebiet epileptischer Störungen beleuchtet folgender Fall: Eine Frau hat mit 20 Jahren häufig wiederkehrende Erscheinungen von „deja vue", meist in Form von Landschaftsbildern. Später treten Anfälle von traumartigen Zuständen auf, in denen die Umgebung auf wenige Sekunden den Charakter der Wirklichkeit verliert und traumhaft empfunden wird. Diese Sensation ist von unheimlichen Angstgefühlen begleitet.

Mit 30 Jahren bekommt die Frau ganz klassische epileptische Anfälle. In Fall 13 (S. 59) wurde das „deja vue" bereits als Absence gedeutet in der Annahme, es sei für einen Sekundenbruchteil das Bewußtsein erloschen, wobei aber die Eindrücke der Umgebung aufgenommen wurden. Bei Wiedereinsetzen des Bewußtseins werden die Spuren dieser Eindrücke vom Bewußtsein noch erfaßt, wodurch der Charakter des Erinnerns entsteht. Der hier zitierte Fall läßt auch noch eine andere Auslegung zu. Es wäre denkbar, daß die „deja-vue"-Sensation nur eine abgekürzte Form der späteren „Traumanfälle" ist, daß also die Wirklichkeit für einen Augenblick ihren Realitätscharakter verliert und dann wie ein Traum erinnert wird. In dieser Auffassung gewinnt der epileptische Zustand den Charakter eines schizophrenen Symptoms. Man denke sich solche Entfremdung in größerem Ausmaß, dann müßte man das Zustandsbild eindeutig als Schizophrenie bezeichnen. Man könnte meinen: Wenn also die „Wirklichkeitsfunktion" des Reothyms augenblicksweise aussetzt, entsteht ein epileptoider Zustand, besteht hingegen die Störung dauernd, dann ergibt sich das Bild der Schizophrenie.

Manchmal entsteht in einer Absence das Gefühl, als stünde jemand hinter einem. Nicht selten kommen exhibitionistische Akte in solchen Zuständen vor, auch Brandstiftung. Im Laufe der Zeit können die kleinen Anfälle schwinden, manchmal entwickeln sich aus ihnen große Anfälle. Im Verlauf der epileptischen Erkrankung vollzieht sich nicht selten ein geistiger Abbauprozeß.

Fall 43. Ein vierzehnjähriger Bub, etwas infantil, sieht aus wie zwölfjährig. Pechschwarzes Haar über einem elfenbeinfarbenen Gesicht von feinstem Schnitt. Das Gebiß ist besonders stark mit auswärts gestellten Eckzähnen, die der Mundpartie ein besonderes Relief geben. Die Hände sind von einer besonders feinen, mädchenhaften Bauart, denen man die künstlerische Fähigkeit sofort zumutet. Es besteht eine überzählige Brustwarze. Ein ganz feiner, vielleicht überzüchteter Psychopathentyp. Der Bub lernt gut, war nie auffällig. Eines Tages geht er in Gegenwart der Mutter vom Schreibtisch weg in vollkommen indifferenter Stimmung, um das Klosett aufzusuchen. Da er lang ausbleibt, geht seine Mutter nachsehen, findet das Badezimmer versperrt. Da er nicht öffnet, wird gewaltsam gesprengt. Er liegt stöhnend auf dem Boden, an der Seite seiner Lederhose, kaum bei Bewußtsein. Man entdeckt Strangulationsfurchen am Hals und den abgerissenen Hosenriemen an der Rohrleitung. Kein Zweifel, daß er den Versuch gemacht hat, sich zu erhängen, und nur durch das Abreißen des Riemens gerettet wurde. Es gab für diese Tat keine Erklärung. Der Bub hatte weder vorher noch nachher die Absicht, sich zu töten, es gab keine Konflikte. Nachher bestand nicht die geringste Erinnerung an diesen Vorfall. Einige Monate später beginnt er während des Unterrichtes plötzlich ganz unheimlich zu grinsen und gibt keine Antwort. Nach 14 Tagen wiederholt sich der Zustand. Nach weiteren 14 Tagen schickt ihn die Mutter um ein Glas Wasser. Kaum ist er zur Tür hinaus, hört die Mutter einen Schrei und sieht den Buben in einem klassischen Epilepsieanfall verkrampft.

Von da ab wiederholen sich die Anfälle periodisch. Er zeigt sich in späterer Entwicklung als künstlerisch außerordentlich begabt, sowohl in malerischer, kunstgewerblicher als auch literarischer Art. Mit etwa 25 Jahren blieben die Anfälle aus.

Offenbar hat dieser Bub den Selbstmordversuch in einem epileptoiden Dämmerzustand begangen, wie sich aus dem weiteren Verlauf, aus der Erinnerungslosigkeit (Amnesie) und aus analogen Fällen schließen läßt. Die Verbindung der Epilepsie mit Sonderbegabungen ist nicht selten. Auch aus der Geschichte sind Namen bedeutender Epileptiker bekannt (Dostojewskij, Napoleon, Apostel Paulus, Mohammed). Die Begabungen erklären sich aus leichten Dekortisierungen (Genostase), welche gestaltender Triebentfaltung erhöhte Freiheit geben. Oft sind solche epileptoide Produktionen von paranoiden Komplexen gespeist. So entstehen phantastische „Erfinder".

Fall 44. Ein vierzehnjähriger Bub litt an einer Zwangsneurose mit quälenden Mordimpulsen und an epileptischen Anfällen. Von seinem 15. bis zu seinem 35. Lebensjahr verbringt er seine ganze Freizeit mit der Herstellung eines Perpetuum mobile, welcher Idee er sein ganzes Geld opfert.

Fall 45. Ein anderer Gleichaltriger, ebenfalls mit großen epileptischen Anfällen und sehr ausgeprägter epileptischer Charakterveränderung sowie von jener blaßpastösen Konstitution, die man bei Epileptikern häufig findet, hat sich immer mit Erfinderideen befaßt. Immer sah man ihn mit großer Mappe, in denen die verschiedensten Entwürfe enthalten waren, umhergehen. In phrasenreichem Wortschwall suchte er sich Opfer, die seinen Projekten zuhörten. Man lachte über den Phantasten, aber er machte in späteren Jahren doch allerhand kleine Erfindungen und technische Verbesserungen, die er wohl in etwas hochstaplerischer Art aufzubauschen pflegte, von denen er aber doch leben konnte.

Fall 46. Gefährlich sind andere Verlaufsformen: Ein achtjähriger Bub, dessen Eltern luetisch erkrankt waren, hat seit seinem zehnten Lebensjahre epileptische Anfälle. Er ist Kellner, immer etwas verdämmert, leidet an Bettnässen und somnambulen Zuständen, wirft eine Dame auf der Straße zu Boden, um sie zu vergewaltigen, was ihm jedoch mißlingt.

Fall 47. Ein siebzehnjähriger Epileptiker hat seine Mutter im Dämmerzustand erstochen und wurde vom Sondergericht zum Tode verurteilt.

Fall 48. Sechsjähriger Bub, mollig, mit amorartigem Rundbackengesicht und edlem Körper, der in ganz klassischen Proportionen gebaut ist, mit blonden Locken, blauen Augen. Er leidet seit dem vierten Lebensjahr an epileptischen Anfällen. Ohne jede Scheu, ohne jedes Distanzgefühl, in der Schule undisziplinierbar. Geht vom Platz, schlägt die Kinder, spuckt über mehrere Bänke hinweg. Während der ärztlichen Untersuchung nimmt er das Hörrohr vom Tisch und legt es der Fürsorgerin horchend an die Wade. Rennt plötzlich zur Wasserleitung und dreht den Hahn auf. Man muß alles aus dem Weg räumen, denn er greift alles an und wirft damit. Ist der Lehrer aber streng hinter ihm, dann kann er alles mit ihm machen. Er läßt sich widerspruchslos von jeder Beschäftigung wegschieben, macht auf Kommando die fadesten Turnübungen, ist fast wie Wachs in den Händen. Aber losgelassen, schießt er sofort in gehetzter Hast umher, überall Unfug stiftend.

10 Jahre: Überdimensional groß, fällt dadurch aus dem Klassenrahmen Gleichaltriger heraus, Lernerfolg gut. Brille, stark kurzsichtig, astigmatisch, sehr gutmütig, verschenkt gern, sammelt Bilder und Schachteln, stärkstes Nägelbeißen, dreht sich in seiner Nervosität alle Knöpfe ab.

14 Jahre: Voluminös, weibische Fülle, die Anmut ist weg. Leerer Blick mit leicht verschlafener Trübung. Läppisches Lachen, sehr schöne Schrift. Er grast die Geschäfte nach Prospekten ab, die er der Größe nach ordnet. Alle vier Wochen ein Anfall.

16 Jahre: Aus der Hauptschule ausgetreten mit ganz gutem Zeugnis, eine große, massige Erscheinung. Die erethische Unruhe ist verschwunden. Rechnen sehr gut, weiß viel geometrische Formeln. Sammelt immer noch allerhand. Das Gesicht ist

von kindlicher Plastik, fettumwachsen wie ein vergrößertes Säuglingsgesicht. Der Körper ist eine amorphe Riesenmasse.

19 Jahre: Geht in Gasthäuser Zeitungen verkaufen, ruft seine Zeitungen mit monotoner, stereotyper Stimme aus. Im Verkehr sehr formell, große Geste, großspurige Reden, hat sich den reichsdeutschen Jargon angewöhnt.

Dieser Fall bietet ein Bild, wie es als postenzephalitische Störung nicht selten ist. Im Laufe der Zeit entwickelt sich aus einem gut geformten Körper eine fettdysplastische Monstrosität. Er ist trotz guter Schulleistungen nicht berufsfähig und wird Zeitungskolporteur, aber auch da ist er in seiner Ruhelosigkeit nicht an einen Standplatz fixiert, sondern rennt in die Wirtshäuser. In diesem Beruf finden sich viele derartige Typen, sowohl Epileptiker als auch Enzephalitiker, Paranoide usw. Die Stereotypie des monotonen Ausrufens ist ihnen eine adäquate Entladung.

Es läßt sich hier nicht entscheiden, was primär ist, die Anfälle oder die psychische Störung. Die inkretorische Störung hängt wohl sicherlich mit einer zerebralen Veränderung zusammen. Man sieht an diesem Fall, daß die drei Symptomgruppen *enzephalitische Stigmen* (Erethismus, Distanzlosigkeit, Disziplinlosigkeit, Nägelbeißen), *inkretorische Störungen* und *epileptische Symptome* vermutlich ganz gleichwertige Äußerungen *einer* Grundstörung sind. Keineswegs ist mit der Bezeichnung „Epilepsie" das Zustandsbild erschöpfend gekennzeichnet.

Es sei hier an den Fall 36 (S. 125) erinnert: Ein siebenjähriger, zarterer Bub vom Land bekommt Anfälle, jedoch nur, wenn man ihm unvermutet einen kleinen Klaps auf das Hinterhaupt gibt. Dann macht er einen überraschenden Sprung nach rückwärts, versteift die Arme, ballt die Fäuste und wirft sich hin. Wegen der prompten Auslösbarkeit der Anfälle und wegen des fast willkürlichen Aussehens werden sie fälschlich als hysterisch bezeichnet. Der Bub ist linkshändig, der Blick zeigt den starken Glanz enzephalitischer Augen, die Sprache ist häsitierend (in die Länge gezogen). Mit zwölf Jahren ist der Bub in einem Zustand gehäufter Anfälle (Status epilepticus) gestorben.

Der Fall ist ein Hinweis auf die Vielfältigkeit der Erscheinungsformen epileptischer Anfälle und auf die Möglichkeit einer exogenen Auslösung, die leicht zur Diagnose der Hysterie verlocken kann.

Im Verlauf chronischer Epilepsie treten auch direkt Geisteskrankheiten auf, Halluzinationen oder auch paranoide Zustände mit Wahnideen.

Auf körperlichem Gebiet kommen ähnliche Konstitutionen vor wie auch bei anderen zerebralen Störungen. Häufig ist die pastöse Beschaffenheit der Haut mit starker Seborrhoe (Talgabsonderung) verbunden. Fettdysplastische Formen, Infantilismen, heterosexuelle Typen, Schädelverbildungen, Degenerationszeichen lassen sich häufig ohne erkennbare gesetzmäßige Korrelation feststellen. Sehr charakteristisch ist der epileptische Blick: Die Iris ist verschmiert, ihr oberes Segment wird durch das Augenlid oft abgeschnitten, so daß das untere Augenweiß sichtbar wird. Der Blick scheint verschlafen und in die Ferne gerichtet, ohne Fixationskraft. Oft sieht man Strumen (Schilddrüsenvergrößerungen). Auffällig ist oft die Verlangsamung des ganzen Bewegungsablaufes mit besonderer Beteiligung der Sprache, die in ihrer faden Gedehntheit „häsitierend" genannt wird. Der epileptische Charakter wird als „klebrig" bezeichnet, denn der Epileptiker löst sich schwer von eingenommenen Situationen, die Gespräche können oft nicht abgebrochen werden, Abschiedszeremonien ziehen sich endlos hin, die zum Gruß gereichte Hand wird nicht mehr losgelassen, Grußformeln wiederholen sich viele Male. Es kommt leicht zur Bildung von Gewohnheiten, die dann sehr zäh festgehalten werden. Bei Kindern erhält sich das Daumenlutschen vor dem Einschlafen bis in späte Jahre. Ein schon Sechzehnjähriger, der gelegentlich einer Krankheit sein Frühstück durch einen Strohhalm bekommen hatte, wollte jahrelang von dieser Gewohnheit nicht mehr lassen. Ein Schulwechsel stößt ebenso wie Kleiderwechsel auf größte Schwierigkeiten. Eine Speise, die noch nie gegessen wurde, wird hartnäckig abgelehnt.

Diese Tendenz des Epileptikers zur Beharrung auf allen psychischen Gebieten, in seinen Neigungen und Gewohnheiten, in der Sprache und in der Motorik gehört in den *katatonen Symptomenkomplex*, wie er auch bei der Enzephalitis, bei der Schizophrenie und bei anderen zerebralen Prozessen anzutreffen ist. Er ist also nicht für ein bestimmtes Krankheitsbild spezifisch.

Man denkt bei der Erörterung der Katatonie an jene Bewegungsstörung bei Encephalitis lethargica, die auf eine Veränderung im Pallidum zurückgeführt wird. Diese äußert sich als Bewegungsverarmung und Versteifung der gesamten Motorik. Dabei ist auffällig, daß diese versteinerte Motorik in überraschender Weise ganz plötzlich von irgendeiner Impulshandlung durchbrochen werden kann, daß z. B. ein ganz katatoner Enzephalitiker, der wie eine steife Puppe stakend daherwandelt, plötzlich auf einen fahrenden Straßenbahnwagen aufspringt mit einer Behendigkeit, als wäre seine Motorik mit einem Male völlig gelöst. In solcher Art können alle katatonen Zustände von irgendwelchen unerwarteten Erregungen durchbrochen werden (Fall 29, S. 123).

Der Begriff Katatonie darf auch auf die erstarrte Haltung der „Heiligen" angewendet werden, die ihre Seele in eine Ekstase getrieben haben und entrückt in gottnaher Versunkenheit ihrem wesenlosen Körper förmlich entschwebt sind. Kataton ist auch der Zustand der Fakire, die regungslos einige Tage unter der Erde begraben liegen, und ebenso kataton ist der Hypnotisierte, der, fasziniert durch die fremde Person, den ganzen Tonus im Körper zurückhält und unter Ausschaltung aller eigenen Aktivität ein Spiel fremden Willens geworden ist. Kataton ist auch der Prediger mit seiner verspannten Haltung, seinen stereotypen manierierten Gesten und dem Leierrhythmus seiner Rede. Aber auch der Zuhörer ist kataton, der versteinert und mit offengehaltenem Mund seiner Rede lauscht. Es gibt also eine Katatonie der Bewegung (Stereotypie) und eine Katatonie der Ruhe (Stupor). Kataton ist auch das Totstellen der Tiere in Todesangst. Katatonie entsteht also überall dort, wo die Motorik durch eine geänderte Tonusverteilung gehemmt ist und dem willkürlichen Einfluß entzogen ist, entweder durch einen überstarken Affekt der Angst, der Verzückung, der Fasziniertheit oder aber durch eine organische Störung jenes zentralen Gebietes, das die Tonusverteilung im Körper zu regeln hat (Pallidum).

Da dem Katatonen die Motorik des Ausdrucks, die Mimik und Gestik nicht zur Verfügung steht, ist sein Innenleben schwer zu beurteilen und führt leicht zu Täuschungen. Schizophrene, die scheinbar ganz der Außenwelt abgekehrt, ohne jede Äußerung in Sprache oder Mimik, ohne jede psychische Reaktion wochenlang in diesem katatonen Zustand verharren, können nach Lösung der Katatonie oft über alle Einzelheiten berichten, die sich während dieser Zeit in ihrer Umgebung abgespielt haben, und peinlicherweise alle taktlosen Äußerungen wiederholen, die unvorsichtigerweise in Verkennung des Zustandes an ihrem Krankenbett gefallen sind.

Hinübergreifend in das Reich normaler Charakterologie finden wir die Katatonie als verstärkte Beharrungstendenz in Form des *Eigensinns* und in Form der *Faulheit* oder in Form der *Trägheit*, wenn ein in Gang gebrachter Mechanismus kataton weitergeführt wird.

Der Charakter des Epileptikers wird oft irrigerweise als „falsch" beschrieben. Man sagt, er könne mit frömmelnder Miene ein Gebet verrichten, indes er schon hinter seinem Rücken die Faust zum Angriff balle. Diese Darstellung ist wohl unrichtig. Der Epileptiker neigt in katatoner Art zur Beharrung, es fehlen dann bei jeder Veränderung die fließenden Übergänge (Fall 5, S. 45). Dieser Mangel an weichen Übergängen zeigt sich in der Motorik am Fehlen der Grazie, an der Eckigkeit aller Bewegungen. Jeder katatone Zustand wird nur ruckartig unterbrochen. Das zeigt sich auch bei den katatonen Formen der Schizophrenie. Aus der unbewegten Starre der Katatonie bricht ganz plötzlich und eruptiv ein Affekt, der dann nicht gebremst werden kann. Der Epileptiker ballt also keineswegs schon während seiner frömmelnden Stimmung die Faust, sondern seine katatone Frömmelei wird durch einen einschießenden Affekt elementar durchbrochen, so daß der weiche Übergang der Affektzustände fehlt. Ganz im Gegensatz zur Falschheit ist der Epileptiker von jener auch den postenzephalitischen Zustandsbildern eigentümlichen „pathologischen Aufrichtigkeit", so daß er als schamlos und taktlos bezeichnet werden muß, wenn er z. B. in Gegenwart Fremder seine körperlichen Zustände und Mängel mit unverdeckter Realitätstreue beschreibt. Er ist geradezu ein enfant terrible in seiner rücksichtslosen Berichterstattung familiärer Intimitäten. Bei höherstehenden, intelligenten Epileptikern besteht auch volle Einsicht in ihre besondere Art. Das zeigt der folgende Ausschnitt eines Gespräches mit einem akademisch graduierten Epileptiker:

(Im gedehnten „Graf-Bobby-Jargon" :) „Es gibt halt bei mir immer Konflikte, weil ich halt gar nichts bei mir behalten kann und alles gleich weitersag, und das macht mich halt so unbeliebt. Und dann auch, daß ich mich allen Leuten aufdränge und ihnen lästig falle. Unlängst, da hab ich ein Mädel mit Du angesprochen, die war natürlich gleich beleidigt und hat ganz empört gefragt, wieso wir denn per Du sind. Na ja, und daß ich so patschert bin, das ist ja auch richtig, oft rufen mir die Buben auf der Straße nach: ‚Schauts, wie der den Hut auf hat!' Viel ist natürlich auch mein junges Gsichtel schuld, da kann ich mir halt keinen Respekt verschaffen, und mit den Gedanken ist es ja auch dasselbe. Ich habe ja sehr gute Gedanken oft, aber ich kann sie halt nicht so formulieren, daß der andere zuhört . . . Ich bemühe mich immer, mitleidig zu sein, z. B. würde ich nie einen Käfer zum Fenster hinauswerfen, denn dann würde mich die Vorstellung quälen, daß er vielleicht auf den Rücken gefallen ist und leiden könnte. Und dann würde mich die Angst quälen, daß ich dadurch eine Schuld auf mich lade und daß ich das einmal werde büßen müssen. Dagegen kann ich einen Käfer auf dem Weg ohneweiters zertreten, denn wenn er tot ist, spürt er ja nichts, und da kann ich nicht mit Schuld beladen werden."

Man sieht hier die ganz rührend naiv aufrichtige Darstellung seiner läppischen Art, seines unmännlichen Gehabens, ganz fern jeder Beschönigung. Derartige Selbsterkenntnisse entwickelt er vor jedermann, nicht etwa nur in der Stimmung eines persönlichen Kontaktes. Man erkennt auch, wie seine anscheinend gefühlvolle Mitleiderregung nicht thymogen, nicht gefühlsentsprungen, sondern rein verstandesmäßig und egoistisch zustande kommt. Charakteristisch ist in seiner Rede, die sehr monoton abläuft, das häufige Flickwort „halt" eingestreut. Dieses „halt" kennzeichnet auch die freudlose, resignierte Stimmung, die sich seiner Rede aufprägt (s. Fall 12, S. 57).

Die Darstellung ohne Rücksicht auf die Umgebung, auf Ruf oder irgendeine Tendenz beruht auf Reothymmangel. In ähnlicher Form stellt die Hysterie (Fall 39, S. 129) ihr Erleben dar, nur ist dort mehr Gefühlsbeteiligung vorhanden, während hier rein intellektuelle, sachliche Beschreibung gegeben wird. Das zeigt sich sofort in der theatralischen, gefühlsreichen Modulation dort und in der monotonen Stereotypie hier. Aber in überraschender Weise

kann dieser ganz mechanische Sprechautomat in hervorragender Weise alle
möglichen Dialekte imitieren und Menschen in hervorragender Treue nach-
ahmen, nicht nur in der Sprache, sondern auch in der Bewegung. Dazu muß
man sich seine normale Motorik vergegenwärtigen: ein kleines, schmächtiges,
schnelles, hastiges Männchen, der Oberkörper und die Arme sind beim Gehen
ganz unbeteiligt und werden als unbewegte Masse von einem flinken, automatischen Gehwerk in raschem Tempo vorwärts geführt. Die Bewegungen
sind eckig, hampelmannartig. Beim Abschied entfernt er sich mit vielen
Faxen und Verbeugungen wie eine komische Theaterfigur beim Verlassen
der Bühne. Man würde es dieser steifen und eckigen Motorik nie zutrauen,
die Bewegungen anderer imitieren zu können, ebenso wie man der maschi-
nellen Sprache die Modulationsbreite einer parodistischen Begabung nicht
zumuten würde. Wie erklärt sich diese Möglichkeit? Eben aus einem jener
überraschenden Durchbrüche durch katatone Zustände, wie wir sie oben
beschrieben haben. Die Katatonie ist ein Symptom einer Reothymstörung.
Es ist nicht verwunderlich, wenn hier das Reothym (ein Stamm-Rindenzell-
muster) betroffen ist, da doch der Sitz der katatonen Störung in das Stammhirn zu verlegen ist. So erklärt sich, daß infolge mangelhafter Reothymfunktion das Persönlichkeitskontinuum leicht unterbrochen wird, sei es durch
einen Anfall, durch einen Dämmerzustand, durch einen Triebimpuls oder
durch eine abgeänderte persönliche Stellungnahme. Hier findet man die
gleiche Paradoxie, der man bei den postenzephalitischen *Parkinson*fällen be-
gegnet ist, daß ein kataton Versteifter, der kaum einer gewollten, also kortikal eingeleiteten Bewegung fähig ist, plötzlich vollkommen gelöst erscheint,
wenn der Impuls aus thalamischem Gebiet entspringt (Fall 26, S. 120). Es scheint
ein gewisses Kompensationsverhältnis zwischen der kortikalen und thymogenen Motorik zu bestehen, zwischen Katatonie und besonderer Gelöstheit.

Die gleiche Unbeschwertheit und Hemmungslosigkeit, die es ihm ermöglicht, sein Leben vor aller Welt darzulegen, ermöglicht ihm auch die Darstellung beliebiger sprach- und bewegungsmotorischer Figuren. Dazu ist aber
noch eines erforderlich: ein hoher Grad von eidetischer Fähigkeit — und
diese besitzt er in ganz besonderem Maß, ja in jener fast pathologischen
Intensität, daß sie an halluzinatorische Darstellungskraft grenzt. Die Aus-
schaltbarkeit des Reothyms setzt ihn in die Lage rücksichtsloser, hemmungs-
freier Gestaltung. Die Sprache und Motorik treten in den Dienst seiner
eidetischen Erzeugnisse, begleiten als thymogene Mitbewegung seine fast
halluzinatorischen Vorstellungen und ergeben derart das Schauspiel.

Da wirft sich folgende Frage auf: Warum ist seine spontane Sprache
nicht so wie bei anderen Eidetikern lebendig, einfühlend, voll von dramati-
scher und plastischer Mimik und Gestik? Das Beherrschende des epileptischen Wesens ist die kataton-stereotype Gesamthaltung. Durch sie wird auch
die Sprache monotonisiert und in einen starren Rhythmus gezwungen. Wird
aber der katatone Zustand durch ein Ereignis unterbrochen, so erfolgt eine
eruptive Entladung, ähnlich, wie es früher bei der katatonen Erregung beschrieben wurde. Wenn also durch den willensmäßigen Entschluß, eine bestimmte Person zu imitieren, die katatone Haltung zerrissen wird, dann
kann sich die Darstellung in reothymloser Ungebundenheit und eidetischer
Plastik gestalten. Also erst mit dem Durchbruch der katatonen Sperre wird
dem Epileptiker die Schauspielkraft verfügbar. Hier soll der Unterschied
des „epileptischen" vom „hysterischen" Schauspieler angedeutet werden. Bei
der Hysterie besteht eine starke, gefühlsmäßige Komponente durch enthemmte Teilnahme thalamischer Funktionen, welche die Darstellung gefühls-

reicher Gestalten ermöglicht. Hier hingegen, bei dem Mangel an Gefühlsleben, wird sich die Darstellung im wesentlichen auf die äußerlichen Funktionen der Sprache und Bewegung beschränken, ohne jede Beteiligung der Gefühlssphäre. Es werden also groteske und humoristische Darstellungen überwiegen. Man erinnere sich an den Fall 22 (S. 76), der aus einem Zustand der Angstneurose, die ja auch in das Gebiet der katatonen Sperrung fällt, und bei Mangel an thalamischer Funktion der „Outrant" geworden ist. Hysterie und Epilepsie sind Zustände, in denen reothymloses Erleben möglich ist. Der Epileptiker ist durch katatone Sperrung von seiner reothymlosen Schaubühne abgedrängt und gelangt erst durch Überwindung der katatonen Sperre zu ihr. Die Hysterie wird im Zustand der Reothymlosigkeit durch ihre thalamische Dekortisierung zu profuser Affektentwicklung befähigt.

Der Epileptiker zeigt eine ausgesprochene Neigung zur Religion. Doch keineswegs aus einem religiösen Gefühl. Ihm behagt die Monotonie des Betens, die litaneienhafte Melodie der liturgischen Formeln. Außerdem gefällt ihm das pompöse Zeremoniell als geheimnisvolle, sinn- und gefühlsentkleidete Äußerlichkeit. Schon als Kinder gehen die Epileptiker mit wahrer Besessenheit zur Messe, halten sich gern auf dem Friedhof auf und drängen sich zu Leichenbegängnissen. Sie sammeln gern allerhand, meist Sinnloses, Glänzendes, Farbiges, Wertloses. Wenn solche Kinder von ihren Spaziergängen heimkommen, haben sie ihre Taschen voll Sammelgut. Infolge ihrer Distanzlosigkeit bandeln sie auf der Straße mit allerhand Leuten an, betteln gern und sind allen Verführungen zugänglich. Sie haben Lust am Feuer, und diese spielt auch in den Träumen der Epileptiker und auch in der Aura der Anfälle eine Rolle, führt aber auch manchmal zu Brandlegung.

Der epileptische Charakter bietet durch die Symptome der Katatonie und Stereotypie sowie durch die Gefühlsstumpfheit mit der Schizophrenie Analogien. Auch die gelegentlichen Halluzinationen und Verwirrtheiten erzeugen manchmal Zustände, welche die Unterscheidung zwischen Schizophrenie und Dämmerzustand schwierig gestalten können. Im „deja vue" wurde auf S. 154 ein Symptom beschrieben, das mit gleichem Recht sowohl in die Schizophrenie als auch in die Epilepsie eingereiht werden kann.

Mit dem neurotischen Charakter hat der epileptische auch viel gemeinsam. Neurotische Zwangssymptome und epileptische Anfälle durchflechten sich oft in solcher Innigkeit, daß die Zustände nicht auseinanderzuhalten sind. Die Beziehungen des epileptischen Charakters zum hysterischen sind schon vielfach besprochen worden.

Epileptische Anfälle können nach jeder Gehirnstörung, also auch nach enzephalitischen Erkrankungen auftreten, entweder isoliert oder in Verbindung mit striopallidären oder thalamischen Dekortisierungen. Sie sind also eines der vielen Symptome der verschiedensten Gehirnstörungen. So zeigt sich auch hier beim epileptischen Charakter wiederum das Verfließen der einzelnen psychiatrischen Symptombilder ineinander und der Zusammenhang aller mit dem Bild der Schizophrenie.

Wesentlich für die Epilepsie ist eine Störung in der Funktion des Reothyms, und zwar dort, wo die Kontinuität des Bewußtseins unterbrochen werden kann. Es kommt also zu Bewußtseinslücken, in die subkortikale Abläufe treten können, in allen Formen vom motorischen Krampfanfall bis zum komplizierteren, ereignisreichen Dämmerzustand. Es können hier auch impulsive Erregungen entfacht werden, triebhaftes Wandern, Stehlen, Morden usw., aber auch geniale Einfälle musikalischer, erfinderischer, politischer Natur. An Stelle der Bewußtseinslücken können die Reothymschwankungen

zu Persönlichkeitsänderungen führen, oft von phasenhafter Wiederkehr, in
selteneren Fällen in der Form eines Doppellebens. Stimmungsschwankungen,
Launenhaftigkeit, aber auch körperliche Zustände, wie Migräne, periodische
Fieberattacken, Schmerzanfälle, auch manche Formen des Bettnässens werden häufig in den erweiterten Symptomenkreis epileptoider Zustände einbezogen.

Man könnte die Reihe der Charakterformen noch um eine ganze Anzahl
erweitern. Man könnte einen „paranoischen" Charakter darstellen, der die
Störungen der Eigenbeziehungen zur Grundlage hätte, dann einen „autistischen" Charakter, der die Loslösung des Ich von allen Umweltsbeziehungen
vordringlich ausgeprägt hat, man könnte den „manischen" Charakter mit der
Lockerung der Assoziationen, der heiteren Stimmungslage und expansiven
Ideenbildung beschreiben und dann sein Gegenteil, den „depressiven" Charakter, mit der traurigen Verstimmung, der Hemmung und Verlangsamung aller
Reaktionen und der Neigung zur Selbstvernichtung. Es ließe sich ein „schizoider" Charakter aufstellen mit gedanklicher und gefühlsmäßiger Verschroben-
heit und Unklarheit. Man könnte vom Gesichtspunkt der sexuellen Differenzierung einen „maskulinen" und einen „femininen" Charakter unterscheiden
und auch alle anderen sogenannten inkretorischen Störungen je einem besonderen Charakter zuordnen. Sehr verlockend wäre es, einen „infantilen"
Charakter zu zeichnen und an ihm die Erscheinungen der Eidetik und Homothymie mit den Beziehungen zum archaischen Menschen und der magischen
Denkweise zu erörtern.

Viele andere Charakterformen ließen sich noch aufzählen, doch sie würden das Problem noch mehr verwirren. Am Schluß jeder einzelnen Charakterdarstellung müßte man aber feststellen, daß Beziehungen zu allen anderen
vorhanden sind, die schließlich sämtlich in den universalen Symptomenkomplex der Schizophrenie einmünden. So ergibt sich schließlich die Tatsache, daß jede von der Norm abweichende Person Symptome oder eine bestimmte Kombination von Symptomen aus dem Erscheinungsbild der Schizophrenie aufweist, damit also in die allgemeine Gruppe dekortisierter Zustände einzureihen ist.

4. Die Schizophrenie

Man versuche, sich vorzustellen, es würde jemand aus einem Traum nicht
mehr erwachen, befände sich aber im Besitz ungestörter Bewegungsfähig-
keit und auch im Besitz wacher Sinnesorgane, so daß sich die Eindrücke der
Realität mit dem Traumvorgang vermischen, dann hätte man ungefähr das
Erlebnisbild eines Schizophrenen. Zwischen den Objekten der Wirklichkeit
würden die phantastischen Traumgestalten auftauchen. Die würden Angst
und Gruseln erzeugen. Es könnte die Empfindung entstehen, daß der Kopf
immer größer wird, daß der Körper zu fliegen beginnt. Längst Verstorbene
würden erscheinen und die ganze Welt böte das Bild unheimlicher Fremd-
heit. Aus solcher Mischung müßte sich in der Seele dieses Schlafwandlers
ein Zustand schwerer Verwirrtheit und Ratlosigkeit entwickeln. Ganz ähnlich gestaltet sich das Zustandsbild der Schizophrenie, das also ganz analog
dem Traumerlebnis aufgebaut ist.

Gelegentlich gelingt es, an erinnerten Träumen deren Vermischung mit
realen Elementen aufzudecken. Bekannt ist, daß bei den *Körperreizträumen*
ein realer Reiz in einen Traum hineinverarbeitet wird:

Es träumt jemand, der wegen einer Halsentzündung einen Umschlag um den Hals gelegt hat, daß ihn einer erwürgen will. Aufwachend aus dem Schlaf durch einen katarrhalischen Reiz erinnert sich ein anderer, eben von einem ganzen Berg kristallglasigen Schleimes, durch blutige Fäden geädert, geträumt zu haben. Der Reiz der Schleimhaut und das Bedürfnis, auszuspucken, hat das Traumbild erzeugt. Aber durch die schlafbedingte Ausschaltung des Realitätsgefühles (des Reothyms) wird die Vorstellung in überdimensionalen Massen erzeugt. Solche Verzerrungen der Realität gibt es in der Schizophrenie in reichlicher Fülle. Das legt nahe, daß bei der Schizophrenie die gleichen Funktionen fortfallen wie beim Schlaf.

Es träumt jemand: Ein scharf umrissener Fleck von der Größe eines Zehngroschenstückes; von dessen Rand gehen zeitweise größere und kleinere Fortsätze aus, die sich immer wieder zurückziehen und immer wieder ausstrecken. Der plötzlich erwachende Träumer kann eben noch feststellen, wie sein Traumbild unmittelbar übergeht in das schrille Läuten der Wohnungsklingel, die ihn aus dem Schlaf geweckt hat, und er kann auch noch nachbildartig feststellen, wie das Spiel der Fortsätze seines Traumbildes ganz analog der Rhythmik des Glockentones erfolgt ist, den der ungeduldige Läuter in immer stärkerer Intensität und mit immer kleineren Intervallen angeschlagen hat. Der Erwachte kann mit erlösender Deutlichkeit die Identität der optischen Traumgestalt mit dem in den Traum eingedrungenen realen Glokkenton feststellen. Es ist also hier im Traum ein akustischer Reiz zu optischer Darstellung gelangt. Die Struktur der akustischen Gestalt hat im optischen Gesichtsfeld eine sinnesspezifische Übersetzung erfahren, in der die an- und abschwellenden Tonstärken durch längere und kürzere Fortsätze des optischen Bildes ausgedrückt erscheinen. Durch den Schlaf scheint also die isolierende Funktion zwischen den einzelnen Sinnesfeldern aufgehoben zu sein. Man kann sich vorstellen, daß auf solchem Wege der *Synästhesie* die im Traum häufigen *Symbolbildungen* zustande kommen. Die meisten Erzeugnisse des Traumes beruhen auf solcher Verwischung der Sinnesgrenzen, indem eine Gestalt bald auf diesem, bald auf jenem Sinnesfeld ihre Darstellung erfährt. Die derart getroffene Wahl der Darstellungart ist aber nicht etwa das Ergebnis eines „unbewußten Wunsches", wie die Psychoanalyse lehrt, sondern das Produkt einer homothymen Persönlichkeit mit Homogenisierung der Sinnesgebiete. Es ist ähnlich wie das Kauderwelsch eines Polyglotten, der seine Begriffe bei herabgeminderter Aufmerksamkeit bald in dieser, bald in jener Sprache ausdrückt.

Ein derart synästhetisch in ein anderes Sinnesgebiet übersetzter Eindruck ist dann in dieser umgeprägten Gestalt gar nicht mehr erkennbar, besonders, wenn die der neu gebildeten Form zuspringenden Assoziationen die Morphologie des ursprünglichen Eindruckes vollkommen verwischen.

Ähnliche Symbolbildungen und Vorstellungswandlungen kommen nun auch in reichlicher Zahl im Krankheitsbild der Schizophrenie vor und bekräftigen dadurch die Analogie der Geisteskrankheit mit dem Traumerleben.

Wenn einer nun äußerte, er sehe beim Ertönen einer Glocke ein polypenartiges Gebilde, das seine Fangarme wechselnd ausstreckt und wieder einzieht, wird er zweifellos als schizophren erklärt werden, während das gleiche Erlebnis als Traumprodukt ein physiologischer Mechanismus ist. Man sieht, daß Traumprodukt und schizophrenes Symptom in gleicher Art aufgebaut sind.

Für das Zustandekommen eines derartigen Symptoms ist es gar nicht erforderlich, einen sich im „Unbewußten" abspielenden Mechanismus anzunehmen. Es erklärt sich einfach aus der mangelhaften Sonderung der einzelnen Sinnesgebiete und diese durch den Ausfall der Rindenstammverbindung, also des Reothyms, d. h. durch Dekortisierung, wodurch sich ein Zustand der Homothymie wiederherstellt. Dies gilt ebensowohl von der Schizophrenie wie vom Traum.

Im hypnagogen Zustand (vor dem Einschlafen) halluziniert ein Liegender eine vor ihm stehende Gestalt mit gekreuzten Beinen und mit hinter dem Kopf verschränkten Armen. Sich aus dem Halbschlaf reißend, identifiziert er sofort die Stellung des Phantoms mit seiner eigenen Körperhaltung, die er während des Liegens eingenommen hat. Die Persönlichkeit der halluzinierten Erscheinung war ihm jedoch völlig fremd. Es wurde hier die reothymale Empfindung des eigenen Körperschemas in eine halluzinierte Vorstellung eingetragen. Das Körperschema hat sich zur Vorstellung gestaltet.

Bei Schizophrenen kommen nun auch Zustände vor, in denen der Kranke seine eigene Gestalt halluzinatorisch vor sich erzeugt. Die Psychoanalyse wird geneigt sein, solche Selbstdarstellung (Heautoskopie) als Narzißmus, als Verliebtheit in sein eigenes Ich aufzufassen. Das durch den schizophrenen Prozeß geschädigte Reothym hat hier das Zellmuster des Körperschemas nach Art eines Phantomgliedes halluziniert.

Es liegt jemand im tieferen Halbschlaf und sieht traumhalluzinatorisch vor sich ein fetzenartiges Gebilde, das in quälender Weise von unsichtbarer Hand hochgezogen wird. In den Schlaf wurde aus dem Wachzustand ein Gedankengang hinübergenommen, der sich damit beschäftigt, ob die von seinem Freund unternommene Handlung hoch einzuschätzen sei oder nicht. Immer mehr neigt sich sein noch im Wachen gebildetes Urteil „nicht hoch" in quälendem Dilemma dem Urteil „hoch" zu. Erwachend erkennt er sofort, daß sein allzu straff gespannter Hosenträger einen schmerzhaften Zug nach oben ausgeübt hat, den er aber nicht an Ort und Stelle verspürt hat, sondern in die Halluzination des fetzenartigen Gebildes eingearbeitet hat. Er erkennt aber gleichzeitig, daß dieses stark empfundene und halluzinierte „hoch" sein Dilemma „hoch" oder „nicht hoch" deutlich beeinflußt hat. Hier also hat eine körperliche Sensation (ein Schmerz) maßgebend in ein Werturteil eingegriffen. Das physikalische „hoch" hat das ethische „hoch" ersetzt. Stellt man an den Platz dieses Träumers einen Schizophrenen, so könnte dieser aus den gleichen Voraussetzungen, bei fehlender Erkenntnis des auslösenden Reizes, etwa formulieren: „Die Tat meines Freundes ist hoch einzuschätzen, denn eine unsichtbare Macht gibt mir ein Zeichen."

In ähnlicher Weise werden sich sehr viele Analogien zwischen Traum und Schizophrenie entdecken lassen. Die Einschlafsensationen sind für solche Entdeckungen ein sehr ergiebiges Feld. Auch durch Gifte, Mescalin, Lysergsäure, Kokain und viele andere, können schizophrenie-ähnliche Zustandsbilder gestaltet werden.

Die weitgehenden Analogien weisen mit großer Wahrscheinlichkeit darauf hin, daß die psychische Reduktion durch den Schlafprozeß große Ähnlichkeit mit der Schizophrenie besitzt, daß das gleiche System, das der Schlaf durch die giftigen Ermüdungsstoffe außer Kraft setzt, auch bei der Schizophrenie ausgeschaltet ist. Dieses System stellt die Verbindung der Rinde mit dem Stamm her und ist somit jenes Organ, in dem der entwicklungsgeschichtliche Prozeß der Kortisierung seine Wurzeln besitzt. Es wurde als Reothym bezeichnet.

Die Schizophrenie ist in dieser Betrachtung ein Zustand, bei dem das Reothym durch einen Prozeß der Dekortisierung teilweise oder vollständig wieder ausgeschaltet wird. Da eine der wesentlichen Funktionen des Reothyms die Herstellung einer Verbindung zur Außenwelt ist, muß bei Fehlen des Reothyms eine schwere Störung der Realitätsbeziehung eintreten, und diese Störung ist auch das beherrschende Symptom im Bilde der Schizophrenie.

Es ist nun schon eine Reihe von Zuständen geschildert worden, bei denen auch Störungen der Realitätsbeziehung vorhanden waren, bei denen auch die teilweise oder vollständige Ausschaltung des Reothyms angenommen wurde, wobei aber keineswegs eine Schizophrenie vorhanden war. Es muß also doch noch eine Störung besonderer Art für das Zustandekommen einer Schizophrenie gesucht werden.

Die Schizophrenie hat ihren Namen von der Tatsache der Persönlichkeitsspaltung bekommen. Es sieht bei dieser Krankheit tatsächlich aus, als wäre der Schizophrene in zwei Personen auseinandergefallen, ganz so, wie wir es eingangs an jener analogisierenden Fiktion beschrieben haben, wo ein Träumender und ein Wachender sich in einer Person mischen. Man gewinnt den Eindruck, daß bei der Schizophrenie die „Kortikalperson" und die „Tiefenperson", also die Person der Gehirnrinde und die Person des Gehirnstammes, nebeneinander existieren und fallweise in Kollision miteinander geraten. Der Wachende wäre in dem Traumbeispiel mit der Kortikalperson, der Träumende mit der Tiefenperson identisch.

Es gibt ungezählte Verlaufsarten, ungezählte Symptombilder der Schizophrenie. Es folgen einige Beispiele:

Fall 49. Bis zu ihrem fünften Lebensjahr war dieses hübsche, kraushaarige Mädchen ein vielbestauntes Wunderkind mit einem hervorragenden Gedächtnis. Dann zeigten sich schwere Angstzustände, die sich steigern und allmählich zu einer vollkommenen Absperrung der Persönlichkeit führen. Besonders Angst hat sie vor dem Lehrer. Zu Hause erzählt sie nie ein Wort von der Schule. Am ehesten spricht sie noch zu dem Dienstmädchen. Man sieht sie nicht lächeln, sie hat keine Freundin. Wenn die Kinder zur Jause eingeladen werden, zieht sie sich zurück. Gegen die meisten Personen besteht starke Abwehr. Sie ist zwölf Jahre alt, außergewöhnlich musikalisch, hat aber sonst gar keine Interessen, weder für Spiele noch für die Schule noch für Lektüre. Die Schulleistungen werden immer schlechter. Spontan treten manchmal anscheinend grundlos Lachanfälle auf. Ihre Mimik verfällt oft in manieriertes Grimassieren. Die Eltern werden mit besonders starkem Affekt abgelehnt. Es besteht exzessive Masturbation. Die weitere Entwicklung des Kindes führte zu einem chronisch verlaufenden schizophrenen Prozeß.

Die Mutter leidet an Basedow, deren Bruder war schwachsinnig und meist in katatonem Zustand.

Die überragende Gedächtnisleistung des Kleinkindes muß hier als schizophrenes Frühsymptom betrachtet werden. Rindenhirn und Stammhirn üben normalerweise eine gegenseitig aufeinander wirkende Bremsung aus. Die Stammhirnfunktionen sind durch die Rindenfunktion gehemmt, können daher nicht im Ausmaß ihrer vollen Kapazität in Funktion treten. Andererseits ist aber auch die Rindenfunktion durch das Stammhirn reguliert, das durch seine affektive Tätigkeit selektiv auf das Rindenhirn einwirkt, also manche Rindentätigkeit (katathym) hemmt, andere fördert. Wenn nun die Verbindung zwischen Rindenhirn und Stammhirn gestört ist, verlieren beide Hirnanteile ihre gegenseitige Steuerung, und daraus ist erklärbar, daß das Gedächtnis einen übermäßig großen Komplex von Erlebniseindrücken aufstapeln kann, weil durch das Fehlen der katathymen Selektion alle Sinneseindrücke wahllos aufgenommen werden können. Dieser Vorgang erinnert an die hypervigile, eidetische Vorstellungsart des Kleinkindes, das ebenfalls ohne katathyme Selektion ganz wahllos die gebotenen Eindrücke aufnimmt und in erstaunlicher Vollzähligkeit papageienhaft reproduzieren kann. Es fehlt also infolge der intrapsychischen Spaltung die gegenseitige Lenkung von Stammhirn und Rinde, so daß das Rindenhirn zu ungehemmter Gedächtnisleistung kommen kann. Aber auch das Stammhirn gelangt zu enthemmter Entfaltung wie hier in den übertriebenen Ablehnungsaffekten, im Lachzwang, in der Masturbation. Die starke Ablehnung der Eltern ist eine häufige Erscheinung der schizophrenen Gefühlsstörung. Gerade die Personen, zu denen die stärksten affektiven Bindungen bestanden haben, werden am meisten abgelehnt. Das hängt mit der autistischen Abschließung zusammen. Die Welt mit ihren vielen Sinnesreizen wird als unerträglich empfunden, daher verschließt sich der Körper allen Einwirkungen. Da nun die Eltern die stärkste affektive Beanspruchung erfordern, werden sie auch am meisten abgelehnt, und da sie wohl immer wieder versuchen, die katatone Sperre zu durchbrechen, um die verlorene Bindung zu erzwingen, werden sie dann schließlich gehaßt als die unabweisbarsten Eindringlinge in das autistische Sperrgebiet. Für die schizophrene Person ist ja der Vater nicht mehr ein ganzheitliches Erlebnis, sondern nur mehr eine Summe von störenden Reizen auf die gefühlsempfindlichen Apparate. Es wird absichtlich gerade diese Gefühlsstörung betont, weil die Vaterablehnung von der Psychoanalyse bekanntlich als „Ödipuskomplex" gedeutet wird, als Vaterhaß aus Eifersucht gegen die geliebte und sexuell begehrte Mutter. Wie auch in diesem Fall beschränkt sich die gefühlsmäßige Ablehnung keineswegs immer auf den gegengeschlechtlichen Elternteil, sondern dehnt sich oft auf beide Eltern aus, oft auch auf den geschlechtsgleichen Elternteil, oft wieder auf einen Kreis von Personen weit über die Eltern hinaus.

Das der Schizophrenie eigentümliche, aber auch sonst vorkommende *Grimassieren* gehört in den *„katatonen Symptomenkomplex"* gemeinsam mit den Stereotypien (den Wiederholungen gleicher Bewegungen, Worte und Handlungen, oft von bizarrer Art). Das Grimassieren ist als Dekortisierung mimischer Muskelzentren, also als Tic aufzufassen. Vielleicht wird sein Auftreten begünstigt durch das fehlende oder herabgesetzte Eigengefühl des Körpers. Es kommt dadurch zu mimischen Überdosierungen mit dem Bestreben, den nicht gefühlten Körper durch Muskelinnervation sich selbst zur Wahrnehmung zu bringen und sich dadurch von dessen Existenz zu überzeugen. (Der Grimassierende probiert, ob sein Gesicht noch da ist.)

Der hier vorgeführte Fall von Schizophrenie bietet das Bild einer *katatonautistischen* Form.

Fall 50. Zwölfjähriger Bub, war immer schwierig zu behandeln, hat aber gut gelernt, immer ein übertriebenes Gerechtigkeitsgefühl gehabt und sich auffallend für Politik interessiert.

Seit einigen Monaten ist eine plötzliche Veränderung eingetreten. Er führt Selbstgespräche, ist ängstlich, wird aggressiv, zerschlägt Fenster, ist verwirrt. Stärkste Ablehnung der Eltern. Speisen, die der Vater bringt, rührt er nicht an. Man sieht ihn für sich allein tänzeln unter allerhand Faxen. Er tanzt mit seinem eigenen Schatten und jongliert mit halluzinierten Dingen. Plötzlich spricht er in die Schulgemeinschaft hinein, in manisch gehobener Stimmung, diese mit pathetischen Reden bis zur Ekstase potenzierend: „Napoleon war zuerst ein Soldat, ein ganz gewöhnlicher Soldat, und dann ist er höher geworden und immer höher, und noch höher ist er geworden, bis er geworden ist ein Kaiser. Ein Kaiser ist er geworden! Und dann ist er marschiert und marschiert und immer marschiert und noch weiter und weiter und weiter . . ." (Dann droht er mit erhobenem Zeigefinger:) „Tun Sie nicht so, wie Sie wollen. Tun Sie, wie es bei uns ist! Wenn Sie so tun, wie Sie wollen, und nicht so tun, wie es bei uns ist, dann kommen Sie mies heraus!" Er weicht zurück, wenn man ihm nahekommt, läßt sich nicht berühren. Im Gespräch reißt ruckartig der Faden ab, der Denkakt ist blockiert. Unvermittelt stellt er die Frage: „Bin ich gesund? Wer ist am schwersten krank? Ich nicht. Jeder soll gesund sein, jeder soll das Glück haben. Ich bin der Präsident der Gesundheit!" Dann wieder: „War ich schon einmal auf der Welt? Ich bin ein Held. Da in der Mauer ist Gold vergraben." Er spricht meist in der dritten Person und meint dabei manchmal vermutlich sich selbst, manchmal den „Geist". Er drückt sich im Bett ganz an die Wand, die Mitte frei lassend: „Da liegt *er*." Auch bei Tisch macht er Platz auf seinem Stuhl: „Da sitzt *er*." Er schlägt seine eigene Hand, die er eben unartigerweise an seine Nase geführt hat: „Ich bin nicht ich." Nachdem man ihm die Hand gereicht hat: „Was wird aus dem, dem Sie jetzt die Hand gegeben haben?" Er spricht alles im unpersönlich gehobenen Ton einer Offenbarung. Den Worten fehlt die einheitliche, sinngebende Zügelführung. Sie entgleiten ihm sichtlich ganz willenlos. Er selbst ist oft erstaunt, was „es" aus ihm sagt. Manchmal treten Reimbildungen auf (Welt-Held).

Ein ganz geläufiges Bild der Schizophrenie. Die abnormen Erscheinungen treten in den Entwicklungsjahren auf. Sinnestäuschungen, Wahnideen und unmotivierte Gefühle erzeugen den Zustand der Verwirrtheit. Die unmotivierten Gefühle erzeugen auf katathymem Weg Vorstellungen, die Realitätscharakter bekommen können und Halluzinationen werden. Gedankengänge reißen plötzlich ab. Ebenso plötzlich tauchen neue auf. Die Affekte sind den Inhalten oft nicht angepaßt (inadäquat). Er zweifelt an seiner Identität mit sich selbst. Er spricht von sich mit „er" und macht für diesen „er" Platz neben sich. Das ganze Symptombild trägt den Charakter der Seelenspaltung, und er empfindet seine Gespaltenheit, da sie in seinem geschädigten Reothym vertreten ist. Es hat den Anschein, als wären zwei unabhängig voneinander funktionierende Gehirnpartien vorhanden, die sich voneinander gelöst und gegeneinander verschoben haben, eben als wäre eine Trennung von Kortikalhirn und Stammhirn eingetreten, als würde das Reothym versagen. Damit ist die normale Beziehung zur Außenwelt aufgehoben. Wo die Außenwelt an ihn herantritt, stört sie ihn. Nicht einmal eine körperliche Berührung verträgt er (Autismus). Andererseits aber weitet sich seine Person ins Grenzenlose (expansive Größenideen). Das Gefühl für seine Stellung in der Welt ist durch Einsprengung abnormer Bestandteile in das Reothym verschoben (paranoid). Kortikale autonomisierte Denkabfolgen und subkortikale autonomisierte Vorstellungen kollidieren und konfundieren, spontan aufsteigende Affekte vollenden die Verwirrung. Das koordinierte Zusammenspiel von Rindenhirn und Stammhirn ist auseinandergefallen. Die Schizophrenie zeigt sich hier klar als „intrapsychische Spaltung", als Störung der Koordination zwischen Rinde und Stamm. Diese Form der akut einsetzenden Verwirrtheit mit Halluzinationen, Wahnideen und Gefühlsstörungen ist eine häufige Form der im Pubertätsalter beginnenden Schizophrenie. Man muß sich nicht vorstellen, daß zum Entstehen der schizophrenen Verwirrtheit ein erheblicher Anteil der Gehirnsubstanz zerstört sein muß. Es mag vielleicht manchmal nur eine ganz begrenzte Störung minimalster Art, jedoch an einer Schlüsselstellung vorliegen, die eine totale Verwirrung erzeugt. Es soll versucht werden, diese zu veranschaulichen.

Die menschliche Person besitzt ein *Blickfeld*, das ist jener Ausschnitt des wirklichen Raumes, der jeweils von dem Sehorgan umfaßt wird. Der Inhalt des Blickfeldes ändert sich je nach der Lage des sehenden Auges und ist abhängig von den Dingen der Außenwelt. Die Dinge werden aber nicht in rein photographischer Darstellung erfaßt, nicht als bloße Summe ihrer physikalischen Elemente. Denn jene Gruppe von Ganglienzellen, die zur Gestaltung eines optischen Dinges beansprucht wird, ist kein isolierter, selbständiger Apparat, sondern vielmehr in innigem Zusammenhang mit dem Zellverband der zerebralen Totalität. Diesem organischen Zusammenhang entsprechend wird die Erregung einer Gangliengruppe (Zellmuster) eine jeweils verschieden große Summe von anderen Gangliengruppen in Miterregung versetzen und dadurch jene psychischen Gestalten erzeugen, die als Rahmen bezeichnet werden sollen, weil sie gleichsam randständig das wahrgenommene Ding einfassen. Es wird also jedes Ding im Raum nicht in exakten Konturen erscheinen, sondern sein Bild irradiert gewissermaßen in die virtuelle Ganglienmasse des Gehirnes. Im Blickfeld erscheinen also nicht die rein physikalischen Bilder der realen Umwelt, sondern gemeinsam mit ihnen die Irradationen, ihre Rahmenfassungen, ihre assoziativen Verkettungen. Diese Mitschwingungen verleihen dem physikalischen Wahrnehmungsbild, Obertönen einer Melodie vergleichbar, den Charakter des *individuellen Erlebens*. Sie sind es, welche bewirken, daß ein und dasselbe Objekt von jedem Menschen anders gesehen wird, je nach Beschaffenheit, Inhaltsreichtum und Schwingungsfähigkeit seiner virtuellen Masse. Das *reelle Blickfeld* ist also von einem ideellen, einem *imaginären Blickfeld* überlagert. Das reelle Blickfeld ist von Wahrnehmungen erfüllt, das imaginäre hingegen von Vorstellungen. Die Zweiheit der Blickfelder ist ein Erfolg der Dichothymie. Je nach der momentanen Beschäftigung eines Menschen sind die beiden Blickfelder in verschiedenem Grade aktiviert. Ein Handwerker wird bei seiner Tätigkeit vorwiegend sein reelles Wahrnehmungsfeld betätigen, der Dichter aber sein imaginäres Vorstellungsfeld. Im Laufe der Lebenstätigkeit wandert der Schwerpunkt zwischen den beiden Blickfeldern je nach Beschäftigung automatisch hin und her. Von der präzisen Lenkung dieses Schwerpunktes hängt die richtige Verhaltensweise des Menschen ab. Wird bei einem Radfahrer dem reellen Blickfeld alle Aktivität zugunsten des imaginären Blickfeldes entzogen, so ist der Unfall unvermeidlich, weil er, statt auf die realen Hindernisse zu achten, seinen Gedanken nachhängt. Diese Schwerpunktlenkung wird in der Psychologie als Aufmerksamkeit bezeichnet. Versagt nun aber die Lenkung, zum Beispiel in der Form, daß bei einem Menschen das imaginäre Blickfeld mit gleicher oder sogar vermehrter Kraft gespeist wird als das reelle, dann muß eine verhängnisvolle Verwirrung eintreten, weil ja jetzt die Realitäten von den Vorstellungen nicht mehr unterschieden werden können, weil nun alle Nebensächlichkeiten, Halbheiten, Unvollständigkeiten, gefühlsmäßigen Stellungnahmen usw. in den Vordergrund des Blickfeldes treten und Realitätscharakter bekommen. Was unter normalen Umständen als Gewissen empfunden wird, bekommt dann die Gestalt einer warnenden Stimme und wird als solche gehört, eine ängstliche Stimmung, die normalerweise nur dunkle Angstvorstellungen hervorbringt, erzeugt jetzt halluzinatorische Gestalten, welche das Leben bedrohen. Bald ist das Blickfeld voll solcher halluzinatorischer Stimmen und Erscheinungen, die sich in die Realitäten einmischen, so daß sich das Bild schizophrener Verwirrtheit gestaltet. Man stelle sich nur vor, alle die vielen Gedankenfragmente, Vorstellungsfetzen sowie halbfertige Wort- und Satzfolgen, die kaum geformt und in blasser Beleuchtung am Rande des bewußten Lebensinhaltes auftauchen, bekämen plötzlich gestaltlich Klarheit und könnten von den realen Inhalten nicht unterschieden werden. Ohne jeden Zweifel würde sich so das Bild eines psychotischen Zustandes ergeben. Die richtig dosierende Verteilung der „Lichteffekte" im Blickfeld des Erlebens ist also ausschlaggebend für die Einhaltung der klaren Linie, für die Sonderung zwischen Wesentlich und Nebensächlich, zwischen Wirklich und Unwirklich. Diese führende Kraft ist gleichbedeutend mit der Funktion der Aufmerksamkeit und ist als wesentlicher Bestandteil der Ichperson an das Reothym gebunden. Man wird daher bei einem entsprechenden Versagen der reothymen Funktionen das Auftreten eines psychotischen Zustandes erwarten.

Hier liegt der Einwand nahe, daß beim Kind, wo auch die Vorstellungen durch ihre eidetische Deutlichkeit der Wirklichkeit fast vollkommen angenähert sind, keineswegs ein verwirrender, ratloser Zustand entsteht. An diesem Einwand erläutert sich in klarster Weise das Wesen der Homothymie. Das Leben des Kindes ist ein homogenes unmittelbares Sein, eine restlose Integration zwischen Ich und Umwelt, ein *Sein*, kein *Wissen vom Sein*. Dieses entsteht erst im Prozeß der Dichothymie. Erst im sich selbst wissenden Sein ist eine kritische Stellungnahme möglich, erst dann kann eine „fleischgewordene" Vorstellung innerhalb eines realen Blickfeldes Verwirrung stiften. Das tritt eben dann ein, wenn im dichothymen Zustand die Funktion des Reothyms eine Störung erfahren hat. Diese Störung braucht aber nur jenes möglicherweise ganz kleine Feld zu betreffen, das die dosierende Verteilung der Energiemengen für die Emissionen der psychischen Gestalten zu besorgen hat. So kommt es auch zu den Sinnestäuschungen, den *Halluzinationen*, welche das Weltbild des Schizophrenen in der unheimlichsten Art verändern. Es werden aus Zellmustern Vorstellungen mit solcher alle Eidetik überbietender Leuchtkraft erzeugt, daß tatsächlich die Sensation einer Wirklichkeit entsteht. Der Wahrnehmungsprozeß, der im normalen Zustand von einer objektiven Wirklichkeit seinen Ausgangspunkt nimmt, erscheint hier *umgedreht*. Hier geht eine Erregung vom Gehirn aus und erzeugt ein Gebilde, das für Wirklichkeit gehalten wird.

Fall 51. Er wird mit elf Jahren an die Klinik gebracht, weil er höchst gefährliche, raptusartige Zornanfälle bekommt und droht, den kleineren Bruder zu ermorden. Seit zwei Jahren tritt in Abständen von drei Monaten eine Serie schlafloser Nächte auf, in denen er schreit und angstvoll nach der Mutter ruft (Pavor nocturnus). Er geht in die zweite Hauptschulklasse, lernt nicht schlecht, wird aber in letzter Zeit vergeßlich. Zu Hause ist er keck, äußerst empfindlich gegen Zurechtweisung und leicht gekränkt, sehr heikel im Essen, will sich nicht waschen, in allen Arbeiten sehr langsam, ein „Brodler". Hie und da bekommt er Ohnmachtsanfälle, besonders in der Kirche. Auch Einnässen kommt öfters vor.

In der Klinik hat er sich ohne Heimweh sofort eingewöhnt, war auch bald frech, hat geschimpft, wenn ihm was nicht paßte, zu Raufereien gestänkert, also sich sehr aktiv verhalten. Bei Ermahnung lacht er frech ins Gesicht, läßt sich nur in Wohlwollen lenken. Er ist vorlaut, zeigt protzend sein Können, singt gern mit seiner schönen Altstimme vor. Er kaut stark an den Nägeln, die schon ganz abgenagt und mit Haut überwachsen sind. Durch seine oft großsprecherische Art und Keckheit schimmert immer fast unmerklich die Angst durch. Im Einzelgespräch wirkt er sehr nett und zutraulich, macht sich Gedanken über Religion und Weltentstehung. Er besitzt eine sehr schöne Aussprache mit tiefem, gutturalem Ton, doch spricht er hastig, sich manchmal übersprudelnd.

Er ist ein zarter Bub, das Gesicht leicht hektisch gerötet. Aus den weit aufgerissenen Augen dringt ein stechender, aber sehr tiefer und treuherziger Blick, der auch etwas Angst verrät. Beim Lachen bilden sich ungezählte kleine Fältchen, besonders an den Lidwinkeln und Schläfen, die dem Gesicht etwas Senil-Liliputanerhaftes geben. Im Sprechton liegt ein querulatorischer Beiklang. Er spricht räsonierend, stark gestikulierend, wie auf der Rednerbühne.

Zwölf Jahre: Wegen Rückfall war eine Wiederaufnahme erforderlich. An der Brust hat sich eine stärkere Fettansammlung mit Drüsengewebe angesetzt, das Genitale ist stark hypoplastisch. Die Stimmung wechselt zwischen manisch und depressiv. Er hat oft das Gefühl, es läuft ihm jemand nach. Gegen die Mutter ist er sehr aggressiv. Sie bezeichnet ihn als falsch, verlogen und hinterlistig.

Er wird in eine Erziehungsanstalt gebracht, aus der er durchbrennt, angeblich, weil ihn die Buben als „hirnkrank" beschimpft haben. Daraufhin hat er mit Selbstmord gedroht. Er verteidigt sich sehr leidenschaftlich, manisch erregt, erhitzt im Gespräch, räsoniert mit stark querulatorischer Geste: „Das werden Sie doch einsehen, daß ich mir das nicht gefallen lassen kann. Ich als Bürgerschüler!" Bei den Kindern ist er ausnahmslos unbeliebt. Im Einzelgespräch ist er sehr sympathisch und bedauernswürdig.

13 Jahre: Er entwickelt ganz üppige Wahnideen: er müsse den Tod seines Vaters rächen, der unschuldig gestorben sei. Er fühlt sich verfolgt, man trachte ihm nach dem Leben. Er will durchaus Detektiv werden, um allem auf die Spur zu kommen. Er ist in seinen Wahnideen derart befangen, daß er an die Irrenanstalt abgegeben werden muß.

16 Jahre: Aus einer Tischlerlehre wurde er wegen Langsamkeit entlassen. Er ist im Reichsverband der katholischen Jünglinge und wird zum Vertrauensmann gewählt. Es entwickelt sich ein starkes Interesse für Politik. Er debattiert mit solcher Ereiferung, daß die Leute auf der Straße stehen bleiben. Es ist peinlich, mit ihm auf der Straßenbahn zu fahren, da er dort seine politischen Ansichten, ohne Rücksicht auf Zuhörer, mit rednerischem Pathos vorträgt und dadurch Aufsehen erregt.

Zu Hause ist er oft so verwirrt, daß die Mutter ratlos ist. Er will in schwarzem Mantel zu Roß nach Spanien ziehen, um die Kaiserin Zita abzuholen. Er muß neuerlich interniert werden. Auf der psychiatrischen Klinik entwickelt er reichlich politische Wahnideen und behauptet, die Betten seien elektrisiert und er selbst werde von den Ärzten hypnotisiert. Das Genitale ist jetzt voll entwickelt, aber die Testes sind abnorm klein.

17 Jahre: Er wird aus einem Gummigeschäft entlassen, weil er unbeholfen, scheu und langsam in der Kundenbedienung ist.

18 Jahre: Er geht als Pfleger zu den Barmherzigen Brüdern, bleibt dort einige Monate, dann brennt er durch.

21 Jahre: Zwei Jahre lang war er in einem Geschäft für chemische Produkte als Laufbursch mit Fahrrad. Schimpft sehr über die Ausnützung durch den Chef, ist aber im allgemeinen geordnet. An Mädchen traut er sich nicht heran, führt einen inneren Kampf gegen alle sexuellen Regungen, ist einem Alkoholabstinentenbund beigetreten, macht religiöse Übungen, sucht einen Posten als Krankenpfleger.

24 Jahre: Jugendführer in einem politischen Verein, wird aber wegen seines stänkerischen, querulatorischen Wesens bald wieder ausgeschlossen.

25 Jahre: Erscheint im Polizeikommissariat und ersucht um Vorkehrungen für den am kommenden Sonntag zu gewärtigenden Massenzustrom gläubigen Volkes. Die Bevölkerung sei bereits durch sämtliche Pfarren verständigt, daß ein Wunder geschehen wird. Er selbst wird dem Volk von einer Erscheinung erzählen, die er mit zwölf Jahren gehabt hat. Er erzählt nun ein phantastisches System von Wahnideen, in dessen Mittelpunkt ein zwölfjähriger Knabe steht. Er diktiert dem Beamten mit gehobener Stimme: „Ich hatte vor zwölf Jahren (Doppelpunkt) eine Erscheinung (Punkt). Auf der Simmeringer Heide lebte ein gottloses Paar, das widerwillig ein Kind hatte. Dieses liegt im Fieber und der Vater nimmt es und wirft es in einen Bottich mit eiskaltem Wasser. Nach menschlichem Ermessen wäre das der Tod. Darauf habe ich gebetet, Gott möge das Kind nicht sterben lassen, es ist so lieb. Da hörte ich die Stimme: ‚Dein Wunsch geht in Erfüllung, Du sollst das Werkzeug Gottes werden, das Kind ist zu Höherem bestimmt. Es soll Priester werden und Du sollst das Verbindungsglied zwischen Gott und den Menschen werden.' " Er diktiert das mit Pathos und mit dem Ton hoher Bedeutung und Wichtigkeit und unter Angabe aller Interpunktionen. Gleichzeitig gibt er an, etwa 100 Kinder mißbraucht zu haben. Sein Blick bekommt immer mehr die Leuchtkraft des Fanatikers. Neuerliche Internierung.

26 Jahre: Es geht ihm besser, er hat in den letzten Monaten 15 kg zugenommen. Sieht aus wie ein Weib, rote Backen, faltenreiche, läppisch-freundliche Mimik, schwacher Bartwuchs. Er ist Badewärter in einem Kinderplanschbad.

27 Jahre: Wieder sehr stark zugenommen, geht gebückt, greisenhaft, schleicht verloren durch die Straßen.

32 Jahre: Schon längere Zeit in einem medizinischen Warenhaus als Laufbursch mit Fahrrad. Er hat eine viel ältere Frau geheiratet und versieht mit ihr den Hausbesorgerposten. Es sind keine Rückfälle mehr aufgetreten. Er sieht alt und resigniert aus, bietet ein jämmerliches Bild. Das Lachen ist noch immer in seiner mimischen Überdosierung von kindlichem Typus, mit gerümpfter Nase, muß trotz der faltenreichen, frühsenilen Gestaltung „herzig" genannt werden. Er hat keinen Freund, ist wie immer Einzelgeher. Auch mit seiner Frau verbinden ihn keine inneren Beziehungen, die Ehe ist ihm nur eine Versorgung.

40 Jahre: Er und seine Frau nehmen ein zehnjähriges Mädchen in Pflege, das er mit einer überschwenglichen Leidenschaft liebt. Es kommt daher zu sexuellen Verirrungen, die zu polizeilicher Anzeige und neuerlicher Internierung führen.

Die periodische Nachtangst, das Bettnässen, das Nägelbeißen und die Zornanfälle sind ein Komplex, der für sich allein als epileptoid-neurotisch bezeichnet werden könnte, in gehirnphysiologischem Ausdruck als Zeichen einer *striopallidären* Dekortisierung. Hier ist dieses Syndrom in der prämorbiden Zeit Vorläufer der Schizophrenie und ein neuerlicher Beweis für die schwierige Trennbarkeit geistiger Erkrankungen. Die Neigung zu Ohnmachtsanfällen kann auch den epileptoiden Erscheinungen beigezählt werden. Die Vorstellung eines leicht ausschaltbaren Reothyms mag in das Verständnis des schizophrenen Mechanismus überleiten. Die hastige, striäre Sprache und die pallidär verlangsamte Motorik lenken die Aufmerksamkeit auf das Stammhirn. Die gebeugte Haltung im verfrühten Senium der späteren Jahre rechtfertigt diese Betrachtung und erinnert an den Parkinsonismus. Allmählich hebt sich aus der Persönlichkeit die kämpferische Haltung heraus, ein *paranoischer* Komplex, Zeichen thalamischer Dekortisierung.

Die Kampfhaltung ist ein biologischer, im Interesse der Selbstverteidigung im Bereich des Stammhirns vorgebildeter Mechanismus. Er wird durch die Wahrnehmung einer feindlichen Bedrohung und Verfolgung ausgelöst. Das Gefühl der Verfolgung und die dadurch ausgelöste Angriffsreaktion bilden einen biologisch zusammengehörigen Reflexbogen. Es sei angenommen, daß, entsprechend unseren gehirnmechanischen Vorstellungen, durch einen Hemmungsprozeß dieser Reflexbogen nicht unter Rindenwirkung gekommen, nicht kortisiert sei oder aber wieder durch einen Abbauvorgang von seiner Kortikalverbindung getrennt worden sei, also ungebremst, in dekortikaler Automatik ohne Realitätsbeziehung abläuft. Das ergibt dann ein Gefühl des Verfolgtseins, dem keine reale Verfolgung entspricht, und eine Kampfhaltung, der kein realer Feind entgegensteht. Wenn dann diese affektive Situation des Reflexbogens: Verfolgungsgefühl — Kampfreaktion als Dauerzustand in das Reothym eingeht, dann fühlt sich dieser Mensch dauernd verfolgt und steht dauernd in kämpferischer Abwehrhaltung. Er lebt in der *Angst* der Verfolgung und wehrt sich dagegen mit allen kämpferischen Mitteln.

So wie in Fall 29 (S. 131) der dekortisierte „Opferkomplex" dem hysterischen Charakter zugeordnet wurde, so kann man diesen dekortisierten „Verfolgungskomplex" einem *paranoischen* Charakter zuordnen. Das Raufen, die Frechheit, das Stänkern des Elfjährigen sind schon die ersten Vorboten der paranoischen Einstellung. Sie sind die kämpferische Reaktionshaltung, während die Angst und die Empfindlichkeit als Gegenspieler am anderen Schenkel des Reflexbogens erscheinen.

Der paranoische Charakter ist, entsprechend seiner Abkunft aus gefühlsmäßigen Regionen, Zeichen einer thalamischen Dekortisierung und erzeugt hier in dem infantil homothymen Zustandsbild in rationalisierender Funk-

tion die phantastischen Produkte, wie den abenteuerlichen Plan des Spanien-
rittes.

Hier ist aber auch u. a. der „Religionskomplex" dekortisiert, ähnlich wie in
Fall 40 (S. 139). Kommt es nun zur Interferenz der Verfolgungsparanoia mit
dieser religiösen Dekortisierung, so ergibt sich die „Erlöseridee" durch die expansive Aufblähung der eigenen Person, in Entfaltung gottähnlicher Allmacht
den Sieg gegen die Verfolgung zu erringen. In der Phantasiegestalt des zwölfjährigen Knaben verwirren sich die Spaltprodukte der Persönlichkeit. Schon
das Alter weist auf die Identifizierung des Knaben mit dem zwölfjährigen
Jesus im Tempel. Nun war er selbst zwölf Jahre, als er diese Erscheinung
hatte, fühlte sich also sowohl als der Erlöser, ist aber auch derjenige, der den
Erlöser rettet. Mit dieser Phase in der Rolle des „Simmeringer Messias"
scheint hier der Krankheitsprozeß seinen Höhepunkt erreicht zu haben. Von
da ab seneszdert der Körper (nach einem letzten inkretorischen Aufschwung
im 27. Lebensjahr, da er körperlich aufblühte) zusehends parallel zur Verödung der dekortisierten Mechanismen, womit auch die Zustände der Verwirrung ein Ende nehmen. Das Leben automatisiert sich zum vegetativen
Ablauf und versandet in der parasitären Form einer zölibatären Ehe mit der
alten Hausmeisterin. Aus der Öde dieses trostlosen Daseins bricht noch einmal ein Flämmchen kümmerlicher Vitalität und entfacht eine infantile Liebe
zu dem zehnjährigen Mädchen, die ihn vor Gericht und ins Irrenhaus bringt.

Als konstitutionelle Begleiterscheinung dieses Lebensablaufes findet man
den infantilistischen Körper, avital und hyposexuell, der zu keiner biologisch
vollwertigen Objektwahl auf sexuellem Gebiet gelangt. Die vorzeitige Vergreisung als Endzustand der infantilen Konstitution ist Zeichen der inkretorischen Insuffizienz.

Die Berufswahl formt sich aus seiner Konstitution, unbeständig wechselnd
zwischen den verschiedenen Richtungen seiner Komplexe. Sein Infantilismus
führt ihn zur Jugendbewegung, zum Badewärter des Kinderbades, sein Religionskomplex zu den Barmherzigen Brüdern, sein querulatorischer Komplex
zur Vereinstätigkeit und zur Politik. Bei der Wahl seiner Laufburschstellen
ist er auch ganz eindeutig gerichtet. Immer kommen für ihn nur medizinische
oder chemische Artikel in Betracht.

Es liegt hier eine ganz schleichende, bis in die Kindheit zurückreichende
chronische Form einer paranoiden Schizophrenie vor, die hier wie meistens
mit einem geistigen Abbau endigt.

Fall 52. Achtjähriger Bub, etwas weich und mädchenhaft, aus guten Verhältnissen, ist in periodischen Abständen immer wieder durchgegangen und drei bis vier
Tage ausgeblieben. Es ist nicht zu ermitteln, aus welchem Grund. Er ist selbst
ratlos über sein Durchgehen. Er hungert unterwegs, wird dann ganz abgerissen aufgegriffen oder kommt selbst heim. Diebstähle sind nicht vorgekommen. Mit 18 Jahren
ist er das erste Mal auf dem Steinhof wegen eines Selbstmordversuches durch Auf-
schneiden der Pulsadern. Es wird Schizophrenie festgestellt. Er hört Stimmen, die
sagen: „Die Zeit ist abgelaufen, bring dich um!" Bis zu seinem 46. Lebensjahr
erfolgen noch einige Internierungen, meist wegen Selbstmordversuchs. Er wird auch
dadurch auffällig, daß er sich mit einem Koffer auf die Straße stellt und seine
Habseligkeiten verteilt. „Das Verschenken ist meine größte Freude." Er ist besonders religiös und findet immer Posten in Klöstern. Er sieht sehr jugendlich aus,
doch ist das rosige, fast frisch aussehende Gesicht durch feine Fältelung von
greisenhaftem Charakter. Die Augen sitzen tief in schwarzen Höhlen und verstärken den heiligmäßig verklärten Ausdruck der katatonen Haltung. Die monotone,
demutsvolle Sprache erinnert an priesterliche Art. Die ersten sexuellen Regungen
sind im 28. Lebensjahr aufgetreten. Er hat sehr spärlichen Verkehr mit nur älteren

Frauen, die ihm manchmal nachstellen. Er könnte die Sexualität leicht entbehren. Die Intelligenz ist nicht schlecht, doch eingeengt auf humanitäre und religiöse Komplexe. Er ist ein besorgter, verläßlicher Diener und Krankenpfleger, weich und voll Gemüt. Seine Rede fließt endlos salbadernd dahin, weitschweifig, mit absspringenden Gedankengängen.

Man entdeckt hier mit dem vorigen Fall ähnliche Züge: die opferwillige, persönliche Hingabe an andere, die Besessenheit von religiösen Gefühlen, die Hyposexualität, den infantilen Habitus mit vorzeitiger Seneszenz.

Hier soll mit besonderem Nachdruck das Durchgehen in der Kindheit Beachtung finden. Das triebhafte und unerklärliche Durchgehen im Kindesalter ist gar nicht selten eines der frühesten und nicht richtig verstandenen Symptome einer Schizophrenie. Man wird die pädagogische Bedeutung dieser Tatsache nicht verkennen, wenn man bedenkt, wie sehr solche Kinder, die ja selbst ratlos ihrem Wandertrieb gegenüberstehen, oft mit Strafen für ihr Verhalten gezüchtigt werden, das als Frühsymptom einer der schwersten Erkrankungen aufzufassen ist.

Fall 53. Ein siebenjähriges Mädchen. Die Mutter ist an Epilepsie gestorben. Das Kind geht in die erste Volksschulklasse, ist aber dort, ebenso wie zu Hause, absolut nicht zu halten. Sie ist in ständiger Unruhe, zerreißt und zerbeißt alles, ist für keine Beschäftigung längere Zeit zu interessieren. Dabei besitzt sie aber ein ausgezeichnetes Gedächtnis und beherrscht auch das Schulwissen, so daß man von einer Herabsetzung der Intelligenz nicht sprechen kann. Sie löst Rechenfragen bis 10 prompt, darüber hinaus mit Fingerhilfe. Lesen geht gut, besonders gut ist sie im Erzählen von Märchen. Sie trägt mit sehr viel Pathos, Ausdruck und starkem Erleben vor. Ihr Spiel mit der Puppe besteht darin, daß sie deren Leib (der Kopf ist bereits weg) nach und nach zerzupft. Manche ihrer Beschäftigungen sind eigenartig. So nimmt sie ihr Bein in die Hand, hält es vor sich hin und spricht mit ihm: „Aha! Jetzt weinst du. Geschieht dir ganz recht!" Dann wieder: „Schau, jetzt lachst du wieder!" Dann schlägt sie den Fuß, um ihn für eine begangene Unart zu bestrafen. Ihre Rede ist sehr reif und altklug. Ihre Ausdrücke sind gewählt. Nie erhält man eine ganz nüchterne Antwort, sondern immer ausgefallene Umschreibungen oder theatralische Eruptionen. Selbst Rechenfragen wird sie nie ganz sachlich beantworten, sondern immer mit einer kleinen individuellen Nuance: „2 und 3? No, ich bitt dich, das ist doch 5! Merk dir das!" Erwachsene machen nicht den geringsten Eindruck auf sie. Sie spürt nicht die Distanz.

Sie hat ein sehr herziges, hübsches, gar nicht stigmatisiertes Kindergesicht. Die Gesamterscheinung wirkt etwa fünfjährig. Ein kleines Püppchen. Die zweite Zahnung ist noch nicht durchgebrochen. Ihre Gelenke sind in hohem Grad überstreckbar. Sie kann ihr Bein um ihren Hals schlingen, den Fuß kann sie fast zur Faust schließen, die Zehen fächerförmig spreizen. Die große Zehe ist häufig in spontaner Dorsalflexion (wie beim Kleinkind). Sie kann mit den einzelnen Zehen spielen wie mit den Fingern der Hand. Auffällig ist die starke *Katalepsie*. Auch mitten in ihrer stärksten Bewegungsunruhe läßt sie sich in einen ganz katatonen Zustand bringen, den Rumpf lordotisch nach rückwärts beugen, die Arme in beliebige Stellung bringen, in der sie dann lange Zeit statuenhaft verharren.

Dieser Fall soll die Symptome der frühkindlichen Psychose zeigen:

1. Das Spiel mit dem eigenen Fuß, aus dem hervorgeht, daß sie den eigenen Körper noch zur Außenwelt rechnet, ihn schlägt, bestraft, ihn so behandelt wie ein sachliches Spielzeug. Ein Zustand so hoher Homothymie, daß der eigene Körper noch nicht zu reothymaler Selbstdarstellung gekommen ist, daß eine Ichperson kaum vorhanden ist, muß für dieses Alter als pathologisch bezeichnet werden.

2. Die Altklugheit im Gegensatz zum infantilistischen Habitus. In der Altklugheit zeigt sich, daß sich die Kortikalschichte parallel zum Stammhirn

fortentwickelt, ohne mit letzterem in Verbindung zu sein. Ungesteuert vom Stammhirn eilt die Rindenfunktion der Gesamtentwicklung voraus, während der Körper infolge eines biologischen Hemmungszustandes auf kindlicher Stufe stehengeblieben ist.

3. Die infantilistische Motorik mit der Greiffähigkeit des Fußes, der isolierten Funktion der Zehenmotorik, der Dorsalflexion der Großzehe und der hochgradigen Überstreckbarkeit sind Zeichen der Dekortisierung auf motorischem Gebiet. Solche Motorik findet sich normalerweise noch im Säuglingsalter, wo die Verbindungsbahnen zwischen Rinde und Stamm noch nicht leitungsfähig sind.

4. Die kataleptischen Erscheinungen innerhalb der ärgsten Bewegungsunruhe sind auch ein Beweis für den unkortisierten Zustand. Dieses Symptom erinnert an die Hypnotisierversuche an Tieren, wie man etwa ein Huhn in katatone Starre versetzen kann, wenn man seinen Kopf fest auf den Tisch drückt und in die Fortsetzung des Schnabels einen Kreidestrich zieht. Das Huhn hält dann den Kopf wie hypnotisiert lange Zeit in dieser Stellung. Ganz ähnlich scheint hier beim Dekortisierten die Katalepsie ein primitiver Reflex des Stammhirns zu sein, vielleicht in der Richtung des Totstellens.

5. Die Distanzlosigkeit und ebenso die einlebende Darstellung der Märchen sind Zeichen von Homothymie, der starken Kohärenz zwischen Innen- und Außenwelt. Es ist die Ichperson aus dem Erleben noch nicht herausgehoben.

Es liegt also hier ein Zustand sehr starker Homothymie vor, wie er für dieses Alter nicht mehr entsprechend ist. Die Gehirnrinde scheint sich jedoch parallel zum Stammhirn trotz der mangelhaften Verbindung weiter zu entwickeln. In dieser verbindungslosen Parallelentwicklung von Stamm und Rinde kann man eine Grundlage der Schizophrenie annehmen, die organische Voraussetzung der Persönlichkeitsspaltung.

Man stelle sich vor, die Rindenfunktion wäre hier nicht zur Entwicklung gekommen, so wäre das Zustandsbild einer striären Idiotie entstanden wie in Fall 5 (S. 45).

Wenn sich aber im weiteren Verlauf Stamm und Rinde parallel weiterentwickeln und immer nur in lockerer Verbindung bleiben, so daß es wohl zu intellektuellen Funktionen, aber nicht zur vollständigen Kortisierung kommt, dann wird in späterer Zeit im fortschreitenden Entwicklungsgang einmal der Fall eintreten, daß die Tiefenperson unter dem biologischen Druck ihrer Reifung, aber frei von kortikalen Hemmungen, ein Leben schrankenloser Entfaltung produziert, während es der mit ihr nur spärlich verbundenen Kortikalperson nur gelegentlich gelingt, mit Hilfe eines kümmerlichen Reothyms durch das subkortikale „Traumleben" hindurch einen Blick auf die Wirklichkeit zu werfen. Gefühle und Affekte werden mit elementarer Wucht Halluzinationen und Wahnideen gestalten, die dann in Kollision mit Kortikalfunktionen geraten werden, woraus sich jene Verwirrtheit und Ratlosigkeit ergeben wird, die eingangs im Traumbeispiel beschrieben wurde, in dem der Träumer seinen partiellen Wachzustand mit dem Traumleben untermischt. Auf solche Weise kommt das Bild der Schizophrenie mit der Verwirrtheit und den Erscheinungen der Persönlichkeitsspaltung zustande.

Oft nimmt das Parallelwachstum der Rinde ein Ende und es entsteht unter Verödung des Rindenlebens ein Zustand der Katatonie.

Der Verlauf der Schizophrenie ist äußerst wechselvoll. Für Beginn und Rezidive sind die biologisch kritischen Zeiten (Pubertät, Gravidität, Laktation, Klimakterium) von Bedeutung. Der Verlauf ist oft schubartig, die Krankheit kann mit jedem Schub in einen Zustand der Heilung übergehen, meistens unter intellektuellem Abbau. Es gibt auch chronisch verlaufende Formen, die langsam zur Verblödung führen.

Es gibt symptomatisch derartig ausgeprägte Fälle, daß an der Diagnose kein Zweifel ist und daß man tatsächlich die Schizophrenie als eine abgrenzbare Krankheit ansehen könnte. Aber die Mehrzahl der Fälle befindet sich symptomatisch in fließenden Übergängen zu allen anderen Geistesstörungen, zur Neurose, Hysterie, Epilepsie, senilen Demenz, zum Morphinismus, Alkoholismus, zur Kriminalität usw., so daß die hypothetische Auffassung von der Schizophrenie als dekortisiertem Zustand gleich allen anderen geistigen Krankheiten, von diesen nur durch Lokalisation verschieden, aufrecht erhalten werden muß. Wesentlich für den spezifischen Mechanismus bei der Schizophrenie ist die kortikale Parallelentwicklung zur dekortisierten Stammhirnfunktion bei Fehlen des verbindenden Reothyms, wodurch sich eben die für die Schizophrenie so bezeichnende Persönlichkeitsspaltung ergibt.

Die Folge solcher Spaltung ist jene tiefgreifende Veränderung der Umweltrelation, durch welche die psychischen Funktionen die Beziehung zur Umwelt verlieren und „leer laufen". Solcher Leerlauf im striopallidär-hypothalamischen Gebiet wurde als Neurose bezeichnet, im thalamischen Gebiet als Hysterie, und hier auf weitestem Gebiet des zerebralen Geschehens entsteht durch die Dekortisierung das Bild der Schizophrenie. Dabei sind hier besonders auch die sensorischen Gebiete betroffen, deren Leerlauf zu optischen und akustischen Gestaltungen führt, so daß durch die so erzeugte Welt halluzinatorischer Gebilde der Eindruck einer *Umkehr der Umweltrelation* entsteht, weil gewissermaßen die Welt von innen heraus erzeugt wird, anstatt von außen her einzuwirken.

5. Schwachsinn und Sonderbegabung (Intellektuelle Dekortisierung)

a) Der Schwachsinn

Der Begriff „Intelligenz" ist nicht leicht zu analysieren. In vulgär-psychologischer Auffassung versteht man unter Intelligenz die Fähigkeit, den von der Gesellschaft geforderten geistigen Ansprüchen zu genügen, die Schulforderungen zu befriedigen, die Berufsausbildung im Rahmen der konventionellen Berufe zu erwerben, um sich selbst und die gegründete Familie zu erhalten, sowie den Kindern die Möglichkeit zu bieten, die gleichen Aufgaben zu bewältigen.

Zu diesen Grundfunktionen der Intelligenz gehört noch die Kenntnis der eigenen Person und ihrer Stellung in der Umwelt. Diese Fähigkeit setzt die Ausbildung eines vollwertigen Reothyms, einer vollwertigen Ichperson, voraus. Die möglichst umfassende Kenntnis der Weltvorgänge und die darauf bezüglichen Gesamterkenntnisse der Menschheit, objektiviert in den Werken der Literatur und Wissenschaft, erfordern eine reichhaltig ausgestattete Virtualperson als Depot der gesammelten Erfahrungen. Die in den Umweltvorgängen wirkende Gesetzlichkeit muß sich im Reothym als logisches Denken repräsentiert haben (S. 2). Wenn alle diese zerebralen Grundlagen vorhanden sind, ist die Intelligenz vollwertig. Je nach Art und Ausmaß der einzelnen Teilfunktionen ist eine Abstufung der Intelligenz nach allen Graden möglich.

Schwachsinn ist eine farblose Bezeichnung für eine unübersehbare Fülle geistiger Unzulänglichkeiten. Da die Schwachsinnigen durch das Schulgesetz von den Normalschulen abgestoßen und in Hilfsschulen gesammelt werden, kann man dort die Reichhaltigkeit der verschiedenen Schwachsinnsformen feststellen. Dort fallen zunächst die körperlich Stigmatisierten auf, die schon durch ihr Äußeres den geistigen Tiefstand verraten. Es gibt unter ihnen eine ganze Reihe gut herausgearbeiteter Typen: das Myxödem, der Kretin, die tuberöse Sklerose mit dem Adenoma sebaceum, die amaurotische Idiotie, die mongoloide Idiotie, hypophysärer Klein-, Hoch- und Fettwuchs, Mikro-, Makro- und Turrizephalie, rachitische Skelettverbildungen, Enzephalitiker mit verschiedenen zerebralen Symptomen. Dann gibt es verschiedene Formen der Schizophrenie, Epileptiker mit abgebauter Intelligenz und körperlichen Kümmerformen. Den meisten solcher Formen ist ein charakteristisches Persönlichkeitsbild mehr oder weniger regelmäßig zugeordnet. Dann gibt es äußerlich kaum auffallende Typen mit allgemein reduzierter Intelligenz. Oft weist ein stumpfer Blick, ein adenoider Ausdruck, ein blödes Lachen auf die geistige Insuffizienz hin. Manche zeigen nur ganz isolierte Defekte im Lesen, Schreiben oder Rechnen. Manche wirken im persönlichen Verkehr sehr vif und klug, es fehlt ihnen aber jedes Interesse am Lernvorgang. Sie neigen häufig zur Kriminalität.

Im allgemeinen kann man die Schwachsinnsformen ihrer funktionellen Störung nach in zwei große Gruppen einteilen. Die erste Gruppe ist die, bei denen einfache Reduktion der geistigen Leistungen vorliegt, bei denen entweder die allgemeine geistige Aktivität herabgesetzt ist oder bei denen ein Teil der kortikalen Fläche schwach entwickelt ist, wodurch ein herdförmig isolierter Defekt ohne Beeinträchtigung der Gesamtpersönlichkeit entsteht.

Die zweite Gruppe zeigt Störungen der Persönlichkeit, läßt also eine Beeinträchtigung des Reothyms vermuten. Dazu gehört der folgende Fall.

Fall 54. Ein dreijähriger Bub wird von den Eltern gebracht, weil er nicht so ist wie andere Kinder. Er findet keinen Anschluß, fürchtet sich vor Kindern und Tieren, besonders vor Hunden. Wenn die Mutter von einem Erwachsenen angesprochen wird, klammert er sich ängstlich an sie. Auch vor dem Wind hat er Angst. Beim Spiel zeigt er keine Ausdauer, ist ganz unproduktiv, findet keine zweckvolle Beschäftigung. Er wälzt sich oft in spielerischer Tierhaftigkeit am Boden, gibt bellende und grunzende Töne von sich. Mit Erwachsenen hat er noch eher Kontakt. Es genügt ihm aber schon, neben einem Erwachsenen zu sitzen, am liebsten auf seinem Schoß, er richtet sich dann dessen Arm so, daß er sich bequem anlehnen kann. Männer bevorzugt er. Er hört auf seinen Namen, versteht auch gewisse Zurufe und spricht einige Worte deutlich nach. Autorität erkennt er an, läßt sich im allgemeinen auch etwas verbieten, experimentiert auch gern mit der Einrichtung des Verbietens, indem er von Ding zu Ding geht und erwartungsvoll mit dem Blick auf dem Erwachsenen haftet, bis dieser etwas verbietet. Bei Wunschverweigerung schreit er, ist oft widersetzlich und schlimm. Besonders schlecht verträgt er körperliche Berührung jeder Art. Jedoch beansprucht er die tagsüber abgelehnte Hand abends im Bett und kann ohne sie nicht einschlafen. Es ist überhaupt schwierig, ihn ins Bett zu bringen. Wenn er noch so müde ist, will er nicht schlafen gehen. Er erschrickt leicht, wenn irgend etwas Unerwartetes, z. B. beim Spiel, passiert. Er geht oft delirant und verloren herum, benützt dabei die Menschen wie Gegenstände, lehnt sich an, greift sie an, klettert an ihnen empor. In eine Gruppe läßt er sich nicht einfügen, treibt ziellos herum. In seinen Bewegungen ist er plump und ungeschmeidig, ganz unempfindlich gegen Schmerz, wenn er hinfällt.

Physiognomisch ein herziger, etwas breitlippiger Bub mit leicht bekümmertem Ausdruck und leerem Blick, aber durchaus nicht auffallend und nichts von seiner Wesensart verratend.

Acht Jahre: Er geht in die erste Klasse, rechnet an den Fingern ganz gut. Schreibt in Spiegelschrift. Ist sehr autistisch abgeschlossen, unbekümmert um die Umgebung. Kommt ganz nahe heran, beriecht den Menschen. Er kann sämtliche Linien der Straßenbahn auswendig. Seine Rede ist monoton, sein Gesicht ist hübsch, aber ausdruckslos. Ganz ungeniertes Benehmen.

Neuntes Jahr: Er steigt auf, rechnet ganz gut, jedoch versagt er bei eingekleideten Rechnungen vollkommen. Vermehrter Speichelfluß.

17 Jahre: Er hat es nur bis zur fünften Volksschulklasse gebracht. Nachher hat der Vater verschiedene Lehren versucht. Anfangs war jeder Lehrherr begeistert, nach drei Wochen aber hat er ihn heimgeschickt. Er ist ganz unbrauchbar, weil langsam, ungeschickt und uninteressiert. Derzeit geht er in eine Gipsereifachschule.

Er hat keinen Freund und schließt sich niemandem an, will immer allein sein. Wenn sonntags die Mutter mit ihm ins Kino gehen will, lehnt er ab und geht lieber allein. Die Eltern tun alles Erdenkliche, um ihm für irgend etwas Interesse abzugewinnen. Sie haben ihm eine Geige, ein Klavier gekauft. Er spielt, aber ohne Interesse und ohne Gefühl, den Blick ganz starr auf das Notenblatt gerichtet. Sein Spiel klingt maschinenhaft. Er spricht Englisch ohne jedes Idiom. Es fehlt Phantasie und Vorstellungsgabe. Auf der Straße schaut er nie in eine Auslage. Nie sieht er zu, wenn auf der Straße etwas vorgeht, wenn z. B. Schienen geschweißt werden. Meist schaut er ins Leere; angesprochen, schrickt er zusammen. Es ist unwahrscheinlich, daß irgendein Erleben in ihm vorgeht. Sein Essen erfolgt automatisch, er differenziert nicht in der Qualität der Speisen, es ist ihm gleich, was er ißt. Sein Gedächtnis ist schlecht, er merkt sich nur Unwesentliches, aber dies jahrelang. Hat noch gute Raumerinnerungen aus seinem klinischen Aufenthalt vor neun Jahren. Besitzt wenig Begriffe. Er versteht zum Beispiel nicht den Sinn eines Geschäftes. Man muß ihm erst erklären, daß der eine etwas verkauft und der andere kauft. Auf Grund seines guten Äußeren wird er bei einer Jugendgruppe als Reiseleiter eines Ausflugs bestimmt. Er kassiert die Beträge ein, und die Buben reißen ihm das Geld wieder aus der Hand.

Viele Worte versteht er nicht. Wie z. B. in seiner Lektüre das Wort „gemächlich" vorkommt, sieht er im Brockhaus nach. Er war in den letzten Kriegsmonaten eingerückt, hat beim Rückmarsch viel mitgemacht, Strapazen, Mißhandlungen, kam dann durch ganz ungewöhnliche Zufälle, die ihm das Leben retteten, nach Hause, rief zum Fenster hinauf nach der Mutter, begrüßt sie, als wäre er vor einer Stunde weggegangen, ging über die Stiege in die Wohnung und benahm sich genau so wie immer, ohne jedes Überraschungsgefühl, ohne zu erzählen, ohne zu fragen, ohne jede Wiedersehensfreude. Jeden Abend gibt er der Mutter einen ganz maschinenhaften Kuß.

Er besitzt außerordentliche Ortskenntnis, ein geographisches Gefühl, kann in jeder Lage bei geschlossenen Augen die Weltgegenden bestimmen. Seine Orthographie ist absolut verläßlich. Aus den Radiosendungen interessieren ihn nur die politischen Nachrichten. Hat wenig und nur ganz banale Träume.

Sein Äußeres: Ein sehr großer, kräftiger Bursch, gute Farben, schöner Teint, leer und unwissend in die Welt schauend, ein Parzival. Leicht adenoide Gesichtsbildung. Das Haar ist trocken, die Schilddrüse nicht tastbar, die Hände und Füße kalt und feucht. Die gereichte Hand zieht er scheu sofort wieder zurück. Die Haut ist rauh und besonders empfindlich. Die Reflexe sind gesteigert. Was er spricht, ist wie ein Aufsagen, ganz monoton, im Prüfungston, immer mit einem seitlich nach den Eltern gewendeten Blick. Ist er allein, so schaut er während des Gespräches ängstlich wie ein Schizophrener um sich. Die Rede ist kurz, die Worte wie abgehackt, als würde er diktieren. Macht sachliche Feststellungen ganz belanglosen Inhalts: „Sie haben hier eingeheizt. Ihre Schreibmaschine ist eine Büromaschine." Dem Gang fehlt der elastische Schwung, er tappt marschierend daher. Auch seine Eßmanieren sind ganz unkultiviert, obwohl er zweifellos sehr gut erzogen wird. Er ißt gierig und schlürft wie eine Kuh.

Er litt bis zu seinem 13. Lebensjahr an Ernährungsausschlägen. Niemals haben sich Zeichen einer sexuellen Regung eingestellt. Die morphologische Sexualentwicklung ist normal.

Aus der Familie: Der Bruder des Vaters leidet an Epilepsie, die Mutter hat Basedow, mehrere Tanten des Vaters sind rachitische Zwerge, eine Nichte der Mutter ist schwachsinnig.

Der Dreijährige zeigt die archaischen Symptome der Homothymie, er empfindet primitive Angst vor Tieren und Elementarereignissen, auch vor Fremden, auch dann, wenn sich diese nur seiner Mutter nähern, da er mit dieser in homothymer Kohärenz steht und sich mit ihr in einer Einheit empfindet. Er gibt tierische Laute von sich, wälzt sich wie ein Tier, beschnuppert Erwachsene. Die Totalität seiner dynamischen Person ergießt sich in die Umwelt: Er tappt herum, greift alles an, riecht an den Dingen, hört hin, ob sie Geräusche machen, schüttelt sie, rollt sie, kostet also alle Reizmöglichkeiten aus. Man hat hier den Eindruck, er erfaßt die Dinge nicht *gestaltmäßig*, sondern nur deren unverbundene Reize. Es liegt also eine Störung des Erkennens vor. Eine derart atomistische Weltbetrachtung entspricht normalerweise dem Säuglingsalter. Der Säugling sieht sich einem Reizchaos gegenüber, aus dem er noch keine gestaltlichen Formen herausheben kann.

Eine besondere Stellung nehmen die Reize aus fremder Berührung ein. Gegen sie ist er überempfindlich (Autismus). Anderseits benützt er den fremden Körper wie einen Gegenstand. Also, er berührt wohl selbst den fremden Körper wie jeden anderen Gegenstand, verträgt es aber nicht, daß ein Mensch aktiv einen Reiz auf ihn ausübt. Das Gewahrwerden eines zweiten Ich ist ihm unheimlich, er fühlt nur sein eigenes, das einzige (homothyme) Ich, das fremde verursacht Angst. Im Zustand nächtlicher Angst jedoch fällt diese Schranke und das andere schützende Ich wird gesucht. Hier sei eine Analogie aus dem Gebiete des Sexuallebens angeführt. Ein Berührungsreiz, der im Zustand der sexuellen Indifferenz als unangenehm empfunden wird, bekommt im Zustand der Sexualisierung Lustwerte. Da wie dort wird ein Fremdkontakt das eine Mal unangenehm, das andere Mal angenehm empfunden, dieses andere Mal aber in dem ersten Fall im Zustand der Angst, im zweiten Fall im Zustand der Sexualisierung. Es soll damit flüchtig auf die Beziehung zwischen Angst und Sexualität hingewiesen werden.

Ein ganz wesentlicher Defekt ist die mangelnde Spielausdauer, das Drängen von einem zum anderen, der erethische Zustand. Hier kündigt sich bereits an, daß sich ein Kontinuität schaffendes Reothym nicht ausbilden kann. Das zeigt sich auch schon in der Unfähigkeit, die einzelnen Reize zur gestaltlichen Einheit fügen zu können.

Das Gefühlsleben zeigt sich gestört. Es wurde eben festgestellt, daß er die streichelnde Berührung der Hand als Schock empfindet, da er sich nicht verstehend in die Situation der Zärtlichkeit einfühlen kann. Erst im Angstzustand der nächtlichen Finsternis macht er vom Handkontakt Gebrauch, da er ihm Sicherheitsgefühl verleiht. Er versteht also wohl die Hand des Erwachsenen als Sicherungsmoment in der Angst, aber nicht als Lustobjekt. Der hier aufgedeckte Gefühlsdefekt beruht vermutlich auf einer Störung im Thalamus. Auch der undifferenzierte Geschmack beim Essen zeigt, daß die Speise keinen spezialisierten Lustgewinn erzeugt. Er ißt wohl viel, aber nur aus dem vitalen Trieb der Selbsterhaltung, nicht zur Erzielung differenzierter Lustwerte. Hier sei auch die Unempfindlichkeit gegen körperliche Schmerzen angeführt. Kennzeichnend sind auch die automatenhaften Küsse, die er an seiner Mutter erledigt, das Fehlen der Wiedersehensfreude bei seiner Heimkehr aus dem Feld.

Auch den Worten fehlt der entsprechende Gefühlswert. Das Wort „gemächlich" müßte aus dem Zusammenhang und dem Wortklang erfüllt wer-

den und brauchte nicht im Lexikon nachgeschlagen zu werden. Das mangelnde
Interesse an jedwedem Ding, an jedweder Beschäftigung läßt sich auf das
Fehlen jeder affektiven Bindung zurückführen. Immer mehr wird auf eine
Störung der thalamischen Gegend verwiesen. Es ist so, als würde alles, was
er lernt und leistet, von der Gefühlssphäre abgeschnitten. Auch alle kortikalen
Funktionen, sein erlerntes Wissen, seine erlernten Fertigkeiten, sind wie ge-
fühllose Automatismen, sein Musikspiel, seine Sprache, seine ganze Lebens-
tätigkeit ist seelenlose Automatik. Auch seine Motorik leidet unter dem Mangel an thymogener Ausdruckskraft und ist im Zustand katatoner Versteifung.
Sowohl dem Gang wie den übrigen Körperbewegungen einschließlich der
Mimik fehlt die Anmut und melodische, thymogen durchflutete Geschmeidigkeit.
Das erinnert an gewisse psychische Störungen, die sich bei verschiedenen organischen Herderkrankungen des Gehirns finden, an die verschiedenen Agnosien. Es
gibt eine Seelenblindheit, d. i. ein Aufnehmen optischer Bilder, die jedoch
nicht als solche erkannt werden. Ebenso kommt eine Seelentaubheit vor, wobei
die akustisch aufgenommenen Reize trotz ganz intaktem Gehör nicht verstanden werden. Es kann also ein vorgesagtes Wort wohl nachgesagt, aber
nicht verstanden werden. Was bei solchen Störungen auf einzelnen Sinnes-
gebieten vor sich geht, das spielt sich hier in der totalen Persönlichkeit ab.
Die Reize und Eindrücke, die von der Außenwelt in die Seele eingehen, bekommen keinen thalamischen Anschluß und werden daher nicht verstanden.

Offenbar ist ein Anteil der thalamischen Funktion für die Gestalterfassung
notwendig. Die Unfähigkeit zur Gestalterfassung durchzieht dieses ganze
Leben. Schon im Zustand der Homothymie, im Alter von drei Jahren, sieht
er sich noch einer chaotischen Welt von Reizen gegenüber, die sich ihm nicht
zu Gestalten ordnen. Das verleiht ihm schon in seiner homothymen Phase die
Note des Abnormen. Im Verlauf der Dichothymie kommt, vielleicht infolge
der thalamischen Insuffizienz, kein lebenskräftiges Reothym zur Entwicklung und die unter solcher Ungunst stehende Kortikalperson bekommt keinen
thalamischen Anschluß, erzeugt also nur seelenlose Automatismen, sowohl in
der Richtung der Perzeption als auch in der Richtung der Projektion, d. h. die
Umwelt wird nicht einfühlend verstanden und die Äußerungen (Sprache und
Gehaben) erfolgen mechanisch ohne Gefühlsbeziehung. Durch diesen Mangel
affektiver Beziehungen erklärt sich auch die autistische Abschließung, das
vollkommene Fehlen jedes Interesses an der fremden Person. Die hier vorgefundenen Symptome: Autismus, Gefühlsstumpfheit, Katatonie sind Haupt-
symptome der Schizophrenie. Daß es hier nicht zum klassischen Bild der
Schizophrenie kommt, ist vielleicht damit zu erklären, daß durch das Fehlen
der thalamischen Tiefenperson die Kortikalperson keinen wirksamen Gegenspieler hat, der intrapsychische Konflikte vom Typus der Verwirrtheit erzeugen könnte. Irgendein abnormales Produkt eines Zellmusters würde also
von der affektfreien Kortikalperson gar nicht als widerspruchsvoll empfunden werden und könnte daher auch keine affektiven Reaktionen auslösen.
Man kann diese Schwachsinnsform, deren Hauptsymptom die universelle
gnostische Störung ist, die ein Verstehen der Welt verhindert und vielleicht
auf thalamische Insuffizienz zurückzuführen ist, als *agnostischen Schwachsinn bezeichnen* und darin jene oben angeführte zweite Gruppe der Schwachsinnsformen (mit Persönlichkeitsstörung) vertreten sehen und in ihr eine
Übergangsform zur Schizophrenie.

Fall 55. Sieben Jahre alter, hübscher, gut gebauter Bub mit feinem Gesicht. Der
Blick ist etwas trüb. Der Lehrer bezeichnet ihn als schulunfähig. Kann nichts rechnen, kennt nur zwei Buchstaben. Außerdem verschiedene Auffälligkeiten: Grimassie-

ren, Nägelbeißen, sehr verspielt, redet zu sich selbst, Phantasielügen. Er spielt mit einem Stoffhund, wobei er selbst die Rolle eines Hundes spielt, auf dem Boden kriecht und bellt. Ähnlich macht er es mit anderen Tieren. Die einfachsten Umgangsformen, Grüßen, Danken kann man ihm nicht beibringen, auch Gebete kann er nicht auswendig lernen. Im Gespräch zeigt er spontanen Rededrang mit verstärkter passiver Aufmerksamkeit. Eindrücke aus dem Milieu verarbeitet er in seine Rede hinein. Viel demonstrative Gesten und Mitbewegungen. Stereotype Wiederholungen ganzer Gedankengänge. Kollegialer Ton (wissen's?). Oft belehrend: „Nämlich mit der Elektrischen ist das so: da ist ein Feuer und das geht da in die Mauer hinein und, wissen's, da geht es wieder hinaus." Alles mitlebend, mitzeigend, drastisch dozierend mit viel Gesten. Viele läppische, unsinnige Belehrungen und viele Stereotypien. Weckt man ihn aus dem Schlaf mit einer Frage, so beantwortet er sie aus dem Schlaf heraus in langen Sätzen.

Körperlich: Ganz leicht hydrozephal, kataleptische Verharrungstendenz, fehlende Schleimhautreflexe, fehlende Schmerzempfindlichkeit, ängstlich bei der Untersuchung. Kann willkürlich mit den Ohren wackeln. War eine Frühgeburt.

Verhalten in der Klinik: Stört sehr, ist aber wegen seines drolligen Wesens gut zu leiden. Spricht wie ein Erwachsener in Tonfall und Geste, entrüstet sich über die Schlimmheit der Kinder. Macht, was ihm einfällt, kümmert sich um keine Ordnung, um keinen Befehl, fängt plötzlich zu singen an, spielt stereotyp mit irgendeinem Spielzeug, ist immer in Bewegung. Kommt in die Hilfsschule mit der Diagnose: Erethische Debilität von psychotischem Charakter.

14 Jahre: Hat die Hilfsschule absolviert. Sieht sehr fein aus, man könnte ihn für einen Mittelschüler halten. Seine phantastisch gefärbten Berichte sind recht läppisch. Erzählt im Märtyrerton sein Schicksal, daß ihn seine Mutter als Kind beinahe erstochen habe, daß er im Stall bei den Schweinen schlafen mußte. Dabei wird er von Selbstmitleid gerührt. Altkluge Schönrednerei, immer alles in wissenschaftlicher Form läppisch erklärend, resignierter Ton der Stimme, keine jugendliche Frische. Kann sehr gut Tierstimmen imitieren, gut Mundharmonika spielen. Turnerisch sehr gut; macht sehr elegant den Handstand. Stiehlt im Vorbeigehen aus einer Auslage eine Traube und erzählt dann, er habe sie von der Händlerin bekommen, weil die Mutter noch ein Guthaben bei ihr habe (ein Geschäft, wo die Mutter nie hinkommt, also eine Lüge, bei der man ihm draufkommen muß). Behauptet, Gedanken erraten zu können und besondere Fähigkeiten der Telepathie zu besitzen. Interesse für populär-medizinische Bücher.

15 Jahre: Sexuell noch sehr infantil. Er hält trotz Geschicklichkeit in keiner Lehre aus, sucht zu schwänzen.

17 Jahre: Er ist als Boxer tüchtig, sein Trainer sagt, er hätte gute Aussichten. So einen „harten Burschen" hat er noch nie gesehen. Er wundert sich, was sein Kopf alles aushält. Kann sich mit Nadeln durch die Haut stechen. Zeichnet sehr gut. Macht in lästig-läppischer Art Besuche bei einem Schwesternpaar, das er sehr liebt. Er hat Angst, allein zu sein. Erzählt in leiderfülltem Ton, daß sein Vater gestorben sei (nicht richtig). Eidetische Detailbeobachtungen. Wissenschaftliche Geste. Sexuell voll entwickelt.

20 Jahre: Geht ins Krankenhaus, wo er vor kurzem mit einer venerischen Erkrankung gelegen ist, um von den Bedienerinnen Essen zu erbetteln. Fast keine Sexualbetätigung. Doch strabanzt er abends in verrufenen Gassen, geht ins Kaffeehaus, macht Mädchenbekanntschaften. Drängt zu einer „wichtigen" Aussprache: „Ich fühle mich jetzt ganz anders, so gefühllos. Früher hab' ich den andern was geben können, sie haben sich ihr Herz bei mir ausgeschüttet und sind wieder erleichtert worden. Jetzt kann ich das nicht mehr. Ich hab gar kein Interesse, auch nicht für Mädchen. Voriges Jahr hab ich ein Mädel gern gehabt, aber ich habe es ihr nicht gesagt. Ich kann mich doch nicht so erniedrigen! Ich bekomme meine geschlechtlichen Erregungen immer zur unrechten Zeit. Wenn ich ein Mädel dann umarm, ist alles weg, und der Gedanke ist mir furchtbar, daß sie sich denken könnte: Was ist *das* für ein Mann! Da hab ich mir gedacht, ich muß sie umbringen, damit sie niemals erfährt, daß ich nichts wert bin, da hab ich mir gedacht, es bleibt nichts übrig, als ihr eine Komödie vorspielen, und ich hab sie umarmt

und geküßt, aber diese Küsse waren nicht echt, die waren nur gespielt. Früher hab ich alles erraten, ich hab auf der Straße schon gewußt, ob das Mädchen zu Haus ist, und das hat mich nie getrügt, und dieses eigenartige Gefühl ist jetzt weg. Mein einziges Vergnügen ist jetzt, auf der Straße die Auslagen anschauen, und besonders bei den Juwelieren, da schau ich die Brillanten an und zähl zusammen, was sie alle wert sind. Und nachher probier ich, ob ich mir die Zahlen gemerkt hab. Am liebsten lese ich ein Buch über die Umgangsformen, wie man sich mit einer Dame benimmt und wie man mit der Serviette und mit dem Besteck umgeht."

Hat monatelang keine sexuellen Erregungen. Man könnte sich vorstellen, daß er einmal unter einem Triebimpuls unter gleichzeitiger organischer Insuffizienz einen Lustmord begehen könnte, wie er ja angedeutet hat. Als Arbeiter bei der Bühne hat er einem Statisten 80 Schilling gestohlen. Über seine Eltern erzählt er die kompromittierendsten Gerüchte. Mit der Hacke hat er sich einmal auf den Finger geschlagen und einmal auf den Knöchel, um in den Krankenstand genommen zu werden. Einmal hat er sich mit der Faust ein blaues Auge geschlagen, um der Mutter glaubhaft zu machen, er wäre beim Boxen gewesen.

Singt sehr gut, imitiert sehr gut bekannte Sänger (Tauber, Kiepura). Grüßt und bettelt in devoter Art. Wenn er Geld will, macht er läppische Andeutungen: „Jetzt hab ich geglaubt, ich hör's scheppern (klappern) in Ihrer Taschen!"

22 Jahre: In einem Tanzcafé lernt er ein etwa zwanzigjähriges Mädchen kennen. Sie ist sehr hübsch, sehr intelligent, im Büro gut angestellt. Sie hält ihn für einen Studenten, fällt ihm auf seine hochstaplerischen Vortäuschungen herein, wird auch durch den Märtyrerton seiner Rede erweicht und durch die phantasierte Leidensgeschichte, er studiere Medizin, müsse zwei Familien erhalten, habe aus Studiengründen einen Filmkontrakt brechen müssen und habe jetzt ein hohes Pönale zu zahlen usw. Sie verliebt sich in ihn, nimmt ihn trotz Widerspruch der Mutter in ihre Wohnung auf, sie stellt ihn ihrem Chef vor, der bezeichnet ihn als intelligenten Menschen. Drei Monate nach der Verlobung äußert er Selbstmordabsichten, und einige Tage darauf fand ihn seine Braut erhängt am Türstock. Der letzte Anlaß waren Schwierigkeiten mit dem „Ariernachweis". In letzter Zeit hat er aus der Wohnung seiner Mutter viel gestohlen und versetzt. Zu seiner Braut sagte er von sich einmal: „Am besten ist, wenn so ein Auswurf der Menschheit nicht auf der Welt ist." In seinem Abschiedsbrief hat er die Braut und die Mutter um Verzeihung gebeten.

Die Braut zeigt seinen „künstlerischen" Nachlaß: eine umfangreiche Mappe mit Gedichten, aus denen man Unbildung sieht, die aber doch hie und da eine philosophische Idee verraten; Aphorismen, viele zweifellos abgeschrieben; wissenschaftliche Abhandlungen über Alkohol, Lebensführung, Sexualität. Vieles ist aus populärmedizinischen Büchern abgeschrieben. Alle Manuskripte sind numeriert, oft mit sehr hohen Ziffern, damit man denken soll, es sei schon viel davon gedruckt worden.

Noch im Schulkindalter sind Zeichen starker Homothymie vorhanden: die animistischen Spiele, die starke Eidetik, die auch Phantasielügen gestaltet und an der drastisch naszierenden Sprache kenntlich ist, auch in der flüssigen Motorik und im einfühlenden Imitationstalent zum Ausdruck kommt.

Die vielen Stereotypien (Grimassieren, Nägelbeißen, stereotype Spielart) sind bereits bekannte Stammhirnsymptome. Inmitten dieses homothymen Lebens entstehen Spontanprodukte. Einfälle, Sprechantriebe treten unvermittelt auf, es entwickeln sich also Impulse, die nicht von außen angeregt, sondern von innen her entstehen und die Wirklichkeitsverbundenheit unterbrechen, also den homothymen Zustand stören. Es beginnt sich hier durch das Auftreten von Kortikalfunktionen die dichothyme Phase anzubahnen. Doch wachsen die Kortikalfunktionen nicht organisch aus den Erlebnissen heraus, wie das im physiologischen Reifungsprozeß geschieht, sondern sie bestehen in der Reproduktion eines verständnislos übernommenen Verbalwissens, dem lediglich die Geste der Wichtigkeit anhaftet. So entsteht das Zustandsbild der Altklugheit, das von einer Reihe subkortikaler Automatismen begleitet ist. Mit Feststellung dieses Zustandes stehen wir an dem kritischen Punkt, von dem die verschiedensten pathologischen Entwicklungsrichtungen möglich sind. Noch wissen wir nicht, wohin die Spur führt. Wenn wir die monotonisierende Sprache und das hiezu kontrastierende Imitationstalent beachten, fällt uns der akademisch graduierte Epileptiker ein, von dem wir einen Gesprächsausschnitt (S. 159) zitiert haben, und wir denken an Epilepsie und deren zahllose Äquivalente. Die subkortikalen Automatismen erinnern an Neurose, die unvermittelten Sprechantriebe lassen an schizophrene Inkohärenz denken, auch die Phantasielügen und die animistischen Spiele mögen den Gedanken an Schizophrenie festigen. Das Versagen in der Schule wird die Vermutung eines Schwachsinns hervorrufen, die Verzögerung der Reothymbildung kann als Frühsymptom einer kommenden Kriminalität aufgefaßt werden. Die Altklugheit steht in Beziehung zu einem Mangel an Vitalität. Dieses Verhältnis wurde bereits an Fall 13 (S. 61) und Fall 51 (S. 172) festgestellt. Es kann daher eine Selbstvernichtung infolge ungenügender Lebensantriebe bereits erwogen werden.

Es soll hier das Verhältnis der Altklugheit zur Avitalität kurz besprochen werden. Altklugheit ist ja wohl kein eindeutiger Zustand. Normale „Einzelkinder", die stets in Gesellschaft Erwachsener sind und intellektuell überfüttert wurden, können auch das Bild der Altklugheit bieten. Von solchen Kindern ist hier nicht die Rede. Es sind vielmehr Kinder gemeint, die infolge einer spezifisch gestörten Kortisierung eine umfangreiche Kortikalperson entwickeln, während die thalamische und hypothalamische Tiefenperson kümmerlich entwickelt bleibt und nur dürftig mit der Kortikalperson verbunden ist. Es bleiben innerhalb der Tiefenperson die Triebregungen in ihrer Entwicklung zurück. Es ist dann die Aufnahmefähigkeit der kortikalen Apparate beträchtlich erhöht, weil die selektive Beeinflussung durch triebgebundene Stellungnahmen fortfällt und daher wahllos alles Dargebotene registriert und festgehalten wird. Es sei hier auf den früher geschilderten Typ des Vorzugsschülers (S. 40) verwiesen. Schon im Kleinkindalter werden bei solcher Konstitution alle Gehabensweisen und Phrasen Erwachsener kritiklos aufgenommen und reproduziert, wodurch sich das komische Bild der Altklugheit ergibt. Die Altklugheit entsteht also aus einer Dissoziation zwischen Kortikal- und Tiefen- (Trieb-) Person, öfter verbunden mit einer verkümmerten Triebentwicklung, so daß die zur Entfaltung kommende Vitalkraft nicht ausreichend ist, sich manchmal frühzeitig erschöpft und zum vorzeitigen Lebensabschluß führen kann, entweder durch Selbstmord oder durch Herabsetzung des biologischen Widerstandes gegen zustoßende Krankheiten.

Die Altklugheit gibt uns hier eine diagnostische und prognostische Richtung an. Sie ist in ihrer Ausprägung unverkennbar und steht in auffallendem Gegensatz zu der kindischen Spielweise. In köstlicher Wortfindung und mit professoraler Geste doziert er mit abgestandenen Phrasen seine läppisch erfaßten wissenschaftlichen Probleme. In solchen Produktionen verraten sich kortikale Leerläufe. Es sind Abfolgen von Gedanken und Redewendungen, die automatenhaft ablaufen, nicht thymogen, nicht stammhirndurchdrungen sind. Es sind von Erwachsenen übernommene Gehabensformen, die unvermittelt eingeleitet werden und dann in assoziativer Kettenreaktion weiterlaufen. Es fehlt dieser Rede daher auch die Frische der Kindlichkeit. Sie wirkt avital in ihrer leichenbitterischen Resigniertheit und rinnt fad, ohne Zündkraft, an der Wirklichkeit vorbei.

Es steht hier einerseits die gestörte Stammhirnfunktion, anderseits die automatisierte Kortikalfunktion nicht in jener harmonischen Durchdringung und Verbindung, die durch einen normalen Kortisierungsprozeß hergestellt wird. Es fehlt daher der Kortikalfunktion die lebenserfüllte Wirklichkeitsbeziehung, und der Stammhirnfunktion fehlt die verstandesmäßige, kritische kortikale Regulierung. Stammhirnfunktionen wie Rindenfunktionen werden unvermittelt, d. h. ohne Wirklichkeitsbeziehung in Aktion gesetzt. Das Reiz-Reaktionsverhältnis ist unterbrochen. Die aus solcher Störung entstehende *Spontaneität* ist ein wesensbestimmendes Symptom für den Ausfall der Verbindung zwischen Stamm und Rinde. In solcher Verbindung vollzieht sich aber das Erlebnis der Wirklichkeit, d. h. die in Einheit zusammenerlebte Gegenüberstellung von Subjekt und Objekt. Dieses Einheitserlebnis ist aber das Ich. Ein vollwertiges Icherlebnis ist nur durch einen vollwertig vollzogenen Kortisierungsprozeß möglich. Die Störung zeigt sich demnach hier im fehlenden Icherlebnis, also in der mißlungenen oder zerstörten Kortisierung, im unzulänglichen Aufbau des Reothyms.

Bezeichnend für die vorliegende Struktur ist die Reaktion beim Weckreiz: Auf Frage erfolgt eine Antwort in umfangreicher Art. Lange Sätze laufen wie in einem Automaten ab. Der normal Kortisierte benötigt eine gewisse Zeit, bis er durch alle Schichten der Persönlichkeit so weit wach geworden ist, daß er die Frage erfassen und sinngemäß beantworten kann. Hier aber ist für den Ablauf der bereitliegenden Automatismen das Wachsein der Triebfunktionen gar nicht notwendig. Ganz reflexartig wickeln sich die gut eingefahrenen, ohne jeden Denkakt miteinander verbundenen Wortfolgen ab. Er spricht im Schlaf so wie im Wachen.

Die weitere Entwicklung der Person stellt uns vor kriminelle Handlungen. Sie überraschen nicht. Es steht eben dem spontan auftauchenden Triebimpuls keine Korrektur oder Hemmung, die eine Funktion des Reothyms ist, entgegen. Das schwächliche Reothym kann weder Vergangenheit noch Zukunft in kräftiges Licht setzen, daher kann die kriminelle Handlung von diesen Dimensionen her keine Hemmung erfahren.

Innerhalb seiner Kriminalität treten die Hochstapeleien hervor. Sein Kortikalautomat ist imstande, jede beliebige Rolle neben der Wirklichkeit her sprachlich darzustellen, und seine erhöhte Eidetik baut ihm die Kulissen, die ihm die Illusion jeder gewünschten Wirklichkeit verschaffen.

Im dürftigen Reothym findet der eigene Körper keinen Darstellungsraum. Sein Körperschema ist nicht reothymal gestaltet. Er ist unempfindlich gegen körperlichen Schmerz und produziert fakirartige Kunststücke. Seine Anästhesie ermöglicht auch die Erfolge im Boxkampf, die Selbstverstümmelungen und die grausame Wahl des Selbstmordes.

Da sein Reothym in die Rahmenbildung seiner Erlebnisse keine echten Persönlichkeitselemente entsenden kann, da ja eben sein Körperschema keine Darstellung erfahren hat, bildet er jeweils nach Bedarf Surrogate, d. h. er stattet seinen Rahmen mit beliebigen Qualitäten aus, er erzählt von seinem Reichtum, von seinen Erfolgen, auch von seiner Not, lügt, übertreibt, tritt unter falschem Namen, unter falscher Berufsangabe auf. Dies alles ist ihm nur dadurch möglich, daß sein Reothym keine Vorstellungen der eigenen Person und Lage in den Erlebnisrahmen entsendet, die mit den von der Kortikalperson erzeugten Phantasieprodukten in konkurrierendem Widerspruch stehen. Vermöge seiner assoziationsreichen Kortikalautomatik ist er dann fähig, die begonnene Rolle weiterzuspielen.

Die Hyposexualität ist Teilerscheinung seiner Triebschwäche. Sie ist merkwürdigerweise reothymal vertreten, wird als Defekt empfunden und wirkt als Komplex, ja erzeugt in ihm die Idee eines Mordes, den er an seiner Braut zu begehen beabsichtigt, um vor ihr nicht in seiner Minderwertigkeit bloßgestellt zu sein. Vielleicht ist jedoch die nachträgliche Auslegung des Mordimpulses nur eine Rationalisierung. Es wäre vielleicht denkbar, daß die Erotisierung in einem automatisierten Menschen wohl alle Mechanismen eines Sexualaktes in Gang setzt und unter dem Druck einer Entladungssperre so hohe Grade orgastischer Erregung erzeugt, daß in einem Ausnahmezustand momentaner Verwirrung ganz reflexartig ein Mord erfolgen könnte. Es wäre möglich, daß hier ein ähnlicher Zustand bestanden hat, der jedoch nicht solche Spannung erreicht hat, daß er zur Tat geführt, jedoch die Erinnerung an eine Mordabsicht hinterlassen hat, die dann eine rationale Umprägung erfuhr.

Die automatisierten Abläufe seines Kortikalhirnes bewegen sich auf den Gebieten der Wissenschaft, der Philosophie, des Okkultismus und der Dichtkunst. Aber die Erzeugnisse sind lauter Schablonen, äußerliche Gesten, Haltungen „als ob", wie Hülsen, deren Inhalt ausgeronnen ist, leerlaufende Mechanismen, denen die Beziehung zur Wirklichkeit fehlt.

Es soll die Persönlichkeit nun noch enger zusammengefaßt werden: Ein schwaches Triebhirn bildet ein dürftiges Reothym, das eine lose Verbindung mit der relativ umfangreichen Kortikalperson herstellt. Letztere ist daher automatisiert, und zwar auf den Gebieten Wissenschaft, Okkultismus, Philosophie usw.

Dadurch erhält die Persönlichkeit Attrappencharakter. Durch diese attrappenhafte, stammhirnfremde Kortikalfunktion repräsentiert dieser Schwachsinnige die Karrikatur des „Intellektuellen" im Gegensatz zum „Intelligenten", dessen Kortikalfunktion „thymogen", im Stammhirn verwurzelt, daher wirklichkeitsbezogen ist.

Die reothymale Schwäche führt zur Kriminalität, und zwar unter Bevorzugung der Hochstapelei durch Beanspruchung der Kortikalautomatik, welche ein dürftiges Reothym kritiklos mit unthymogenen Attributen ausstattet.

Die Stammhirnschwäche zeigt sich ausschlaggebend in der Hyposexualität und in dem Vitalitätsmangel, der schließlich zum Selbstmord führt.

Er ist eigentlich ein Schwachsinniger, hat aber durch den Aufbau seiner Kortikalfunktion eine derartige Fassade bekommen, daß er bei flüchtiger Betrachtung für intelligent angesehen wird, so daß ein ganz gescheites Mädchen durch lange Zeit auf seine Hochstapeleien hereingefallen ist.

Die Dekortisiertheit, also Ungezähmtheit seiner Triebentfaltung macht ihn gefährlich. Er wird auch als unheimlich geschildert. Eine Frau begann um Hilfe zu rufen, als er einmal in ganz harmloser Absicht ein Küchenmesser in die Hand nahm und mit unheimlicher Miene seine Schärfe probierte. Man hat von ihm auch den Eindruck, daß er zu jeder Tat fähig wäre, obwohl er mit einer „heiligenhaften" Miene und Sprache auftritt. Sein mimischer Ausdruck wechselt sehr auffallend von einer ganz lieben, aber läppisch-kindhaften Heiterkeit bis zu unheimlicher Verstörtheit. Diese mimische Variationsbreite ist auch Ausdruck seiner Dekortisiertheit und Homothymie, seiner Querschnittsdisposition. Die Leichtigkeit und Sachlichkeit, mit der er sein Leben beendet, berechtigt den Schluß auf Vitalitätsmangel, der sich schon im Symptom der kindlichen Altklugheit ankündigt und durch die Art seiner sexuellen Lebensführung bestätigt.

Trotz Automatisierungen und Vitalitätsmangel ist aber doch innerhalb der reothymalen Funktion ein Komplex erhalten, der ihn von dem vorhergehenden Fall wesentlich unterscheidet. Er hat die Fähigkeit der Selbstbehauptung. Er kann seine Interessen wahrnehmen, er ist fähig, ein Geschäft zu vollziehen, er kann seine Arbeitskraft in Geld umsetzen und kann mit einem allerdings nicht sehr hohen Grad von Verläßlichkeit Aufträge durchführen. Er kann also ein selbständiges Leben, wenn auch auf sehr niedriger Stufe, führen. Er ist auch durch Ausnützung seiner hochstaplerischen Begabung fähig, seinen Standard zu heben. Mit dieser reothymalen Funktion der Selbsterhaltungsfähigkeit steht er zweifellos auf einer biologisch höheren Stufe als der vorhergehende Fall.

Die zwei hier beschriebenen Fälle gehören in die zweite Gruppe von Schwachsinnigen, die in ihrer Reothymfunktion gestört sind. Sie zeigen, verglichen mit den einfachen Reduktionsformen, eine wesentliche Persönlichkeitsumbildung, deren spezielle Form von der besonderen Art der Reothymveränderung abhängt. Sie werden daher ganz ähnliche Zustandsbilder ergeben, wie sie in den verschiedenen Dekortisierungsformen beschrieben wurden. Man wird Einschläge von striopallidären, hypothalamischen, thalamischen und auch trophischen Abweichungen finden, und auch je nach dem Grad der Dekortisierung werden auch verschiedene Spielarten infantilistischer Rückschläge vorkommen.

Der hier beschriebene Fall leitet zu einer Schwachsinnsform über, die dadurch auffällig ist, daß sprachliche Produkte in üppiger Enthemmung wuchern, oft in jener altklugen Form, die bereits im vorher beschriebenen Fall angedeutet erscheint. Es ist die pseudowissenschaftliche Geste, in der ganz banale Tatbestände in professoraler Art dozierend behandelt werden. Nie sind solche Kinder um ein Gesprächsthema verlegen, sie werfen es spontan auf und gehen auf jede Anregung sofort ein, reagieren wie ein Automat auf jedes gegebene Stichwort. Oft haben ihre Spracherzeugnisse die Struktur des Erklärens, den Tonfall des Bedeutsamen, oft Geheimnisvollen, sind aufgeputzt durch klingende, aber schlecht angewendete oder verballhornte Fremdwörter oder Wortneuschöpfungen.

Ein Elfjähriger erklärt mit wichtiger Miene die Elektrizität: „Es werden mehrere Flüsse in einen Teich zusammengelassen, in ein sogenanntes Loch hineingeleitet. Da ist ein großes Schaufelrad, und da kommt das Wasser in die sogenannte Torbine, da sind zwei Kohlen, die reiben sich aneinander, und da entsteht der Strom. Dann wird ein Draht auf die Torbine aufgewickelt, und da drin wird der Strom in die Häuser geleitet."

Man erkennt ein starkes Kausalitätsbedürfnis bei erheblicher Dummheit, das nach Art eines neurotischen Symptoms im Leerlauf entsteht und sich rein verbal befriedigt.

Ein vierzehnjähriger Hilfsschüler berichtet über den Lehrstoff der Religionsstunde: „... Der Gottgeist, der hat so schlecht ausg'schaut, wissen S', und die Haar hat er so zruckkampelt (zurückgekämmt), na, dann später hat er schon besser ausgschaut, wahrscheinlich von der Auferstehung ... Grad von der biblischen Gschicht fragen S' mi! Grad das vergiß i so leicht! ... Von der Eva ham ma glernt, wias außigjaukt (verjagt) wordn is aus 'n Palais, weil s' a Obst gessen hat von dera Schlangen ... Und dann die Maria und der Johann ... ja, Johann hat er gheißen .., die sind in a Gasthaus gangen und da haben s' den Christi geborn ... Dann später ist er von den Juden gekreuzigt wordn, weil er zu gut war .., oder vielleicht weil er die andern betakelt (betrogen) hat, dann is er begraben wordn, und dann hat sich ein Herr seiner angenommen, ein Reisender oder was, und dann ist er wieder auferstanden ..."

Aus der Erdkundestunde berichtet er: „Wenn z. B. da die Sonne scheint, da haben die andern Nacht, die auf der andern Seiten, wissen S', auf der andern Seiten von dem ... Kolumbus .., von dera Welt, wissen S'? ..."

Es mischen sich in seine Darstellungen Erinnerungen des Gehörten mit beiläufig anklingenden Assoziationen zu oft bizarren und phantastisch karikierten Wiedergaben unverstandener Sachverhalte. Alle eben entstehenden Assoziationen werden in die nach neurotischem Muster auftauchende Struktur des Erklärens rationalisierend

eingebaut und erzeugen so jene Form des „*blühenden Schwachsinns*", der durch seine
oft verwirrende Entstellung realer Sachverhalte in das Gebiet der Schizophrenie
hinüberspielt.

Es war hier nicht beabsichtigt, den Schwachsinn in seinem unübersehbaren
Formenreichtum auch nur halbwegs erschöpfend zu behandeln. Besonders
wurde darauf verzichtet, die vielen isolierten Intelligenzdefekte, die ein
Versagen in den Schuldisziplinen zur Folge haben, im einzelnen anzuführen
und einer Analyse zu unterwerfen. Es sollte hier nur der Platz angewiesen
werden, den der Schwachsinn im System der psychischen Störungen einnimmt. Dabei wurden jene Fälle, die durch einen isolierten Mangel im Bereich der Kortikalfunktionen die sozialen Leistungsansprüche nicht erfüllen
können (intellektuelle Reduktionen) von jenen anderen Formen abgegrenzt,
die daneben noch tiefer greifende Störungen im Persönlichkeitsgefüge aufweisen. Es wurden zwei Beispiele angeführt, in denen eine solche Störung in
die Richtung der Schizophrenie weist. Je nach der zerebralen Topographie
des Störungsbezirkes wird im Rahmen des Schwachsinns jede der möglichen
psychiatrischen Diagnosen vorkommen, so daß sich die psychiatrische Nomenklatur im Formengebiet des Schwachsinns wiederholen wird. Es ist dann nur
das Ausmaß der intellektuellen Reduktion maßgebend, ob ein Zustandsbild
als psychotischer Zustand oder als psychotisch gefärbter Schwachsinn zu bezeichnen ist.

b) Die Sonderbegabungen

Aus den Fällen des „blühenden Schwachsinns" läßt sich erkennen, daß bei
der intellektuellen Dekortisierung die Persönlichkeit auf ein tieferes Niveau
reduziert erscheint, wobei Anteile der Intelligenzfunktionen veröden und zu
Ausfällen verschiedenster Art führen können (von isolierten Defekten bis
zur vollkommenen Idiotie), daß aber bei manchen Formen durch Enthemmung bestimmter Gebiete Leistungen abnormer Intensität und Qualität zustande gebracht werden können. Beim blühenden Schwachsinn ist durch
Enthemmung eine Erleichterung im Assoziationsablauf, nach dem Muster
der Manie, eingetreten. Gleichzeitig entstehen nach dem Muster der Neurose
intellektuelle Zellmuster, zum Beispiel des Kausalitätsdranges, der durch zu-
strömende Assoziationen rein verbal, ohne klaren Sinnbezug, abgesättigt wird.

Von hier aus wird der Weg zur Entstehung solcher Fälle verständlich, bei
denen im Rahmen der intellektuellen Dekortisierung neben intellektuellen
Verödungen Sonderbegabungen auftreten, die unter günstiger Konstellation
auch zu genialen Leistungen emporgetrieben werden können. Es mag sein,
daß bei überzüchteten, hochdifferenzierten Gehirnen infolge ihrer erhöhten
Empfindlichkeit durch eine zerebrale Schädigung das Zellmuster einer Hochbegabung inselhaft erhalten bleibt, während andere Partien der Zerstörung
zum Opfer fallen, so daß dann das gerettete Gebiet alle geistigen Energien
konsumiert und zu intellektuellen Gipfelleistungen führt.

Fall 56. Ein dreijähriges Kind hat spät sprechen gelernt, beißt an Schürzen-
zipfeln und Bettdecken, sondert sich autistisch ab. Frühzeitig regt sich in ihm ein
Sinn für Zahlen. Seine Mutter erklärt ihm, mit einem Stock Figuren in den Sand
zeichnend, das Fünfeck, das Viereck und das Dreieck. Da nimmt er ihr den Stock
aus der Hand, zieht einen geraden Strich und erklärt: „Und das ist ein Zweieck",
dann macht er einen Punkt, „und das ist ein Eineck." Im Bauen ist er sehr geschickt,
dies ist aber wohl das einzige Gebiet, auf dem er Geschicklichkeit zeigt. Oft pendelt
er stereotyp mit dem Oberkörper und spricht allein vor sich hin. Es zeigt sich zunehmend eine ungewöhnliche Rechenbegabung. Schon mit sechs Jahren konnte er

dreistellige Zahlen im Kopf multiplizieren. Es beginnt sich auch schon jetzt ein reges Interesse für Astronomie zu entwickeln. Er begreift die Entstehung der Jahreszeiten aus der Sonnenbahn, er hat ein erstaunliches Gedächtnis für die Mammutzahlen astronomischer Entfernungen, kennt eine große Zahl von Sternbildern.

Sein Verhalten ist sehr auffällig. Die Gesamtmotorik ist klobig und unharmonisch, er tappt wie ein Bär, kommt grußlos zur Türe herein, es fehlt jedes Staunen über die Anwesenheit einer fremden Person. Im Gespräch hat man das Gefühl, man steht vor einem Automaten, nicht die geringste Spur eines persönlichen Kontaktes. Die Antworten erfolgen unter überdosiertem Aufreißen des Mundes, die Sprache ist überlaut und bellend, unmoduliert, tief im Kehlkopf gelagert. Starkes Stottern. Beim Gang fehlt das ausgleichende Pendeln der Arme. Er bohrt ungeniert während des Gespräches in der Nase, schmatzt und speichelt. Der Blick fixiert nicht, jedes Auge wandert selbständig nach allen Seiten. Sein Gesicht ist rosig, üppig, die blauen Augen sind voll wässerigem Glanz, die üppigen Lippen stehen in kleinkindhafter Art geöffnet und geben das gorilloide Gebiß frei zur Sicht. Man erlebt kein Lächeln. Todernst doziert er sein Wissen, merkt nicht, daß sich die Umgebung belustigt.

Er ist ein gutmütiger, aufrichtiger Bub, hat nie eine Lüge gesagt. Seine Lieblingsbeschäftigung ist der Steinbaukasten.

In der Mittelschule hat er die größten Schwierigkeiten mit den Sprachen. Er ist in der sechsten Klasse ausgezeichnet in Physik und Mathematik, versagt aber gänzlich in Latein und Griechisch.

Zu seinem fünfjährigen Bruder ist er rührend nett, nur kann er sich nicht auf sein Intelligenzniveau einstellen, erklärt ihm die schwierigsten physikalischen und astronomischen Probleme mit der gleichen katatonen Professorengeste, die er auch Erwachsenen gegenüber zeigt.

Bei der Matura hat man ihm positive Noten in den Sprachen mit Rücksicht auf die hervorragende mathematische und physikalische Begabung geschenkt. In diesen Gegenständen hat er seine Professoren weit übertroffen. Sein Aussehen: groß, eine mächtige Erscheinung, tarzanartig, roter Vollbart auf dem rosigen Kindergesicht wie aufgeklebt, porzellanartiger Teint, er trägt eine kurze Knabenhose. Auf der Straße eine auffällige Erscheinung. In der Straßenbahn sieht man ihn in Selbstgespräche verwickelt oder laut lachen wie ein Irrer. Auf der Hochschule ist er ein Objekt des Gespöttes. Er sitzt in der Bank, läßt seine Uhr total im Mund verschwinden und lutscht daran. Vor Beginn der Vorlesung stellen die Kollegen allerhand Fragen an ihn, nur um seine professorale Art des Erklärens zu hören. Er merkt nicht, daß man ihn auslacht. Seine kurze Hose wird beanstandet, darauf zieht er eine lange an, aber unten schauen aus den Hosenröhren die aufgelösten Bänder der langen Unterhose heraus.

Bei einem Kolloquium weist er dem Professor nach, daß sich Newton bei der Berechnung einer Planetenbahn geirrt habe; der Professor ist erstaunt und begeistert und fordert ihn auf, dieses Thema zum Gegenstand seiner Dissertation zu machen.

In Gesellschaft grüßt er weiterhin nicht, weiß auch nie, welche Grußform er verwenden soll, wenn man ihn auffordert, zu grüßen. Kaum kann er die Geschlechter auseinanderhalten. Er hat gar keine Umgangsformen. Spricht mit sich selbst, lächelt vor sich hin. Fordert man ihn aber auf, von seinem Gebiet zu reden, so folgt ein wissenschaftlicher Vortrag, den ein Laie unmöglich verstehen kann. Er weiß nie, wann er aufhören, wann er weggehen soll. Das muß ihm gesagt werden. Bei Tisch schnappt er ruckartig nach den Brötchen, schlürft und schmatzt, ißt gierig wie ein Tier, den Kopf knapp über dem Teller, rülpst und spricht während des Kauens. Er besitzt gar kein Physiognomiegedächtnis. Kommt er ein zweitesmal in dieselbe Gesellschaft, so erkennt er die Personen nur an der Sitzordnung. Ist diese verändert, verkennt er auch die Personen.

Er schreibt ganz infantile Aufsätze, hat eine ganz infantile Schrift. Auf Reizworte kann er gar keine Assoziationen herstellen, hat keinen Sinn für Bilder oder künstlerische Ausgestaltung seines Wohnraumes. Er ist ein sehr guter Schachspieler, doch wird er während des Schachspieles in schwieriger Situation sichtlich unruhig, wendet sich vom Brett ab, schaut ins Leere und macht dann sofort den richtigen

Zug. Dieses Verhalten wiederholt sich dann immer. Das zeigt, wie die autistisch-eidetische Darstellung der Figurenkonstellation durch die realen Figuren auf dem Brett gestört wird. Er muß sich diesem Realeindruck entziehen, um an seiner eidetischen Figurenaufstellung den richtigen Zug zu finden, muß also wegschauen und sich in seine eidetische Welt versenken. Er spielt noch immer mit dem Steinbaukasten und weiß genau, daß er 2850 Steine hat. Der Gang ist torkelnd, vornübergebeugt, unkoordiniert, die Glieder schlottern hampelmannartig.

24 Jahre: Er hat sein Doktorat gemacht und ist als Assistent der Hochschule angestellt. Beim Tod seines kleinen Bruders weint er laut plärrend, mit reichlich herabströmenden Tränen, wie ein Kind.

Mit 30 Jahren betritt er als Dozent den Lehrstuhl einer Hochschule.

Die Dichothymie ist hier nicht ausreichend vollzogen. Aber neben der homothymen Person hat sich eine kortikale Person entwickelt, die auf mathematisch-physikalischem Gebiet nahezu geniale Ausmaße erreicht hat. Neben diesen hervorragenden Leistungen ist er ein Kind geblieben, dem man noch sagen muß, wann es grüßen muß, wann es nach Hause gehen muß, das noch nach Kinderart weint, noch als Erwachsener mit dem Baukasten spielt. Selbst der Eßmechanismus, die Schrift und die Grammatik stehen auf kindlicher Stufe. Er lutscht noch an der Uhr wie ein Kleinkind. Seine Eidetik scheint fast nur das Zahlengebiet zu betreffen, ist aber außerordentlich ausgeprägt, wie am Blind-Schachspiel zu erkennen ist. Es fehlt das Situations- und Persönlichkeitsgefühl. Die Form seines eigenen Körpers ist nicht Reothymbestandteil, er fühlt sich selbst nicht, sein Körperschema ist zerebral nicht repräsentiert. Daher auch seine absonderliche Kleidung.

Das Reothym scheint schwer gestört. Dadurch ist der größte Teil der Persönlichkeit ein Kind geblieben. Große Teile der Intelligenzfunktionen sind ausgefallen. Die philologische Begabung fehlt, damit hängt auch die Unmusikalität zusammen, die mangelnde Thymisierung der Sprache, der jede Gefühlsmelodie abgeht, die sich anhört wie krächzendes Knarren. Es fehlt die Flüssigkeit der subkortikalen Motorik. Auch dieser scheinen die thymischen Zuflüsse und andere Steuerungen zu fehlen. Das Striopallidum zeigt Dekortisierungssymptome (Stottern, Tics, Lutschen, Wackelbewegungen, Tremor). Die thalamischen Funktionen scheinen verödet. Man findet die neurotische Aufrichtigkeit als Symptom der psychischen Eingleisigkeit wie in den Fällen 3 (S. 44), 6 (S. 51), 12 (S. 57), 15 (S. 71). Neben diesen Störungen aber hat sich eine mathematisch-physikalisch-astronomische Hochbegabung, die bereits geniale Ausmaße besitzt, in inselhafter Isolierung erhalten. Die Feststellung, daß sich hier eine geniale Begabung im Rahmen eines partiellen Schwachsinns entwickelt hat, soll nicht zur pessimistischen Auffassung führen, daß die Kulturprodukte der Menschheit dadurch entwertet würden, daß sie aus krankhaften Persönlichkeiten entstehen. Der Wert einer Perle wird nicht geringer, wenn der Naturforscher ihre Entstehung als Krankheit einer Muschel bezeichnet. Es schmälert nicht im geringsten den Wert einer geistigen Leistung, wenn diese nur auf Kosten normaler Persönlichkeitselemente zustande kommen konnte. Das Opfer der physiologischen Persönlichkeit im Interesse der Kulturschöpfung scheint biologische Notwendigkeit zu sein.

Der psychische Zustand grenzt in seiner ausgedehnten Verödung, mit seiner autistischen Eingeengtheit sehr nahe an die Schizophrenie. Es sieht so aus, als hätte sich dieser schwer gestörten Persönlichkeit aus dem Zustand der trostlosen Leere gewissermaßen ein Fluchtgebiet in die Wissenschaft eröffnet. Die so entstehende Gelehrtenperson hat sich parallel zu einem infantilen Zustand mit striären Symptomen entwickelt, womit eine Spaltung der Persönlichkeit gegeben ist, die der Schizophrenie nahe steht. So steht hier ein Gelehrter neben einem Kind in einer Person zu grotesker Figur vereint. Dabei erinnert man sich an die gemäßigteren Formen weltabgewandter, lebensuntüchtiger Gelehrter, deren Reothymmangel in der sprichwörtlichen Vergeßlichkeit und Zerstreutheit sinnfälligen Ausdruck findet. Man erinnert sich aber auch an das Problem „Genie und Irrsinn", das in der intellektuellen Dekortisierung seine zwiestrebige Wurzel hat. Dabei denke man an die auf S. 40 erwähnte Tatsache, daß bei schwachsinnigen und bei sonderbegabten Kindern sich ganz ähnliche Symptome vorfinden. Unverkennbar scheint hier jener biologische Prozeß in Gang zu sein, der als *Genostase* beschrieben wurde.

6. Die Kriminalität

Das Wesen des Verbrechers findet in der menschlichen Gesellschaft die verschiedenste Beurteilung. Viele nehmen an, der Verbrecher sei Angehöriger einer eigenen Menschenklasse, vielleicht als biologischer Rückschlag auf eine frühere Stufe primitiver Menschlichkeit nach Art der Urmenschen (Atavismus). Lombroso hat verschiedene körperliche Entartungszeichen angegeben, welche als Rückschlagsymptome aufzufassen seien. Andere suchen psychologische Wurzeln und meinen, daß besondere Umweltverhältnisse und Erlebnisse zum Verbrechen führen können. An der Wiener psychiatrischen Schule wird die Meinung vertreten, daß die aus dem psychoanalytischen Ödipuskomplex stammenden Schuldgefühle aus dem Unbewußten her nach Sühne drängen und ein Strafbedürfnis erzeugen, das als Ursache der kriminellen Handlung angesehen wird.

Vielfach besteht die Meinung, daß der Verbrecher von ganz eigenen gesellschaftsfeindlichen Trieben beherrscht wird und mit Absicht bestrebt ist, die gesellschaftliche Ordnung zu zerstören.

Die Psychologie der Kriminalität ist keineswegs so kompliziert, wie sie meist gesehen wird. Der Verbrecher will meist nichts anderes, als was das Objekt allgemeinen menschlichen Begehrens ist. Er will Geld, Wertgegenstände und Sexualobjekte, er will seine Affekterregungen realisieren, seinen Zorn entfalten, seinen Gegner vernichten. Das alles will auch der brave Staatsbürger, doch besitzt er die Kraft, von seinen Wünschen jene zurückzustellen, welche die staatliche Ordnung im Interesse ihrer Selbsterhaltung bestraft. Aber diese Kraft hat der Mensch nicht immer besessen, er hat sie erst im Laufe seiner Entwicklung, zum Teil aus Anlagen, zum Teil aus erzieherischen Einflüssen, erworben. Alle die gesellschaftlichen Hemmungen, welche nun der Inbegriff seiner „Moral" sind, hat er als Kind noch nicht besessen. Er griff nach allem, was ihn lockte, und er entfaltete seine Affekte, wie sie in ihm entstanden.

In diesem kindlichen Zustand triebhafter und affektiver Hemmungslosigkeit ist der Verbrecher verblieben, er verfügt nicht über jene Gegenkräfte, die der Moralentwicklung entstammen und die imstande sind, sein infantiles Wunschleben zu beeinträchtigen.

Was aber fehlt dem Verbrecher, daß er über jene Gegenkräfte nicht verfügt? Auch an ihn ist wohl der Erziehungsprozeß herangebracht worden, er wurde bestraft, er wurde belehrt, ihm wurden gute Beispiele geboten. Warum ist bei ihm dies alles wirkungslos geblieben?

Alle Erziehung beruht letzten Endes auf der Herstellung „bedingter Reflexe". Die verbotene Handlung muß mit einem Unlustreiz verbunden werden. Die Koppelung von Handlung und Unlustreiz muß aber erregungs-

mechanisch fixiert werden, so daß künftig jeder Handlungsimpuls sofort die
gekoppelte Unlustvorstellung auslöst und die Handlung unterbindet. Solche
Koppelung muß natürlich ein organisches Substrat haben, muß in einem
Ganglienzellaggregat repräsentiert sein. Fehlt dieses Aggregat, dann kann
die Unlustvorstellung nicht synchron mit dem kriminellen Impuls erzeugt
werden. Der pädagogische Imperativ „Du darfst nicht" ist an sich wirkungslos. Er muß gekoppelt sein an affektive Erregungen, an Vorstellungen unlust-
betonter Handlungsfolgen, an Angstentwicklung und Selbstwertgefühle. Er
ist also keineswegs ein bloß akustisch-verbaler Erregungskomplex, sondern
ein kompliziertes Aggregat von Ganglienapparaturen der verschiedensten
Gehirnsysteme. Soll also das pädagogische Verbot wirklich dynamische Wirkung entfalten, dann muß dieses komplexe Aggregat in Erregung geraten.
Dazu aber muß die entsprechende organische Zellstruktur vorhanden sein.
Im Laufe der kindlichen Entwicklung, unter dem ständigen Druck erzieheri-
scher Beeinflussung, veröden schließlich die kriminellen Antriebe. Es entstehen neue Ziele, neue Bedürfnisse im Rahmen der sozial zulässigen Werte.
Die Triebdynamik entfaltet sich nun in dem sozial erlaubten Interessengebiet
und erzeugt neue Motivationen. Die Summe der Motivationen gestaltet Zerebralmuster, welche sich dem Reothym angliedern und fortan die Handlungsweise des Menschen nach Art der bedingten Reflexe unter Erzeugung des
Gewissens steuern.

Die Zellmusterstrukturen, die zur Herstellung bedingter Reflexe erforderlich sind, entstehen im Laufe der Entwicklung, der zerebralen Reifung,
während der Kindheit. Sie sind an die Ausbildung der Gehirnrinde und ihrer
funktionellen Verbindungen mit den subkortikalen Tiefenregionen des Gehirns gebunden. Sie sind ein Produkt der Kortisierung, durch deren Mangel
sich der kindliche homothyme Zustand vom gereiften Zustand dichothymer
Bewußtheit unterscheidet.

Damit ein Verbot kein leerer Schall sei, damit es nicht nur von den akustischen Apparaten aufgenommen werde, muß es auf eine Aufnahmeappara-
tur stoßen, welche jene Fülle bedingter Reflexe zur Mitschwingung bringt,
welche imstande ist, die verbotene Handlung zu unterdrücken.

Solche Aufnahmeapparaturen in Verbindung mit bedingten Reflexen sind
aber an die Entwicklung der Gehirnrinde gebunden. In ihnen ist die Forderung der Gesellschaft zerebral repräsentiert und erregungsmäßig darstellbar.

Im Laufe der Entwicklung also repräsentieren sich die Forderungen der
Gesellschaft auf Grund bedingter Reflexe in bestimmten Ganglienstrukturen.
Diese stellen somit jenes Organ dar (Reothym), welches die sozialen Verhaltensweisen der Menschen garantiert (Gewissen, Pflichtbewußtsein, Moral
usw.). Die mangelhafte Entwicklung dieses Organs führt zu Verhaltensweisen, welche gesetzlich bestraft und als Verbrechen bezeichnet werden.
Verbrecher haben keineswegs immer eine primär destruktive, gesellschaftsfeindliche Tendenz, sondern sind auf Grund einer Entwicklungshemmung
infantil geblieben, so daß jenes Organ der „Moral" nicht zur Ausbildung kommen konnte. Das Verbrechen beruht also im Grunde auf einem Zustand von
Infantilismus, wobei besonders jene Gehirnpartien unentwickelt bleiben, welche die Herstellung der bedingten Reflexe vermitteln, das sind die Bahnen,
die vom Stirnhirn zum Hypothalamus führen (s. S. 38).

Ein solcher Zustand kann aber auch dadurch hergestellt werden, daß ein
bereits erworbener Kortisierungseffekt durch Krankheit (Enzephalitis) wieder zugrunde geht. Die postenzephalitische Kriminalität ist für das Wesen

des Verbrechers sehr aufschlußreich, da deutlich hervorgeht, daß durch Verlust organischer Gehirnapparate die Moral eines Menschen zerstört werden kann, daß also die Moral an das Vorhandensein gesunder, ausgereifter Gehirnsubstanz gebunden ist.

Es folgen einige Fälle:

Fall 57. Er war bereits mit fünf Jahren an der Klinik. Damals hat man gelegentlich einer ärztlichen Untersuchung zufällig entdeckt, daß seine Bauchhaut mit einer Unzahl von Nähnadeln förmlich gespickt war. Er hat diese Nadeln vom Boden aufgelesen (Mutter ist Näherin) und sie sich spielerisch in die Bauchhaut eingeführt.

Das Kind bietet einen homothymen Zustand, zeigt nicht die geringste Distanz, hantiert am Körper des Gesprächspartners, witzelt, indem es alle Fragen mit einer Gegenfrage beantwortet und jede scherzhafte Beschimpfung keck zurückgibt. Sehr reife, altkluge Redewendungen, zum Beispiel: „Wenn du keck bist, werde ich ganz andere Saiten aufziehen." Er ist außerordentlich suggestibel, läßt sich kritiklos alles einreden und entwickelt die den Suggestionsinhalten entsprechenden Affekte (zum Beispiel Angst, wenn vom Krampus gesprochen wird). Während des Gespräches läßt er Kot unter sich (er spürt offenbar seinen eigenen Körper nicht).

Es wurde starke Masturbation bemerkt.

Als Säugling hatte er Lues. Er sieht merkwürdig aus, da sein etwas turmförmig ansteigender Schädel in der Medianachse nach links gedreht erscheint. Die Augen quellen etwas vor, wie man das bei Turmschädeln öfters sieht. Der Körper ist recht mager und dürftig, das Skelett grazil. Die Ohren sind fast horizontal abstehend und sehr tief angesetzt.

Mit sieben Jahren wird er wegen mangelnder Reife vom Schulbesuch zurückgestellt. Er hat in der Schule durch Dreinreden gestört.

Er strabanzt herum, bettelt bei Kaufleuten, vernascht das Einkaufsgeld und bleibt auch über Nacht aus, nächtigt in Kohlenwagen. Strafe macht nicht den geringsten Eindruck. Er ist unempfindlich gegen Schmerzen, aber wenn der Arzt mit der Spritze in sein Blickfeld kommt, schreit er wie am Spieß. Er ist nicht zu konzentrieren, noch immer ganz distanzlos, duzt die Erwachsenen.

Mit 15 Jahren immer noch stehlen und davonlaufen, bittet dann rührend um Verzeihung, findet schwulstige Worte und weint. Er kam in Anstalten, ist dabei aber immer wieder durchgegangen. Im Prater hat er einem Mädchen die Aktentasche gestohlen, hat sich homosexuell prostituiert und auch seinen Freund an einen Herrn verkuppelt. Zeitweise besteht noch immer Bettnässen.

Mit 16 Jahren ein Raubüberfall auf der Straße gemeinsam mit seinem Freund. Er hat einem Passanten unter Bedrohung mit dem Revolver die Brieftasche geraubt. Er macht allerlei Bosheitsakte im Haus aus Rache (setzt zum Beispiel eine Wohnung unter Wasser).

Mit 18 Jahren ist er beim Militär, schreibt sentimentale Briefe mit guten, aber höchst kitschigen Zeichnungen.

Mit 19 Jahren ist er noch ganz infantil und sieht aus wie ein Sechzehnjähriger. Kein Bartwuchs und kein Interesse für Mädchen.

Die Eltern sind höchst anständige Leute aus dem Mittelstand.

Es hat sich hier aus einem homothymen Zustand ein totaler Infantilismus, Körper, Intelligenz und psychisches Verhalten betreffend, entwickelt. Sehr häufig findet man wie auch hier die Lues in der Anamnese infantilistischer Hemmungsbildungen. Besonders deutlich ist hier das Fehlen des Reothyms. Er hat seinen Körper nicht zerebral vertreten, spürt daher weder die eingestochenen Nadeln noch die eingestochene Injektionsspritze und auch nicht den Abgang von Kot. Die starke Suggestibilität zeigt das Fehlen jeder Kritik, das gesagte Wort hat Wirklichkeitsgehalt, es kann keine gegenteilige Vorstellung zum suggerierten Inhalt erzeugt werden.

Die frühkindliche Masturbation ist hier Symptom des Infantilismus. Dieser zeigt sich noch mit 19 Jahren in der kindlichen Konstitution, dem fehlenden Bartwuchs und dem Mangel an sexueller Aggression. Die Homosexualität ist hier auch ein Zeichen einer mangelhaften Sexualentwicklung, die auf der Stufe kindlicher Indifferenz stehengeblieben ist. Er ist jedem beliebigen äußeren Einfluß ausgeliefert.

Dieser Fall zeigt die Entwicklung einer Kriminalität aus einem totalen Infantilismus. Nochmals sei auf die infantilisierende Wirkung der Lues hingewiesen.

Fall 58. Ein zwölfjähriger Bub kommt wegen eines Gesichtstics, der seit fünf Jahren besteht. Er ist das achte Kind normaler Eltern, nachher folgen noch zwei Abortus. Er macht weder in der Schule noch zu Hause Schwierigkeiten, ist ein guter Schüler, nur sehr reizbar. Vor zwei Jahren war eine Periode von Bettnässen.

Ein sehr großer, blasser, magerer Bub mit semmelblondem Haar. Das Gesicht etwas knapp modelliert, linienhaft geschnitten, ohne stärkere Prägung, von fader Wirkung. Keimdrüsenentwicklung ist noch sehr infantil. Der Gesichtstic ist außerordentlich stark. Man könnte den Ausdruck von „Justament" hineinlesen, vielleicht weil er den Kopf dabei wie ein Bock nach oben stößt. Sein Benehmen ist sehr nett, eher zu wenig aktiv und unbubenhaft. Sehr feinfühlig, errötet leicht. Er ist Einzelgeher und befaßt sich viel mit kontemplativen Gedanken, ist ausgefüllt mit Problemen, besonders gewissenhaft in seinen religiösen Übungen, mit fast zwanghafter Strenge. Andeutungen von Zwangshandlungen, Zählen der Schritte, er bringt gewisse Zahlen mit bestimmten Ereignissen in abergläubische Beziehung. Wenn er beim Morgengebet nicht entsprechend andächtig war, muß er noch einmal ins Bett zurückkriechen und seinen Fehler ausbessern. Seine Phantasie ist sehr lebhaft, erzeugt ihm Bilder in den prächtigsten Farben. Er schwelgt in den Beschreibungen derselben. Oft sind sie aber schaurig, da überstürzen sich dann Katastrophen, Überschwemmungen, Schlachten, Fenstersturz der Mutter.

Es muß hier die Anlage einer Neurose (striopallidäre Dekortisierung) angenommen werden, wobei der starke Gesichtstic und die Ansätze von Zwang die auffälligsten Symptome sind.

Die Konstitution erweist sich durch die Unterentwicklung der Keimdrüse, durch die starke Eidetik und das Fehlen richtiger Bubenvitalität als infantil.

Mit 22 Jahren begeht er einen Raubüberfall auf einen Briefträger und bekommt vier Jahre schweren Kerker.

Die Neurose ist hier das erste Zeichen, daß ein Kortisierungsmangel vorliegt, der im weiteren Verlauf das schwere Verbrechen möglich machte.

Als Beispiel für die Beziehung der Hysterie zur Kriminalität soll hier an den unter Hysterie beschriebenen Fall 24 (S. 97) nochmals erinnert werden:

Ein vierzehnjähriges Mädchen, das bisher nicht die geringsten Schwierigkeiten gemacht hat, beginnt plötzlich unverträglich zu werden, regt sich über alles auf, macht Szenen, beschimpft und beschuldigt ihren älteren Bruder, erfindet allerlei Geschichten. Sie erzählt zu Hause, sie gehöre einer geheimen Gesellschaft an, in der sich auch ganz große Männer, Politiker, Würdenträger, Professoren befinden. Sie hat die Eltern zehn Monate lang mit erdichteten Adressen und Botschaften hingehalten und wußte immer alle Entlarvungen so zu drehen, daß sie schließlich nicht überführt werden konnte. Sie verlangte von den Eltern Geld für ihre Revanchegeschenke. Sie erzählt, daß sie durch einen unterirdischen Gang von der Ruine Rauhenstein nach Preßburg gebracht worden sei. Dort habe sie eine Christusstatue aus gediegenem Gold gesehen. Man habe ihr ein Buch aus der Kindheit ihres verstorbenen Vaters gezeigt, mit allerhand Emblemen und Bildern. In der geheimen Gesellschaft habe sie ein weißgelbes Pulver bekommen, auf das sie eingeschlafen sei.

Sie erzählte auch auf ihrem Dienstplatz so abenteuerliche Geschichten, daß man die Mutter rufen ließ. Der Vater hat sich über die ständigen Lügen des Kindes so aufgeregt und wurde durch die mühevollen Versuche, es zu entlarven, so zermürbt, daß er auf die psychiatrische Klinik gebracht werden mußte. In einem Trikotagen-geschäft machte sie unter phantastischen Vorspiegelungen Schulden.

Auf der Klinik hat sie sich sofort eingewöhnt, schreitet mit hoheitsvoller Haltung einher, gebraucht hochtrabende Phrasen, geschraubte Wendungen, bläst verachtungs-voll über die Schulter. Sie ist launisch und faxig beim Essen, stellt Ansprüche und begehrt auf. In Gegenwart von Buben leuchtet sie auf, drängt sich kokett an. Beim geringsten Anlaß produziert sie hysteriforme Szenen.

Sie ist klein, sieht sehr erwachsen aus, ist blaß und hat maskulin geprägte Züge. Aus dem länglichen, knochigen Gesicht sticht die große Nase scharf in die Luft. Das kleine, strichförmige Mündchen ist immer süffisant gespannt, die Mundwinkel be-leidigt herabgezogen, wobei sie ihren Kopf gern gebieterisch nach rückwärts schleudert.

Dieser Zustand üppigster Phantasielügen mit den exaltierten Verhaltens-weisen und den theatralischen Gefühlsausbrüchen muß wohl als hysterisch bezeichnet werden. Doch der plötzliche Beginn zur Pubertätszeit mit den reichlichen, in die Phantasiegebilde eingewobenen Wahnideen läßt besonders auch unter Berücksichtigung des bizarr-manierierten Gehabens auch an eine beginnende Schizophrenie denken. Man sieht, wie diese beiden Zustände ge-legentlich schwer gegeneinander abzugrenzen sind.

Im weiteren Verlauf boten sich keine deutlicheren schizophrenen Zeichen mehr, vor allem blieb die Intelligenz ungestört, ohne Symptome eines Abbaues. Die Phan-tasie aber wuchert weiter. Sie hat im Laufe der Jahre ihre Familie durch allerlei Intrigen, Diebstähle und Verleumdungen nahezu ruiniert. Nach längerer Haft und Abwesenheit von zu Hause kehrt sie zum Beispiel in büßerischer Pose mit einem von der Hausmeisterin geborgten Säugling, den sie als eigenen ausgibt, heim, erhält von den gerührten Eltern Geld und läßt bei dieser Gelegenheit Brieftasche und Lebensmittelkarten mitgehen, worauf sie wieder auf längere Zeit verschwindet. Sie ist wegen der verschiedensten Betrugsdelikte vielmals vorbestraft. Im Landesgericht liegt sie im Inquisitenspital wegen einer multiplen Sklerose, die sie höchst geschickt den Ärzten vorzutäuschen vermag. In einem gerichtlichen Gutachten heißt es: „Multiple Sklerose. Simulation liegt nicht vor, auch keine Geisteskrankheit. Sie ist für ihre Taten verantwortlich." Sie ist im Spital überhaupt nicht gehfähig und läßt sich von einer mitleidigen Patientin tragen und vollkommen bedienen. Den Gang der multiplen Sklerose imitiert sie mit Virtuosität. Zufällig sah man sie einige Tage nach der Haft, die sie gelähmt verlassen hat, wieselhaft die Treppe hinauflaufen. Ihren Mithäftlingen versprach sie auf Grund ihrer Beziehungen höchste Protektionen. So erzählte sie, ein Onkel von ihr, ein amerikanischer General, befinde sich auf einem Flug nach Österreich und werde für einen ihrer Schützlinge seinen Einfluß geltend machen. Ein Senatsrat war angekündigt, der in letzter Stunde durch einen Autounfall verhindert war. Selbst Staatsanwälte wurden eingesetzt, die dann im letzten Augenblick verreist oder erkrankt waren. Das alles kostet natürlich Geld, und die Bittsteller opferten oft ihr Letztes, um einen Mann aus dem Gefäng-nis zu bekommen. Ein ausgedehntes Netz von Betrügereien spannte sie um ihren sich immer erweiternden Bekanntenkreis, die kompliziertesten Intrigen, Machinationen, Protektionen, Geschäftsprojekte und Darlehensschwindel, alles nebeneinander und sich oft überkreuzend, inszeniert mit einem ungeheuren Aufwand an Gedächtnis. Phantasie und Kombinationsgabe. Dutzende Telephonanrufe wickelt sie hinter-einander ab, ohne sich je in den einzelnen Affären zu irren. Sie hat einen Großbe-trieb aufgezogen, ohne je eine Telephonnummer aufzuschreiben. Alles erledigt sie mit ihrem nahezu genialen Gedächtnis. Am Telephon spielt sie die Rolle der ver-schiedensten Personen, die sie täuschend imitiert, wobei ihr die maskulin tiefe Stimme bei den männlichen Partien sehr zustatten kommt.

Bei einem Prozeß sind 30 geschädigte Zeugen geladen, die sich alle wundern, wieso sie derart hereinfallen konnten. Ein dreißigjähriger, intelligenter Mann hat sie im Gasthaus kennengelernt. Sie gibt sich als Arztenswitwe aus, die eine große Ent-schädigungssumme wegen unschuldiger Haft im Konzentrationslager zu erwarten hat.

Sie bietet ihm eine Geschäftsführerstelle in einem Kaffeehaus an, das sie zu kaufen beabsichtigt. Daraufhin kündigt er seine Stelle und händigt ihr seine Abfertigung aus. Als er sie in ihrem Heim besucht, findet er sie schamlos mit einem anderen Mann im Bett. Sie verkehrt viel in Prostituiertenkreisen, ist aber frigid und benützt die Sexualität nur als Geschäftstrick. Sie weiß immer mit großer Geschicklichkeit zu verhindern, daß zwei ihrer Opfer allein zusammenkommen. Einmal aber passiert ihr ein Regiefehler. Es ergab sich eine Gelegenheit, daß sich zwei ihrer Bekannten allein aussprechen konnten. Beide hatten schon Mißtrauen gehegt; dieses verstärkte sich nach der ersten Unterredung. Sie verabredeten sich, die Frau nicht mehr aus dem Auge zu lassen, sie sollte nicht einmal mehr imstande sein, ein Telephongespräch ohne ihre Anwesenheit zu führen. Sie organisierten einen lückenlosen Überwachungsdienst und verfolgten sie auf Schritt und Tritt. Da wurde sie nervös und bekam „Anfälle“. Da fiel dann das ganze Kartenhaus zusammen. Es stellte sich heraus, wie phantastisch ihr Schwindel- und Lügengebäude war, und sie wurde verhaftet.

Sie ist immer noch das unscheinbare, etwas abgehärmt aussehende Wesen mit eingefallenen Wangen, mit den sehr männlichen Zügen und stechendem Blick und der sehr scharfen, bissigen Zunge.

Der weitere Verlauf dieses Falles gestaltete sich derart, daß man eine Schizophrenie im Sinn der klassischen Diagnostik wohl nicht feststellen kann. Jedoch sind die Symptome immer noch im Rahmen eines hysterischen Zustandsbildes geblieben. Hysterischer Natur sind vor allem die Phantasielügen, die Leichtigkeit, mit der sie eine katathyme (affektentstandene) Vorstellungswelt aufbaut und ihr Realitätscharakter verleiht. Es ist kein stabiles Reothym vorhanden, das ihrem Leben als Maßstab dienen könnte. Sie kann ihr sehr labiles Persönlichkeitsschema beliebig ausgestalten, daher die verschiedensten Rollen im Leben spielen. Sie kann in gleicher Weise auch krank sein und einen „Anfall“ bekommen. In homothymer Weise werden ihre Vorstellungen, unter Beteiligung aller vegetativen Mechanismen, zu Realitäten. Die Vorstellung eines Anfalles wird im Moment ihrer Entstehung schon ein Anfall. Diese leichte Umsetzung von Vorstellungen in Realitäten und auch in körperliche Symptome ist ein hysterischer Mechanismus. Dieser vollzieht sich als Synergie verschiedener zerebraler Zellmuster, so daß also zum Beispiel die Vorstellung einer Bewegung schon das Zellmuster der motorischen Ausführung miterregt. Die bloße Vorstellung des spastischen Ganges der multiplen Sklerose befähigt sie schon zur Durchführung, weil die Erregung vom Zellmuster der Vorstellung direkt auf das Zellmuster der Gangmotorik überspringt. Diese Umsetzung eines „psychischen“ Inhaltes (Vorstellung) auf ein körperliches Symptom durch Überspringen eines „psychischen“ Zellmusters auf ein körperliches (motorisches oder vegetatives) ist etwas ganz anderes als die „Konversion“ der Psychoanalytiker, welche behaupten, daß ein psychisches Erlebnis durch eine Zensur verdrängt werde und eine symbolische Darstellung im Unterbewußtsein gefunden habe. Solche psychologisierende Interpretation eines gehirnphysiologischen Erregungsvorganges muß zumindest als völlig überflüssig bezeichnet werden.

Dieser Fall soll zeigen, daß sich eine Kriminalität auch unter Entwicklung eines hysterischen Zustandsbildes ausbilden kann. Die Infantilität zeigt sich in dem kümmerlichen, hypotrophischen Kleinwuchs mit den maskulinen Zügen und der mangelhaften Ausbildung des Reothyms als Zeichen ungenügender Kortisierung. Die maskulinen Symptome bei weiblichen Individuen sind sowohl der Hysterie als auch der Schizophrenie gemeinsam, also Zeichen der Verwandtschaft dieser beiden Zustandsbilder.

Fall 59. Das zwölfjährige Mädchen besucht die dritte Klasse einer Landschule, macht zu Hause und in der Schule größte Schwierigkeiten. Sie stiehlt, nimmt der

Lehrerin Geld aus der Lade, beschädigt in boshafter Weise Gegenstände, schlägt im Zorn Fenster ein, prügelt die Kinder in der Schule. Zieht sich mit einem Huhn ins Klosett zurück und rupft ihm die Federn aus. Taucht eine Katze ins Wasser. Folgt nicht, stört in der Schule. Kommt morgens in die Schule mit der Erklärung: „Heut will ich nicht folgen." Schreit jämmerlich bei jeder Strafe, doch setzt sie den Unfug gleich wieder fort. Schimpft zu Kindern und Erwachsenen, ist gegen Knaben sexuell aggressiv. Manchmal geht sie betteln.

Sie kann auch ganz nett und gefällig sein und trägt sich dann zu allerhand Arbeit an, die sie geschickt ausführt. Versorgt auch umsichtig die kleinen Kinder.

Sie ist ein unscheinbares, blasses, kümmerliches Mädchen, auf dem Gesicht sind die Weichteilbestandteile gedrängt aneinandergefügt. Das Haar ist dünn und fedrigtrocken, immer wie zerzaust. Auf dem Körper zeigen sich Reste einer durchgemachten Rachitis. Sie schwitzt stark in den Händen. In ihren Bewegungen ist sie von katzenartiger Flinkheit.

Im Gespräch ist sie ganz zugänglich, doch drängt sie fort, sieht sich im Raum um, nimmt einen Sessel und balanciert ihn, steigert sich, wenn man sie gewähren läßt, in eine ausgelassene Stimmung, in der sie jede Distanz verliert und dann nicht mehr zum Gehorchen zu bringen ist.

Sie hat infolge Rachitis erst mit zweieinhalb Jahren zu laufen begonnen und schon als Säugling immer geschrien (Schreikind). Als Kleinkind hatte sie schwere Zornanfälle, wurde steif und blaß vor Zorn. Bettnässen besteht jetzt noch.

Sie ist das zweite von fünf gesunden Kindern. Eine Schwester der Mutter leidet an Epilepsie. Es wird die Diagnose gestellt: Genuiner Moral insane.

Sie arbeitete nach der Schule in mehreren Betrieben als Hilfsarbeiterin. Mit 19 Jahren wurde sie wegen ihres auffälligen Benehmens auf eine psychiatrische Abteilung gebracht. Dort hat sie allerhand Unfug gemacht, mit Polstern geworfen, alle Patientinnen durch ihr Gerede durcheinandergebracht.

Sie ist kümmerlich entwickelt, nicht menstruiert. Eine Gerichtskommission stellt fest: „Sie ist eine Imbezille, die keine Schulkenntnisse erwerben konnte, mit plötzlichen Erregungszuständen und läppischem Benehmen und zu läppischen Streichen aufgelegt. Sie ist geistesschwach und nicht handlungsfähig."

Mit 21 Jahren wird sie mit der Diagnose Schizophrenie in ihre Heimat ins Ausland abgeschoben. Sie war meist apathisch, ist kataton im Bett gelegen und hat gelegentlich in Erregungszuständen Patienten gebissen.

In kontinuierlicher Entwicklung hat sich hier aus einem Zornkind, unter dem Bild einer schweren Dissozialität, ein schizophrener Zustand von katatonem Charakter mit Erregungszuständen gestaltet.

Man könnte hier auch die Ansicht vertreten, es liege ein Zustand von frühkindlicher Enzephalitis vor, ganz ähnlich wie in Fall 62 (S. 208), der auch wie hier zu einer psychomotorischen Erstarrung der Persönlichkeit geführt hat und dort unter dem Symptombild des Parkinsonismus in Erscheinung trat. Da wie dort kommt es aus dem Zustand der katatonen Versteifung ganz abrupt zu affektiven Explosionen und Aggressionen. Dieses Syndrom: „katatone Starre — katatone Erregung" ist eine häufige Korrelation auf dem Gebiet der Aktivitätsstörungen und tritt besonders häufig im Erscheinungsbild der Schizophrenie auf.

Es sollte an diesem Fall gezeigt werden, daß bei einem Erwachsenen wohl häufig die Diagnose Schizophrenie gestellt wird, wo man bei Kenntnis des ganzen Krankheitsverlaufes auch die Möglichkeit eines enzephalitischen Prozesses in Erwägung ziehen müßte. Auffallend ist in diesem Fall die multiple Dissozialität auf allen möglichen Gebieten und die Sinnlosigkeit ihrer Durchführungen. Sehr charakteristisch ist die Äußerung: „Heut will ich nicht folgen." Äußerungen ähnlicher Kinder sind auch: „ . . . grausam bin ich auch. Einmal hab ich eine Maus zerquetscht." Oder: „Ich möchte gerne sehen, wie dir das Blut herausspritzt." Oder: „Ich möcht, daß du dich ärgerst." Solche ganz objektiv und fast zwanghaft geäußerte Darstellungen eigener Regungen lassen auf eine Störung in der Struktur des Ichs (Reothym) schließen, welches anscheinend keine entsprechenden thymischen Verbindungen zu haben scheint und daher eine Aussage über den eigenen Körper wie über einen fremden ermöglicht. Eine solche Entfremdung der eigenen Person spricht für eine schizophrene Ichstörung.

Offenbar liegt hier ein abbauender Prozeß vor, unter dem auch der an sich geringe Erwerb der Schulkenntnisse verlorengegangen ist.

Der Körper mit seinem dürftigen Format, dem Ausbleiben der Reifezeichen, muß als Kümmerform bezeichnet werden, der wohl eine Unzulänglichkeit der im Hypothalamus gelegenen trophischen Zentren zugrunde liegt. Damit steht auch die Rachitis in Zusammenhang als Ausdruck einer zentralen Kalziumstoffwechselstörung.

Es ist hier ein vorwiegend körperlicher Infantilismus vorhanden, dem ein infantilistisches Gehirn entsprechen dürfte. Anscheinend ist dieses infantile Gehirn nicht fähig, sich zur kortikalen Reife zu entwickeln und den Prozeß der Dichothymie mit Reothymbildung (s. S. 16) zu vollziehen.

Dieser Fall zeigt, daß eine kindliche Dissozialität als Frühsymptom einer Schizophrenie auftreten kann. Hinweise für eine solche Entwicklung sind die psychotische Färbung der Delikte, die subkortikalen Automatismen (Bettnässen, impulsive Akte), die sachlich-introspektiven Äußerungen, die trophischen Störungen (Kümmerform, Rachitis).

Die Epilepsie der mütterlichen Schwester ist zweifellos auch ein Zeichen mangelhafter Erbsubstanz, die im Kind wirksam geworden ist.

Fall 60. Der zwölfjährige Bub wird verhaftet, weil er mehrere Frauen und Mädchen auf der Straße mit seinem Taschenmesser ins Gesäß gestochen hat. Vorher hat er einen halben Liter Most getrunken und zwei Gaslaternen ausgelöscht.

Er war vorher ein ganz normales, etwas verschlossenes Kind und hat gut gelernt. Seit einem Scharlach vor zwei Jahren leidet er an schweren Migräneanfällen. Sein Vater leidet an einer Zwangsneurose (Platzangst).

In der letzten Zeit ist in der Schule ein spöttischer Zug in seinem Wesen aufgefallen, er wurde schadenfroh und sehr aufbrausend. Er schließt sich nicht leicht an, ist lieber in Mädchengesellschaft und bevorzugt Mädchenspiele und Mädchenbeschäftigung. In letzter Zeit sind romantische Abenteurerpläne von ihm bekannt geworden.

Er ist ein sehr hübscher Bub, das sehr feine Gesicht ein Gemisch von Weiß und Rot, kirschdunkle Augen und tiefschwarzes, welliges Haar. Der Blick ist finster und die Mimik verspannt und nicht leicht beweglich. Oft geht ein Tic über sein Gesicht.

Er hat eine sehr üppige Phantasie und verliert sich auf der Straße gern in Tagträumereien. Über seine Messerstecherei kann er nichts anderes angeben, als daß er es aus Spaß gemacht habe.

Er kam in ein Erziehungsheim, wo er auf alle Erzieher einen ungünstigen Eindruck machte. Er verursachte zwar keine Führungsschwierigkeiten, wirkte aber heimtückisch. Einmal bot er einem Kameraden einen Geldbetrag an, damit sich dieser von ihm prügeln lasse.

Es wurde die Diagnose „epileptoide Impulshandlung" gestellt. Maßgebend dafür waren die unmotivierte Dranghaftigkeit der Delikte und die Migräneanfälle, deren manche in das Gebiet der Epilepsie zu reihen sind. Auch die väterliche Zwangsneurose war mitbestimmend, da sich zwangsneurotische Komplexe und Epilepsie nicht selten kombinieren. Hier könnte auch die Alkoholintoleranz als ein epileptisches Symptom angeführt werden, da anzunehmen ist, daß er auf die geringe Menge Most hin schon so enthemmt war, daß er die Gaslaternen verlöschte und in weiterer Folge Messerstechereien verübte. Offenbar sind die Ganglienzellen, die sein Reothym repräsentieren, sehr giftempfindlich.

Mit 16 Jahren leidet er an chronischer Verstimmung mit Selbstmordneigung. Er kauft sich einen Revolver und fährt mit der Bahn, soweit es sein Fahrgeld gestattet, um sich zu erschießen. Am Reiseziel ändert er seinen Plan und macht einen Raubüberfall in einem Landgeschäft, indem er mit vorgehaltenem Revolver seine Räuberformel aufsagt, dabei aber so leise flüsternd, daß sie gar nicht verstanden wird. Er flüchtet und wiederholt den Überfall in einem anderen Geschäft. Auf der abermaligen Flucht versetzt er einer Passantin einen Schlag auf den Kopf und schießt sich gleich darauf eine Kugel in die Stirne.

Er kam auf eine psychiatrische Klinik und lag nun lange in einem Zustand stumpfer Gleichgültigkeit. Nach einigen Wochen erholte er sich langsam.

Das psychiatrische Gutachten faßte den Zustand als „Schizophrenie in Schüben" auf. Da er zur Zeit nicht gemeingefährlich war, wurde von einer Anstaltsabgabe abgesehen.

Mit 20 Jahren schreibt er Erpresserbriefe in schwülstigen Phrasen an einen prominenten Bankdirektor, daß dieser einen hohen Geldbetrag für ihn an bezeichneter Stelle hinterlegen sollte. An dieser Stelle wurde er verhaftet und bekam acht Monate Kerker.

Es wurden hier in Abständen von je vier Jahren drei schwere Delikte begangen, während er sich in den Zwischenzeiten vollkommen gut führte. Zweifellos handelt es sich hier um schizophrene Schübe. Charakteristisch ist die Charakterveränderung im zwölften Lebensjahr und die wochenlange Phase von Stumpfheit nach dem Raubüberfall, der mit ganz unzulänglichen Mitteln, fast wie im Trancezustand, ausgeführt wurde. Das undurchsichtige Wesen mit den sadistischen Anklängen und der Zug ins Mädchenhafte sind ebenfalls Hinweise. Auch der zwangsneurotische Charakter des Vaters steht mit der Schizophrenie in pathogenetischem Zusammenhang.

Es zeigt sich an diesem Fall die Möglichkeit eines Diagnosenkonfliktes mit der Epilepsie.

Der feminine Einschlag ist ein Zeichen von Infantilität.

Dieses Kind hat sich aus multipler Dissozialität, die vielleicht auf eine kriminelle Prognose schließen ließ, zu einer Schizophrenie entwickelt.

Eine andere Verlaufsform wäre folgende: Ein Kind entwickelt sich bis etwa zum 11. bis 14. Jahr normal und beginnt dann plötzlich mit einer Serie von Delikten, scheint unverbesserlich, trotz Reue und besten Vorsätzen, und nach einigen Jahren entrollt sich dann das Bild einer deutlichen Schizophrenie.

Fall 61. Der Vater ist Stukkateurgehilfe, die Mutter eine sehr tüchtige Hausfrau, die materiellen Verhältnisse sind gut. Mutters Schwester war kriminell und endete durch Selbstmord in der Strafanstalt. Eine Schwester des Burschen hat im Alter von 20 Jahren Selbstmord durch Fenstersprung verübt, war aber anständig.

Im Kleinkindalter bestanden Zornanfälle mit Blässe und Steifwerden des Körpers. Sprechen erlernte er mit drei Jahren. Der Schlaf war durch Sprechen und Aufsetzen gestört. Starke Masturbation.

Zehn Jahre: Er stiehlt bei Eltern und Bekannten, wo immer sich Gelegenheit bietet. Das Geld verschenkt er oder verbraucht es zum Entlehnen von Fahrrädern. Er geht gern von zu Hause durch, nächtigt in Haustoren. Rohe Spiele: Hebt Nester aus, nagelt Kröten ans Brett und schießt darauf.

13 Jahre: Er kommt wegen gesteigerter Erziehungsschwierigkeiten an die Klinik. Hier wird er als gutmütig, folgsam, aber sehr kindisch beschrieben. Er zeigt kein Heimweh, spielt gern mit der Puppe, meist aber steht er müßig herum. Dies ist bei dem großen, feschen Buben besonders auffällig. In der Hausarbeit ist er noch am besten zu verwenden. Niemals weigert er sich, eine Arbeit zu machen. Bei Gesellschaftsspielen schwindelt er gern und hat keine Ausdauer. In der Gemeinschaft ist

er von normaler Bubenwildheit. Beim Turnen ist er eher ungeschickt, jedoch sehr gewandt beim Klettern und Springen.

Er ist ein großer, vollschlanker Bub, schwarzhaarig mit guten Gesichtsfarben und blitzenden, dunkelgrünen Augen, die fast raubtierhaft aussehen, weil sie allzu nahe beieinander stehen. Dadurch wird ein sehr lauter und vitaler Eindruck erzielt, der diagnostisch sehr in die Irre führt.

Im Gespräch besonders freundlich, wenig Distanz, sehr guter Kontakt. Er ist immer guter Laune, immer zu Streichen bereit, der richtige Lausbub.

14 Jahre: Er war in einer Kürschnerlehre, die er nach 14 Tagen verlassen hat. Er verdient Geld auf dem Markt durch Hilfsarbeit — die Eltern hält er noch lange in dem Glauben, er sei in der Lehre, da er pünktlich von zu Hause weggeht, zur erwarteten Zeit kommt und Samstag den vorgeblichen Verdienst heimbringt.

Eines Nachts hat er sich in die Klinik, wo er seinerzeit interniert war, eingeschlichen, die Schublade erbrochen und Wertgegenstände entwendet. Er ging dabei äußerst schlau zu Werk, unter Ausnützung seiner während seines vorjährigen Aufenthaltes offenbar zielgerichtet gemachten Beobachtungen über die lokalen Verhältnisse, Nachtdiensteinteilung der Schwestern und Verwahrungsort der Wertsachen. Nach dieser Unternehmung treibt er sich einige Tage in der Umgebung der Stadt herum, wird aufgegriffen, nach Hause gebracht, entweicht aber sofort wieder unter Mitnahme eines größeren Geldbetrages. Als er neuerlich aufgegriffen wird, kommt er in eine geschlossene Erziehungsanstalt, aus der er nach einigen Tagen durchbrennt. Nun kommt er wieder an die Klinik.

Er hat noch immer den schelmischen Blick, die gewinnende Heiterkeit, ist sehr entgegenkommend und freundlich, fast läppisch und feminin.

Körperlich wird er etwas derber, fast bulldoggenhaft im Bau. Der Brustkorb ist aber flach und die Schultern fallen steil ab. Er ist voll gereift, die Brustdrüse prominenter als normal. Im ganzen ist er noch ein fescher Bursch mit frischem Gesicht und liebenswürdiger Wirkung. Im Gespräch merkt man bald die läppische Art.

Es ist nichts primär Bösartiges in ihm. Sein Leben besteht aus einer unverbundenen Reihe von Erlebnissen und Handlungen, zu denen er sich ganz unbeschwerten Sinnes getrieben fühlt. Was sich jeweils ereignet, hinterläßt kaum gedächtnismäßige Spuren. Es gibt kein gefühlsbesetztes Zurückdenken in die Vergangenheit, kein Nachfühlen oder Nacherleben verflossener Begebenheiten, aber auch kein Vorausschauen und kein Vorwärtswünschen. Das Leben besteht vorwiegend in Gegenwärtigem. Es fehlt die Ausdehnung der Persönlichkeit in Vergangenheit und Zukunft. Durch solche dimensionale Einengung der Persönlichkeit kann eine Kontinuität des Erlebens nicht zustande kommen. Die Gefahr einer solchen Lebensstruktur liegt darin, daß der Mensch ohne Korrektur durch eine erfahrene Vergangenheit und ohne gestaltende Kraft einer vorgestellten Zukunft, also durch keine kritische Überlegung geschützt, Handlungen begeht, wie sie eben von den Trieben des Augenblicks entworfen werden. Es ist dies ein Leben, in dem sich die Augenblicke aneinanderreihen, ohne durch jenes Strömen verbunden zu sein, das sich psychologisch als Ichgefühl erlebt. Hier fehlt also das Ichgefühl, die zusammenfassende Verbindung der einzelnen Erlebnisquerschnitte zur Ichgestalt, die wir als Reothym bezeichneten.

Das Wesen dieser verbrecherischen Persönlichkeit liegt also nicht in einer spezifischen Schlechtigkeit, sondern in jenem verhängnisvollen Konstruktionsfehler der Persönlichkeit, der sich als Kontinuitätsmangel beschreiben läßt. Man kann solche Menschen als *Querschnittsformen* bezeichnen, weil eben ihr Leben aus beziehungslos aneinandergereihten Querschnitten besteht, die nicht durch das Band der Persönlichkeit zusammengefaßt sind. Es ist also keine Persönlichkeit vorhanden, sondern ein *Erlebnisaggregat*. Es gibt genug Menschen, deren Gedanken und Triebe viel bösartiger, deren Wünsche

viel unmoralischer, verbrecherischer sind, die in ihrem Wesen schlecht, laster-
haft und niedrig sind, aber doch dauernd sozial bleiben, weil sie in dem großen Raum ihrer im Reothym zusammengefaßten Persönlichkeit ein Inventar
von Erfahrungen angesammelt haben, das ihnen vor Ausführung jeder Tat im
Hinblick auf eventuelle Handlungsfolgen jene Korrekturmittel liefert, die
ihren Trieben an den maßgebenden Stellen wirksame Hemmungen entgegen-
setzen. Deren Persönlichkeit hat durch allmähliches Aneinanderreihen von
Erlebnissen, die organisch *in*einandergreifen, *aus*einander entstehen, jene
reothymal gefaßte Gestalt bekommen, die fest gefügt ist, vergleichbar einem
Kristall im Gegensatz zu amorpher Masse. Sie ist lebendiger Organismus,
mit den Mitteln zum Selbstschutz ausgestattet. Die Querschnittsformen dagegen sind naive Toren, die den Einflüsterungen der Triebe blind gehorchen.
Ihnen fehlt der Mentor der wissenden Persönlichkeit. Hirnphysiologisch ausgedrückt: sie sind noch im homothymen Zustand des Kindesalters, ihnen fehlt
noch die kortikale Funktion, da sie den Prozeß der Dichothymie nicht oder
nicht ausreichend mitgemacht haben. Eine derartige Reifungshemmung kann
als Infantilismus bezeichnet werden.

Überblickt man rasch dieses Leben nach infantilistischen Zügen, so findet
man, daß der Bub immer als kindisch und läppisch beschrieben wurde, daß
zur Zeit der Pubertät der männliche Ernst, die männliche Haltung und die
männliche Interessenbildung ausgeblieben sind. Er ließ sich zu Hausarbeiten
verwenden, befaßte sich noch spät mit dem Puppenspiel und konnte kein
Berufsinteresse finden. Die „fragmentierte" Struktur dieses Lebens beginnt
sich auch bereits zu erweisen durch den Mangel an Ausdauer und die Unbeständigkeit.

16 Jahre: Sein „Arbeitsfeld" ist in der Nähe eines Fahrradverleihers. Er gibt
einem dort herumlungernden Buben 30 Groschen. Dafür soll sich der unter Hinter-
legung seines (des Buben) Meldescheines wie üblich ein Fahrrad entlehnen und ihm
Unterricht im Fahren erteilen. Der fühlt sich geehrt und tut das mit Freude. Der
große Schüler stellt sich recht ungeschickt, als er aber an die nächste Straßenecke
kommt, tritt er in die Pedale und ist verschwunden. Er fährt in die Wachau, verkauft sein Rad, geht zu Bauern, stiehlt Weintrauben in den Weingärten, trägt sie in
Körben zur Donau, verladet sie auf einen Kahn, den er vom Ufer losbindet, und
rudert heimwärts. Auf romantischer Fahrt macht er Tauschgeschäfte mit Flößern,
gibt Trauben gegen Zigaretten und landet irgendeinmal an der Reichsbrücke. Verkauft dort die Trauben, kehrt reuevoll ins Elternhaus zurück, erwirkt durch hin-
reißende Besserungsschwüre die Verzeihung seiner gerührten Mutter. Die stattet
ihn neu aus, mit neuem Anzug und neuem Rad. Er will nun ein neues Leben beginnen und nie mehr seiner Mutter wieder solchen Kummer bereiten. Schon am nächsten Tag sind Anzug und Rad verkauft und bei einem Fahrradverleiher beginnt die
neue Tour.

Wortreich und in lyrischen Tönen schildert er mit verklärten Augen seine Erlebnisse während solcher Fahrt. Er kam gerade vom Stehlen: „Und da bin ich durch
einen wunderschönen Wald gekommen, da war ein Muttergottesbild, und die Sonne
hat so durch die Zweige geschienen, und da hab ich mich hingekniet, und die Sonnen-
strahlen sind so auf mich gefallen, und da hab ich gebetet . . ."

So führt er ein Vagantenleben mit kurzen Unterbrechungen im Haus der Eltern,
die ihm immer wieder verzeihen und sich durch schwulstige und sentimentale Briefe
folgender Art immer wieder erweichen lassen:

„Liebe Eltern! Bitte wollt Ihr mir verzeihen und vergeben, was ich Euch angetan
habe. Ich kann ja nichts dafür, denn meinen Lebensweg führt doch eine höhere
Macht und der menschliche Wille muß an ihr scheitern wie das Schiff an den gefährlichen Klippen. Schau Mama, wenn Du nur wüßtest, wie ich bereue und mich
kränke, daß ich so sein konnte! Aber das sind die schwarzen Stunden der Menschheit und in solchen Stunden, da ist ein Trieb in mir, der die Vernunft ausschaltet.

und ich werde ein williges Opfer, ein führerloses Wrack, das langsam weitergetrieben wird, bis es sinkt. Weißt Du, liebe Mama, ich habe mir vorgenommen, mich noch einmal mit meinem schwachen Willen gegen mein verderbendes Schicksal aufzubäumen. Gelingt es mir nicht, diesen meinen Kampf siegreich zu bestehen, so werfe ich mein verfehltes Leben von mir und mit Freuden gehe ich aus diesem Jammertal in ein schöneres Jenseits. Wie eine glühende Flammenschrift sollen diese Worte und Gedanken in mein Hirn eingeprägt sein und sollen mir als eine sichere Waffe dienen, falls sich die düstere Gestalt der Versuchung wieder an mich heranschleichen sollte, um mich dem Verderben preiszugeben. Also, liebe Mama, lasse nicht diese Worte an Deinem Ohr vorübereilen und glaube ihnen ein letztes Mal. Es wird nicht unbelohnt bleiben. Ich werde mit Sehnsucht hier in der dunklen Kerkerzelle auf Deine Zeilen warten. Liebste Mama, ich möchte Dich inständigst bitten, mir eine große Bitte zu erfüllen, für die ich Dir sehr dankbar sein werde. Schicke mir etwas zu essen und zu rauchen und auch ein wenig Geld. Also, liebe Mama, erhöre meine Worte und Du schenkst mir ein neues Leben. Bestens grüßt Dich . . ."

18 Jahre: Wegen Veruntreuung drei Monate Arrest, von hier hat er obenzitierten Brief geschrieben. Während der Haft hat er 50 Schrauben geschluckt, um ins Spital zu kommen.

Die Gestalt ist jetzt gedrungen, die Arme sind auffallend kurz, die Schultern hängen schlaff herab. Die Muskeln der Arme und der Schultern sind athletisch, scharf abgesetzt. Es fehlt die harmonische Linienführung des Aktes. Das Gesicht ist fett geworden, die Augen stehen tierhaft nahe beieinander. Die Züge sind derb, etwas negerhaft, der Charme von früher ist weg. Das Lachen ist sehr ausgiebig und beansprucht die ganze Gesichtsmimik. Die Person ist eine Mischung negroider Weibhaftigkeit und athletischer Männlichkeit.

Es wird ein Versuch mit einer Lehre gemacht, die er aber sehr bald verläßt. Er zieht aufs Land, nächtigt im Freien, nährt sich von gestohlenen Früchten. Eine Bäuerin ladet ihn ein, bei ihr zu nächtigen. Ihre sexuellen Anträge hat er abgewiesen, da sie viel zu alt war. Er wird aufgegriffen und nach Hause gebracht.

19 Jahre: Wegen Erpressung an einem Homosexuellen elf Monate Kerker. In der Haft schluckt er einen Eßlöffel.

Aus einem Gespräch: „Ich habe wirklich großes Glück bei den Mädchen. Wenn ich gut angezogen bin und einen steifen Kragen hab, dann seh ich wirklich gut aus. Aber bei mir geht's schnell. Ich mach gleich eine ‚Scharfe'. Nur letzthin hab ich eine kennengelernt, die hab ich unmöglich verführen können, die hat so feine Handerln gehabt, wo ich sonst keine schone . . !"

In der Rede starke mimische Ausdrucksmotorik. Ob er jetzt einen guten Wein schildert oder ein Mädchen, immer kommt die hemmungslos-genießerische Mimik so lebendig zur schauspielerischen Darstellung, daß man die Objekte zu sehen vermeint. Er spricht in lautmalerischer Art derart stark in den Zuhörer hinein, daß unausweichlich eine ausgesprochen suggestive Wirkung erzielt wird.

Er führt immer eine kleine Kartothek in seiner Brusttasche bei sich, meist mit Adressen von Mädchen, die er mit kurzen Anmerkungen beschreibt. Zum Beispiel: „T. G. bekannt am Abend 24. V. 28. Mein elegantes Aufspringen auf eine in rasender Fahrt befindliche Elektrische entzückte wahrscheinlich ihre abenteuerliche Natur." Oder: „A. L. ein hübsches, reifes Weib." In einem Kalender findet man auch allerhand Adressen verzeichnet mit unklaren Beifügungen, zum Beispiel „Kleine Schwarze" oder „alte, bissige (Kellerstiege)", so daß man zuerst meint, es seien Erinnerungen an Mädchenbekanntschaften. Dann klärt er auf, daß das Katzen sind, die er in Vormerkung zum Abfangen genommen hat. Er schlachtet sie dann und verkauft Fleisch und Fell. Mit Hunden macht er es ähnlich und hebt sich die Zeitungsausschnitte auf, in denen die Verluste von Hunden angezeigt werden, die in seine Hände gefallen sind.

20 Jahre: Er ist nach langen Monaten wieder bei der Mutter, die ihm eben wieder einmal verziehen hat, nachdem sich der Mann seinetwegen von ihr scheiden ließ. Sie ist glückstrahlend: „Endlich ist er zur Vernunft gekommen!" Nach zwei Wochen ist er wieder davon. Den neu angeschafften Anzug hat er verkauft und sich eine Militärbluse gekauft, lebt im Männerheim für 1 S pro Nacht. „Ich weiß nicht,

was das ist? Immer treibt es mich fort." Die Schlafkollegen haben ihm geraten, „klopfen" (betteln) zu gehen. „Das bring ich aber nicht fertig, da geh ich lieber stehlen." Hat eine Villa im Cottage ausfindig gemacht, da will er nachts durchs offene Fenster einsteigen. Im Laufe von zwei Monaten hat er sich durch Abgabe von drei Litern Blut als Blutspender 200 S verdient. Er kommt wieder zur Mutter und wird neu ausgestattet. Nach einer Woche ist er wieder fort. Immer wieder neue Mädchen. „Wenn ich eine gehabt habe, dann kommt sie mir so banal vor." „Ich habe eine große Sehnsucht, länger bei einer zu bleiben wie andere Burschen, mit ihr ins Kino zu gehen oder Theater, aber dann bring ich es nicht zusammen." In Lokalen spielt er den Noblen, gibt reichlich Trinkgelder, hält seine Freunde frei. Wenn die Kellner um ihn herumspringen und ihm in den Mantel helfen, das ist ihm „Hochgenuß". Mit den Kellnern in seinen Stammlokalen hat er immer geheime Packeleien.

In seinen Erzählungen ist seine naive Aufrichtigkeit immer sehr auffällig. Man kann sich verlassen, daß alles, was er erzählt, wahr ist. Er berichtet auch von seinen kleinen Alltagsfreuden. Zum Beispiel berichtet er mit Begeisterung und Ausführlichkeit, wie er beim Telephonautomaten selbst telephoniert und an der Wahlscheibe gedreht hat. Er entwickelt eine kindische Freude bei der Erzählung.

Er verträgt sehr wenig Alkohol und ist schon nach einem Glas beschwipst.

22 Jahre: Sieben Monate Kerker wegen Fahrraddiebstählen. Aus der Haft kommen die üblichen sentimentalen Briefe, die mit der Bitte um Rauch- und Eßwaren enden.

33 Jahre: Er ist sehr derb in der Gestalt und schwammig im Gesicht geworden. Aber immer noch das lausbübische Lachen, die kindische Freude. Sehr gefällig und freigebig. Im Krieg wird er als wehrunwürdig nicht eingezogen. An der Donau hat er eine Badehütte gemietet, wo er sein Fischzeug deponiert hat. Im Fischen besitzt er Spezialkenntnisse, verwendet künstlichen Köder und ist sehr erfolgreich. Wochenlang hält er sich in den Donauauen auf und lebt von Fischen, die er fängt, und Vögeln, die er mit seiner Pistole erlegt. Fühlt sich sehr glücklich in dieser robinsonadischen Lebensweise. Sonntags führt er seine Braut und manchmal auch seine Mutter hinaus. Die Braut kennt er seit zwei Monaten, ein ganz besonders nettes, hübsches Mädchen. Idyllisch fährt er mit Braut und Mutter im Ruderboot durch die Donauarme. Mit seinem „Heinzblinker" hat er einen Hecht gefangen, der wird gebraten. Fett hat er mitgebracht, auch Wein, den er in einer kleinen Steingrotte am Ufer einkühlt. Er ist umsichtig und von einer ungewöhnlichen Liebenswürdigkeit und Fürsorge. Rennt umher, schleppt herbei, bemüht, daß alle nur ja alles bequem haben. Er unterlegt seiner Braut Decken und Pölster, „daß nirgends ein Stein drückt", wedelt mit Zweigen die Gelsen weg, damit alle in Ruhe liegen können. Findet immer wieder Verbesserungen und Verfeinerungen. Kühlt die Weingläser ein, kocht, serviert, liest jeden Wunsch ab, kommt selbst nicht zur Ruhe. Dann springt er ins Wasser. Es ist ein wahres Vergnügen, das anzusehen. Er ist ganz organisch mit dem Wasser verbunden. Wie ein Wassertier beherrscht er das Element, taucht lange unter, steckt dann seinen breit lachenden Schädel mit negerhaftem Grinsen aus den Wellen, schüttelt kräftig das Wasser aus den Haaren wie ein junger Hund, macht Volten und Eskapaden, genießt das Wasser. Er speist auch mit Genuß. Durch lautmalerische Schilderungen während des Essens regt er auch die anderen zum Genuß an. Auf das Essen legt er den allergrößten Wert. „Das sollten Sie sehen, wie meine Mutter kocht! Die kocht mit Liebe! Aber die Mutter meiner Braut, so was war noch nicht da, mit welcher Lieblosigkeit die kocht. Das ist schon brutal!" Steigert sich bei der Erzählung in Wut. Er entrüstet sich, daß Menschen in der Nähe laut reden, Steine ins Wasser werfen usw. „Wissen Sie, so was stört mich, das stört die Natur" (in gesteigerter Erregung mit fanatischer Leidenschaft in breitgezogenem Dialekt, untermischt mit Taferldeutsch mit dem dentalen ‚l'), „die Hejdlichkeet der Natuur wird entweiht", wobei er drohend mit dem Kopf gegen den Sprecher bohrt, um ja tief und suggestiv in die Person hineinzureden. Die Natur regt ihn sehr an. „Ich muß Wasser rauschen hören." Von seiner Braut spricht er voll tiefster Verehrung. Er erzählt von den vielen Mädeln, die er schon besessen hat, und immer waren es ganz junge. Ältere interessieren ihn überhaupt nicht. Aber so wie *die* (seine

Braut) sei keine gewesen. Nun entwickelt er idealistische Ideen von einem Zukunfts-
staat der Freiheit. Zwang verträgt er nicht, er will ein Leben führen, wie es der
Natur entspricht. Er erzählt, wie ihm im Leben so vieles gelinge durch die Macht
seiner Rede. „Wenn ich anfange zu reden, da geht so eine Kraft von mir aus und
ich kann alle unter meinen Einfluß bekommen." Man kann tatsächlich auf seine Reden
leicht hereinfallen. Durch seine Offenheit und rückhaltlose Aufrichtigkeit stellt sich
sofort ein ausgezeichneter Kontakt und ein unbedingtes Vertrauen her. Er spricht
mit solcher Offenheit über sich und seine Ansichten, ganz geschickt auch seine
Schwächen preisgebend, so daß man über solche Wahrhaftigkeit ganz gerührt wird.
Er besitzt ausgesprochen suggestive Wirkung, und man kann verstehen, daß er sich
Mädchen leicht einfangen kann.

Einmal sitzt er am Ufer der Donau und spielt hingebend auf der neu erstande-
nen Mundharmonika schmelzende Weisen. Sein Stiefvater neckt ihn, indem er ihm
fünf Groschen verspricht, wenn er aufhört zu spielen. Kurz entschlossen wirft er das
Instrument, mit dem er besondere Freude hatte, in die Donau.

Gebrauchte Wäsche pflegt er wegzuwerfen und sich neue anzuschaffen. Die
Sorge um die Reinigung belastet ihn zu sehr.

Auf der Straße geht er sehr solid gekleidet, mit Mantel und Hut, als Zivilist in
seinem Alter in der Kriegszeit eine sehr auffällige Erscheinung und höchst gefahr-
voll bei den vielen Militärkontrollen. Auf die Frage nach seinen Ausweisen demonstriert er unter dem nächsten Haustor den geladenen Revolver in seiner Mantel-
tasche: „Sehen Sie, das ist mein Ausweis!" sagt er breit grinsend. „Ich bin nämlich
eine Mine. Ich explodier, wenn man mich anrührt." So geht er dauernd umher, die
rechte Hand ganz automatisch an der Waffe, immer bereit zu schießen.

Eines Tages erfährt die Polizei seinen Aufenthalt auf dem Kabinett seiner Braut.
Er muß wohl als gefährlich bekannt gewesen sein, denn man hat das Haus mit einem
Aufgebot von mehreren Kriminalbeamten umstellt. Zwei Tage hat man ihn belagert
und dann seine Wohnung gestürmt. Es kam zu einem Feuergefecht, bei dem zwei
der Beamten verwundet wurden. Mit der letzten Kugel hat er sich selbst getötet.

Es stellte sich heraus, daß er eine Anzahl von Mädchen geschwängert und dann
umgebracht hat.

Schon in der ersten Zusammenfassung wurde diese verbrecherische Persönlichkeit als *Querschnittstypus* aufgefaßt und unter den weiteren Begriff
des Infantilismus gebracht. Die Fortsetzung der Lebensgeschichte bestätigt
diese *Querstruktur* durch die gehäuften Rückfälle, die vielen, sicher ernstge-
meinten Besserungsabsichten und die Vergeblichkeit ihrer Durchführung, auch
durch die eigene Schilderung seiner Getriebenheit und Ruhelosigkeit und durch
den Vagantenstil seines Lebens. Es ist ein zerrissenes Leben, durch keine formen-
de Kraft gestaltet, in unverbundene Momentbilder zerfallen. Die Person, an der
sich dieses Leben abspielt, trägt Züge von *Infantilität*. Schon sein Lachen kennzeichnet diese. Es ist ein ganz undifferenziertes, sehr ausgiebiges Lachen, an
dem sich die gesamte mimische Muskulatur beteiligt. Es fehlt eine durch
zahlreiche Interferenzen fein abgestimmte Koordination der mimischen Muskeln, die beim Gereiften der Ausdruck einer entsprechend reich nuancierten
Gefühlslage ist. Solch profuses Lachen, welches in der noch weichen Morphologie eines kindlichen Gesichtes anmutig wirkt, bekommt hier im derbe-
ren Material des erwachsenen Gesichtes eine läppische Färbung. Diese wird
dadurch zum Kennzeichen eines infantilistischen Zustandes.

Die Infantilität des Körperbaues zeigt sich in der mann-weibischen Form-
bildung als Ausdruck einer ungenügenden Maskulinisierung: Er hat steil
abfallende Schultern, besonders kurze Arme, eine frauenhafte Brustdrüsen-
anlage und breite Hüften.

Das kindische Verhalten wird häufig im alltäglichen Verkehr auffällig.
Als Beispiel sei hier seine kindische Freude am selbständigen Telephonieren
sowie an der gekauften Kellnerhöflichkeit angeführt. Sein Sexualleben

scheint in seiner Reichhaltigkeit auf den ersten Blick eine stark betonte Männlichkeit zu beweisen. Dieser Schluß ist jedoch unrichtig. Der außerordentlich starke Wechsel seiner Sexualobjekte, deren jugendliches Alter, der rasche Verlust des Reizwertes derselben ist trotz der vermutlich sehr hohen exkretorischen Bilanz ein Zeichen unzulänglicher Männlichkeit, ein Zeichen der Unfähigkeit, eine psychosexuelle Dauerbindung herzustellen. Nur das wäre Beweis einer ausgereiften Männlichkeit. Der „Don Juan" ist kein potenzierter Mann, sondern eine feminine Variante, unfähig, feste, biologisch wertvolle Beziehungen einzugehen und in diesen Befriedigung zu finden (s. Fall 22, S. 79). Die exkretorische Quantität ist keineswegs ein Zeichen sexueller Kraft, wie jene zahlreichen bekannten Fälle von infantilen Psychopathen und Schizophrenen beweisen, die durch Jahre hindurch täglich mehrere masturbatorische Ejakulate produzieren. Das wohl nicht vereinzelt begangene Homosexualitätsdelikt fügt sich gut in dieses Bild einer infantilen Sexualkonstitution mit polymorphen Möglichkeiten.

Durch die angeführten Symptome erscheint die Diagnose „Infantilismus" ausreichend gestützt. Die Querschnittsstruktur, die sich aus der Betrachtung seines Lebenslaufes ergibt, ergänzt bestätigend die Diagnose. Denn auch das Kind lebt in dieser Querschnittsform, auch dessen Leben spielt sich ohne Plan und Ziel ab, ist ein vom Augenblick geformtes, vegetatives Dahinleben. Man wird bei unserem Fall erwarten dürfen, daß auch andere Zeichen der kindlichen Erlebnisform, der „Homothymie", nachweisbar sein werden. Vermutlich ist in dieser kindlichen Phase der Homothymie die Entwicklung steckengeblieben und der Kortisierungsprozeß nicht in Gang gekommen. Somit konnte kein Reothym gebildet werden. Wir wissen aber auch, daß dieser Stillstand im zerebralen Aufbau mehr bedeutet als das, was der Begriff Infantilismus gewöhnlich darstellt. Gewöhnlich versteht man unter „infantil" nur das Jugendliche mit allen positiven Seiten im Gegensatz zum Begriff des „senilen". Hier aber sei jene ernste Folge des infantilen Entwicklungsrückstandes betont, die darin besteht, daß die Bildung der die einzelnen Erlebnisquerschnitte verbindenden Struktur — also die Bildung des Reothyms, der Ichgestalt — verhindert wird. In diesem ichlosen Zustand konsumiert jedes einzelne Erlebnis die Gesamtperson, so daß kein Reothym gebildet werden kann. Psychische Gestalten werden geformt, verlöschen wieder, dann werden andere geformt und verlöschen wieder. So läuft das Leben weiter, ohne daß die fallweisen Erlebnisse miteinander in Verbindung treten, ohne daß ein Reothym gebildet wird. Es resultiert die gestaltlose, reothymlose, ichlose Person.

Man findet an diesem Fall genügend Zeichen der Homothymie. Schon die Sprache lenkt uns darauf hin. Die mit starker, lebendiger Mimik, unterstützt durch lautmalerische Phonetik, geformte Sprache erinnert an die ursprüngliche, eindringliche, unter Heranziehung von Mitbewegungen, unter dem Druck der Ausdrucksnot mühsam geborene Sprechweise des Kindes, die in dieser *naszierenden*, lebendigen Form mitreißende und suggestive Wirkung hervorbringt. Sie ist in ihrer lebendigen Dynamik eine Parallelerscheinung, eine Art Mitbewegung der eidetischen Gestaltbildung. Eine derart plastische Formkraft hat diese homothyme Sprache, daß man ihre Funktion mit dem Anfassen von Gegenständen vergleichen möchte. In ganz ähnlicher Weise stellt die Gesamtmotorik den Kontakt zur Realität her. Die Motorik vermittelt ja die unmittelbarste Beziehung zur Umwelt. Am anschaulichsten zeigt sich das im Greifakt, durch den die Objekterfassung bewerkstelligt wird. Die Motorik ist doch die entwicklungsmäßige Weiterbildung des ursprünglichen protoplasmatischen Einverleibungsvorganges der Einzeller. Die Art der Motorik ist somit ein geeigneter Maßstab für den Grad der Homothymie. Es wird daher in unserem Fall auf Homothymie hinweisen, wenn der Körper beim Schwimmen eine so hochgradige Verbundenheit mit dem Element besitzt, daß sich Körper und Wasser so durchdringen, daß ein homogener Eindruck vollkommenster Einheitlichkeit geschaffen wird. Dieses integrierte Verhältnis besitzt er auch sonst zu seiner Umwelt, und das befähigt ihn, wie das Tier oder wie der Urmensch den Kampf mit der Natur aufzunehmen und unter Verzicht auf die Kultur und auf die Gesellschaft seine Existenz in der freien Natur zu behaupten. Solche Steigerung der Vitalität ist also als homothymes Merkmal zu verstehen. Dahin gehört auch sein von ihm selbst oft betontes Gefühl der Macht über andere und auch die tatsächlich vorhandene suggestive Gewalt seiner Person. Dieses erhöhte Machtgefühl erinnert an den archaischen Menschen, dessen Vorstellungen und Gedanken in ihrer starken Wirksamkeit mit magischen Kräften ausgestattet schienen (s. S. 5).

Ein Zeichen der hier sehr „dünnen" kortikalen Schicht, also der mangelhaften Kortisierung, ist die Intoleranz gegen Alkohol, von dem ein sehr geringes Quantum schon ausreicht, um die spärlichen Reste der Kortikalfunktion gänzlich auszuschalten und einen Rauschzustand zu erzeugen. Das sehr dürftige Reothym ist gegen Gifte überempfindlich.

Einen besonderen Entwicklungstiefstand auf der Linie der seelischen Reifung bedeutet es, wenn der eigene Körper noch nicht zur Selbstwahrnehmung gekommen ist. Dies ist offenbar hier der Fall. Denn nur dadurch kann erklärt werden, daß er Schrauben und Löffeln schluckt. Das zeigt, daß sein Körper noch der Außenwelt zugeordnet ist und gewissermaßen noch schonungslos als Objekt betrachtet und behandelt wird. Die Rinde hat den Körper noch nicht zur Darstellung gebracht, ihn noch nicht als Bestandteil in das Reothym aufgenommen. Daraus ist auch zu verstehen, daß er sich so leicht bereit findet, Blut zu spenden. Ein Mensch, der seinen eigenen Körper intensiv erlebt, kann sich nicht so leicht von seinem Blut trennen, um es erwerbsmäßig zu verkaufen. Auch der Selbstmord und die dauernde Bereitschaft, seinen eigenen Körper zu vernichten, sind in gleichem Sinn ein Symptom mangelhafter Kortisierung, derzufolge der eigene Körper keine entsprechende kortikale Repräsentation besitzt. Es steht hier also die Person auf jener niederen Stufe der zerebralen Entwicklung, wo Person und Umwelt verschmolzen sind, das Leben in Querschnitten verläuft und ein Ichbewußtsein noch nicht errichtet ist. Das körperliche „Ich" wird noch als Außenwelt erlebt.

In seinen Beziehungen zu Menschen zeigt er ein sehr widerspruchsvolles Verhalten. Einerseits ist er fähig, mit übertriebener Sorgfalt und Hingebung sich in andere hineinzudenken, wie die rührende Behandlung seiner Gäste beweist. Man kann sich das nur durch ein besonders starkes Einfühlungsvermögen erklären, das ihn instand setzt, sich mit einem anderen Menschen integrativ zu identifizieren und dessen Bedürfnisse als die eigenen zu verspüren. Solches kann nur aus einem Zustand der Homothymie verständlich erscheinen. Irrtümlicher Auslegung vorbeugend soll hier betont werden, daß die menschliche Einfühlung und die aus ihr entspringenden Handlungen hilfreicher Nächstenliebe nicht in mechanistischer Weise als Produkte homothymer Personalverfassung, also als infantilistische Defektbildungen, aufzufassen sind. Es ist kein ethischer Wert und kein moralisches Verdienst, einem anderen zu helfen, weil man damit sich selbst in identifikatorischer Einlebung die geleistete Wohltat zugute tut. Der ethische Wert entsteht erst, wenn die Tat im Zustand der Dichothymie erfolgt, wenn es zu klarem Bewußtsein kommt, daß mit eigener Kraft fremde Befriedigung erzeugt wird, obwohl und trotzdem die eigene Kraft dadurch geschmälert wird. (Vergleiche auch: Die homothyme Aufrichtigkeit [S. 53].) Die hier im hysteriformen Stil durchgeführten Einfühlungsakte werden also jeder ethischen Wertung entbehren. Mit ethischer Haltung ist es ja auch unvereinbar, daß er anderseits es fertig brachte, zahlreiche Mädchen, die er eben noch geliebt hatte, ganz kaltblütig umzubringen. So ungefähr mit der gleichen Geste, wie er seine schmutzige Wäsche wegwirft, nur um sich dem lästigen Reinigungsproblem zu entziehen, genau so entledigt er sich seiner Geliebten, vielleicht nur deshalb, um sich unangenehmen Verpflichtungen zu entziehen, etwa nur aus dem Grund, daß ihn die Abgefertigte nicht in seinem Verhältnis zur Nachfolgerin störe. Das und die sadistischen Tierquälereien sowie die Hunde- und Katzenschlachtungen stehen zu starker Einfühlung im Widerspruch.

Diese polare Gegensätzlichkeit im gefühlsmäßigen Verhalten führt auf die Spur nach den tiefsten Ursachen dieser verbrecherischen Persönlichkeit. Der Defekt liegt hier nicht *darin*, daß ein grausamer Entschluß gefaßt wird oder daß die Vorstellung einer verbrecherischen Tat auftaucht oder daß eine böse Gesinnung Raum gewinnt. Solches gehört zu den Erscheinungen auch des normalen Menschen. Selbst der sittenstrengste und ethisch hochwertigste Mensch ist nicht frei von „kriminellen" Vorstellungen und Gedanken, ja, er ist erst dann als ethisch hochwertig anzusehen, wenn er solche Erregungen in erhöhtem Maß empfindet und im Kampf gegen sie siegreich bleibt. Aber eben die Möglichkeit solcher Kampfstellung fehlt hier. Abnorm ist bei ihm nicht die böse Vorstellung, sondern daß die böse Vorstellung so leicht zur Tat werden kann. Die *Kurzschlußverbindung* zwischen Vorstellung und Tat bedingt hier die Kriminalität. Es ist jene Instanz noch nicht aufgerichtet, welche zwischen Vorstellung und Tat hemmend eingreift, jene Bildung der kortikalen Persönlichkeit, die eben das Produkt der Dichothymie ist. Die Entwicklung ist hier in der Phase der Homothymie zum Stillstand gekommen und hat die Kortisierung nicht mitgemacht. Es fehlt daher der Aufbau des Reothyms, durch welches die Erlebnisquerschnitte miteinander verbunden werden. Damit fehlt aber das Ich, welches zu den Realobjekten jene Distanz erzwingt, durch die zwischen Vorstellung und Tat eine Bremse, in der psychologischen Gestalt des Willens, der Vernunft, der Kritik, des Gewissens, eingreift. Durch das Fehlen der Bremswirkung drängt die Vorstellung unmittelbar zur Tat. Vorstellung und Tat sind ein verschmolzener, integrierter Komplex. Darin liegt hier die Kriminalität und nicht in der abnormen Beschaffenheit der Vorstellungen. Durch den Reothymmangel besteht keine Möglichkeit, dem Plan der auszuführenden Tat die Vorstellung ihrer Folgen anzuschließen und ebenso gleichzeitig die Totalität der eigenen Person mit ihren sozialen Verankerungen vorstellungsmäßig zu gestalten, die fremden Beurteilungen vorzuerleben, die das eigene Ansehen gestalten. Es fehlt also die Darstellung aller Momente, welche durch ihren affektiven Wert imstande sein könnten, die Tat zu verhindern, es fehlt somit der große Komplex dessen, was als Kritik und Gewissen zusammengefaßt werden kann und der an die Ausbildung des Reothyms gebunden ist.

Die unheimlichen Morde bei einer anscheinend unbeschwerten und im persönlichen Verkehr harmlos erscheinenden Person erinnern an epileptische Verbrechen, die in dämmrigen Zuständen persönlicher Bewußtseineinengung begangen werden und für welche nachträglich Erinnerungslosigkeit besteht. Die Anfälle im Säuglingsalter könnten mit solcher Auffassung in Zusammenhang gebracht werden.

Eine Erinnerungslosigkeit liegt hier aber nicht vor. Er hätte sich doch sonst nicht jahrelang vor der Polizei fürchten müssen. Dennoch besteht hier das Bedürfnis, den Zustand von der Epilepsie scharf abzugrenzen.

Die epileptischen Dämmerzustände (S. 143) erfolgen als subkortikale, nicht bewußte Handlungsmechanismen, ihnen fehlt die Verbindung mit dem Reothym. Die Querschnittshandlung erfolgt als bewußte Handlung, sie ist ans Reothym angeschlossen. Allerdings ist es ein Querschnittsreothym, das in seiner Dürftigkeit keine Korrektur der Handlungsweise bewirken kann. Die Handlung ist daher zwar bewußt, aber von jeder Hemmungsmöglichkeit abgeschnitten. Da sie bewußt erfolgt, ist sie auch erinnerungsfähig. Die Querschnittsstruktur ist selbstverständlich nicht so radikal, daß die einzelnen Erlebnisse ganz unverbunden bleiben. Es entsteht natürlich, neben dem Aktualrahmen des Erlebnisses, auch irgendein ganz fragmentarisches, dürftiges Reothym, das leicht verschwindet, oft leicht aufflackert, hie und da vielleicht auch sogar in stärkere Schwingung gerät. Sonst wäre es ja nicht möglich, daß Erlebnisse überhaupt erinnert würden. Aber das Reothym ist von solcher Kraftlosigkeit, daß es dem augenblicklichen Erleben gegenüber meist gar nicht zur Geltung kommt. Soweit ist jedoch das Reothym wirksam, daß die Erlebnisse als bewußt registriert werden und als solche in irgendeiner, wenn auch sehr losen und affektschwachen assoziativen Verbindung untereinander bleiben. Sie können daher wohl erinnert werden. Für die Dämmerhandlung jedoch besteht eine vollkommene Amnesie (Erinnerungslosigkeit).

Beim Dämmerzustand ist die Handlung vom Reothym abgeschaltet, bei der Querschnittshandlung ist die Handlung an das sehr fadenscheinige Reothym gebunden, in dem sich keine Korrekturvorstellungen vorfinden.

Man wird bei der Beurteilung dieser kriminellen Persönlichkeit die Fälle von Selbstmord und Kriminalität in der Familie nicht vergessen dürfen und dann zur Annahme kommen, daß hier doch eine angeborene Schwäche im Gebiet der Kortisierungsvorgänge liegen dürfte. Die Schwester, welche Selbstmord begangen hat, war besonders anständig und keineswegs depressiv, soweit man das von außen beurteilen kann. Nimmt man nun bei den Geschwistern einen gemeinsamen Defekt in der Erbanlage an, so ist es sicher nicht eine gesellschaftsfeindliche Bösartigkeit, sondern die entwicklungsmäßige Rückständigkeit im Kortisierungsprozeß, die Unfähigkeit zur Ausreifung, die Infantilität und Hypoplasie, welche in einem Fall zum Selbstmord als Ausdruck der vitalen Erschöpfung, das andere Mal außerdem infolge Ausbleibens der Reothymbildung zur vielseitigen Kriminalität führte.

Man wäre verleitet, hier einen akortikalen Zustand anzunehmen, d. h. eine primäre Entwicklungshemmung, bei der es überhaupt nicht zur Bildung einer Kortisierung gekommen ist, so daß der Mensch auf der unfertigen Stufe der Homothymie stehengeblieben ist. Es sind aber doch eindeutige Zeichen zerebraler Störung vorhanden, vor allem die Anfälle in der Kindheit. Aber gegen eine bloß erworbene enzephalitische Störung spricht hier die hereditäre Belastung.

Es bleibt also anzunehmen, daß eine primär hypoplastische Anlage vorliegt, der eine erhöhte Neigung zu enzephalitischer Erkrankung eigen ist. Es ist hier vielleicht auf Grund der erblichen Zerebralschwäche ein frühkindlicher enzephalitischer Prozeß abgelaufen, so daß sich die Dekortisierungsfaktoren addiert haben. Jedenfalls zeigt diese Form der Querschnittskriminalität, daß eine verbrecherische Persönlichkeit entstehen kann durch jene rein formale Strukturbeschaffenheit, die darin besteht, daß die Reothymbildung ausbleibt oder wieder zerstört wird.

Es ist also hier nicht ein gesellschaftsfeindlicher Trieb zur hemmungslosen Ausbildung gekommen, sondern es liegt ein kindlicher Zustand vor, bei dem ohne jede Behinderung Vorstellungen in die Tat umgesetzt werden. Das Auftauchen krimineller Vorstellungen ist dabei gegenüber der Norm nicht einmal erhöht, vielleicht sogar herabgesetzt. Stellt man sich vor, ein vollentwickelter Normalmensch würde plötzlich seines Reothyms beraubt und nun würden alle seine kriminellen Phantasien und Gedanken nach Art hysterischer Konkretisierung in die Tat umgesetzt werden, so ergäbe das einen ebenso gefährlichen Verbrecher wie dieser im Wesen immerhin einfache und kindische Mensch mit zahlreichen guten Seiten.

Es soll diese Annahme eines Reothymverlustes noch einen Augenblick festgehalten werden, um die Brauchbarkeit dieser Hypothese näher zu beleuchten. Man weiß, daß die Encephalitis lethargica ihre zerebralen Herde in jenem Bereich etabliert, wo aus dem Stammhirn vermutlich die Entwicklung zum Rindenorgan vor sich geht. Diese Krankheit liefert daher ein Experiment, in welchem der Ausfall der Kortikalfunktion untersucht werden kann. Vermutungsweise müßte durch eine Encephalitis lethargica, welche das Gehirn gewissermaßen dekortisiert, indem sie Zerstörungen im Stammhirn setzt und dadurch die kortikalen Verbindungen unterbricht, aus einem sozialen Kulturträger ein Verbrecher entstehen. Dies geschieht aber auch, wie es in Fall 62 (S. 208) noch gezeigt wird. Allerdings geschieht diese Wandlung der Person nur in jungen Jahren, etwa bis zum 20. Lebensjahr. Wird ein älterer Mensch von der Krankheit ergriffen, so treten wohl auch schwere Störungen auf, jedoch von anderer, mehr motorischer Art, während Intelligenz und Charakter im wesentlichen unberührt bleiben.

Man sieht sich daher zu der Annahme gezwungen, daß dort, wo die Reothymbildung bereits vollendet ist, eine gewisse Resistenz gegen Zerstörung vorhanden ist. Dort hingegen, wo die Reothymbildung, also der Kortisierungsprozeß, noch im Fluß ist, tritt bei enzephalitischer Erkrankung die Zerstörung gerade an jenen, offenbar besonders empfindlichen Stellen ein, wo sich die Ansätze der Kortisierung entwickeln. Hiebei ist es auffällig, daß dies die gleiche Altersbreite ist, in der auch der schizophrene Prozeß zu beginnen pflegt.

Es scheint also die Zeit der ontogenetischen Kortisierung ein günstiger Angriffsmoment zu sein, sowohl für die enzephalitische als auch für die schizophrene Störung des Kortisierungsvorganges. In diese Zeit fällt auch, soviel man den bisherigen Berichten entnehmen kann, die Änderung der elektroenzephalographischen Kurve vom kindlichen zum erwachsenen Typus. Man könnte also die Möglichkeit erwarten, mit der genannten Methode den dekortikalen Zustand eines Querschnittverbrechers objektiv festzustellen.

Da als entscheidender Konstruktionsfehler dieser Persönlichkeit das Fehlen des Reothyms angenommen wurde, muß man sich notwendigerweise hier mit dem Begriff der Hysterie auseinandersetzen, deren Wesen ja auch in der Reothymausschaltung erkannt wurde.

Man findet an diesem Fall genügend Symptome, die sehr an den hysterischen Charakter erinnern. Die Affektreaktionen auf Grund einer niederen Reizschwelle erklären Handlungen wie das impulsive Fortwerfen seiner Mundharmonika auf Grund einer verächtlichen Bemerkung seines Stiefvaters. Auch die Unberechenbarkeit seines Wesens, die Überschwenglichkeit seiner brieflichen und mündlichen Stimmungsberichte, auch die übertriebene Fürsorge im persönlichen Verkehr sind hysterische Symptome. Wenn wir zu diesem Fall die Giftmörderin (Fall 23, S. 90) zum Vergleich heranziehen, so werden wir uns vom Gesichtspunkt der Reothymausschaltung ohne weiteres berechtigt fühlen, hier die Diagnose „hysterischer Charakter" anzuwenden. Damit vereinbart sich die Erfahrung, daß auf dem Boden des hysterischen Charakters die schwersten Verbrechen entstehen können. Die fehlende oder mangelhafte Ausbildung des Reothyms ist das Symptom eines Ausbleibens oder einer kümmerlichen Entwicklung der Kortisierung bzw. deren vollständigen oder teilweisen Verlustes. Es ist daher sowohl die Hysterie als auch die Kriminalität ein Zustand kortikaler Entwicklungshemmung, also ein Zustand des *Infantilismus* im weitesten Sinn einer biogenetischen Kümmerform. Es fallen daher die beiden genannten Zustände unter diesen Begriff, dem infolgedessen eine ernstere Bedeutung zukommen muß als in seiner gebräuchlichen Anwendung. „Hysterie" ist mehr als die „Luxuspose interessanter Frauen", und Kriminalität besteht nicht im Vorhandensein antisozialer Triebe. Beide scheinbar so heterogene Zustände haben als gemeinsame Konstitution den Infantilismus, der mehr ist als die beneidenswerte Konservierung naiver Kindlichkeit, Jugendlichkeit und harmloser Unverdorbenheit. Infantilismus ist eine Defektbildung, ist relativer Schwachsinn, schwerwiegendes Symptom einer Reifungsstörung, das erst dann seine Bedenklichkeit verliert, wenn man nach Lokalisation des Dekortisierungsherdes Sicherheit über die soziale Tragfestigkeit der Person erhalten hat und entsprechende Bildungen kompensatorischer Werte aufgefunden hat. Dann erst wird sich die besondere Form der infantilistischen Hemmungsbildung differenzieren lassen, dann wird entschieden werden können, ob ein Zustand harmloser Naivität, krimineller oder hysterischer, künstlerischer oder neurotischer Anlage vorhanden ist.

Fall 62. Der Vater ist Akademiker, schon ziemlich alt, die Mutter ist kurz nach der Geburt des Kindes an Tuberkulose gestorben. Das Kind war so lieb, daß die Stiefmutter nur seinetwegen den Vater geheiratet hat. Mit sechs Jahren begannen Erziehungsschwierigkeiten, die sich im zehnten Jahr nach einer Kopfgrippe wesentlich gesteigert haben. Er ist durchgegangen, hat seine Sachen verkauft. In der Schule war er störend, ist vom Platz gegangen, hat dreingesprochen, aber nicht schlecht gelernt, so daß er bis in die vierte Gymnasialklasse aufsteigen konnte. Es mehrten sich Schul- und Hausdiebstähle, immer häufiger ist er von zu Hause durchgebrannt. Anfangs ist jedermann von ihm begeistert, erst nach einigen Tagen erhält man das richtige Bild.

Mit 16 Jahren begeht er sinnlose Handlungen. Er zerschnitzelt Papier, schneidet Löcher in den Teppich, verkauft und verschenkt alles. In der Schule gibt er eine Aktphotographie als das Bild seiner Schwester aus, die im Prater als Prostituierte viel Geld verdiene. Er stiehlt, wo immer er etwas erwischt, und geht durch, bleibt tagelang aus. Als er an die Klinik kommt, spielt er sich in den ersten Tagen als Gymnasiast auf. Durch seine stereotype Fragerei fällt er lästig. Nichts paßt ihm. Überall beginnt er Streit. Wegen seines Speichelfließens wird er von den Kindern geneckt. Er sabotiert jede Ordnung, ist für Arbeit oder Spiel nur ganz kurz zu gewinnen. Im Grunde ist er gutmütig, macht Witze, singt Gstanzln. Unvermittelt sperrt er sich einmal ins Klosett und droht mit Fenstersprung, so daß er an die psychiatrische Klinik abgegeben werden muß.

Er ist ein großer, gutgewachsener Bub, auffallend durch sein stark vorspringendes Obergebiß, die glänzenden, flackrigen Augen und den Speichelfluß. Die Reflexe sind gesteigert, die Genitalentwicklung vollkommen infantil.

Im Gespräch ohne Hemmung, sehr zutraulich, etwas läppisch. Er hat einen erstaunten Gesichtsausdruck, immer wie in Erwartung. Er hat Einsicht in das Abnorme seines Wesens, ist aber ganz hilflos dagegen. Er berichtet, daß ihn ganz plötzlich der Zorn packt, wenn zum Beispiel das Schuhband verknüpft ist, wie er dann laut aufschreien muß, so daß er selbst erschrickt. Im Spiel ist er wie besessen. „Auf der Straße, da ist es oft so, daß ich eine Elektrische bin, und da renne ich ganz wild in die Leute hinein, und dann merk ich erst, was ich gemacht hab."

Im Verlauf der späteren Entwicklung hat sich zunehmend eine psychische Abschließung, eine Versteifung des ganzen Körpers entwickelt, die Haltung wurde gebeugt, die psychische Abschließung wurde immer dichter.

Mit 26 Jahren bot er das Bild des „Parkinsonismus" und mußte in die Irrenanstalt abgegeben werden. Dort ist er meist regungslos mit geöffnetem Mund gelegen und mußte gefüttert werden. Ganz plötzlich ist er aber gelegentlich mit einer ganz erstaunlichen Motorik aus dem Bett geschnellt, zur Tür gelaufen und wieder zurück oder hat sich laut aufschreiend am Boden gewälzt, händeringend gebrüllt oder auch Purzelbaum geschlagen. Sprachliche Äußerungen waren nicht mehr zu erzielen. Er ist an Lungenentzündung gestorben. Der Obduktionsbefund ergab enzephalitische Hämorrhagien.

Aus einem normalen Kind hat sich nach überstandener Enzephalitis ein krankhafter Zustand entwickelt. Wir entdecken deutliche Zeichen von Homothymie, z. B. die Fiktionsspiele, in denen er sich mit der Straßenbahn identifiziert. Wir finden sinnlose und kriminelle Handlungen, die kurzschlußartig ablaufen und von nachträglicher Einsicht gefolgt sind. Es besteht ein sehr guter Kontakt, da ja jedes Fremdheitsgefühl fehlt, er kann in seiner Homothymie ohne Schwierigkeit die Verbindung mit jedweder fremden Person aufnehmen. Jeder ist daher anfangs über die gute Bindung begeistert. Das Verschenken und Verkaufen entspringt ebenfalls seinem ungehemmten expansiven Entfaltungstrieb. Ein Mensch also, der seine Vitalkraft nach allen Richtungen verschwenderisch ausgießt.

Es fehlt demnach hier wieder die kortisierte Persönlichkeit, die Reothymbildung, jene registrierende und organisierende Überordnung, die kollektorartig alle Eindrücke speichert und zum Innenleben gestaltet, die dadurch den Augenblick festhält und ihn mitführt am Bande der Zeit. Derart entwickelt sich normalerweise die Geschichte des Individuums, das Inventar aller seiner Erlebnisse, einschließlich der Bewußtwerdung der eigenen Existenz, mit den Empfindungseindrücken des eigenen Körpers und allen gefühlsmäßigen Rücklagen abgelaufener Erlebnisse. Dieses Reothym also fehlt hier. Damit aber fehlt die organische Zusammenfassung aller Erlebnisquerschnitte zur einheitlichen Persönlichkeit. Damit fehlt auch die Möglichkeit, eine vorgestellte Handlung vom Gesichtspunkt der Gesamtpersönlichkeit zu kontrollieren und eventuell zu unterdrücken. Es fehlt also die Möglichkeit, die Folgen einer beabsichtigten Handlung vorauszuerleben, vorstellungsmäßig weiterzuentwickeln und von diesem Gesichtspunkt aus zu überprüfen. Durch den Ausfall des Reothyms bleibt die Kontinuität der Person in Erlebnisquerschnitte zerlegt, das Leben scheint aus Augenblicken zu bestehen, die sich zusammenhanglos aneinanderreihen. Die Augenblicke sind erfüllt von Kurzschlußhandlungen, welche, abgeschnitten von jeder Kritik und gewissensmäßiger Kontrolle, zur Kriminalität führen müssen.

Die enzephalitische Dekortisierung hat also hier zur Ausschaltung des Reothyms und zur Wiederaufrichtung der Homothymie geführt. Das Endstadium, welches in einer Versteifung der gesamten Motorik symptomatischen Ausdruck findet, zeigt die Lokalisation der Störung im Bereich der Stammganglien.

Eine Erscheinung soll an diesem Fall noch hervorgehoben werden, d. i. das Überwiegen der *Spontaneität.* Damit sind nicht Willensakte gemeint, sondern Handlungen, die ganz unvermutet, ungewollt, unmotiviert entstehen. Schon das ständige Aufspringen vom Platz in der Schule erfolgt aus solcher Spontaneität. Besonders deutlich wird dies in den letzten Stadien des „katatonen Stupors", wenn er aus einem völlig erstarrten Zustand plötzlich mit ungeahnter Akrobatik aus dem Bette schnellt. Dabei wäre er außerstande, über Auftrag den Löffel zum Mund zu führen, während aber in ganz unerwarteter Situation die gleiche Bewegung ohne jede Hemmung spontan und unaufgefordert erfolgt. Man ist da geneigt zu glauben, die Unfähigkeit sei mangelnder Wille oder gar Bosheit. „Er kann schon, wenn er will" lautet die Formulierung solcher Fehlbeurteilung. Auch „Hysterie" wird gerne bei solchen Zuständen diagnostiziert, wenn etwa eine vollkommene Unfähigkeit zu gehen vorliegt und über Auftrag nicht ein Schritt zu erzielen ist, während dann plötzlich einmal die Gehfähigkeit ganz ungestört abläuft. In diesen Fällen ist eben der Weg über die Großhirnrinde gestört, der Auftrag, der zur kortikalen Perzeption kommt, hat keine Möglichkeit, in Verbindung mit den peripheren Erfolgsorganen zu gelangen.

Ebenso geht es dem *eigenen* Willensimpuls. Auch er kann seine eigenen Bewegungsvorstellungen nicht realisieren. Wenn aber hingegen der Impuls triebartig oder reflexartig von den Stammganglien aus gestartet wird, die dem Rindeneinfluß entzogen sind, dann kann die eingeleitete Bewegung ganz ungestört, meist mit verstärkter Promptheit, erfolgen. Dieser Gegensatz zwischen Spontanleistung und Willkürleistung ist ein Beweis für die Ausschaltung des Reothyms als des Willensorganes, ein Beweis, daß auch der Wille an das Vorhandensein organischer Apparate und deren Funktionsfähigkeit gebunden ist.

Während sich im akortikalen Zustand die Handlungsinitiative in den Triebmechanismen der Stammganglien befindet und durch die jeweiligen biologischen Erfordernisse reflektorisch entsteht, gelangt sie dann im Zustand der Kortisierung unter den Einfluß der Rinde. Es kann dann auch von der Rinde her, also willkürlich, ein biologischer Vorgang eingeleitet werden: ein Tier wird nur dann zur Nahrungsaufnahme schreiten, wenn der Chemismus des Körpers die entsprechenden Reize auf die erforderlichen Mechanismen ausübt oder wenn der optische Reiz vorhandener Nahrungsmittel die gleiche Wirkung auf die bereitgestellten Mechanismen in den Stammganglien entfaltet. Der Mensch hingegen wird den biologischen Prozeß der Nahrungsaufnahme zum Beispiel auch dann einleiten, wenn er eine Speise zufällig auf der Speisekarte sieht oder wenn er den Entschluß faßt, auf Vorrat zu essen, weil er eine längere Reise zu unternehmen gedenkt, auf der er nichts zu essen bekommen wird. Derartige assoziativ hervorgerufene biologische Leistungen sind nur in einem kortisierten Zustand möglich.

Dieser kortisierte Zustand erweitert den Auslösungsbereich aller biologischen Reaktionen. Der Mensch wendet sich jetzt einer bestimmten Nahrung nicht nur deshalb zu, weil er Hunger hat, also durch die biologische Forderung getrieben ist, sondern auch dann, wenn ihm zum Beispiel eine Reklame ein besonderes Bedürfnis erweckt. Er unternimmt eine sexuelle Werbung nicht nur aus vitalem Fortpflanzungsdrang, sondern auch, weil ihm ein Heiratsinserat ins Auge fällt. Er wird zu einer Muskelleistung nicht mehr durch das Funktionsbedürfnis angeregt, sondern auch durch die Lockung eines sportlichen Rekords. Durch das Überangebot von Reizen bei relativer Herabminderung der Triebspannung ist der zivilisierte Mensch jeweils vor eine Vielheit konkurrierender Reaktionsmöglichkeiten gestellt. Der Reaktionsvorgang rückt aus der Instinkt-Triebsphäre des Stammhirns in die kortikale Sphäre des Denkens und Wissens. Die aus dem Wettstreit der Eventualitäten siegreich hervorgehende Reaktion wird als *gewußt* (weil kortikal) und im Hinblick auf die Fülle der unterbliebenen Möglichkeiten als *gewollt* erlebt.

Der Wille ist demnach die kortisierte Form der Handlungsinitiative. Sein Auslösungsbereich wird durch die Kortisierung derart erweitert, daß im

Gegensatz zur triebhaften Zwangsläufigkeit subkortikaler Mechanik hier der Eindruck der Willensfreiheit entsteht. Mit Fortfall des Reothyms geht diese Sensation der Willensfreiheit wieder verloren.

Der Enzephalitiker kann sich in seiner vom Stammhirn getrennten kortikalen Automatik wohl das Vorstellungsschema erzeugen: „Ich will gehen", er kann diese Willensformel auch jemand mitteilen, und dieser mag diese Formel auch wirklich als Produkt eines Willensentschlusses auffassen, aber durch den Fortfall des Reothyms fehlt der Willensvorstellung die Verbindung zu den effektuierenden Organen des Stammhirns und die „gewollte" Handlung kann nicht realisiert werden. Entsteht hingegen etwa im Moment der Gefahr ein biologischer Abwehrreflex innerhalb der intaktgebliebenen Stammhirnbahnen, so kann derselbe Bewegungsablauf, der eben noch durch den „freien Willen" nicht in Gang gebracht werden konnte, nun als Produkt vitaler Reaktion auf biologische Notwendigkeit vom Stammhirn aus prompt ausgeführt werden. Es überwiegen also in einem reothymgestörten Menschen die subkortikalen Spontanleistungen über die kortikalen Reaktivleistungen. Diese Relation soll als *Spontanprävalenz* bezeichnet werden. Sie ist ein Symptom für eine Störung der Reothymfunktion.

Die Spontanprävalenz zeigt sich auch auf intellektuellem Gebiet. Reothymgestörte Kinder sind oft in ganz auffälliger Weise nicht imstande, auf eine Frage die richtige Antwort zu geben, während die geforderte Antwort zu anderer Zeit ungefragt spontan ganz richtig aufsteigt. Die Spontanprävalenz führt auch, wie schon oben gesagt, oft zu einer falschen Beurteilung der Willigkeit eines Kindes.

Wenn der Erzieher eine Leistung durch Aufforderung nicht erzielen kann, die dann ohne Aufforderung gelegentlich ganz prompt erfüllt werden kann, so hält er das für bewußte Opposition und bösen Willen und formuliert: „Er kann, wenn er nur will." In Wirklichkeit aber kann er nur, wenn er *nicht* will.

Der hier beschriebene Fall beginnt mit Kriminalität, entwickelt später die Zeichen einer Psychose und wird schließlich am Obduktionstisch als Enzephalitis geklärt. Nach dem Gutachten des pathologischen Anatomen hat sich der Prozeß durch viele Jahre hingezogen. Man muß also annehmen, daß die Enzephalitis im zehnten Lebensjahr begonnen und sich schleichend weiterentwickelt hat.

Ähnlich wie im vorhergehenden Fall ist hier die Ursache der Kriminalität auch nicht eine bösartige Veranlagung, sondern eine organische Störung mit Persönlichkeitsabbau, als deren Äußerung sich durch den Reothymverlust zwangsläufig die kriminellen Taten ergeben. Diese letzten zwei Fälle repräsentieren zwei Formen der Kriminalität.

Im ersten Fall wurde angenommen, daß sich die Persönlichkeit nicht dichothym entwickelt hat, daß sie auf dem Zustand der Homothymie verblieben ist, daß kein Reothym, kein Ich entstanden ist, so daß sich das Leben in Querschnitten abspielt und mangels einer kontrollierenden Instanz kriminell werden mußte.

Im zweiten Fall wurde das schon entwickelte Reothym durch einen chronisch-enzephalitischen Prozeß wieder zerstört, und es kam nun zur Ausbildung einer ganz ähnlichen Lebensform. In diesem zweiten Fall ist aus verschiedenen Symptomen die Möglichkeit abzuleiten, daß vielleicht schon primär eine anlagemäßig gegebene Infantilität des Gehirns bestanden habe, die schädigenden Einflüssen eben leichter ausgesetzt ist. Aber auch im ersten Fall wurde mit der Möglichkeit gerechnet, daß, durch die angelegte Infantilität begünstigt, ein enzephalitischer Prozeß stattgefunden hat, der die Kortisierung unterbunden hat.

Es wäre dann in beiden Fällen ein Zustand von Infantilismus die letzte aufdeckbare Ursache der Kriminalität. Man könnte mit dieser Feststellung sich leicht einem Gefühl der Genugtuung hingeben, als hätte man nun im Symptom des Infantilismus die Ursache der Kriminalität aufgedeckt. Aber da fällt einem sofort ein, daß ja auch die Neurose und die Hysterie, die Schizophrenie und auch die hohen Begabungen sich bei näherer Betrachtung als Folgezustände einer infantilen Konstitution erweisen. Nun steht man vor dem Problem der Kriminalität ebenso ratlos da wie vorher. Vielleicht ist es als Fortschritt zu buchen, daß man gelernt hat, es seien nicht böse Triebe, die zur Kriminalität führen, sondern eine unzulängliche Entwicklung der Persönlichkeit.

Alfred Adler ist zu einer ähnlichen Scheinlösung gekommen, als er sämtliche Abweichungen der menschlichen Persönlichkeit auf das Minderwertigkeitsgefühl zurückgeführt hat, und auch Berze, der nach langen, außerordentlich geistvollen Analysen den Schluß gezogen hat, daß alle geistigen Störungen des Menschen ihre Ursache in einem Mangel an psychischer Aktivität haben.

Das Zustandsbild des Infantilismus erweist sich also als zu allgemein, um für eine Erklärung der Kriminalität brauchbar zu sein. Wenn man bei einem Kranken durch serologische Reaktion eine Tuberkulose festgestellt hat, so ist mit solcher allgemeinen Diagnose noch kein Urteil über die Art der Erkrankung möglich. Es kann eine Lungen-, Drüsen-, Knochen-, Gehirntuberkulose sein, und jede der Krankheiten ist von wesentlich anderer Bedeutung für die Prognose und für den Träger. Es bedarf in ähnlicher Weise, wie hier auch bei der Diagnose „Infantilismus", erst einer näheren differenzierenden Analyse, um die Bedeutung und die Lokalisation des infantilen Entwicklungsrückstandes richtig zu beurteilen. Mit der Diagnose Infantilismus *beginnt* also erst das Problem der Kriminalität. Es ergibt sich die Aufgabe, festzustellen, an welchen Punkten die Persönlichkeit in ihrer Entwicklung zurückbleibt oder durch eine Krankheit gestört ist. In dieser Richtung muß sich die weitere Persönlichkeitsforschung bewegen.

Die Diagnose Infantilismus besagt nicht mehr, als daß die Entwicklung der Persönlichkeit auf irgendeinem Gebiet oder in ihrer Gesamtheit gegenüber der Altersnorm zurückgeblieben ist[1]. In solchen Fällen besteht natürlich die Möglichkeit, daß in der Nachreifung der Rückstand wieder aufgeholt wird, aber es besteht ebenso auch die andere Möglichkeit, daß solche Nachreifung nicht erfolgt, daß die Kortisierung in größerem oder geringerem Maß und an dieser oder jener Stelle des Gehirns ausbleibt. Je nach der Art der Unzulänglichkeit entstehen dann die verschiedensten Arten der Persönlichkeitsstörung. Die Diagnose „Infantilismus" bedarf daher immer noch einer näheren Bestimmung, um innerhalb der Fülle der Möglichkeiten die besondere Art der bestehenden Störung zu präzisieren. Stellt man daher bei einem Kriminellen einen totalen Infantilismus fest, bei dem also der Körperbau, die Intelligenz und auch die psychischen Qualitäten auf kindlichem Niveau stehengeblieben sind, so wird man von der Korrelation der kriminellen Verhaltensweise mit dem Infantilismus leicht überzeugt sein können. Oft aber sieht der Befund ganz anders aus, ein achtzehnjähriger Raubmörder zum Bei

---

[1] Siehe Genostase, S. 24.

spiel bot das Bild eines weit über sein Alter hinaus gereiften, ganz erwachsenen Menschen, auch seine Intelligenz erschien in einem Ausmaß entwickelt, das weit über das gewöhnliche Niveau hinausging. Hingegen war sein Sexualleben ganz unentwickelt, auf kindlicher Stufe stehengeblieben. Derartige Konstitutionen findet man auch bei Schizophrenen, und auch dieser Fall zeigte reichliche Symptome paranoid-schizoider Färbung. Es sei hier auch vermerkt, daß Fälle von Pubertas praecox, bei denen also die körperliche Reifung oft schon in einem kindlichen Alter erfolgt, psychisch infantil bleiben. Viele Haltlose bieten ein Bild körperlicher Vollentwicklung mit allen Zeichen sexueller Reife, sind aber psychisch vollkommen infantil, ohne dabei dumm zu sein.

Es scheint also eine Art Kompensationsverhältnis zwischen den verschiedenen Radikalen der Sexualkonstitution zu bestehen, derart, daß eine Unterentwicklung in dem einen Anteil (zum Beispiel der Sexualorgane) durch eine Überentwicklung des Körpers ausgeglichen erscheint. Auch die primären und sekundären Sexuszeichen scheinen in einem ähnlichen dissoziierten Verhältnis zueinander zu stehen, so daß bei hypoplastischen Hoden Penis und Bartbehaarung voll entwickelt sein können. Derart findet man zahlreiche, scheinbar widersprechende Symptomgruppen, die sich durch Dissoziation im Rahmen einer Entwicklungshemmung erklären lassen. Ein siebzehnjähriger Bursch, der seine beiden Eltern ermordet hatte, zeigte eine noch kindliche Sexualität. Seine Haut war ebenfalls noch in einem ganz kindlichen Zustand porzellanhafter Glätte und Feinheit, noch nicht von dem seborrhoischen Prozeß der Pubertät durchfettet. Dabei mit steifer Mimik wie aus einem Wachsfigurenkabinett. Psychisch bot er das Bild einer Avitalität, aus der sich wohl der starke Mangel an Umweltkontakt herleitet. Nach Verbüßung seiner Haftstrafe beging er trotz Aussicht auf eine ganz neue Existenzmöglichkeit Selbstmord. Hier sei erinnert, daß bei Selbstmördern sehr häufig Keimdrüsenhypoplasien gefunden werden. Bei diesem Fall zeigt sich also der Infantilismus in einer mangelhaften Entwicklung der Keimdrüse und in einem Reifungsrückstand der Haut. Es kommt hier zu keiner Bindung mit der Umwelt und zu autistischer Abschließung, zu jener Sinnenentfremdung alles Geschehens, die schon als schizophrenes Symptom angesehen werden muß. An die Entwicklung eines schizophrenen Zustandes muß man immer denken, wenn die Vitalität so abgesunken erscheint, daß nicht einmal die homothyme Umweltkohärenz zustande kommen kann. Immer wieder sieht man Überschneidungen mit Symptomen der Schizophrenie.

Fall 63. Der dreizehnjährige Bub hat seit seiner Kindheit epileptische Anfälle, oft zwei bis drei im Tag, die sich als Fortsetzung von Fraisen im Säuglingsalter entwickelt haben. Aus einem Heim wegen Aggressionsakten auf die Klinik überstellt. In seinem Befund steht: „Seine Minderwertigkeitsgefühle setzen sich bei geringster Reizung in Aggressionen um." Meist heiter, macht gern den Wurstel, streitsüchtig, stört sehr. Bei Strafe renitent. Intelligenz normal.

Befund aus einem anderen Heim: „Renitent gegen Erzieher, beschimpft sie in ordinärster Weise. Defäziert auf den Katheder. Bringt die Gruppe durcheinander."

An der Klinik: Lästig, versteht keinen Witz, stichelt dauernd, macht unverschämte Bemerkungen. Bekrittelt alles, nimmt den Kindern alles weg, stört im Unterricht und beginnt schon am Morgen alle zu sekkieren. Nennt die Abteilung „Peinigeranstalt", wo man verhungern müsse. Zur Schwester: „Sie fressen Ihna an, uns lassen S' verhungern." Schimpft in unflätigster Weise. Im Zorn sieht er unheimlich aus, ist sein Zorn vorbei, dann schmeichelt er, bittet um Verzeihung, ist läppisch-lästig und tätschelt die Schwestern ab. Immer in Losgehstimmung. Hilft gern in der Küche, will immer eine Ausnahmsstellung haben. Gut beim Theaterspiel, aber Zuschauen interessiert ihn gar nicht. Im allgemeinen sehr kindisch.

Sein Aussehen: Ein kleiner, schwarzer Teufel, das schwarze, widerborstige Pelzmützenhaar reicht tief in die niedere Stirne. Die Nase ist stark gesattelt, große,
schwarze Augen in dem leicht zerknitterten, senilen Gesicht, das an die hypophysäre
Zwergenhaut erinnert. Er ist klein, hat aber ein voll entwickeltes Genitale.

Mit 18 Jahren hat er die Mutter im Zorn durch Messerstiche getötet. Er wurde
zum Tod verurteilt.

Sein offenbar sehr schwaches Persönlichkeitsschema (Reothym) wird
durch Affekte leicht narkotisiert, leicht ausgeschaltet. Dann erfolgen Handlungen ohne jede Kontrolle (Ausnahmezustand).

Epileptischer Charakter mit starken Gegensätzen: Aggression — Zärtlichkeit. Erniedrigung der Reizschwelle.

Inkretorischer Kleinwuchs mit vorzeitiger Genitalentwicklung. Körperliche Vergreisung bei psychischem Infantilismus. Möglicherweise Lues in der
Anamnese.

Der Fall zeigt, daß auch Epilepsie im Bild der Kriminalität auftreten kann.

Die hier beschriebenen acht Fälle krimineller Kinder sollen zeigen, daß
nicht die Bösartigkeit die Ursache ihrer Entgleisungen war, sondern eine
Entwicklungshemmung oder eine Entwicklungsstörung im Aufbau des Gehirns. Entweder war es eine unzulängliche Anlage, welche die Ausreifung in
das dichothyme Endstadium nicht ermöglicht hat, oder es waren zerstörende
Prozesse, welche die bereits erfolgte Reifung wieder zunichte gemacht und den
Menschen wieder auf die primitive Stufe der Homothymie zurückgeworfen
haben. Es sind also akortikale oder dekortikale Zustände, welche das Wesen
der Kriminalität ausmachen, also Entwicklungshemmungen, welche man
auch unter dem Begriff des Infantilismus zusammenfassen kann.

Es wurde schon über den weiten Umfang dieses Begriffes gesprochen und
festgestellt, daß dieser noch einer spezielleren Differenzierung bedürfe, da
die verschiedensten Defektzustände letzten Endes infantilistische Persönlich-
keitsreduktionen sind. Es muß daher noch eine Art Lokalisation des Dekortisierungsbezirkes gefunden werden, welche über die besondere Form des De-
fektzustandes Aufschluß gibt.

In den Fällen von Kriminalität ist es offensichtlich das Triebleben, welches den kortisierenden Einfluß verloren hat und daher zur hemmungslosen
Entfaltung gelangen konnte.

Es wurde bereits angenommen, daß das Fehlen eines tatkräftigen Reothyms
zur Kriminalität führen muß, da bei Mangel eines solchen dem Triebleben
keine korrigierenden Gegenvorstellungen geboten werden können. Im besonderen fehlen aber im Komplex der Dekortisierung auch jene Stirnhirn-
Hypothalamusverbindungen, welche für das Zustandekommen der bedingten
Reflexe die Grundlage darstellen und damit die Haftungsfähigkeit für erzie-
herische Einflüsse bedeuten.

Die Fallbeispiele zeigen auch, daß neben dem Reothymmangel auch noch
andere Felder in der Persönlichkeitsstruktur dekortisiert sein können. Es ist
im Fall 58 (S. 192) ersichtlich, daß die striopallidäre Dekortisierung zunächst
neurotische Symptome erzeugte, bevor die Kriminalität in Erscheinung trat.
Bei Fall 24 (S. 97) war es eine thalamische Dekortisierung im Bilde der
Hysterie, in Fall 59 (S. 194) und Fall 60 (S. 196) war es eine kombinierte strio-
pallidär-thalamisch-sensorische Dekortisierung, die als Schizophrenie bezeichnet wurde. Fall 61 (S. 197) und 62 (S. 208) sind enzephalitische Formen der Dekortisierung. Der Fall 63 (S. 213) eine Epilepsie. Es gibt begreiflicherweise

noch viele kriminelle Formen bei intellektueller und auch seniler Dekortisierung, also bei Abbauprozessen mit reothymaler Einschmelzung.

In biologischer Betrachtung ist die Kriminalität auch eine Sonderform mißlungener Genostase.

7. Dienzephale Dekortisierung

a) Organsymptome

Von den meisten Organen des Körpers ist bekannt, daß sie vom Gehirn nervöse Impulse für ihren Aufbau, für ihre Ernährung und für ihre Funktionen empfangen, daß sie also eigene Zentren im Gehirn besitzen. Von vielen Organen aber sind die zentralen Vertretungen noch nicht entdeckt worden, doch besteht wohl kein Zweifel, daß jedes Organ, ja jede Zelle des Körpers mit Ganglienzellen in Verbindung steht und von diesen gestaltende und funktionelle Kraft und Lenkung erhält. Es ist daher zu erwarten, daß Veränderungen in der Gehirnsubstanz nicht ohne Einfluß auf die von den veränderten Gehirngebieten versorgten Organe bleiben werden, und man wird anderseits bei Erkrankungen der Körperorgane immer auch an die Möglichkeit einer zentralen Ursache der Störung denken müssen.

Die zerebrale Vertretung der Körperorgane einschließlich ihrer Funktionen und der mit diesen verbundenen Gefäßversorgung und Hormonverteilung kann als „trophisches Zentrum" aufgefaßt werden und hat seine Lokalisation im Zwischenhirn (S. 36).

Da jede Ganglienzelle in ein hierarchisch gestaffeltes Leitungssystem eingeschaltet ist, das in höchster Instanz der kortikalen Dachorganisation unterstellt ist, bekommt sie von vielen Seiten her hemmende, fördernde und modifizierende Impulse, deren Art und Maß sich aus den biologischen Bedürfnissen der Gesamtperson ergeben. Daraus ist einzusehen, daß irgendeine Störung im Neuronensystem, welches das trophische Zentrum überbaut, durch den Fortfall regulierender Einflüsse Veränderungen des Körpers hervorrufen kann, sei es in dessen knöcherner Architektur, Muskel- und Fettverteilung, Organstruktur oder in den Funktionen. Aus diesen Vorstellungen ergibt sich der Begriff der *dienzephalen Dekortisierung* (trophische Enthemmung), womit ausgedrückt werden soll, daß im Neuronenüberbau des Zwischenhirns eine Störung eingetreten ist, welche irgendeine trophische Veränderung zur Folge hat. Dabei bleibt aber die Möglichkeit offen, daß die zentrale Vertretung der betroffenen Körperpartie nicht zur biologischen Ausreifung gelangt ist. Oft wird es so sein, daß die Störung ihren Angriffspunkt in einem (genostatisch) ungereiften Nervensystem gefunden hat.

Da über die genaue Gehirnlokalisation noch relativ dürftige Tatsachen vorliegen, gibt es auch über zentral bedingte Organstörungen noch wenig Kenntnisse. Doch bei einer Reihe von Erkrankungen ist ein Zusammenhang bereits erkannt worden.

Die „*Wilson-Erkrankung*" ist eine Lebererkrankung, die mit der „Parkinson-Erkrankung", also einer Stammhirnerkrankung, gekoppelt ist.

Der *Diabetes* hat viele nervöse Begleiterscheinungen. Es kommen Neuritiden, Augenmuskellähmungen, Reflexstörungen (Pseudotabes), katatone, apathische und psychopathische Zustände, trophische Störungen der Haut und der Nägel (die Haut ist von wachsartig rosigem Glanz) vor. Es ist daher naheliegend, daß ein Zusammenhang mit zentralen Störungen besteht.

„*Magengeschwüre*" wurden experimentell durch zentrale Reizungen erzeugt, und auch klinisch bestehen Anhaltspunkte für eine zentrale Entstehung des Magengeschwürs.

Hautkrankheiten, wie zum Beispiel die Psoriasis, sind oft von nervösen und psychischen Störungen begleitet.

Die sogenannten „*Organneurosen*", das sind Funktionsstörungen der verschiedenen Organe ohne nachweisbare krankhafte Veränderung, sind zweifellos den „neurotischen Symptomen" (Tics, Zwangserscheinungen) analoge partielle Dekortisierungen. Das Herz kann plötzlich seinen Rhythmus ohne erkennbare Ursache auf übermäßige Touren steigern. Der Arzt, der keine Erklärung findet, diagnostiziert Herzneurose. Die Magendrüsen beginnen bei manchen Menschen anscheinend grundlos aufs heftigste zu sezernieren und erzeugen jenen Zustand von Übersäuerung, der mangels einer auffindbaren Ursache als Magenneurose bezeichnet wird. Eine Hyperkinese der gesamten Körpermuskulatur ist bei negativem organischem Befund als (Kriegs-) Zitterneurose bekannt. Ähnlich werden die Automatisierungen im vegetativen System gewertet, die Gefäßerweiterung und -verengung, Schweißabsonderung, Störung der Harn- und Sexualfunktion, die unter dem Namen der verschiedensten Neurosen bekannt sind.

Die Lunge kann ihrem Atemrhythmus eine derartige Beschleunigung erteilen, daß das Bild des „Bronchialasthma" entsteht, das meist als Neurose aufgefaßt wird. Auch ein zentrales Lungenödem ist bekannt.

Bei der „Rachitis" gewinnt man den Eindruck einer zentraltrophischen Störung. Die überwältigende Häufigkeit rachitischer Knochenveränderungen bei allen möglichen Schwachsinnsformen und geistigen Störungen weist auf eine gemeinsame Ursache hin. Es ist höchst unwahrscheinlich, daß die geistigen Störungen eine Folge der rachitischen Veränderungen sind, besonders in jenen Fällen, bei denen die Rachitis keine Schädelverbildungen, sondern nur Skelettveränderungen erzeugt.

Krebsgeschwülste, auf ihre pathologische Grundfunktion reduziert, erweisen sich als automatisierte Zellteilungen. Es sind Zellkomplexe, welche, den normalen Wachstumsregulierungen entzogen, einem ungehemmten Teilungs- und Wucherungsprozeß verfallen, der hier an embryonale Wachstumstendenz erinnert. Es drängt sich hier der Vergleich mit anderen Infantilismen auf, die durch Dekortisierung entstanden sind. Es ist daher nicht ausgeschlossen, daß auch das Krebswachstum als eine durch partielle Dekortisierung bedingte zentrale Wachstumsenthemmung aufzufassen ist.

Dieser ganz oberflächliche Blick über das pathologische Gebiet gibt das Problem zur Erwägung, ob nicht — abgesehen von Infektionskrankheiten und Verbrauchskrankheiten — der größte Teil menschlicher Erkrankungen als zentralbedingte Störung aufzufassen sei.

b) Innersekretorische Störungen

Man findet bei geistigen Störungen sehr häufig innersekretorische Symptome, und die „innersekretorisch Stigmatisierten" sind meist mit irgendwelchen geistigen Störungen behaftet. Ein Zusammenhang geistiger mit inkretorischer Veränderung ist also sehr naheliegend.

Wenn man bei einem Mann mit starkem rachitischem Hydrozephalus eine weibliche Brustdrüse findet, so wird man eine gemeinsame zentrale Ursache annehmen dürfen. Ebenso, wenn man Fettsucht mit Epilepsie kombiniert findet. Das Erscheinungsbild des Myxödems, bei dem sich Schilddrüsenmangel mit Schwachsinn kombiniert, und das Zustandsbild der Basedowschen Krankheit, bei der die Überfunktion der Schilddrüse mit nervösen, psychischen Störungen in Korrelation steht, legt auch nahe, die gemeinsame Ursache in einer Gehirnstörung zu suchen. Das Erscheinungsbild des Hypogenitalismus mit Brustdrüsenentwicklung und Fettsucht bei Knaben (Dystrophia adiposogenitalis F r ö h l i c h), die verschiedenen Formen von Hoch- und Kleinwuchs in Verbindung mit charakterlichen Abarten sind Zustände, die als inkretorische Störungen bekannt sind und wohl immer auf eine zentral bedingte Hormonverschiebung zurückzuführen sind.

Bei der Schizophrenie, aber auch bei allen anderen psychischen Störungen, der Hysterie, der Neurose und Epilepsie, sind innersekretorische Störungen sehr häufig, vor allem die Ausbildung heterosexueller Symptome, also feminine Zeichen beim Mann und maskuline bei der Frau.

Solche heterosexuelle Einschläge findet man aber auch sehr häufig im Bereich der normalen Charakterspielarten. Von diesen soll hier ausgegangen werden.

c) Die heterosexuellen Typen

Frauen mit *maskulinem* und Männer mit *femininem* Einschlag weisen in ihren psychischen Eigenheiten so viel Gemeinsamkeiten auf, daß ihnen auch eine gemeinsame Konstitution zugrunde liegen muß.

Besonders auffällig ist, daß sich unter Geschwistern die heterosexuellen Symptome gewissermaßen *dissoziiert* vorfinden, daß also, wenn der eine Teil ein femininer Mann ist, mit ganz großer Wahrscheinlichkeit anzunehmen ist, daß die Schwester ein maskulines Weib ist.

Es folgen Beispiele einiger Geschwisterpaare:

M 1 Fetter, weichlicher Mann, angstneurotisch, charakterlich schwach, Neigung für ältere Frauen und durch sie verführbar, liebt süße Liköre, verlegen im Auftreten, errötet.

W 1 Knabenhaft schlanker Körper, submanisch-hetärenhaft, sieht jünger aus. Sicheres Auftreten, sexuell frigid. Liebt starke Schnäpse. Geschäftstüchtig.

M 2 Groß, feminin, ausgesprochener Frauenbusen, zwangsneurotische Erscheinungen, künstlerische Neigungen, Einzelgeher.

W 2 Scharfgeschnittenes Gesicht. Nichts Mädchenhaftes. Einzelgeherisch. Schwere Magen- und Angstneurose.

M 3 Feminin-maniertes Wesen, geschäftsuntüchtig, hohe musikalische Veranlagung. Starke Mutterfixierung, verlegen.

W 3 Maskuliner Habitus, außerordentlich geschäftstüchtig und erfolgreich, sehr aktiv, auch politisch, tierliebend.

M 4 Weich, liebenswürdig, aalglatt, sehr kluger Geschäftsmann mit weitem Gewissen, künstlerische Neigung, Sammelfreude, eitel, verwöhnt.

W 4 Maskuliner Habitus, maskuline Motorik, Fehlen jeder Eitelkeit, strenges Gewissen, politisch sehr fanatisch. Karzinom.

M 5 Hübscher, freundlicher Mensch, immer schlecht gelernt, haltlos, Berufswechsel, schwer irgendwo einzustellen, verführbar, das Sorgenkind.

W 5 Ein wuchtiger, massiger Mensch, häßlich, seborrhoische Akne, sehr gut gelernt, hochmusikalisch, geschäftstüchtig, die Eltern haben immer bedauert, daß die Verteilung der Eigenschaften auf die beiden Geschwister gerade verkehrt erfolgt sei.

Die Reihe solcher Beispiele wird sich jeder aus seinem Erfahrungskreis beliebig vermehren können. Die „*sexuelle Dissoziiertheit*" in der Geschwisterreihe kann man beinahe als gesetzmäßige Störung auffassen. Es ist also nicht nur *ein* Teil betroffen, sondern immer auch ein geschlechtlich differentes Geschwister. Man muß zur Erklärung einen Zustand in der Erbmasse annehmen, aus dem sowohl die femininen Männer als auch die maskulinen Frauen entstehen. Denn wollte man annehmen, daß sich die Konstitution der maskulinen Frau dadurch erklärt, daß eine vermehrte Menge von männlichem Hormon gebildet wird, so wäre unverständlich, wieso beim Bruder das weibliche Hormon überproduziert werden sollte.

Betrachtet man die Charaktereigenschaften des heterosexuellen Typus, so wird man zwangsweise auf das Gemeinsame der Konstitution gelenkt. Man findet: Verlegenheit, künstlerische Anlage, Haltlosigkeit, Mutterfixierung, Frigidität, „Neurose", jüngeres Aussehen etc. Das sind aber alles Eigenschaften und Zustände, die aus dem Komplex der *Infantilität* schon bekannt sind. Die Untersuchung einer großen Anzahl heterosexueller Typen wird die Vermutung bestätigen, *daß die heterosexuelle Stigmatisierung nicht auf einer Invertierung der sexuellen Anlage beruht, sondern auf infantiler Konstitution,* wobei die Persönlichkeit auf *präpuberaler Stufe stehengeblieben zu sein scheint (Genostase),* so daß sich die typische Geschlechtsprägung nicht ausbilden konnte. Der feminine Mann ist daher ein Mann in dem noch indifferenten infantilen Habitus, in welchem die entscheidenden Reifezeichen der Maskulinität nicht voll zur Entwicklung kommen konnten. Ganz analog ist das maskuline Weib ein infantiler Mensch, bei welchem die weiblichen Reifezeichen nicht voll zur Ausbildung gelangten, wodurch die bisexuelle Verfassung des Vorpubertätsstadiums mit der männlichen Beimengung in Erscheinung tritt.

Die heterosexuellen Typen müssen also als *Infantilismen* aufgefaßt werden, und der Infantilismus ist jenes Gemeinsame, das innerhalb einer Geschwisterreihe den konstitutionellen Boden bildet, auf dem sowohl feminine Männer als auch maskuline Frauen als *die gleichen Symptombilder der gleichen Anlage* zur Entwicklung kommen. Die Eigenschaften der virilen Frau erscheinen nur maskulin, gemessen am weiblichen Normaltypus, und ganz analog sind auch die Symptome des effeminierten Mannes nur relativ. Beides sind die indifferenten Zustandsbilder der Hypo-Asexualität.

Fall 64. Die Persönlichkeit der Louise M i c h e l , der bekannten französischen Revolutionärin: Eine Frau mit maskuliner Körper- und Gesichtsprägung, männlichem Schritt und tiefer Stimme. Sie ist politisch tätig, schreibt Dramen, ist hochmusikalisch und gebildet, zeigt heldenhaften Mut, rettet einer Katze im Kugelregen das Leben. Begeistert für Marine und Reisen, von Wanderlust getrieben, hat sie sich jugendlich gefühlt bis ins Alter, ist dabei immer ganz anerotisch gewesen. Sie hat eine besondere Tierliebe, Humanitätsgefühl, ist immer in defekter Kleidung umhergegangen.

Man muß wohl zugeben, daß mit der Annahme einer bloßen Unterdrükkung der weiblichen Entwicklung die stark maskulinen Züge nicht erklärt sind. Aber wenn man anderseits annimmt, daß der Zustand durch ein Übermaß an männlicher Keimdrüsenfunktion begründet sei, dann bleibt ungeklärt, warum die Frau anerotisch geblieben ist, warum sie sich immer jugendlich fühlt, ihre jugendliche Elastizität und ihre knabenhafte Reiseromantik sich bis ins Alter bewahrte. Es ist bei diesem Zustandsbild die quantitative Reduktion der generativen Sphäre doch das aufdringliche Symptom. Auch beim femininen Mann ist diese Reduktion das grundlegende Symptom, aus dem sich die Zeichen der Infantilität, künstlerischer Schöpfungskraft, politischer Neigung usw., aber auch die Zeichen körperlicher Femininität, die hohe

Stimme, die weibliche Fettverteilung usw. ergeben. Man muß also feststellen, daß bei der Reduktion der sexuellen Entwicklung nicht ein beiden Geschlechtern gemeinsames indifferentes Körperbild entsteht, sondern daß die Männer weibliche und die Frauen männliche Zeichen hervorbringen, woraus sich die Folgerung ergibt, daß in Fällen einer sexuellen Entwicklungshemmung, also beim Infantilismus, die offenbar zentral angelegte heterosexuelle Trophik enthemmt wird und zur Ausbildung heterosexueller Symptome führt.

Die Kombination infantiler mit heterosexuellen Zeichen ist daher bei dekortisierten Zuständen häufig, wie zum Beispiel in Fall 41 (S. 140). Man findet das Auftreten heterosexueller Stigmen auch sehr häufig bei Schizophrenen. Ein bekanntes Bild sind die bärtigen, weiblichen und die effeminierten, männlichen Schizophrenen. Diese inkretorische Stigmatisierung hat ja dazu geführt, daß von manchen Seiten die Schizophrenie aus Störungen der inneren Sekretion abgeleitet wurde. In Wirklichkeit ist sie aber ein der Schizophrenie gleichgeordnetes Symptom der Dekortisierung. Damit im Zusammenhang soll die Tatsache erwähnt werden, daß mit zunehmendem zivilisatorischem Fortschritt die körperlichen und geistigen Differenzen der Geschlechter einander ausgleichen. Es genügt ein Hinweis auf die Emanzipationsbestrebungen der Frau in Beruf, Sport und gesellschaftlichem Leben. Die Mode der Frau assimiliert sich sehr stark der männlichen. Im Mann selbst hat sich das Idealbild der Frau in der Richtung der Vermännlichung geändert. Der Mann strebt nicht mehr nach üppiger Weiblichkeit, sondern nach schlanker, hüftenschmaler Knabenhaftigkeit. Der Geburtenrückgang erscheint als Folge herabgesetzter Generationskraft, welche wieder mit der Verringerung der intersexuellen Distanz zusammenhängt. Der Mann rückt immer mehr vom monogamen, rein männlichen Standpunkt ab, neigt zur Geckenhaftigkeit und Vielweiberei, verzettelt seine Sexualkraft in Don-Juan-hafter Seichtigkeit. In der Ehe hat er die Autorität verloren und steht in vielen Fällen, wo die Frau im Beruf steht, der Hauswirtschaft und Kinderwartung näher. Die Kulturprodukte, also die geistigen und künstlerischen Schöpfungen, entstehen vorwiegend auf dem Boden einer intersexuellen Konstitution infantiler Dekortisiertheit. Das ist aber der gleiche Boden, aus dem auch die Schizophrenie, die Neurose und andere geistige Abarten und auch die Kriminalität hervorgehen. Es ist auch der gleiche Boden, aus dem die großen Führernaturen, die Beherrscher der großen Massen, die Machtmenschen emporwachsen.

Die Betrachtung der heterosexuellen Typen hat dazu geführt, die inkretorischen Symptome nicht als Störungen in den Drüsen, sondern als Produkt zentraler Veränderungen im Verlauf von Dekortisierungsprozessen aufzufassen, die ihre letzte Ursache in der Hemmung der ontogenetischen Ausreifung haben, welche als Genostase bezeichnet wurde.

8. Die senile Dekortisierung

Es zeigen sich in den Folgeerscheinungen der enzephalitischen Gehirnveränderung Störungen, die auch den verschiedenen psychiatrischen Erkrankungen eigentümlich sind, so manische und depressive Verstimmung, sinnlose Handlungen und Verwirrtheiten, die an Schizophrenie erinnern, paranoisch-querulatorische Charakterveränderungen, zwangsneurotische Erscheinungen, affektive Impulse wie beim impulsiven Irresein, affektive und neurologische Symptome, Hysterie, Kriminalität wie bei moral insanity. Die Art des veränderten Zustandsbildes wird ja nicht durch die *Art* der Störung, son-

dern durch deren Ausbreitung und Lokalisation bestimmt. Es ist darum für
die Entstehung der geschilderten Zustände nicht von Belang, welcher Art die
Störung ist, ob sie durch einen entzündlichen Prozeß oder durch andere
Schäden bewirkt ist. Ausschlaggebend ist nur die funktionelle Bedeutung der
betroffenen Gehirnpartien.

So ist es nicht verwunderlich, daß man bei den arteriosklerotischen Alters-
veränderungen, bei denen also durch Zirkulationsbehinderung Teile des Gehirnes ausgeschaltet werden, psychische Zustandsbilder feststellen kann, die
sehr an die postenzephalitischen anklingen und auch den einzelnen psychiatrischen Krankheitsbildern analog aufgebaut sind. Wir finden bei den Greisen
die manisch gehobene Stimmung wie auch Depression, Empfindlichkeiten und
affektive Lockerungen, die an Hysterie erinnern, paranoische Beziehungsideen mit querulatorischen Reaktionen, oft treten Geiz und Sammeltrieb auf,
wie es dem neurotischen Charakter entspricht, oder es kommt zu kleinen
Diebereien und auch zum Davonlaufen, vor allem auch zur Herabsetzung
der intellektuellen Funktion. Häufig kommen auch Umstimmungen des endokrinen Habitus vor, man findet myxoide und basedowoide Formen, häufig
auch die konträrsexuellen Formen der Vermännlichung bei Frauen und der
Verweiblichung bei Männern. Auch die Störung der Motorik mit katatonen
und verlangsamten Abläufen erinnert an entsprechende Veränderungen nach
Enzephalitis. Schizoide Zustände unter dem Bild der Presbyophrenie sowie
epileptische Anfälle entwickeln sich auch unter der Wirkung der Seneszenz.
Es wiederholen sich also im Greisenalter alle Formen der Dekortisierung,
die auch im Kindesalter unter Entwicklung der verschiedensten zerebralen
Schädigungen entstehen. So könnte man den senilen Veränderungen die
gleiche Einteilung zugrunde legen, nach der die kindlichen Psychopathien
hier zur Darstellung gebracht wurden: striopallidäre, thalamische, epileptische, trophische, schizophrene, intellektuelle und kriminelle Dekortisierungen.

Demnach scheint die arteriosklerotische Störung an den gleichen Teilen
des Gehirns einzusetzen wie die enzephalitische, also dort, wo sich die Kortikalschichte an das Stammhirn anschließt, am Reothym. Es ist dies nicht
verwunderlich, da ja die entwicklungsgeschichtlich jüngsten Schichten jeder
Störung zunächst zum Opfer fallen, da sie wesentlich empfindlicher sind als
die alten Bestände.

Es tritt also auch durch die arteriosklerotische Altersveränderung eine
Dekortisierung ein. Daher entsteht wieder der kindliche Zustand, der vor
dem Einsetzen der Kortisierung bestanden hat. Damit geht aber auch jene
Bildung verloren, die wir als Reothym bezeichnet haben und die dem bewußten Ich gleichzusetzen ist. Der Greis ist ebenso ichlos wie das Kind oder wie
der dekortisierte Enzephalitiker. Seine Vergeßlichkeit beweist den Quer-
schnittscharakter seines Erlebens. Er weiß kaum, was vor einigen Stunden
vorgefallen ist, wenn auch lang zurückliegende Ereignisse im Gedächtnis
zurückbehalten werden mögen. Er lebt nur dem Augenblick, ihm ist jene
Dimension verlorengegangen, in der eine Vorstellung sowohl der Vergangenheit als auch der Zukunft möglich ist. So ist er auch gar nicht imstande, sein
gegenwärtiges Ich mit der Todesvorstellung zu konfrontieren. Nur der kortisierte Mensch kann seinen eigenen Tod denken. Dem Greis mit seinem
Augenblickserleben ist dies nicht mehr möglich. Die Furcht vor dem Alter,
in welchem der Tod vermeintlich als Schrecknis erlebt wird, ist daher nur
eine Konstruktion kortisierter Gehirne, die sich in die Greisenpsyche ebensowenig einfühlen können wie in das Seelenleben des Kindes oder des dekortisierten Enzephalitikers. Mit dem Fortfall des Reothyms, also der Ichfunk-

tion, ist der Mensch seelenlos, nur mehr an den Augenblick gebunden, er ist also schon längst tot, wenn er körperlich stirbt. Der physiologische Tod erfolgt ganz allmählich, unbemerkt, mit der allmählichen Auflösung des Reothyms im Gehirn. Der Tod erfolgt nicht durch Veränderungen in den Körperorganen, sondern durch Prozesse zentraler Art. Der Mensch kehrt im Alter durch den Abbau seines Reothyms wieder in den homothymen Zustand zurück, aus dem er geworden ist.

Schlußbetrachtungen

In dieser Arbeit wurde der Standpunkt entwicklungsgeschichtlicher Betrachtung eingenommen. Dabei ist jene Phase der menschlichen Entwicklung besonders berücksichtigt worden, in der sich aus der Mannigfaltigkeit vegetativer Abläufe das Bewußtsein herausgehoben hat. Die Tatsache, daß sich ein Sein innerhalb des Weltgeschehens in sich selbst reflektiert und dadurch zu einem Wissen von sich selbst gelangt, ist wohl das bedeutendste Ereignis im Begriffsfeld des Menschen, der sich dadurch scharf von allen übrigen Lebewesen abhebt. Die Bildung des Selbstbewußtseins erfolgt parallel zur Entwicklung der Gehirnrinde. Diese phylogenetische Kortisierung deutet sich auch in der Ontogenese an, wobei der ontogenetische Kortisierungsprozeß darin zu erblicken ist, daß erst im Laufe des kindlichen Lebens die Verbindungen vom Stammhirn zum Rindenhirn ihre Leitungsfähigkeit (durch Myelinisierung) erhalten.

Innerhalb der Rinden-Stammverbindung wurde das Reothym als organische Repräsentanz des Ich angenommen, um eine gehirnphysiologische Erklärungsmöglichkeit für eine organische Lokalisation des Ich anzudeuten. Das Reothym ist als ein die ganze Gehirnmasse reichhaltigst durchsetzendes Zellmuster zu denken, welches den eigenen Körper mit allen seinen näheren Bestimmungen darzustellen imstande ist. Wiewohl also das Reothym offenbar im Sinn seiner reichhaltigen und vielseitigen physiologischen Aufgaben morphologisch im weiten Gehirnbereich verteilt ist, muß es doch auf Grund seiner funktionellen Ganzheit und seiner schwingungsphysikalischen Einheit als *Organ* aufgefaßt werden, das sich im Erregungszustand als isolierte Gestalt vom Hintergrund der übrigen Gehirnvorgänge abhebt. In der Ausbildung des Reothyms, in seinem Vorhandensein oder Fehlen, seiner Stabilität oder Labilität, in seiner speziellen Ausgestaltung sind die wesensbestimmenden Kennzeichen der Persönlichkeit zu erblicken. Ein Fehlen des Reothyms bedeutet den Zerfall der Person in Querschnittserlebnisse und damit die Persönlichkeitsstruktur des haltlosen Psychopathen; aus der Labilität des Reothyms wurden die Eigenschaften des hysterischen Charakters abgeleitet. Das Reothym ist die zellmusterhafte Zusammenfassung aller jener Ganglienzellengruppen, welche in ihrer funktionellen Synergie das Erlebnis der Persönlichkeit ergeben. Wiewohl es also ungefähr gleichbedeutend mit dem Ich ist, wurde dennoch die Notwendigkeit empfunden, dieses Ich seiner subjektiven Note zu entkleiden und eine neue Bezeichnung zu wählen, welche das Ich als Organ darstellt, das den biologischen Gesetzen unterworfen ist, das in den verschiedensten Gestaltvarianten vorkommt und das einer wissenschaftlichen Bearbeitung zugänglich ist. Das Reothym ist ein Produkt der Entwicklungsgeschichte, es kann wachsen und vergehen, es kann stark ausgeprägt sein oder schwach, es kann auch fehlen, und zwar dauernd oder nur zeitweise, es kann abnorme Bestandteile aufweisen und ist allen Graden der

Zerstörung unterworfen. Alle diese und noch andere Veränderungen sind aber nur an einem materiellen Substrat möglich und können nur schwer als Zuständlichkeiten des Ich beschrieben werden, mit dem jeder sein eigenes, gegenwärtig erlebtes Subjekt seines Seins zu bezeichnen gewöhnt ist.

Das Reothym bezeichnet also das objektivierte Ich. Es besteht sowohl aus Elementen der Rinde als aus Elementen des Stammhirns, da es ja aus allen genetischen Schichten Aufbaumaterial für seine Substanz bezogen hat. Eine Schädigung des Reothyms ist daher sowohl von der Rinde als vom Stammhirn her möglich. Eine Schädigung oder ein Ausfall des Reothyms wird auf Grund seiner zentralen Stellung schwere Persönlichkeitsstörungen zur Folge haben. Auch die Ausgestaltung der reothymalen Figur mit abnormen Zellkomplexen wird die Persönlichkeit in allerverschiedenster Art verändern können.

Die Miterregung des Reothyms mit einem zerebralen Vorgang ist die Voraussetzung der Bewußtheit. Fehlt solche Verbindung, so vollziehen sich die Vorgänge, ohne bewußt zu sein, als reflexartige Automatismen, als Abläufe wie im Traum, im Dämmerzustand, in der Geisteskrankheit. Da die Qualität des Bewußtseins an die Verbindung mit dem Reothym gebunden ist, kann es keine unbewußten Funktionen des Ich geben. Es gibt nur unbewußte Erregungen, aber keine unbewußten *psychischen* Inhalte.

Die verschiedensten Arten geistiger Störungen entstehen nicht aus verschiedenen selbständigen Erkrankungen, sondern sie sind Dekortisierungen, d. h. Rückbildungen der Kortisierungseffekte. Die Formen der einzelnen Krankheitsbilder sind nur abhängig von der Lokalisation des Dekortisierungsfeldes.

Um zu einer Gruppierung der Krankheitsformen zu gelangen, wurden verschiedene Dekortisierungsbereiche unterschieden und dementsprechend die Einteilung der verschiedenen Zustandsbilder getroffen.

Die psychischen Funktionen teilen sich entsprechend dem Reaktionsprinzip aller Umweltbeziehungen in *Impressionen* und *Aktionen. Impressionen* umfassen alles Gefühlsmäßige und Affektive und können in etwas ungenauer Fassung als thalamische Funktionen bezeichnet werden. *Aktionen* sind alle motorischen Effekte, ob sie sich nun an den Muskeln, an den Gefäßen oder an den Drüsen auswirken. Sie wurden, ihrer Hauptlokalisation entsprechend, striopallidäre Funktionen genannt.

Entsprechend diesen Definitionen wurden die Störungen im Kortisierungsprozeß in *thalamische* und *striopallidäre* Dekortisierungen eingeteilt. Den striopallidären Dekortisierungen gehören alle enthemmten, d. h. spontan aufsteigenden Aktionen an, welche durch die Dekortisierung den Kontakt mit der Umwelt, also ihren reaktiven Charakter, verloren haben. Solche leerlaufende striopallidäre Automatismen sind die *neurotischen Symptome.* Zu den thalamischen Dekortisierungen gehören alle jene Zustände, bei denen ein Gefühl oder ein Affekt seine Hemmung verloren hat und daher spontan, ohne von einem adäquaten Reiz ausgelöst worden zu sein, ohne angepaßte Beziehung zur Umwelt, abläuft. Das sind die *hysterischen Symptome.*

Die *Epilepsie* ist durch den Krampfanfall besonders gekennzeichnet. Dieser wird als *eines* der vielen Symptome einer Dekortisierung angesehen, abhängig von einer bestimmten zerebralen Lokalisation. Der die Epilepsie meist begleitende epileptische Charakter ist eine Mischung verschiedener Dekortisierungssymptome.

Das Gebiet der trophischen Dekortisierung eröffnet noch ein ausgedehntes Forschungsfeld der Pathologie, da offenbar, wie auf S. 215 angedeutet, die verschiedensten Organerkrankungen eine zentrale Entstehungsursache haben dürften. Eingehende Beachtung körperlich-geistiger Korrelationen wird zweifellos in dieses Gebiet Aufklärung bringen.

In der *Schizophrenie* häufen sich thalamische und striopallidäre Dekortisierungen. Dazu kommen noch die *sensorischen* Dekortisierungen in Form der Halluzination, welche als Umkehr der Wahrnehmungsprozesse aufzufassen sind.

Die *Kriminalität* ist eigentlich kein psychiatrischer, sondern ein sozialer Begriff. Dort, wo durch eine Dekortisierung Triebkomplexe enthemmt werden und wo durch Reothymausfälle die bewußten Regulierungen eigener Handlungsweisen fehlen, so daß eine Querschnittsform des Erlebens entsteht, ist die Möglichkeit zu kriminellem Verhalten gegeben. Man wird dann je nach Art der Dekortisierung neurotische, hysterische, epileptische oder schizoide Verbrecher finden.

Die Dekortisierung ist das gemeinsame Band, das alle geistigen Störungen miteinander verbindet. Die Zusammengehörigkeit ergibt sich aus den Hereditätsverhältnissen. Man findet keineswegs immer die gleiche Form einer bestehenden Krankheit in der früheren Generation oder in der Geschwisterreihe auftreten, sondern es häufen sich wahllos verschiedenste Formen der Dekortisierung in einer Familie, so daß der Schluß gezogen werden muß, die *Dekortisierung* ist der vererbbare Zustand. Wahrscheinlich wird ein empfindliches Gehirn übernommen und dann an irgendwelchen Stellen durch Schädigungen dekortisiert. Vermutlich ist die luetische Keimschädigung besonders häufig die Ursache von Dekortisierungen.

Es soll noch kurz die Wirkung von Milieufaktoren auf die Persönlichkeit besprochen werden. Es besteht gar kein Zweifel darüber, daß die Umwelt wesentlich gestaltende Wirkung auf die Entwicklung des Menschen hat. Diese Wirkung wird selbstverständlich bei dekortisierten Menschen in ganz anderer Weise erfolgen als bei Normalen. Das führt oft zur irrigen Deutung, die äußeren Umstände hätten den abnormalen Zustand hervorgerufen. Es kommt sicherlich auch vor, daß einmal ein besonders starkes Erlebnis derartige Schockwirkung besitzt, daß eine zerebrale Störung über die normale Affektwirkung hinaus bestehen bleibt. Das ist nur so erklärbar, daß Strukturveränderungen in den Ganglienapparaten eingetreten sind. Bei Kindern sind jedoch solche Wirkungen kaum anzunehmen. Die seelischen Wirkungen auf die kindliche Seele werden meist arg überschätzt. Je jünger das Kind ist, je weniger weit der Kortisierungsprozeß vorgeschritten ist, desto widerstandsfähiger ist ein Kind gegen seelische Erschütterungen.

Welche Bedeutung immer auch die Milieuwirkungen auf einen Menschen haben mögen, immer wird es die nächstliegende und erste Aufgabe sein, den Apparat kennenzulernen, der von den Ereignissen betroffen wird und der sie zu verarbeiten hat.

Die Auffassung aller geistigen Störungen als Dekortisierung erscheint sehr geeignet, die Aufmerksamkeit aller Pädagogen und Psychologen auf das Gehirn und seine Leistung zu lenken. Der Begriff „Dekortisierung" zwingt bei jedem einzelnen Fall sich die Frage vorzulegen: „Was ist hier ausgefallen? Was ist enthemmt, wie stehen die einzelnen Symptome in Korrelation?" Man wird also zur Frage der Lokalisation gedrängt, und wo es an einer organischen Lokalisationsmöglichkeit fehlt, wird man versuchen, durch Korrelation von Symptomen psychischer, neurologischer, inkretorischer, konstitutioneller, somatischer Art Zustandsbilder nach Zusammengehörigkeit aufzustellen. Es ist auf solche Art eine Möglichkeit gegeben, die Aussichtslosig-

keit einer anatomischen Lokalisation durch eine funktionelle zu ersetzen,
ähnlich wie ein Astronom imstande ist, die Unzulänglichkeit der optischen
Instrumente dadurch zu umgehen, daß er auf Grund von Berechnungen einen
Stern im Weltraum zu lokalisieren vermag, den niemals ein Mensch wird
sehen können, dessen Lage jedoch durch die Konstellation eindeutig er-
schlossen werden kann.

Der Gesichtspunkt der Dekortisierung verpflichtet zur genauesten Betrachtung aller Symptome, auch der nichtpsychiatrischen, da auch das be-
langloseste Symptom durch irgendeine Korrelation an Bedeutung gewinnen
und diagnostisch aufschlußreich sein kann. Die Bedeutsamkeit der einzelnen
Symptome muß erst in mühevoller Beobachtungsarbeit erforscht werden,
denn die Feststellung der Dekortisierung ist nicht das Ende, sondern der An-
fang einer wissenschaftlichen Betrachtungsweise.

Durch den biologischen Begriff der *Genostase* hat die Dekortisierung eine
besondere Bedeutung erfahren. Die Dekortisierung in dieser neuen Sinn-
gebung ist mehr als ein krankhafter Prozeß, mehr als destruktiver Abbau,
mehr als ein Symptom des degenerativen Abstiegs der Menschheit und
keineswegs der Vorbote deren Unterganges.

Die Genostase ist bedingt durch die ständig weitergehende Außerkraft-
setzung biologischer Radikale als Folge der zunehmenden Einengung der tierischen Funktionen im kulturdrängenden Menschen. Es ist verständlich, daß
in der durch die Kultur völlig veränderten Lebensform viele biologische
Verhaltensweisen unzweckmäßig und sinnlos werden. Dadurch kommt es zur
Ausschaltung und Rückbildung der den überflüssig gewordenen Funktionen
entsprechenden Zellmuster im Gehirn. Bei der innig-vielfältigen Durchdringung und mannigfaltig verschlungenen Verflechtung aller unzähligen Verbindungen im Erregungsnetz der Ganglienzellen, bei dem feinst ausgewo-
genen und präzisen Zusammenspiel der interzellulären Erregungen kann
auch der geringste Ausfall eines Elementes ebensowenig ohne Einfluß auf
die Gesamtleistung bleiben wie der Verlust einer Masche auf die Struktur
eines Gewebes. Wohl sind wie in jedem biologischen Prozeß restituierende
Kräfte am Werk, doch gelingen die Kompensationen nicht immer in ausrei-
chendem Maß, wodurch sich Störungen in der Gehirnfunktion ergeben, die
uns als Krankheiten erscheinen. Sie entstehen dadurch, daß die den biologischen Funktionen zugeordneten angeborenen Zellmuster ihre Erregungen im
Leerlauf entladen müssen, da ihnen ihr angepaßter Aufgabenkreis entzogen
wurde. In dieser Krise der zerebralen Umgestaltung entscheidet sich die bedeutsame, in überspitzter Alternative formulierte Frage: Genie oder Irrsinn?
Die Antwort auf diese Frage wird durch das Schicksal der ausgeschalteten
Zellmuster gegeben.

Im Leerlauf eines Zellmusters vollzieht sich die *Umkehr der Umwelt-*
relation. Die psychischen Gestalten formen sich nicht mehr aus den Reizquellen der objektiven Umwelt, sondern aus der Dynamik der Zelle. Die ein-
fachste Erscheinungsform eines Leerlaufes ist das neurotische Symptom. Es
wurde in dieser Arbeit versucht, an vielen Beispielen zu zeigen, daß die Produkte der Leerläufe in den allerverschiedensten Formen zum Ausdruck kommen, angefangen vom isolierten Muskeltic bis zu den komplizierten Gehabensweisen und Denkabläufen des Neurotikers, dann auch auf dem Gebiet thalamischer Erregungen, als affektive Entladungen im hysterischen
Charakter sowie auch in der katathym verzerrten Logik paranoischer Gedan-
ken- und Wahnbildungen und schließlich auf dem Gebiete der Sinnesfelder
in der Erzeugung halluzinatorischer Fiktionen, womit im Ausbruch der Psy-

chose die pathologische Kippreaktion des Weltbildes ihren tragischen Höhepunkt erreicht.

Aber dieses pathologische Abgleiten in die psychische Entartung ist nicht die einzig mögliche und auch gar nicht die häufigste Form der Genostase. Sie zwingt die Entwicklung des Gehirns — vermutlich in Erfüllung ihrer naturgesetzlichen Bestimmung — in die sehr positive Richtung der geistigen Gestaltung.

Der zunehmend sich vergrößernde Komplex obsolet gewordener Zellmuster verpufft seine Erregungen bei planmäßiger Ausgestaltung des Gehirns nicht mehr in sinnlosem Leerlauf, sondern wird in die Dienste höherer Leistung gestellt. Dies erfordert einen funktionsgerechten Strukturwandel der biologisch enthobenen Zellmuster, welche nunmehr ihre Erregungsbeiträge dem immer höher sich differenzierenden Kortikalorgan zufließen lassen. Der Vollzug in diesem Kortikalorgan erfolgt nach dem Muster der *Vorstellung*. Das bedeutet: es werden die hier entstehenden Zellmustererregungen im Stile der wahrgenommenen Objektwelt gestaltet. Alles, was durch Reizwirkung des Gegenständlichen auf die Gehirnzellen als Wahrnehmung erlebbar ist, kann nun in umgekehrter Dynamik die Fiktion der Gegenstände als Vorstellung erzeugen. Die Vorstellung aber ist die elementare Einheit, aus deren unzählbaren Variationen sich nach Gesetzen einer eigenen Ordnung aus den Energiequellen der uns gebotenen Wirklichkeit die grandiose Welt des Geistes aufbaut, in deren Vollendung wir den biologischen Sinn der Genostase zu erkennen glauben.

Literaturverzeichnis

Berze, J.: Die primäre Insuffizienz der psychischen Aktivität. Leipzig und Wien: F. Deuticke. 1914.

Bing, R.: Lehrbuch der Nervenkrankheiten. Basel: B. Schwabe. 1952.

Economo, C. v.: Zellaufbau der Großhirnrinde des Menschen. Berlin: Springer. 1927.

Gottschick, J.: Die Leistungen des Nervensystems. Jena: G. Fischer. 1952.

Hess, W. R.: Das Zwischenhirn. 1949.

Kleist, K.: Gehirnpathologie. Leipzig: J. A. Barth. 1934.

Kretschmer, E.: Psychotherapeutische Studien. Stuttgart: G. Thieme. 1949.

Lorenz, K.: Studium Generale *3*, H. 9 (1950).

Mauz: Die Veranlagung zu Krampfanfällen. Leipzig: G. Thieme. 1937.

Pawlow, J. P.: Die höchste Nerventätigkeit (das Verhalten) von Tieren. Übersetzung von G. Volborth. München 1926.

Rohracher, H.: Einführung in die Psychologie. Wien: Urban und Schwarzenberg. 1949.

Selbach, O.: Die zerebralen Anfallsleiden. Handbuch der inneren Medizin, Band V: Neurologie, 3. Teil. Berlin: Springer. 1953.

Schulze, W.: Weitere Untersuchungen über die Wirkung inkretorischer Drüsen auf die Morphogenie. (Zit. nach Kretschmer.) Arch. mikrosk. Anat. *101* (1924).

Stransky, E.: Zur Lehre der Dementia praecox. Zbl. Nervenhk. 1904.

Thorndike, E. L.: Educational Psychology, Teachers College 1903. Theorie der identischen Elemente.

Versluys, J.: Hirngröße und hormonales Geschehen bei der Menschwerdung. Wien: W. Maudrich. 1929. Mit Ausführungen von O. Pötzl und K. Lorenz.

Werner, H.: Einführung in die Entwicklungspsychologie. München: J. A. Barth. 1952.

Sachverzeichnis

Zugleich Erklärung der Fachausdrücke

Aberglaube 6, 57, 192
Ablehnung der Eltern 166
Absencen: Kurz dauernde epileptische Bewußtseinsunterbrechungen 61, 154
Abstraktion: Begriffsbildung 20
Adrenotrop: Auf die Nebenniere wirkend 84
Affektiertheit 99
Aggression: Angriffsakt 58, 75, 213
Agnosie: Defekt des Erkennens
Agnostischer Schwachsinn: Schwachsinn mit Persönlichkeitsstörung, im Gegensatz zur intellektuellen Reduktion 179
Akortikal: Durch Ausbleiben der Rindenreifung
Akortikale Hysterie: Auf Reifungsmangel beruhende Hysterie 88, 146
Akromegalie: Vergrößerung der Körperenden (Hände, Füße, Nase, Zunge, Ohren, Kinn) durch Hypophysenstörung
Akrophobie: Angst vor spitzen Gegenständen 55
Akrozyanose: Blaufärbung der Körperenden (Hände, Füße, Nase, Ohren) infolge Zirkulationsstörung
Aktualperson: Die im gegenwärtigen Augenblick erregte Summe von Ganglienzellen im Gegensatz zur Virtualperson 12
Alkoholintoleranz: Erniedrigte Reizschwelle für Alkoholwirkung 196, 204
Allmacht der Gedanken: Archaische Erlebnisform der Gedanken 5, 6, 204
Altklugheit 57, 58, 75, 76, 173, 181
Ambivalenz: Doppelmöglichkeit
Amnesie: Erinnerungsverlust 61, 156
Amusie: Fehlen der musikalischen Empfindung 35
Analcharakter: Charakterform, aus verdrängter Darmlust entstanden (psychoanalytischer Ausdruck) 48
Angst 51, 56, 58, 65, 72, 107, 155, 176
— und Epilepsie 74
— — Schizophrenie 75

Angst und Sexualität 83
Angsthysterie 84
Animismus: (Kindlich-archaisch) beseelender Vorgang 5
Animistische Spiele 176, 180
Apraxie: Zentrale Störung der Geschicklichkeitsmotorik 44, 49
Archaischer Mensch: Urzeitlicher Mensch 5
Assimilatorisch: Biologisch aufbauend 84
Assoziationen: Gedankenverbindungen 11, 12, 17
Ästhetizismus: Snobistisch-dekadente Schöngeisterei 49
Atavismus: Entwicklungsgeschichtlicher Rückschlag 39, 49
Attrappencharakter: Blender mit leerer Geste
Aufmerksamkeit 11, 168
Aufrichtigkeit 51, 70
Aura: Mahnende Sensation vor dem epileptischen Anfall 153
„Außer sich" 22, 96, 146
Autismus: Einengung der Persönlichkeit auf das eigene Selbst 52, 60, 69, 139, 167, 177, 186
Autonomisierung: Verselbständigung 84
Auxiliäres Reothym: Hilfsreothym 112, 134

Baby-Jargon 141
Bänderschwäche 71, 140
Bazillenfurcht 62
Bedingte Reflexe 38, 116, *149*
Bekenntniszwang 71
Bettdeckenvergleich 94
Bettnässen 50, 59, 75, 156, 169, 191, 195
Bewegungsdrang 44
Bewußtseinslücke 144
Blühender Schwachsinn 186
Bosheit 45, 61, 195
Brodler 51
Bulbäre Sprache: Näselnd-verwaschene Sprache bei neurologischen Erkrankungen

Chemotaxis: Reaktion auf chemische Reizstoffe

Chorea: Veitstanz, striopallidäre Erkrankung 42

Chronologische Darstellung: Zeitgebundener Sprachablauf der Hysterie 91, 128

Dämmerzustand 96, 107, *143*

Debilität: Schwachsinn 175

Degenerationszeichen 25, *39*, 55

Deja vue: Irriges Gefühl des schon einmal Erlebten 59, 154

Dekortisierung: Ausfall übergeordneter Gangliensysteme 21

Depressiv: Traurige Verstimmung, im Gegensatz zu manisch

Dermographismus: Rötung der Haut auf mechanische Reizung

Diabetes insipidus: Gesteigerte Harnabsonderung bei Hypophysenstörung

Dichothymie: Entwicklungsgeschichtliche Sonderung in Ich und Umwelt 2, 10

Dichten 76

Diebstähle 71, 100, 191, 194, 197, 208

Dienzephal: Das Zwischenhirn (den Hypothalamus) betreffend

Dienzephale Dekortisierung 49, *215*

Dissimilation: Biologischer Abbau

Dissimulation: Verleugnung von Krankheitssymptomen 59, 63

Dissoziation: Entmischung 213
— der Persönlichkeit 70, 80
— — Geschwister 55, 97, 134, 217
— des psychosexuellen Syndroms 138

Distanzlosigkeit 156, 191, 194

Domestikation: Zähmungs- (Zivilisations-) Prozeß 27

Don Juan 55, 79, 203

Durchgehen 172, 191, 199, 203

Dysplastisch: Mißbildet

Eckige Bewegungen 159

Ehrgeiz 76

Eidetik: Bildhaftes Vorstellen 4, 8, 47
— und Realität 133

Eigensinn 51, 158

Einfühlung 55, 204

Einschlafsensationen 164

Einschmutzen 48, 75

Einzelgeher 51, 56, 75

Eitelkeit 77

Empfindlichkeiten 56, 57, 58, 136

Enfant terrible 159

Enzephalitis: Gehirnentzündung

Enzephalitischer Blick 24, 122

Enzephalitisches Gesicht 44, 122

Epilepsie 153
— (bioelektrisch) 29
— und Schizophrenie 155, 161
— — Zwangsneurose 55, 56, 61, 74

Epileptische Sprache 157, 160

Epileptischer Anfall 55, 57, *144*, 153, 213
— Blick 157
— Charakter 157

Epileptoid: Epilepsie-ähnlich 56, 58, 108

Erbrechen 115

Erethisch: Erregt, im Gegensatz zu torpid (stumpf) 156

Erfinderideen 156

Erinnerungslücke 144

Erlöserwahn 172

Ermüdung 130, 140

Erziehung 189

Eßschwierigkeiten 189

Exhibitionismus: Entblößungstrieb (sexuelle Perversion) 46, 155

Extrapyramidales System: System der unwillkürlichen Motorik 32

Falschheit 159

Farbwechsel 58

Faulheit 158

Faxen: 1. Übertriebene Eigenwilligkeiten und Empfindlichkeiten 60
— 2. Hampelmannartige Motorik der Schizophrenen 71, 166

Fehlleistungen (Psychoanalytischer Ausdruck) 151

Feinfühligkeit bei Idiotie 50

Feminine Knaben 29, 79, 109, 172, 196

Fetisch: Gegenstand von sexueller Reizwirkung (bei Sexualpsychopathen) 149

Floskelsprache 107

Flüstern 120

Formulierungszwang 60

Fragmentarisches Reothym 106

Fraisen: Krampfanfälle im Säuglingsalter 55

Freudlos 58

Frigidität: Sexuelle Unempfindlichkeit 56, 104, 126, 129, 137

Frühreif 58

Funktionell: Ohne organische Ursache

Funktionell—Organisch 87, *118*

Ganser-Syndrom: Unsinnreden bei Schizophrenie und Hysterie 141

Gedächtnis 1, 4, 104

Gefühle 36

Gehirnrinde 31

Genie—Irrsinn 30, 41, 66

Genostase: Biogenetischer Verzögerungsprozeß 24

Geschwisterdissoziation 100, 217

Glatze 58
Globalreaktionen: Massen- (Total-) Reak-
    tionen 96, 118
Graf-Bobby-Jargon 159
Grimassieren: Gesichterschneiden, tic-
    artige Erregung der mimischen Mus-
    kulatur 44, 58, 166
Größenideen 167

Haare reißen 43, 44
Halluzinationen: Sinnestäuschungen 4, 56,
    58
Haltlosigkeit s. Querschnittsperson
„Halt"sprache 58, 159
Häsitierende Sprache: Gedehnte Sprache
    des Epileptikers 157
Heautoskopie: Halluzination des eigenen
    Körperschemas 164
Hemiparese: Halbseitenlähmung 54
Hemisphärendominanz: Überwertigkeit
    einer Gehirnhälfte 39
Hess, Reizversuche 37
Heterosexuelle Typen: Typen mit gegen-
    geschlechtlichem Einschlag 100, 217
Hilfsschüler-Vorzugsschüler 40
Homosexualität: Gleichgeschlechtliche
    Liebesbeziehung 192, 203
Homothymie: Psychische   Umweltver-
    schmolzenheit 2, 5
Hyperkinese-Hypotonie 33, 147
Hyperkinesen: Bewegungsüberschuß 33, 47
Hypertrichose: Vermehrte Behaarung
Hypertrophie: Wucherbildung
Hypervigilität: (Kindlich   verstärkte)
    Ablenkbarkeit durch äußere Reize
    46, 104
Hypnagog: Im Einschlafen 164
Hypochondrie: Krankheitswahn 54, 98,
    127, 148
Hypokinesen: Bewegungsverarmung
Hypophyse: Hirnanhang
Hypoplasie: Unterentwicklung 58
Hyposexualität: Sexuelle Unterentwick-
    lung 80, 172, 177
Hypothalamus: Zwischenhirn 36
Hypothyreose: Schilddrüsenunter-
    entwicklung 65
Hypotonie: Herabsetzung des Tonus
    (Spannungszustandes) 33
Hysterie 85
— -Fehldiagnosen 87, 118
— und Psychoanalyse 86, 89
Hysteriform: Hysterieähnlich 109
Hysterische Heilige 147
— Reminiszenzen 127
Hysterisch-epileptische Anfälle 107
Hysterischer Anfall 92, 109, *110*
Hysterisch-neurotisch 69, 149

Ich 16, 18
Ichlosigkeit 203, 204
Identifikation 58
Identische Elemente 12, 150
Idiosynkrasien: Krankhafte Überempfind-
    lichkeiten 56
Imaginäres Blickfeld 168
Imitationstalent 160, 181
Impulshandlung 58, 196
Inadäquate Affekte: Nicht   angepaßte
    Affekte 167
Individualpsychologie (Alfred Adler) 80,
    99, 100
Infantilisierende Sprache 140
Infantilismus 26
Infantilistische Morphologie 44
— Motorik 174
Inkretorische Drüsen: Drüsen, die ihre
    Produkte in die Blutbahn absondern
— Störungen 75, 216
Integration: Vereinigung zur Ganzheit
Intellektuelle 189
Intrapsychische Spaltung: Innerseelische
    Spaltung 167
Intuition: Einfühlendes Erkennen
Inversion: Umkehr der geschlechtlichen
    Anlage
Iris: Regenbogenhaut des Auges 29
Irradiation: Ausstrahlung

Jaktationen: Schleuderbewegungen   des
    Körpers

Kalfakter: Schmeichler mit wahllosem
    Allerweltskontakt 109
Katalepsie: Verharrungstendenz in ein-
    genommener oder von außen erteilter
    Haltung 7, 173
Katathym: Gefühlsgelenkt
Katatone Symptome 158, 166
Katatoner Stupor — katatone Erregung
    49, 195
Katatonie: Verspannungen und patholo-
    gische Beharrungstendenz psychischer
    und körperlicher Verhaltensweisen 47,
    158
Kindliche Umweltbeziehung 10
Kippreaktion (Selbach) 29
Kleinhirn 34
Klosettzeremoniell 51, 59
Kohärenz: Zusammenhang
Kombinierte Defektkonstitution 26
Komische Alte 138
Komplex: Vorstellungsbündel, durch ein-
    heitlichen Affekt zusammengehalten
Konfluieren: Zusammenfließen
Konkretisierung: Verkörperlichung einer
    Vorstellung 55, 92, 97

Konsonanz: Zusammenschwingen
Kontaktstörung 60
Konversion: Umwandlung eines psychischen Inhaltes in ein körperliches Symptom (psychoanalytischer Ausdruck) 86, 92, 113, 194
Konvulsionen: Krampfhafte Körperverrenkungen
Koordination: Gerichtetes Zusammenspiel der Muskeln
Körperlicher Autismus 57, 176
Körperreiztraum 162
Körperschema: Zentrale Repräsentanz des eigenen Körpers *17*, 204
Kortikal: Zur Gehirnrinde gehörig
Kortikalautomatismus 75
Kortisierung: Progrediente Gehirnreifung 3, *23*, 28
Kortothym: Rinden-Stammverbindung 14
Krampus 82
Krankenpfleger 170, 173
Kriminalität 189
Kultur und Krankheit 188
Künstlerische Anlage 156

Labilität des Reothyms 93, 95, 141
Lachanfälle 165
Langeweile 58
Längseinengung des Reothyms 92, 106
Leere-Gefühl 58
Lethargisch: Schlafartig
Lockkomplex 138
Logik 2
Logorrhoe: Redefluß 74
Lues: Syphilis 55, 156, 192, 214
Lüge 70
Lustkomplex 138

Manieriert 71, 158
Manisch: Heitere Verstimmung im Gegensatz zu depressiv
Manisch—depressiv 69
Mann—weiblich 108, 202
Märchen 82
Märtyrerkomplex 107, 130
Maskenleben 78
Maskuline Mädchen 29, 56, 100
Maskulin-infantil 97, 126, 129, 134, 142
Masturbation, Onanie: Geschlechtliche Selbstbefriedigung 58, 75, 154, 165, 191, 197
Mathematische Begabung 58, 186
Mediale Anlage 138
Migräne 135, 196
Mikrozephal: Kleinheit des Schädels
Minderwertigkeitskomplex (Individualpsychologischer Ausdruck) 99
Mißtrauen 64

Mitigierung: Milderung, Abschwächung
Mitleid 69
Monotone Sprache 177
Moral 189
Mord 90, 202
Moria: Läppisch-heiter-witzelnde Stimmung 112
Motorische Unreife 44
Musik 54, 76
Myxödem: Verdickung der Körperhaut infolge Schilddrüsenunterfunktion 65

Nachtangst 169
Nachtwandeln 107
Nägelbeißen 58, 107, 124, 156
Narkoleptischer Anfall: Schlafepilepsie 144
Narzißmus: Verliebtheit in sich selbst (Psychoanalytischer Ausdruck) 164
Naszierende Sprache: Schöpferisch-gestaltende Sprache 9, 60, 203
Neandertaler: Urzeitmensch 75
Negativismus: Tendenz zur Verneinung und Gegensätzlichkeit 45, 147
Neophobie: Angst vor Neuem
Neuron: Nervöse Grundeinheit, Ganglienzelle mit Nervenfortsatz
Neurose 28, *41*
— nach K r e t s c h m e r 29
— und Psychose 66, 68
Neurotische Symptome 28, 42, 53
Neurotischer Charakter 68
Neurotisch — Hysterisch 69
Noxe: Schädigender Wirkstoff

Objektmelodie 4
Obsessiv: Zwanghaft
Ödem: Wässerige Schwellung der Haut
Ödipuskomplex: Todeswunsch gegen den Vater aus Eifersucht auf die Mutter (Psychoanalytischer Ausdruck) 166
Ohnmacht 55, 142
Okkultismus: Begriff für das Übersinnliche 136, 143
Onanie s. Masturbation
Opferkomplex 131
Opferparanoia 132
Organneurosen 216
Orientierungsgefühl 177
Ösophagus: Speiseröhre

Pallidär: Das Pallidum (blasser Kern) betreffend 33, 158
Paranoia: Wahnkrankheit 63
Paranoid: Wahnähnlich 76, 80, 104, 172
Parasympathikus: Eingeweidenerv, Gegenspieler des Nervus sympathicus 38

Parkinsonismus: Pallidäre Erkrankung nach Enzephalitis mit allgemeiner Versteifung, Zittern, Maskengesicht, Salbengesicht 33, 57, 58, 123, 160, 195, 209

Pastös: Teigige Beschaffenheit der Haut

Pathognostisch: Krankheitsbezeichnend

Pathologische Aufrichtigkeit 51, 70

Pavor nocturnus: Nachtangst 169

Pedanterie 47, 51, 56, 76

Pelzmützenhaar: Dichtes, struppiges, tief an der Stirne ansetzendes Haupthaar 214

Persekutorisch: Verfolgungswahnhaft

Persistenz: Bestehenbleiben

Persönlichkeitsspaltung 59

Persönlichkeitswechsel 93, 96

Phantasielügen s. Pseudologie

Phantomglied: Halluzination eines Körperteiles 17

Phobie: Zwanghafte Angst

Phylogenetisch: Stammesgeschichtlich im Gegensatz zu ontogenetisch, einzelgeschichtlich

Physiologisch: Die normale Körperfunktion betreffend

Platzfurcht 55

Politik 75, 108, 170, 177

Polymorph: Vielgestaltig

Postenzephalitisch: Folge einer Enzephalitis

Priesterberuf 107

Professorale Geste 44

Progredient: Fortschreitend

Prostitution 112

Prüderie 58, 77

Psalmodierende Sprache 75

Pseudologie: Phantasielüge 51, 97, 108
— und Aufrichtigkeit 51, 57

Psychisch: Seelisch 13

Psychoanalyse (Freud) 42, 48, 56, 58, 86, *116*, 151
— und Hysterie 89

Psychogen: Aus seelischer Störung entstanden (Funktionell) 87, *118*

Psychopathie: Grenzgebiet zwischen geistiger Gesundheit und Krankheit 30

Pubertas praecox: Krankhaft verfrühte Pubertät auf Grund zentraler Störung 141, 213

Querschnittspersönlichkeit 92, 93, 97, 198, 202

Rachitis: Ernährungsstörung der Knochen durch Kalkmangel 196, 216

Rahmen 11

Rationalisierung der Angst: Verstandesmäßige Unterschiebung einer realen Ursache 65, 74

Raub 192

Reelles Blickfeld 168

Reflexbogen: Zentrale Umschaltung eines sensiblen Reizes auf eine effektorischmotorische Reaktion

Regelkreis: Selbststeuerungsmechanismus 39

Regression: Psychische Rückentwicklung (Psychoanalytischer Ausdruck) 26, 48, 90

Reinheitswahn 62

Reiz-Reaktion 6

Reizschwellenerniedrigung 96

Reizübersprung s. Übersprungreaktion

Religion 6, 75, 138, 161, 169, 173

Reminiszenzen (hysterische): Erinnernde Wiederbelebung 91, 96, 127

Remittierend: Wellenförmiger Krankheitsverlauf mit phasenhafter Besserung

Reothym *16*, 96

Reothymeinschlüsse 19, 93, 97, 147

Reothymlabilität 93, 95, 141

Reothymlockerung 91

Retardation (Bolke) 27

Riesenwuchs 50

Rohracher 30

Romantik 76

Rundrücken 44

Sadismus: Lustbetonte Grausamkeit 45, 59, 71, 195, 205

Salaamkrämpfe: Nickkrämpfe nach Art orientalischer Grußbewegung 43

Sammelleidenschaft 56, 156, 161

Säuglingsgesicht 44

Schamgefühl 55, 78

Schamlosigkeit 74

Schauspiel 76, 160

Scheinheiligkeit 107

Scheinschwangerschaft 125

Schilddrüsenmangel 65

Schizophrenie: Jugendirresein, Spaltungsirresein 162

Schlafwandeln 107

Schreibstörung 55

Schüchternheit 76

Schulerbrechen 115

Schulflucht 76, 142

Schwachsinn 175

Schweißsekretion 57, 109

Schwulstiger Ausdruck 71

Seborrhoe: Vermehrte Talgabsonderung 157

Sekundäre Brustwarze 155
Selbstgespräche 44, 51
Selbstmord s. Suicid
Selbstverletzung 191
Selektiv: Ausgewählt
Sensibel: Die Hautreize betreffend
Sensible Halluzinationen 148
Sensorisch: Die Sinnesorgane betreffend
Sexuelle Aggression 195
— Dissoziation 29, 55, 97, 134, 217
Simulation 97, 108, *112*
Singen statt Weinen 46
Sinnesmuster 3
Sittlichkeitsgefühl 57
Somatisch: Körperlich
Sonderbegabung 186
-— bei Schwachsinn 47
Spontanprävalenz 49, 209, 211
Stammhirn 32
Stereotypien: In gleichbleibender Rhythmik erfolgende Wiederholungen einer Handlung 44, 47, 51, 59, 157, 166
Stigmatisation: Kennzeichnung durch die Wundmale Christi 148
Stigmatisierung: Kennzeichnung durch degenerative Symptome
Striäre Automatismen 45, 156, 180, 187
Striatum: System der unwillkürlichen Motorik im Stammhirn 33
Striktur: Verengung
Striopallidum: Funktionelle Einheit des Striatum und Pallidum, System der unwillkürlichen Motorik im Stammhirn 34
Struma: Schilddrüsenvergrößerung 107
Stupor: Stumpfheit 158
Subkortikal: Das Stammhirn betreffend, im Gegensatz zu kortikal
Sublimierung: Umwandlung eines Triebes im Sinne der Verfeinerung 68, 80
Suggestion 6, 104, 107, 191, 200
Suicid: Selbstmord 181, 204, 213
Suicidversuch 155, 172
Symbolbildung 9, 52, 163
Sympathikotrop: Auf den Nervus sympathicus wirkend
Synapsen: Schaltstellen zwischen verschiedenen Neuronen 14
Synästhesien: Vermengung von Empfindungen verschiedener Sinnesorgane 9, 60, 63
Syndrom: Symptomverband
Synergie: Zusammenarbeit

Tabu: Unantastbares Heiligtum primitiver Völker 6

Tektoretikuläres System: Funktionell unter dem Striopallidum stehendes System der unwillkürlichen Motorik 34, 52, 60
Teleskop-Erleben 92, 96
Thalamische Dekortisierung 49, 97
— Insuffizienz 179
Thalamus: Umschaltstelle für Außenweltreize im Stammhirn, mit Beziehung zu Gefühlen und Affekten 34
Thymisch: Seelisch, gefühlsmäßig
Thymogene Erregungen: Gefühlsgelenkte Erregungen 123
Tic: Unwillkürliche Muskelzuckung 28, 41, 43, 124, 192
Tonus: Spannungszustand
Totalbeteiligung der Person 8
Toxisch: Giftig
Trauma: Seelische Verletzung 86
Tremor: Muskelzittern 124
Triebe 36
Trophik: Gewebsernährung 37
Trunksucht *108*

Überempfindlichkeit 60
Übersprungfunktion *50, 54, 60, 115, 194*
Umkehr der Umweltrelation 5, 28, 175
— des Schlafrhythmus 57
Unbewußtes 13, 113. *116, 117*
Ungefälligkeit 77
Universalbeteiligung der Person 8
Unmodulierte Sprache 187
Utopische Interessen 58

Vagieren 191, 197
Vaginismus: Scheidenkrampf
Vagotrop: Auf den Nervus vagus wirkend 84
Vasomotorik: Regulierung der Gefäßweite
Vasoneurotisch: Krankhafte Gefäßreaktionen
Vegetative Symptome 57, 58, 107, 121
Vegetatives System: Nervensystem zur Regulierung des Stoffwechsels und der Gefäße
Verdrängung (Psychoanalytischer Begriff) 13, 42, 48, 52, 66, 80
Vergreisung 172
Verjugendlichung (K. Lorenz) 27
Verschlucken von Gegenständen 204
Verwirrtheit 167
Virtualperson: Summe aller möglichen Ganglienzellerregungen
Vitalitätsmangel 61, 66, 145
Vitalitätsmangel — Altklugheit 61, 173, *182*
Vornehmheitskomplex 135

Vorstellung 1, 4
Vorzugsschüler 40
Vulnerabel: Verletzlich

Wahnbildung 19, 60, 63, 170
Wahrnehmung 3
Werbekomplex 100
Wille 20, *52*, 54, 210
Wirklich — unwirklich 12, 64, 168
Wortneubildung 60
Wunderkind 165

Zahlenmystik 57, 59
Zählzwang 44

Zellmuster 4
Zentripetal: Nach dem Zentrum gerichtet
Zerbeißen 57, 173
Zerebral: Zum Gehirn gehörig
Zeremonielles Gehaben 48
Zerstörungstrieb 45, 58, 142, 173, 208
Zornanfälle 169, 195, 197
Zwang und freier Wille 52
Zwangserscheinungen 45, 46, 54, 55, 56,
    57, 59, 192
Zwangsneurose und Schizophrenie 51,
    59, 62
Zwischenhirn (Hypothalamus) 36